The Retina Illustrated

视网膜疾病图解

主　　编　［美］Justis P. Ehlers

主编助理　［美］Thuy K. Le

主　　审　唐罗生　颜　华

主　　译　罗　静　邝国平　万　华

◎山东科学技术出版社

图书在版编目（CIP）数据

视网膜疾病图解 /（美）贾斯蒂·P.埃勒斯（Justis
P. Ehlers）主编；罗静，邝国平，万华主译 . —济南：
山东科学技术出版社，2021.1
  ISBN 978-7-5723-0708-9

Ⅰ . ①视… Ⅱ . ①贾… ②罗… ③邝… ④万…
Ⅲ . ①视网膜疾病 – 图解 Ⅳ . ① R774-64

中国版本图书馆 CIP 数据核字 (2020) 第 188198 号

视网膜疾病图解
SHIWANGMO JIBING TUJIE

责任编辑：李志坚
装帧设计：李晨溪

主管单位：山东出版传媒股份有限公司
出 版 者：山东科学技术出版社
  地址：济南市市中区英雄山路 189 号
  邮编：250002 电话：（0531）82098088
  网址：www.lkj.com.cn
  电子邮件：sdkj@sdcbcm.com
发 行 者：山东科学技术出版社
  地址：济南市市中区英雄山路 189 号
  邮编：250002 电话：（0531）82098071
印 刷 者：山东彩峰印刷股份有限公司
  地址：潍坊市福寿西街 99 号
  邮编：261031 电话：（0536）8216157

规格：16 开（210mm×285mm）
印张：32 字数：615 千
版次：2021 年 1 月第 1 版 2021 年 1 月第 1 次印刷
定价：360.00 元

主 编

Justis P. Ehlers, MD
The Norman C. and Donna L. Harbert Endowed Chair for
Ophthalmic Research
Director, The Tony and Leona Campane Center for Excellence
in Image-Guided Surgery and
Advanced Imaging Research
Cole Eye Institute
Cleveland Clinic
Cleveland, Ohio

主编助理

Thuy K. Le, BA
Project Lead, The Tony and Leona Campane Center for
Excellence in Image-Guided Surgery
and Advanced Imaging Research
Cole Eye Institute
Cleveland Clinic
Cleveland, Ohio

编 者

Aniruddha Agarwal, MD
Assistant Professor
Post Graduate Institute of Medical Education and Research
 (PGIMER)
Chandigarh, India

Daniel R. Agarwal, MD
Medical Retina Fellow
Cole Eye Institute
Cleveland Clinic
Cleveland, Ohio

Kanika Aggarwal, MS
Clinical Associate
Post Graduate Institute of Medical Education and Research
 (PGIMER)
Chandigarh, India

Thomas A. Albini, MD
Professor of Clinical Ophthalmology
Bascom Palmer Eye Institute
The Miller School of Medicine
The University of Miami
Miami, Florida

Mohsin H. Ali, MD
Clinical Associate
Duke University
Durham, North Carolina

Sarina Amin, MD
Ophthalmology Specialist
Private Practice
Los Angeles, California

Michael T. Andreoli, MD
Vitreoretinal Surgeon
Wheaton Eye Clinic
Wheaton, Illinois

Waseem H. Ansari, MD
Resident Physician
Cole Eye Institute
Cleveland Clinic
Cleveland, Ohio

Sruthi Arepalli, MD
Vitreoretinal Surgery Fellow
Cole Eye Institute
Cleveland Clinic
Cleveland, Ohio

Mary E. Aronow, MD
Assistant Professor of Ophthalmology
Retina Service
Massachusetts Eye and Ear
Harvard Medical School
Boston, Massachusetts

Jawad I. Arshad
4th Year Medical Student
Case Western Reserve University School of Medicine
Cleveland, Ohio

Malvika Arya, MID
OCT Research Fellow
New England Eye Center
Tufts Medical Center
Boston, Massachusetts

Amy S. Babiuch, MD
Staff Physician
Cole Eye Institute
Cleveland Clinic
Cleveland, Ohio

Sophie J. Bakri, MD
Professor of Ophthalmology
Mayo Clinic
Rochester, Minnesota

Alexander C. Barnes, MD
Fellow, Vitreoretinal Surgery
Emory Eye Center
Atlanta, Georgia

Claudine Bellerive, MD, MSc
Ocular Oncology Service
Centre Hospitalier Universitaire de Quebec
Professor of Ophthalmology
Faculte de Medecine
Universite Laval
Quebec, Canada

Nima Justin Bencohen
Student
University of California, Santa Barbara
Santa Barbara, California

Audina M. Berrocal, MD
Professor of Clinical Ophthalmology
Bascom Palmer Eye Institute
Miller School of Medicine
University of Miami
Miami, Florida

Angela P. Bessette, MD
Assistant Professor of Ophthalmology
University of Rochester
Flaum Eye Institute
Rochester, New York

Suruchi Bhardwaj Bhui, MD
Vitreoretinal Surgery Fellow
University of Virginia
Charlottesville, Virginia

Durga S. Borkar, MD
Assistant Professor of Ophthalmology
Vitreoretinal Surgery and Diseases
Duke University Eye Center
Durham, North Carolina

Enrico Borrelli, MD
Clinical Research Fellow
Doheny Eye Institute
Department of Ophthalmology
David Geffen School of Medicine at UCLA
Los Angeles, California

Joseph Daniel Boss, MD
Adult and Pediatric Vitreoretinal Specialist
Retina Specialists of Michigan
Grand Rapids, Michigan

Alexander R. Bottini, MD
Chief Resident
New York University Eye Center
New York, New York

Andrew W. Browne, MD, PhD
Assistant Professor
Gavin Herbert Eye Institute
University of California Irvine
Irvine, California

Linda A. Cernichiaro-Espinosa, MD
Retina and Vitreous
Pediatric Retina
Asociación para Evitar la Ceguera en México IAP
Mexico City, Mexico

Sai Chavala, MD
Professor
University of North Texas Health Science Center
North Texas Eye Research Institute
Fort Worth, Texas

Rachel C. Chen, MD
Ophthalmology Resident
Cole Eye Institute
Cleveland Clinic
Cleveland, Ohio

Daniel G. Cherfan, MD
Attending Physician
Beirut Eye and ENT Specialist Hospital
Mathaf Square, Beirut
Lebanon

Ijeoma S. Chinwuba, MD
Resident
NYU Langone Eye Center
Department of Ophthalmology
New York University School of Medicine
NYU Langone Health
New York, New York

Netan Choudhry, MD, FRCS(C)
Medical Director
Vitreous Retina Macula Specialists of Toronto
Toronto, Canada
Staff Ophthalmologist
Cleveland Clinic Canada
Ontario, Canada
Adjunct Faculty
Department of Ophthalmology & Visual Sciences
University of Toronto
Toronto, Canada

Michael N. Cohen, MD
Associate
NJ Retina
Teaneck, New Jersey

Robert J. Courtney, MD
Partner
Colorado Retina Associates
Denver, Colorado

Catherine A. Cukras, MD, PhD
Laker Scholar and Investigator
Head
Unit on Clinical Investigation of Retinal Disease
Director
Medical Retina Fellowship Program
National Eye Institute
National Institutes of Health
Bethesda, Maryland

Nathan E. Cutler, MD
Vitreoretinal Fellow
Cole Eye Institute
Cleveland Clinic
Cleveland, Ohio

Pouya Nachshon Dayani, MD
Partner
Vitreoretinal Surgery and Ocular Inflammation
Retina-Vitreous Associates Medical Group
Los Angeles, California

Meghan J. DeBenedictis, MS LGC, Med
Genetic Counselor
Cleveland Clinic
Cole Eye Institute
Cleveland, Ohio

Vaidehi S. Dedania, MD
Assistant Professor of Ophthalmology
New York University School of Medicine
New York, New York

Dilsher S. Dhoot, MD
Vitreoretinal Surgeon
California Retina Consultants
Santa Barbara, California

Kimberly A. Drenser, MD, PhD
Physician
Associated Retinal Consultants
Royal Oak, Missouri

Jay S. Duker, MD
Director
New England Eye Center
Professor and Chairman
Department of Ophthalmology
Tufts Medical Center
Tufts University School of Medicine
Boston, Massachusetts

Justis P. Ehlers, MD
The Norman C. and Donna L. Harbert Endowed Chair for
    Ophthalmic Research
Director, The Tony and Leona Campane Center for Excellence in
    Image-Guided Surgery and Advanced Imaging Research
Cole Eye Institute
Cleveland Clinic
Cleveland, Ohio

Sharon Fekrat, MD, FACS
Professor of Ophthalmology
Associate Professor of Surgery
Director,
Vitreoretinal Surgery Fellowship
Duke University School of Medicine
Associate Chief of Staff
Durham VA Medical Center
Durham, Virginia

Daniela Ferrara, MD, PhD
Assistant Professor of Ophthalmology
Tufts University School of Medicine
Boston, Massachusetts

Natalia Albuquerque Lucena Figueiredo, MD
Research Fellow
Cleveland Clinic
Cole Eye Institute
Cleveland, Ohio

Jorge Fortun, MD
Associate Professor of Clinical Ophthalmology
Medical Director
BPEI Palm Beach
Bascom Palmer Eye Institute
University of Miami Miller School of Medicine
Palm Beach Gardens, Florida

K. Bailey Freund, MD
Clinical Professor of Ophthalmology
Department of Ophthalmology
New York University School of Medicine
Vitreous Retina Macula Consultants of New York
New York, New York

Sunir J. Garg, MD, FACS
Professor of Ophthalmology
Co-Director Retina Research Unit
The Retina Service of Wills Eye Hospital
Editor in Chief, Retina Times
Thomas Jefferson University
Philadelphia, Pennsylvania

Robert B. Garoon, MD
Clinical Instructor
Bascom Palmer Eye Institute
Des Plaines, Illinois

Benjamin Kambiz Ghiam, MD
PGY-1
UCLA - Olive View Medical Center
Los Angeles, California

Dilraj Grewal, MD
Associate Professor of Ophthalmology
Duke Eye Center
Durham, North Carolina

Omesh P. Gupta, MD
Ophthalmologist
Mid-Atlantic Retina
Wills Eye Hospital
Philadelphia, Pennsylvania

James William Harbour, MD
Associate Director for Basic Research for Sylvester Comprehensive Cancer Center
Director of Ocular Oncology
Leader, Eye Cancer Site Disease Group
Mark J. Daily Chair in Ophthalmology
Vice Chairman for Translation Research
Bascom Palmer Eye Institute
Miami, Florida

Allen Ho, MD
Retina Specialist
Mid-Atlantic Retina
Wills Eye Hospital
Philadelphia, Pennsylvania

Jennifer C.W. Hu, MD, MS
Resident Physician
Internal Medicine-Preliminary
Mount Sinai Hospital
Department of Medicine
Resident Physician
Ophthalmology
Columbia University
Edward S. Harkness Eye Institute
New York, New York

Laryssa A. Huryn, MD
Medical Officer
Ophthalmic Genetics and Visual Function Branch
National Eye Institute, NIH
Bethesda, Maryland

S. Amal Hussnain, MD
Vitreoretinal Surgery Fellow
Columbia University, MRMNY, NY, MEETH
New York, New York

Makoto Inoue
Professor of Ophthalmology
Kyorin Eye Center
Kyorin University School of Medicine
Tokyo, Japan

Paul E. Israelsen, MD
Ophthalmology Resident
University of California, Irvine
Irvine, California

Yuji Itoh, MD, PhD
Assistant Professor
Faculty of Medicine
Department of Ophthalmology
Kyorin University
Tokyo, Japan

Glenn Jaffe, MD
Professor of Ophthalmology
Duke Eye Center
Durham, North Carolina

Ruben Jauregui, BS
Clinical Research Fellow
Edward S. Harkness Eye Institute
Columbia University Medical Center
New York, New York

Shangjun (Collier) Jiang, MD
Medical Student
Faculty of Medicine
University of Toronto
Ontario, Canada

Brett G. Jeffrey, MD
Staff Scientist
Ophthalmic Genetics and Visual Function Branch
National Eye Institute, NIH
Bethesda, Maryland

Mark W. Johnson, MD
Professor and Section Chief
Retina Section
Kellogg Eye Center
University of Michigan
Ann Arbor, Michigan

Talia R. Kaden, MD
Assistant Professor of Ophthalmology
Manhattan Eye, Ear, and Throat Hospital
Zucker School of Medicine
Hofstra University
New York, New York

Peter K. Kaiser, MD
Chaney Family Endowed Chair for Ophthalmic Research
Cole Eye Institute
Cleveland Clinic
Cleveland, Ohio

Rahul Kapoor, MD
Harkness Eye Institute
Columbia University Medical Center
New York, New York

Keiko Kataoka, MD, PhD
Assistant Professor
Department of Ophthalmology
Nagoya University Hospital
Nagoya, Japan

Rahul N. Khurana, MD
Associate Clinical Professor in Ophthalmology
University of California, San Francisco
San Francisco, California
Partner
Northern California Retina Vitreous Associates
Mountain View, California

Stephen J. Kim, MD
Vanderbilt Eye Institute
Nashville, Tennessee

Michael A. Klufas, MD
Assistant Professor of Ophthalmology
The Retina Service of Wills Eye Hospital
Thomas Jefferson University
Philadelphia, Pennsylvania

Jaya B. Kumar, MD
Associate
Florida Retina Institute
Orlando, Florida

Marisa K. Lau, MD
Vitreoretinal Surgery Fellow
University of Colorado
Aurora, Colorado

Jeremy A. Lavine, MD, PhD
Assistant Professor of Ophthalmology
Northwestern University
Chicago, Illinois

Thuy K. Le, BA
Project Lead, The Tony and Leona Campane Center for
    Excellence in Image-Guided Surgery and Advanced Imaging
    Research
Cole Eye Institute
Cleveland Clinic
Cleveland, Ohio

Belinda C.S. Leong, MD, FRANZCO
Medical Retina Specialist
Retina Associates
Sydney, New South Wales
Australia

Ashleigh Levison, MD
Consulting Physician and Surgeon for Vitreoretinal Disorders
Colorado Retina Associates
Denver, Colorado

Ang Li, MD
Resident
Cole Eye Institute
Cleveland, Ohio

Andrea Elizabeth Arriola-López, MD, MSc
Retina Specialist Innovación Ocular
Instituto de Innovación Cardiovascular GT
Guatemala City, Guatemala

Careen Lowder, MD, PhD
Attending Physician
Cole Eye Institute
Cleveland Clinic
Cleveland, Ohio

Ankur Mehra, MD
Resident Physician
University of Kentucky
Lexington, Kentucky

Nitish Mehta, MD
Resident
New York University
School of Medicine
New York, New York

Yasha S. Modi, MD
Assistant Professor
Department of Ophthalmology
New York University
New York, New York

Darius M. Moshfeghi, MD
Professor
Byers Eye Institute
Stanford University School of Medicine
Palo Alto, California

Prithvi Mruthyunjaya, MD
Associate Professor
Stanford University
Palo Alto, California

Timothy G. Murray, MD
Retina Specialist and Founding Director/CEO
Murray Ocular Oncology and Retina
South Miami, Florida

Rajinder S. Nirwan, MD
Fellow, Surgical Retina
University of Calgary
Calgary, Alberta, Canada

Quan Dong Nguyen, MD, MSc
Professor of Ophthalmology
Director
Uveitis and Ocular Inflammatory Service
Spencer Center for Vision Research
Byers Eye Institute
Member
Wu Tsai Neurosciences Institute
Stanford University School of Medicine
Palo Alto, California

Manuel Alejandro Paez-Escamilla, MD
Research Fellow
Bascom Palmer Eye Institute
Miami, Florida

Vishal S. Parikh, MD
Vitreoretinal Surgery Fellow
The Retina Institute
St. Louis, Missouri

Priya Patel, MD
Resident
Department of Ophthalmology
New York University
New York, New York

Paula Eem Pecen, MD
Assistant Professor
Department of Ophthalmology
University of Colorado
Aurora, Colorado

John D. Pitcher, III, MD
Retina Specialist
Medical Director
Vision Research Center
Eye Associates of New Mexico
Assistant Clinical Professor of Ophthalmology
University of New Mexico
Albuquerque, New Mexico

Omar S. Punjabi, MD
Ophthalmologist
Vitreo-retinal Diseases and Surgery
Charlotte, Eye, Ear, Nose, and Throat Associates (CEENTA)
Charlotte, North Carolina

Aleksandra Rachitskaya, MO
Assistant Professor of Ophthalmology
Cleveland Clinic
Cole Eye Institute
Cleveland, Ohio

Prethy Rao, MD, MPH
Assistant Professor
Adult and Pediatric Vitreoretinal Disease and Surgery
Emory Eye Center
Atlanta, Georgia

Carl D. Regillo, MD
Director, Retina Service
Wills Eye Hospital
Professor of Ophthalmology
Thomas Jefferson University
Philadelphia, Pennsylvania

Almyr S. Sabrosa, MD
Ophthalmologist
Ophthalmology Institute of Rio de Janeiro
Rio de Janeiro, Brazil

SriniVas Sadda, MD
President and Chief Scientific Officer
Stephen J. Ryan – Arnold and Mabel Beckman Endowed Chair
Doheny Eye Instittue
Professor of Ophthalmology
Department of Ophthalmology
David Geffen School of Medicine at UCLA
Los Angeles, California

David Sarraf, MD
Clinical Professor of Ophthalmology
Stein Eye Institute, UCLA
Los Angeles, California

Matteo Scaramuzzi, MD
Pediatric Ophthalmology and Ophthalmic Genetic Fellow
Cole Eye Institute
Cleveland, Ohio
Ophthalmology Resident
University of Milan
Milan, Italy

Andrew P. Schachat, MD
Vice Chairman
Cole Eye Institute
Professor of Ophthalmology
Lerner College of Medicine
Cleveland, Ohio

Avery E. Sears
Medical Student
Case Western Reserve University MSTP
Cleveland, Ohio

Jonathan E. Sears, MD
Staff
Cole Eye Institute
Cleveland Clinic
Cleveland, Ohio

Anjali Shah, MD
Clinical Assistant Professor
Ophthalmology and Visual Sciences
University of Michigan
Ann Arbor, Michigan

Chirag Shah, MD, MPH
Assistant Professor of Ophthalmology
Tufts University School of Medicine
Lecturer
Harvard Medical School
Co-Director
Vitreoretinal Surgery Fellowship
Tufts/Ophthalmic Consultants of Bostom Vitreoretinal Surgery
Attending
Ophthalmic Consultants of Boston
Boston, Massachusetts

Gaurav K. Shah, MD
Partner
The Retina Institute
St. Louis, Missouri

Jessica G. Shantha, MD
Assistant Professor of Ophthalmology
National Institutes of Health Building Interdisciplinary Research
    Careers in Women's Health (BIRCWH) Scholar
Emory Eye Center
Emory University School of Medicine
Atlanta, Georgia

Priya Sharma, MD
Vitreoretinal Fellow
Ophthalmic Consultants of Boston
Boston, Massachusetts

Sumit Sharma, MD
Ophthalmologist
Cole Eye Institute
Cleveland Clinic
Cleveland, Ohio

Carol L. Shields, MD
Director
Ocular Oncology Service
Wills Eye Hospital
Professor of Ophthalmology
Thomas Jefferson University
Philadelphia, Pennsylvania

Jerry A. Shields, MD
Director Emeritus
Ocular Oncology Service
Wills Eye Hospital
Professor of Ophthalmology
Thomas Jefferson University
Philadelphia, Pennsylvania

Rishi P. Singh, MD
Staff Physician
Cole Eye Institute
Medical Director
Clinical Systems Office
Cleveland Clinic
Associate Professor of Ophthalmology
Case Western Reserve University
Cleveland, Ohio

Arun D. Singh, MD
Staff Physician
Cole Eye Institute
Cleveland Clinic
Cleveland, Ohio

Geraldine R. Slean, MD, MS
Associate Physician
Department of Ophthalmology
Kaiser Permanente
Greater Southern Alameda Area
Union City, California

Richard F. Spaide, MD
Partner
Vitreous, Retina, Macula Consultants of New York
New York, New York

Jayanth Sridhar, MD
Assistant Professor of Clinical Ophthalmology
Bascom Palmer Eye Institute
Miami, Florida

Sunil K. Srivastava, MD
Attending Physician
Cole Eye Institute
Cleveland Clinic
Cleveland, Ohio

Matthew R. Starr, MD
Resident
Mayo Clinic
Rochester, Minnesota

Nathan Steinle, MD
Ophthalmologist
California Retina Consultants
Santa Barbara, California

Maxwell S. Stem, MD
Clinical Assistant Professor of Ophthalmology
Mid Atlantic Retina
Wills Eye Hospital
Thomas Jefferson University
Philadelphia, Pennsylvania

Philip P. Storey, MD, MPH
Retina Fellow
Wills Eye Hospital
Philadelphia, Pennsylvania

Daniel Su, MD
Retina Fellow
Mid Atlantic Retina
Wills Eye Hospital
Philadelphia, Pennsylvania

Harris Sultan, MD
Retina Fellow
John F. Hardesty, MD Department of Ophthalmology and Visual
    Sciences
Washington University School of Medicine in St. Louis
St. Louis, Missouri

Katherine E. Talcott, MD
Attending Physician
Cole Eye Institute
Cleveland Clinic
Cleveland, Ohio

Heather M. Tamez, MD
Fellow in Vitreoretinal Diseases and Surgery
Vanderbilt Eye Institute
Nashville, Tennessee

Peter H. Tang, MD, PhD
Clinical Instructor
Byers Eye Institute
Stanford University School of Medicine
Palo Alto, California

Ramin Tadayoni, MD, PhD
Professor of Ophthalmology
Université de Paris
Hôpital Lariboisière
Paris, France

Hiroko Terasaki, MD, PhD
Professor and Chair
Department of Ophthalmology
Nagoya University Graduate School of Medicine
Nagoya, Japan

Akshay S. Thomas, MD, MS
Associate Physician
Vitreoretinal Surgery and Uveitis
Tennessee Retina
Nashville, Tennessee

Merina Thomas, MD
Assistant Professor
Retina Division
Casey Eye Institute
Oregon Health & Science University
Portland, Oregon

Atalie C. Thompson, MD, MPH
Ophthalmologist
Duke University
Department of Ophthalmology
Durham, North Carolina

Elias I. Traboulsi, MD, MEd
Professor of Ophthalmology
Director
The Center for Genetic Eye Diseases
Cole Eye Institute
Cleveland Clinic
Cleveland, Ohio

Stephen H. Tsang, MD, PhD
Lazlo T. Bito Associate Professor of Ophthalmology
Associate Professor of Pathology & Cell Biology
Edward S. Harkness Eye Institute
Columbia University Medical Center
New York, New York

Edmund Tsui
Uveitis Fellow
Francis I. Proctor Foundation
University of California
San Francisco, California

Atsuro Uchida, MD, PhD
Clinical Research Fellow
Cole Eye Institute
Cleveland Clinic
Cleveland, Ohio

Lejla Vajzovic, MD
Director
Duke Eye Center Continuing Medical Education
Co-Director
Duke Eye Center Continuing Medical Education
Director
Duke Center for Artificial and Regenerative Vision
Director
Duke fAVS and AVS Courses
Associate Professor of Ophthalmology
Adult and Pediatric Vitreoretinal Surgery and Diseases
Duke University Eye Center
Durham, North Carolina

Huber Martins Vasconcelos, Jr., MD
Retina/Genetics Fellow
Oregon Health & Science University
Casey Eye Institute
Portland, Oregon

Arthi Venkat, MD
Attending Physician
Cole Eye Institute
Cleveland Clinic
Cleveland, Ohio

Nandini Venkateswaran, MD
Resident Physician
Bascom Palmer Eye Institue
Miami, Floria

Angela J. Verkade, MD
Resident
Baylor College of Medicine
Department of Ophthalmology
Cullen Eye Institute
Houston, Texas

Victor M. Villegas, MD
Resident
Associate Professor
Department of Ophthalmology
University of Puerto Rico
San Juan, Puerto Rico
Associate Professor
Department of Surgery
Ponce Health Sciences University School of Medicine
Ponce, Puerto Rico
Voluntary Assistant Professor in Clinical Ophthalmology
Bascom Palmer Eye Institute
University of Miami
Miami, Flordia

Nadia K. Waheed, MD, MPH
Associate Professor of Ophthalmology
New England Eye Center
Tufts Medical Center
Boston, Massachusetts

Kevin Wang, MD
Resident
Cole Eye Instittue
Cleveland Clinic
Cleveland, Ohio

Christina Y. Weng, MD, MBA
Associate Professor
Department of Ophthalmology
Fellowship Program Director-Vitreoretinal Diseases & Surgery
Baylor College of Medicine
Medical Student Clinical Elective Director
Ben Taub General Hospital
Houston, Texas

Andre J. Witkin, MD
Assistant Professor
Tufts Medical Center
Department of Ophthalmology
Boston, Massachusetts

Edward H. Wood, MD
Assistant Professor of Ophthalmology
Byers Eye Institute
Department of Ophthalmology
Stanford University School of Medicine
Palo Alto, California

Jeremy D. Wolfe, MD, MS
Associate Professor
Associated Retinal Consultants
Oakland University William Beaumont School of Medicine
Royal Oak, Missouri

Charles C. Wykoff, MD, PhD
Director of Research
Retina Consultants of Houston
Deputy Chair for Ophthalmology
Blanton Eye Institute
Houston Methodist Hospital
Bellaire, Texas

David Xu, MD
Resident
Stein Eye Institute
University of California Los Angeles
Los Angeles, California

Lucy T. Xu, MD, PhD
Vitreoretinal Fellow
Emory University
Atlanta, Georgia

Paul Yang, MD, PhD
Assistant Professor of Ophthalmology
Ophthalmic Genetics and Ocular Immunology
Casey Eye Institute
Oregon Heath & Science University
Portland, Oregon

Steven Yeh, MD
M. Loise Simpson Associate Professor of Ophthalmology
Emory Eye Center
Emory University School of Medicine
Emory Global Health Institute
Atlanta, Georgia

Alex Yuan, MD
Assistant Professor in Ophthalmology
Cleveland Clinic Lerner College of Medicine
Cole Eye Institute
Cleveland, Ohio

主　审　唐罗生　中南大学湘雅二医院

　　　　颜　华　天津医科大学

主　译　罗　静　中南大学湘雅二医院

　　　　邝国平　湖南省郴州市第一人民医院（南华大学附属郴州医院）

　　　　万　华　南京医科大学附属逸夫医院

副主译　龚　凌　湖南博雅眼科医院

　　　　李才锐　大理大学第一附属医院（云南省第四人民医院）

　　　　周　亮　中南大学湘雅二医院

译　者（按姓氏笔画排序）

　　　　刘　骁　中南大学湘雅二医院

　　　　闫　斌　中南大学湘雅二医院

　　　　孙　昀　中南大学湘雅二医院

　　　　杨叶蓁　中南大学湘雅三医院

　　　　陈忠平　长沙爱尔眼科医院

　　　　孟志尚　中南大学湘雅二医院

　　　　赵坦泰　中南大学湘雅二医院

　　　　施　雯　中南大学湘雅二医院

　　　　姚小溪　深圳国际交流学院

　　　　梁幼玲　中南大学湘雅二医院

　　　　彭颖倩　中南大学湘雅二医院

　　　　蒋　峰　南京医科大学附属逸夫医院

　　　　谢满云　中南大学湘雅二医院

谨以本书献给我的父母，是你们激励我追逐梦想。

同时，将本书献给我亲爱的妻子 Gina 和我的两个可爱的孩子——Adelyn 和 Cooper，是你们给了我不断追逐梦想的勇气。

序

在过去的 15 年里，我把我的一切都奉献给了眼科和视网膜疾病。我对眼科的热情始于在华盛顿大学医学院学习期间，并从此开启了我的眼科旅程。我在 Wills 眼科医院完成了住院医师培训，并在那里结识了多位对眼科充满激情的导师和朋友。

在 Wills 眼科医院，我有幸得到了 William Tasman 博士和 Julia Haller 博士的指导，并有幸成为《Wills 眼科手册》（第 5 版）的主编之一，同时也深切体会到团队合作的重要性。在眼科医院住培训结束后的 2 年里，我在 Duke 眼科中心完成了玻璃体视网膜专科手术培训。在此，我非常幸运地在 Brooks McCuen 博士和 Glenn Jaffe 博士等带领下，与一支杰出的视网膜疾病专家团队一起工作。

然后，我来到了 Cole 眼科研究所的 Cleveland 诊所。在这里，我不断地学习如何诊治患者，接受住院医师和专科医生培训并开展相关研究。在 Dan Martin 博士的带领下，在过去的 10 年里，我们在视网膜疾病诊疗方面取得了长足的进步。正是因为有了这些丰富的经验，《视网膜疾病图解》一书应运而生。

《视网膜疾病图解》汇集了来自世界各地的作者的丰富经验，重点介绍了临床中最常见的各种视网膜疾病。我希望通过本书为视网膜疾病的诊断提供一种直观、快速而全面的方法，以便眼科医生较为轻松地了解和掌握常见视网膜疾病的影像特点。

本书包括 102 个章节，几乎涵盖了所有临床常见视网膜疾病，从传统的常见视网膜疾病（如年龄相关性黄斑变性和糖尿病性视网膜病变）到新出现的视网膜疾病（如与寨卡病毒和埃博拉病毒感染相关的并发症）。同时，本书还介绍了大量先进的视网膜成像技术，如超广角血管造影、术中光学相干断层扫描和光学相干断层血管造影等。

我相信，对于面对眼科疾病的医生，包括家庭医生、急诊科医生、验光师和眼科全科医生等，本书都具有极为重要的参考价值。同时，我也希望这本书能对接受中期培训的住培医生和专科医生有所帮助。作者团队尽全力确保本书内容全面、正确，方便眼科医生快速参阅，帮助他们快速、正确地识别、诊断相关视网膜疾病。

感谢您对《视网膜疾病图解》的关注。

Justis P. Ehlers, MD

The Norman C. and Donna L. Harbert Endowed Chair for Ophthalmic Research

Director, The Tony and Leona Campane Center for Excellence

in Image-Guided Surgery and Advanced Imaging Research

Cole Eye Institute at the Cleveland Clinic

Cleveland, Ohio

致　谢

如果没有出色的团队合作，本书将不可能完成。在此，我要感谢为本书的撰写做出贡献的所有作者。你们的时间和奉献精神最终将这个项目整合在一起，并将本书提升到一个新的高度。多位志同道合的朋友密切合作，也使本项目变得更加有意义。

同时，我要感谢 Cole 眼科研究所的同事和朋友们为本书所做的出色工作，感谢我的助理编辑 Thuy Le，他将各种工作整合到一起。此外，我要感谢 Thieme 团队提供创作本书的机会。

最后，我要感谢本书的管理者，也是我的朋友 Jamie L. Reese，在帮助本书出版方面的不懈努力；也要感谢我的家人在此过程中给予我的支持。

中译序

由于胚胎发育过程中视网膜与脑的密切关系，眼的透明屈光系统使视网膜成为人体仅有的可以直接动态观察血管和神经的地方。因此，视网膜的状况可为眼部疾病和许多全身性病提供重要信息。随着OCT影像技术的应用，尤其是近年来，眼底成像技术的不断发展，包括超广角血管造影及OCTA等新技术的应用，使眼底组织成像质量有了很大的提升，也使我们对于许多已知的视网膜疾病有了新的认识，如对AZOOR、PCV、高度近视黄斑病变包括黄斑劈裂的重新认识等。同时，通过新的视网膜成像技术又发现了一些新的视网膜疾病，如与感染和炎症相关的视网膜脉络膜疾病，包括寨卡病毒、埃博拉病毒感染的视网膜改变等。视网膜疾病的诊断和治疗的进展，是21世纪眼科领域进展最快、最多的部分。

图谱是认识疾病最直观、最快捷的工具。《视网膜疾病图解》是由Dr. Justis P. Ehlers主编，来自世界各地的有丰富临床经验的155位眼科专家共同完成的一部杰作。Justis P. Ehlers是Cleveland医学中心Norman C. – Donna L. Harbert眼科研究所主席，世界著名视网膜病专家，也是《Wills眼科手册》（第5版）的主编之一，对视网膜疾病有深入研究和丰富的临床诊疗经验。本书分102个章节，图文并茂，简明扼要，对多种先进的视网膜影像检查技术和各种视网膜疾病等进行了介绍。

本书的译者罗静、邝国平、万华、龚凌、李才锐、周亮曾经是我的学生，大多有在国外学习的经历。他们年轻、好学、刻苦、上进，是不可多得的眼科精英，目前都已经成长为国内知名的眼底病专家，可谓青出于蓝而胜于蓝。他们在繁忙的工作和生活之余，花费大量的时间和精力出色地完成了本书的翻译工作，把这一部有重要临床参考价值的《视网膜疾病图解》呈现在我们面前。我为他们点赞，也因能被邀请为本书作序感到荣幸。

在这个信息爆炸、科学技术发展迅猛的时代，不断学习、不断更新知识，是临床眼科医生不断前行、不断创新的基础。我相信，《视网膜疾病图解》出版后，必将成为我国眼科医生尤其是眼底病专业医生的重要专业参考书，会在视网膜疾病诊疗方面为他们提供快捷、有效的帮助。

姜德咏

目 录

第六部分　脉络膜视网膜感染性和炎性疾病

第七部分　视网膜创伤和其他情况

第一部分　视网膜疾病的诊断技术

1　光学相干断层扫描

Rachel C. Chen, Peter K. Kaiser

摘要

光学相干断层扫描（optical coherence tomography，OCT）作为一种非侵入性成像技术，现已成为视网膜疾病（包括黄斑裂孔、老年性黄斑变性、糖尿病性黄斑水肿和中心性浆液性脉络膜视网膜病变）诊断和治疗的宝贵工具。OCT 技术使用低相干干涉法生成视网膜和脉络膜的活体横断面图像。OCT 的新进展包括扫频源 OCT（SS-OCT）、OCT 血管成像（OCTA）和术中 OCT，分别应用于脉络膜成像、脉络膜和视网膜血管系统成像，以及手术的计划和执行。

关键词：椭圆体带；视网膜层间积液；光学相干断层扫描血管成像；视网膜下积液

1.1　诊断 / 技术概述

光学相干断层扫描（OCT）作为一种非侵入性技术于 1991 年被首次引入临床，通过低相干干涉法获得生物结构的横断面成像。OCT 将光束传播至分束器，该分束器将光束分割成样品光束和参考光束（在参考距离处朝向镜子），来自样品的反向散射光会干扰来自参考镜的反射光，从而形成视网膜的反射像。类似超声技术，OCT 技术能够获得高分辨率图像（3~10 μm），但其使用的是光而不是声波。目前，我们使用的主要系统是频域 OCT（SD-OCT），与时域 OCT（TD-OCT）相比，其通过傅立叶变换获得图像的速度更快且分辨率更高。OCT 技术使视网膜各层可视化（图 1.1）。下一代扫频源 OCT 技术采用了更长波长的光和更快的引擎，能够实现更大的组织穿透性（如脉络膜可视化）和扫描尺寸（图 1.2）。

自被引入以来，OCT 已成为多种视网膜疾病的主要诊断方式，包括黄斑裂孔、糖尿病性黄斑水肿、年龄相关性黄斑变性（AMD）、血管阻塞和中心性浆液性脉络膜视网膜病变（CSR）等。

1.2　主要应用

1.2.1　玻璃体视网膜界面疾病

OCT 是玻璃体视网膜交界处疾病的诊断和评估的金标准，包括视网膜前膜、玻璃体、黄斑牵拉和黄斑裂孔（图 1.3）。

1.2.2　视网膜水肿的评估

糖尿病性黄斑水肿

OCT 已成为检测糖尿病性黄斑水肿（diabetic macular edema，DME）并监测其治疗反应的标准技术。OCT 的优点包括能够检测生物显微镜无法观察到的少量视网膜内和视网膜下积液，精确测量视网膜厚度，从而进行治疗监测。此外，OCT 可使 DME 中特殊的液体形态特征化，从而预测其对治疗的反应（图 1.4）。

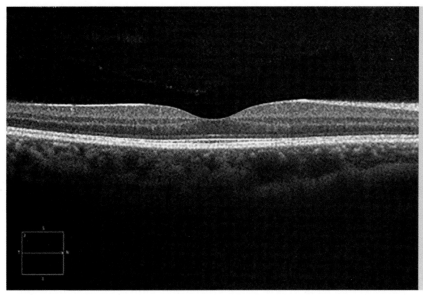

图1.1 视网膜正常解剖结构。光学相干断层扫描显示正常视网膜解剖结构。视网膜各层（自内至外）：神经纤维层、神经节细胞层、内丛状层、内核层、外丛状层、外核层、外界膜、椭圆体带、交叉区、视网膜色素上皮以及脉络膜

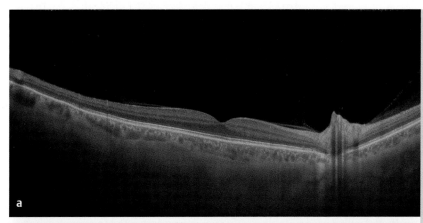

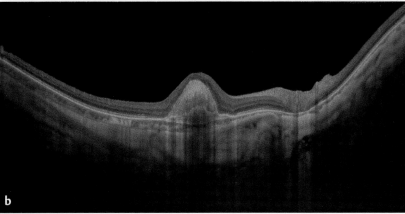

图1.2 扫频源光学相干断层扫描（swept source optical coherence，SS-OCT）波长更长的SS-OCT显示玻璃体、视网膜和脉络膜视觉效果卓越。（a）无病理改变眼。（b）新生血管性年龄相关性黄斑变性，伴广泛的黄斑中心凹下高反射物质和中心凹下脉络膜新生血管

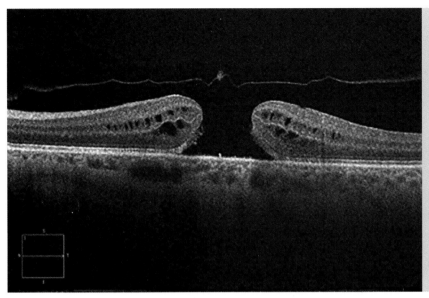

图 1.3　黄斑裂孔。光学相干断层扫描显示全层黄斑裂孔伴玻璃体完全后脱离。注意黄斑区的砧状畸形、光感受器的丧失，以及孔缘视网膜内积液

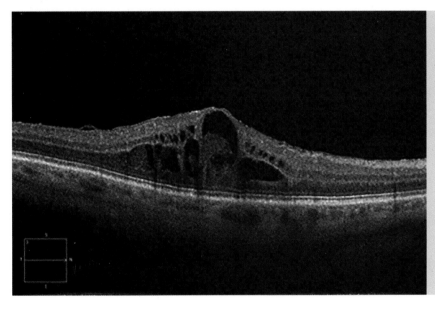

图 1.4　糖尿病性黄斑水肿。光学相干断层扫描显示糖尿病性黄斑囊样水肿。注意多个较大的卵圆形低反射区

年龄相关性黄斑变性

年龄相关性黄斑变性（age-related macular degeneration，AMD）的最初特征为玻璃膜疣、Bruch 膜内蛋白质沉积和视网膜色素上皮细胞（retinal pigment epithelium，RPE）的改变。在 OCT 上，玻璃膜疣表现为反射率不一的 RPE 弧形隆起。OCT 可用于监测玻璃膜疣的进展。非新生血管性 AMD 的晚期特征为地图样萎缩。OCT 显示为视网膜外层变薄、RPE 丢失和高透射率导致的脉络膜反射增强。OCT 也是脉络膜新生血管（CNV）诊断和分类的关键工具，而 CNV 是新生血管性 AMD 的特征表现（图 1.5，1.2）。

视网膜动脉阻塞

OCT 可用于确认是否存在急性或慢性视网膜动脉阻塞（retinal arterial occlusion，RAO）。急性 RAO 的特征为视网膜内层增厚和高反射，与生物显微镜下的视网膜泛白相对应。慢性 RAO 则可能表现为视网膜内层变薄（图 1.6）。

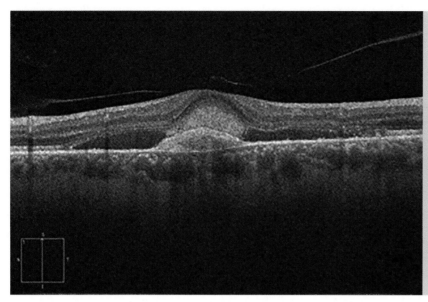

图 1.5 脉络膜新生血管膜(choroidal neovascular membrane, CNVM)。光学相干断层扫描显示 CNVM。注意视网膜色素上皮下(sub-RPE)高反射物质(CNVM),伴视网膜下积液以及视网膜下高反射物。在视网膜外层也观察到了反射率的增高

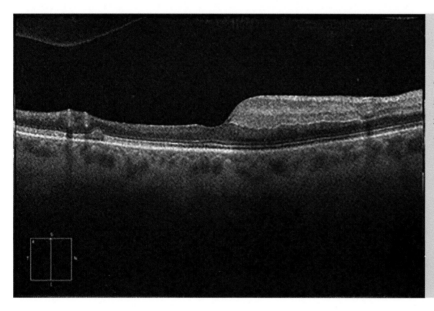

图 1.6 视网膜分支动脉阻塞(branch retinal artery occlusion, BRAO)。光学相干断层扫描显示慢性下方 BRAO 伴相应内层视网膜萎缩。上方可见内层视网膜反射率增高,与急性缺血过程相符合,提示 BRAO

1.2.3 脉络膜的可视化

中心性浆液性脉络膜视网膜病变

OCT,特别是增强深度成像 OCT(enhanced-depth imaging OCT, EDI-OCT)或扫频源 OCT(SS-OCT),可用于影响脉络膜的疾病的特异性成像。EDI-OCT 是一种聚焦于脉络膜或内巩膜的成像技术,可生成更清晰的脉络膜图像。例如,EDI-OCT 可显示 CSR 中的脉络膜显著增厚。CSR 的其他 OCT 表现包括浆液性视网膜脱离和浆液性视网膜色素上皮脱离(图 1.7)。

脉络膜肿瘤

EDI-OCT 也被用于特征性显示脉络膜肿瘤,包括脉络膜痣、黑色素瘤、转移瘤、血管瘤和淋巴瘤等。此外,SS-OCT 可以更好地穿透脉络膜,从而增强了脉络膜解剖结构和病变的可视化(图 1.2)。

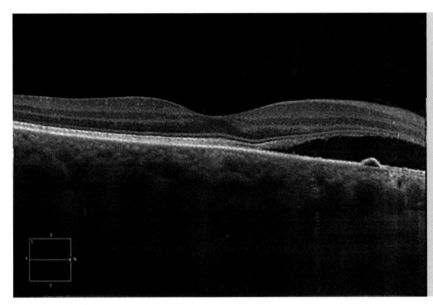

图 1.7　中心性浆液性脉络膜视网膜病变（CSR）。增强深度成像光学相干断层扫描（EDI-OCT）显示 CSR。注意脉络膜的增厚、视网膜下积液和色素上皮细胞的脱离

推荐阅读

［1］ Adhi M, Duker JS. Optical coherence tomography-current and future applications. Curr Opin Ophthalmol. 2013; 24(3):213–221

［2］ Kashani AH, Chen CL, Gahm JK, et al. Optical coherence tomography angiography: a comprehensive review of current methods and clinical applications. Prog Retin Eye Res. 2017; 60:66–100

2　荧光素血管造影

Jeremy A. Lavine, Justis P. Ehlers

摘　要

荧光素血管造影（fluorescein angiography, FA）是一种利用荧光素染料对视网膜血管系统进行成像的诊断学检查方法。简而言之，患者经静脉注射荧光素，然后使用蓝色和绿色过滤器，蓝光激发荧光素，使其发射绿光并被检测到。荧光素是一种小分子，当血-视网膜屏障完整时，仅停留在视网膜小动脉中，不会穿过视网膜色素上皮。当荧光素染料流经眼睛时采集图像，以检测脉络膜循环、视网膜动脉和视网膜静脉的异常。典型的荧光模式包括阻塞和血管充盈缺陷导致的弱荧光，以及自发荧光、着染、窗样缺损、染料积存和渗漏导致的强荧光。FA的主要应用包括黄斑水肿病因的鉴别和视网膜血管疾病的诊断。此外，FA有助于识别脉络膜新生血管和糖尿病视网膜病变的分期。

关键词： 阻塞；荧光素血管造影；渗漏；染料积存；着染；血管充盈缺损；窗样缺损

2.1　诊断/技术概述

荧光素钠是一种能在血管系统中循环的橙红色碳氢分子，80%与蛋白结合，20%不与蛋白结合。不与蛋白结合的荧光素将通过有孔的和渗漏的毛细血管弥散，但不会通过视网膜色素上皮细胞（RPE）或正常视网膜毛细血管。这类非蛋白结合的荧光素可被蓝光（波长：465~490 nm）吸收并激发，而在绿光下（波长：520~530 nm）发出荧光。

为了进行荧光素血管造影（FA），使白光通过蓝色过滤器，从而将蓝光传输到视网膜（图2.1）。视网膜组织和血管中的荧光素受蓝光的激发并发出绿光。随后使用带绿色过滤器的眼底照相机检测该绿光，包括标准（30度）眼底照相（图2.2）、广角（50度）或超广角照相机（如200度，图2.3）。

FA在多个时间点采集图像以评估视网膜血管动力学。通过静脉导管推注荧光素染料后，在染料进入视网膜循环前采集动脉前期图像（注射在8~12 s后）。这些图像可以评估脉络膜的小叶状、斑片状充盈。接下来，进行动脉期成像（12~18 s），以评估视网膜小动脉充盈情况。随后，在静脉充盈期（15~25 s）采集图像，包括部分静脉充盈（15~20 s）和完全静脉充盈（20~25 s）。最后，在晚期或再循环期（5~10 min）采集图像。

荧光素染色模式包括低荧光和高荧光。低荧光是由遮蔽或血管充盈缺损引起的。遮蔽荧光可由色素肥大（图2.4）或出血（图2.3）引起。血管充盈缺损源于大动脉阻塞，包括眼动脉、视网膜中央动脉和视网膜小动脉。血管充盈缺损也可由毛细血管无灌注引起，这种情况多见于糖尿病视网膜病变（图2.4）。自发荧光、着染、窗样缺损、染料积存和渗漏均可引起高荧光。着染定义为在血管造影中强度持续增强但保持边界锐利的高荧光（如黄斑区玻璃膜疣，图2.2）。窗样缺损是RPE缺陷导致脉络膜血管系统缺乏遮蔽而引起的，显示为早期高荧光，随造影过程强度降低（如全视网膜光凝瘢痕，图 2.4）。染料积存是指染料渗漏至确定的、局限的空间并在血管造影晚期仍保持清晰的边界（如中心性浆液性脉络膜视网膜病变中的视网膜色素上皮脱离）。渗漏定义为随荧光强度增加而边界模糊的高荧光，如脉络膜新生血管（图 2.2）和视网膜新生血管（图 2.4）。

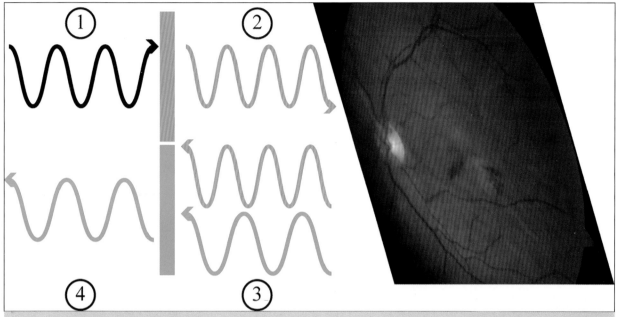

图 2.1　荧光素血管造影的诊断概述。①白色未过滤光通过蓝色滤光片，产生能激发视网膜血管中的荧光素蓝光②。③蓝光从视网膜反射，被激发的荧光素发出绿光。通过绿色过滤器后仅绿色光被透射④并由胶片或数字照相系统检测出来

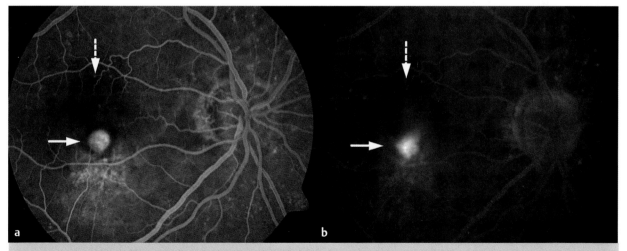

图 2.2　新生血管性年龄相关性黄斑变性的荧光素血管造影。（a）静脉期血管造影显示大量高荧光斑（虚线箭头）和较大的高荧光病变（箭头）。（b）晚期血管造影显示边界无扩张的点状高荧光（虚线箭头），对应玻璃膜疣的着染。此外，更大的高荧光病灶（箭头）显示边界扩大，边界扩大且边缘不清楚，表明脉络膜新生血管膜渗漏

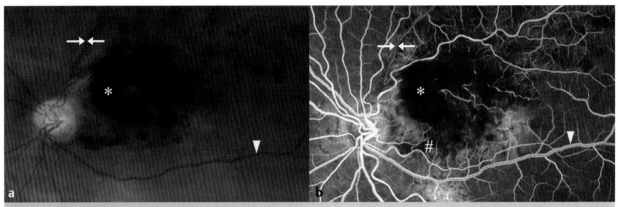

图 2.3 视网膜分支静脉阻塞（RVO）的荧光血管造影。（a）眼底彩照显示视网膜黄斑出血（星号）、扩张的颞上视网膜静脉（箭头之间）和相对正常的视网膜静脉（箭头）。（b）静脉期血管造影显示正常视网膜静脉完全充盈（箭头），颞上视网膜静脉部分充盈（箭头之间），提示视网膜分支静脉阻塞（RVO）。黄斑出血表现为视网膜血管荧光遮蔽（星号）和其下的脉络膜血管遮蔽（# 号），提示多层视网膜出血

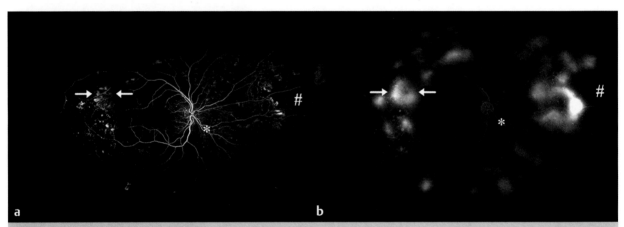

图 2.4 增殖性糖尿病视网膜病变的超广角荧光素血管造影。（a）静脉期和（b）晚期血管造影显示多处视盘外视网膜新生血管早期高荧光伴晚期广泛的荧光渗漏（箭头之间）。毛细血管无灌注造成的血管充盈缺损（# 号）在静脉和晚期血管造影中都很明显。此外，还有许多静脉期和晚期的交替低荧光区，以及在血管造影晚期荧光强度降低的边缘锐利的高荧光区（星号）。这些区域是由全视网膜光凝的瘢痕引起，表现为色素肥大所致的遮蔽荧光和窗样缺损所致的边缘离散的高荧光，并在整个血管造影中强度减弱

2.2 主要应用

2.2.1 黄斑疾病

年龄相关性黄斑变性

FA 最常用于辨别非新生血管性黄斑变性和新生血管性黄斑变性，以及鉴别伪装综合征。主要发现包括玻璃膜疣荧光着染（图 2.2）、脉络膜新生血管膜渗漏（图 2.2）、出血造成的遮蔽荧光、染料积存于视网膜色素上皮脱离区域、盘状瘢痕荧光着染，以及地图样萎缩造成的窗样缺损。

囊样黄斑水肿

FA 有助于确定黄斑水肿的原因。典型病因包括年龄相关性黄斑变性、视网膜静脉阻塞（RVO）、糖尿病视网膜病变和炎性黄斑囊样水肿。Irvine-Gass 综合征（人工晶体黄斑囊样水肿）和其他炎性病因引起的囊样黄斑水肿通常会显示视神经的

高荧光，伴有中心凹周围外丛状层囊样间隙的花瓣样荧光着染。

中央性浆液性脉络膜视网膜病变

在中心性浆液性脉络膜视网膜病变中，关键发现包括点状荧光渗漏、炊烟状荧光渗漏、圆点状高荧光和视网膜色素上皮下腔染料积存。

2.2.2 血管疾病

糖尿病性视网膜病变

FA 可以确定糖尿病来源的黄斑水肿，并区分非增殖性和早期增殖性糖尿病视网膜病变。在非增殖性糖尿病视网膜病变中，能检测到微动脉瘤荧光渗漏和出血性荧光遮蔽。在增殖性糖尿病视网膜病变中，可观察到视盘新生血管（图 2.4）。

视网膜静脉阻塞

典型表现包括静脉充盈延迟（图 2.3）而动脉充盈正常，黄斑区荧光渗漏，毛细血管无灌注导致血管充盈缺损，以及出血导致遮蔽荧光(图 2.3）。

视网膜动脉阻塞

典型表现包括视网膜中央动脉或视网膜分支动脉充盈延迟，伴远端血管充盈缺损。

推荐阅读

［1］Schachat AP, Ryan SJ, eds. Retina 4th Edition: Medical Retina, Vol. II. Philadelphia,PA: Elsevier; 2006

3 吲哚菁绿血管造影

Daniel R. Agarwal, Sumit Sharma

摘 要

吲哚菁绿血管造影（indocyanine green angiography，ICGA）是综合评价脉络膜视网膜疾病的一种重要手段，可用于多种潜在致盲性疾病的诊断和治疗。ICGA 具备在出血、白内障、色素沉着和玻璃体混浊的情况下进行检查的能力，能够在有挑战性的情况下进行评估。与荧光素血管造影（FA）相比，ICG 能更好地描述和监测如中心浆液性脉络膜视网膜病变和息肉状脉络膜血管病变等疾病。对于葡萄膜炎疾病（包括鸟枪弹样脉络膜视网膜病变和浆液性脉络膜视网膜病变）而言，ICG 可发现其他检查或 FA 显示不佳的病变。脉络膜血管瘤在 ICG 上表现强烈的菁绿荧光，有助于与其他病变相鉴别。ICG 是评估复杂脉络膜疾病的一种特殊而有价值的技术。

关键词：鸟枪弹样；中央性浆液性脉络膜视网膜病变；血管瘤；吲哚菁绿血管造影；葡萄膜炎

3.1 诊断 / 技术概述

吲哚菁绿（ICG）是一种用于观察脉络膜循环的染料。进行检查时，通过静脉注射含 25 mg ICG 染料的溶液 5 mL 并从注射后不久开始拍摄照片，晚期照片拍摄于注射后 10~40 min。应使用激发滤光片（波长 640~780 nm）和屏障滤光片（波长 820~900 nm）。由于其透射峰值接近红外范围，ICG 血管造影（ICGA，通常简称为 ICG）比荧光素血管造影（FA，图 3.1）具有更好的穿透性，对出血、核硬化性白内障、视网膜色素上皮、混浊玻璃体液和脉络膜黑色素等有更高的穿透能力。ICG 染料可快速自血流中清除，注射 20 min 后血浆中仅残余 4%。随后通过肝脏系统排出体外。

ICG 的不良反应不常见。约 0.2% 的患者可出现恶心、呕吐和瘙痒。罕见情况下，ICG 可导致约 0.2% 的患者出现荨麻疹、晕厥等严重反应，约 0.05% 的患者可出现过敏反应。海鲜过敏和肝病是 ICG 给药的禁忌证。此外，透析患者发生 ICG 相关并发症的风险增加。

3.2 主要应用

3.2.1 中心性浆液性脉络膜视网膜病变

中心性浆液性脉络膜视网膜病变（CSR）显示脉络膜高通透性区域，在造影的中晚期更为明显（图 3.2）。可见脉络膜血管扩张伴脉络膜渗漏。在慢性和重度 CSR 病例中，这些脉络膜高通透性区域可持续存在。也可见隐匿性浆液性色素上皮脱离、脉络膜动脉充盈延迟和静脉充血。值得注意的是，ICG 有助于区分 CSR 与黄斑变性的隐匿性脉络膜新生血管（CNV）和息肉样脉络膜血管病（PCV）。

3.2.2 息肉状脉络膜血管病变

PCV 的特征是脉络膜循环中异常的血管网止端外凸，表现为球形息肉状结构。PCV 可导致多发性浆液性视网膜脱离和视网膜色素上皮脱离，使这些血管出现异常渗漏。ICG 可用于辨别 PCV 中的息肉状血管扩张，从而为治疗提供依据。息肉状改变通常在 ICG 注射后约 6 min 内开始显影。

脉络膜血管呈现有小结节的分支样结构，与眼底检查时橙色的视网膜下结节相对应。早期 ICG 会显示有高菁绿结节的血管网络，该结节的荧光逐渐扩散并缓慢渗漏（图 3.3）。晚期 ICG 可显示病变核心的低荧光，周围息肉呈环状荧光着染。如发现动态 ICG 上的搏动性结节，可以确诊 PCV。

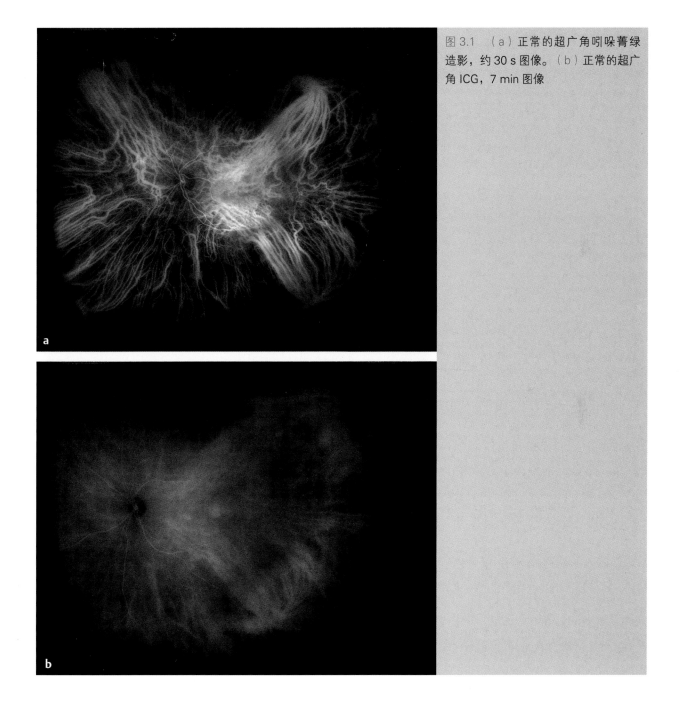

图 3.1　（a）正常的超广角吲哚菁绿造影，约 30 s 图像。（b）正常的超广角 ICG，7 min 图像

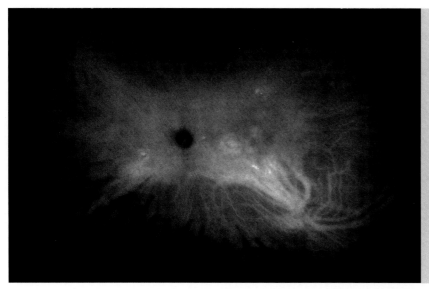

图 3.2　中心性浆液性视网膜病变的超广角吲哚菁绿造影，显示黄斑及近周边的多个高荧光区域，伴脉络膜通透性增加。该图像采集于造影 5 min 时

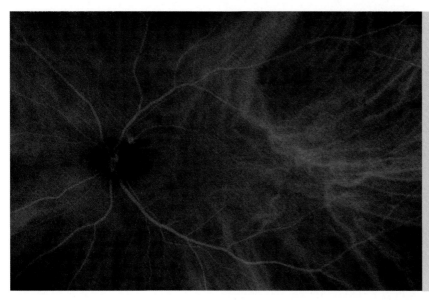

图 3.3　在息肉状脉络膜血管病变眼底的颞上方视盘边缘显示息肉状吲哚菁绿高荧光。与荧光素血管造影的高荧光区相对应。该图像采集于造影 5 min 时

3.2.3　脉络膜新生血管膜

在特殊情况下，ICG 可用于识别 CNV。在年龄相关性黄斑变性中，ICG 可用于识别复发或隐匿性 CNV 病变。ICG 尤其有助于发现被积血遮挡的 CNV 以及寻找 CNV 滋养血管。在视网膜血管瘤样增生（RAP）3 型 CNV 中，ICG 可更清楚地显示 RAP 病变的血管结构，有助于早期诊断。在 RAP 病变中可见染料充盈，视网膜小动脉进入深层视网膜间隙，并与脉络膜血管网形成血管交通。动态 ICG 可更好地显示病变充盈，进一步帮助诊断和治疗。

3.2.4　葡萄膜炎 / 血管炎

后葡萄膜炎的许多特征可以通过 ICG 成像，最常见的是 ICG 上的脉络膜炎症表现为低荧光的暗点。高荧光渗漏可见于各种疾病，如小柳 - 原田综合征（Vogt-Koyanagi-Harada，VKH）、鸟枪弹状脉络膜视网膜病变、弓形体病、结节病和白塞病。ICG 在诊断鸟枪弹状脉络膜视网膜病变

中尤其有用，因为它能检测出圆形—椭圆形低荧光的病变，优于 FA（图 3.4）。匐行性脉络膜炎活动性病灶在 ICG 上显示为荧光遮蔽，伴晚期病灶边缘高荧光。这些病变区域往往比眼底检查或 FA 中观察到的大。急性后极部多灶性鳞状色素上皮病变患者的眼底鳞状病灶，在整个 ICG 检查过程中直至晚期均显示为明显的低荧光（图 3.5）。与眼底检查或 FA 检查相比，多灶性脉络膜炎在 ICG 上显示为更多的大的低荧光斑。眼组织胞浆

菌病综合征在 ICG 上表现为早期高荧光、中晚期低荧光的散在斑点。多发性一过性白点综合征患者在 ICG 检查的中晚期，表现为有多个边界清晰的低荧光斑，比 FA 检查中显示的要多。VKH 综合征患者在 ICG 上表现为早期整个眼底散布的低荧光斑，晚期可见针尖样高荧光伴渗漏。结节病常有脉络膜肉芽肿，在 ICG 影像上表现为低荧光区。

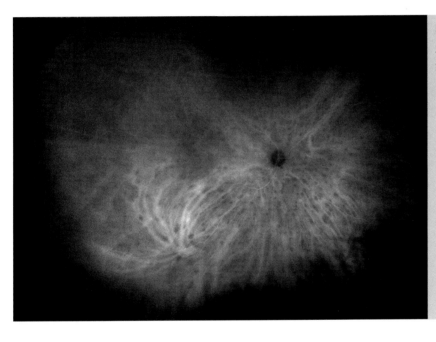

图 3.4　鸟枪状脉络膜视网膜病变可见整个眼底多个低荧光区。该图像约采集于造影 12 min 时

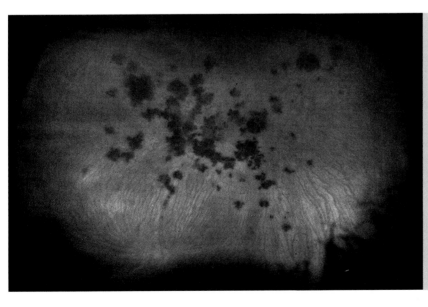

图 3.5　急性后极部多灶性鳞状色素上皮病变，表现为黄斑及周边区域散在低荧光灶。采集于 ICGA 检查约 11 min 时

3.2.5 脉络膜肿瘤

在脉络膜血管瘤中，ICG 可用于识别病变供血血管以及瘤体自身的血管形态。注射后 1 min 内，脉络膜血管瘤表现为强烈的高荧光，晚期则出现染料冲刷现象（图 3.6）。ICG 也可能显示检查过程中快速的染料清除伴瘤体远端脉络膜缺血。脉络膜骨瘤显示早期低荧光，晚期如果存在脉络膜毛细血管缺失，则显示低荧光；如果存在 CNV 病变，则显示高荧光。ICG 通常不用于识别脉络膜黑色素瘤，但可显示其异常血管模式和晚期渗漏。

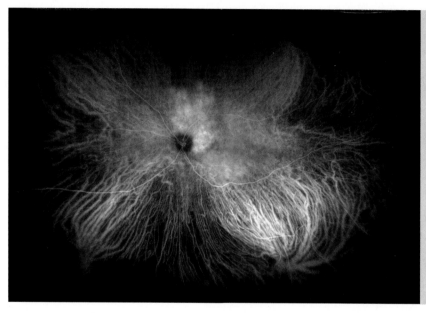

图 3.6　视盘上方脉络膜血管瘤早期表现为强烈高荧光。该图像采集于 ICGA 检查 1 min 时

推荐阅读

［1］Staurenghi G, Bottoni F, Giani A. Clinical applications of diagnostic indocyanine green angiography. In: Schachat AP, Sadda SR, Hinton DR, Wilkinson CP, Wiedemann P, eds. Ryan's Retina. 6th ed. Philadelphia, PA: Elsevier; 2018:46–76

［2］Stanga PE, Lim JI, Hamilton P. Indocyanine green angiography in chorioretinal diseases: indications and interpretation: an evidence-based update. Ophthalmology. 2003; 110(1):15–21, quiz 22–23

［3］Agrawal RV, Biswas J, Gunasekaran D. Indocyanine green angiography in posterior uveitis. Indian J Ophthalmol. 2013; 61(4):148–159

［4］Koh AHC, Chen L-J, Chen S-J, et al. Expert PCV Panel. Polypoidal choroidal vasculopathy: evidence-based guidelines for clinical diagnosis and treatment. Retina. 2013; 33(4):686–716

4　光学相干断层扫描血管成像

Malvika Arya, Nadia K. Waheed

摘　要

光学相干断层扫描血管成像（optical coherence tomography angiography，OCTA）是一种非侵入性成像技术，可提供视网膜和脉络膜血管系统深度分辨图像。血管成像数据与同时采集的 OCT 结构数据进行配准，创建一个立方体，可以滚动或分段成层。尽管 OCTA 存在局限性，例如视野较小和图像容易受伪影因素影响，但 OCTA 在视网膜血管病变的诊断和治疗中具有潜在应用价值。本章简要介绍 OCTA 在糖尿病视网膜病变、脉络膜新生血管、黄斑毛细血管扩张症和视网膜静脉阻塞中的临床应用。未来的改进将实现扫描时间更短、图像和伪影分辨率更高、视网膜成像野更宽，将使 OCTA 进一步彻底改变我们对视网膜疾病的理解。

关键词：年龄相关性黄斑变性；脉络膜新生血管；糖尿病视网膜病变；血管造影术；黄斑毛细血管扩张症；光学相干断层扫描血管成像；视网膜静脉阻塞；谱域光学相干断层扫描血管成像；扫频源光学相干断层扫描

4.1　诊断/技术概述

光学相干断层扫描血管成像（OCTA）是近年来发展起来的一种无创性眼血管成像技术。OTCA 依赖于对视网膜同一位置的多次、快速的 OCT 扫描。因为眼后部的所有结构（流经血管的血流除外）都是静态的，所以序贯扫描之间的唯一特征性变化就是血流。利用独特的计算机算法来寻找连续、快速获得的 B 扫描（一种称为去关联的过程）之间的差异，从而获得视网膜血管图。由于视网膜是透明的，而 OCT 是一种 3D 成像模式，因此可以在三个维度中应用点对点去相关，生成视网膜血管的深度分辨图。根据 OCT 光束穿透视网膜色素上皮的情况，还可生成脉络膜毛细血管图。

这两项技术的进步对 OCTA 的发展至关重要。首先是高扫描速度，通过尽量减少扫描间的移动，实现去关联。其次是足够高的分辨率，能够观察到较小血管内的运动。谱域 OCT（SD-OCT）机器的出现满足了上述两个条件，并且也将出现在下一代扫频源 OCT（SS-OCT）中。

此外，由于血管成像数据是通过结构 OCT 数据的去相关获得的，因此 OCTA 与结构 OCT 数据是相互关联的。这使得血管造影数据能与同时采集的结构 OCT 数据叠加，创建一个可以通过自动或手动分层分析算法滚动或分层的立方体。血管成像数据是通过分析由红细胞运动产生的血管内血流振幅和（或）相位的变化而生成的，该变化在连续扫描之间产生去相关信号。许多不同的算法都可以来实现这一点：振幅去相关，例如 Split-Spectrum 振幅去相关血管成像术；或基于振幅和相位的算法组合，例如商用 OCTA 设备中使用的基于 OCT 的微血管成像。

有两种主要的 OCTA 数据分析方法。由结构和血管造影图像组成的容积数据可以滚动查看，以评估视网膜各层的病理变化。虽然该方法在不同水平上突出了病理学，但通常更费时且难以分析。另一种方法是对感兴趣区域进行分析，以生成 en face 图像。各种自动化算法被用来创建分层板。然而，准确的分层始终是一个挑战，特别是有些病变的眼睛，各层边界难以区分。手动分层，虽然耗时更长，但允许改变各层厚度并重新定位分割线，以便更准确地显示和分析病理病变。目前，大多数 OCTA 机器以两种方式呈现分层数据，显示病变轮廓的 en face 血管成像和允许结构-血管关联的血流叠加的结构 B 扫描（图 4.1）。

4.1.1 伪影

OCTA 的一个主要挑战是它易受伪影（主要是投射和运动伪影）的影响。投射伪影是由表面血管的光散射和其下视网膜层的光反射产生的，尤其是高反射性的视网膜色素上皮（RPE）。这使得较浅的血管也可以在较深的层次中显示出来，从而阻碍了对更深层结构的准确分析。商业设备软件已使用了投射伪影校正算法。虽然它们不能完全去除投射伪影，但仍在不断地改进之中。

在影像采集过程中可能会发生微型扫视以及患者眼球运动。这些无关的运动会在 OCTA 图像上显示为白线的运动伪影。高反光结构的非血管运动会产生错误的去相关信号并显示血流。大

多数设备采用某种形式的运动校正［基于软件和（或）基于眼跟踪］。运动跟踪软件显著提高了 OCTA 图像的质量，但也增加了固视不良患者的扫描时间。

由于采集时间的限制，当前可用的 OCTA 扫描的视野有限；眼睛能保持静止不动的时间不长。因此，扫描面积增加可能会增加成像时间并影响分辨率。由于 OCTA 目前主要应用于黄斑部和中心凹旁病变，3 mm × 3 mm 扫描模式有助于以高分辨率显示这些区域。然而，大多数 SD-OCTA 机器上也可进行 6 mm × 6 mm 扫描，并且通过更高速的 SS-OCTA 仪器，单次采集即可得到较大面积的扫描。

4.2 主要应用

荧光素血管造影（FA）和吲哚菁绿血管造影（ICGA）等基于染料的成像方法已成为诊断视网膜和脉络膜血管病变的金标准。FA 和 ICGA 与 OCTA 相比具有一定的优势，例如能显示更宽广的视野，可以看到血管渗漏以及更好地检测血流缓慢的血管瘤。但是，它们也存在缺点，包括其有创性，这使得无法频繁采集以跟踪病理变化，

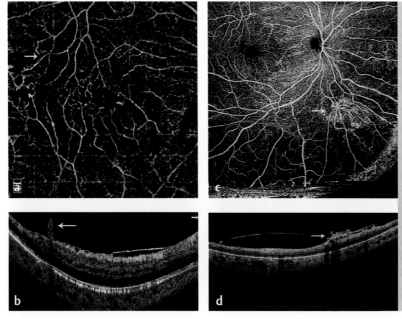

图 4.1　（a）以黄斑中心凹为中心的 3 mm × 3 mm 光谱域光学相干断层扫描血管成像（SD-OCTA）无灌注区和血管中断（箭头），微动脉瘤和视网膜新生血管。（b）与 B 扫描相匹配的突出于视网膜表面的新生血管膜（箭头），证实了增殖性糖尿病视网膜病变。注意：在 en face 图像下方存在运动伪影。（c）以旁中心凹为中心的扫频源 OCTA 12 mm × 12 mm 扫描显示无灌注区和视网膜新生血管。（d）相匹配的 B 扫描确认增殖性糖尿病视网膜病变（箭头）。运动伪影（两者同时存在）在 SD-OCTA 图像中更容易辨别

并且血管造影扫描与任何视网膜结构扫描无关联，因此仅可进行近似视觉配准，以比较结构（如彩色照片和 OCT）与血管（如血管造影）。此外，FA 在显示较大和较浅的血管时有优势，但无法显示视网膜中层和深层毛细血管丛的细节。然而，OCTA 是无创的，并发症风险几近于无，图像采集时间更短，且与染料循环无关。该扫描的 3D 性质允许独立显示更深的视网膜血管和脉络膜毛细血管。OCTA 上显示血管系统的分辨率已接近组织学研究水平。由于其无创性，OCTA 可根据临床要求纵深观察视网膜的微血管变化。

4.2.1 糖尿病视网膜病变

OCTA 可用于识别糖尿病视网膜病变的特征性改变（例如毛细血管无灌注区、视网膜缺血、新生血管以及微动脉瘤），并可用于纵向随访（图 4.2）。与常规临床检查相比，在 OCTA 的早期阶段可检测到微血管血流改变，如中断毛细血管、视网膜内微血管异常、静脉串珠和静脉环路（图

4.1）。血管密度定量测量可能会改变糖尿病视网膜病变的分期。

4.2.2 脉络膜新生血管

OCTA 有助于年龄相关性黄斑变性（AMD）中脉络膜新生血管（CNV）的早期识别，可随时进行 CNV 的识别、分类和测量（图 4.3）。已证明 OCTA 能够检测出表现为干性 AMD 患者的 CNV，其与转变为湿性 AMD 的风险有关。从研究角度来看，OCTA 显示 AMD 患者的脉络膜毛细血管密度普遍降低伴局灶性无灌注区，较大脉络膜血管向上移位。这些脉络膜微血管异常已被证明与玻璃膜疣密度成正比。

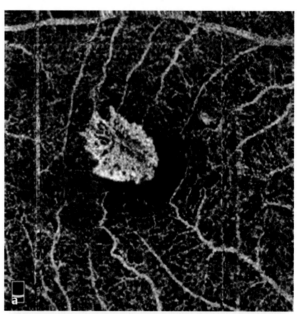

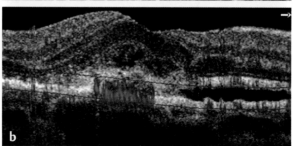

图 4.3 （a）以湿性年龄相关性黄斑变性眼的中心凹为中心的谱域光学相干断层扫描血管成像（SD-OCT）3 mm×3 mm 扫描，显示脉络膜新生血管病变。（b）匹配的 B 扫描显示视网膜外层和脉络膜层异常血流

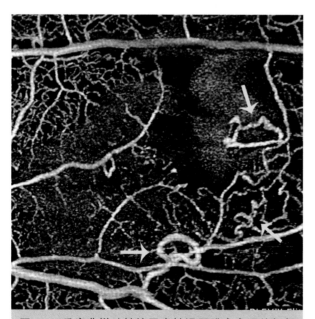

图 4.2 重度非增殖性糖尿病性视网膜病变眼的扫频源光学相干断层扫描血管成像（SS-OCT）3 mm×3 mm 扫描。可见明显的静脉环路（箭头）、静脉串珠（箭头）和毛细血管无灌注区

4.2.3 地图样萎缩

OCTA 已发现了与地图样萎缩（GA）相关的结构和血流异常。具有可变扫描时间的 SS-OCTA 成像显示，与 GA 相关的脉络膜毛细血管改变表现为血流变慢，而并非完全衰减。这些脉络膜血流的改变可先于 GA 和 RPE 萎缩，并超出 GA 的界限范围（图 4.4）。

4.2.4 黄斑毛细血管扩张症

OCTA 可用于对毛细血管扩张性病变的评估和随访，尤其是对病变新生血管的评估。最初的毛细血管扩张性血管改变出现在深部毛细血管丛中，随后延伸至浅部毛细血管丛（图 4.5）。

4.2.5 静脉阻塞

OCTA 显示的无灌注主要发生在深层视网膜毛细血管丛，并且随着静脉阻塞的严重程度增加，视网膜血流密度下降（图 4.6）。此外，中央和分支视网膜静脉阻塞时中心凹缺血区增加。

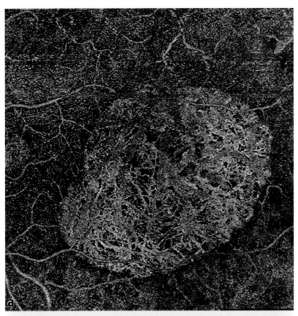

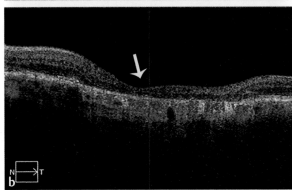

图 4.4 （a）地图样萎缩患眼，以中心凹为中心的 6 mm × 6 mm 谱域光学相干断层扫描血管成像（SD-OCTA）。在正面 OCTA 图像上，可见脉络膜毛细血管小叶结构消失以及脉络膜大血管向心性移位，血流信号保留。（b）经过病灶的匹配 B- 扫描证实由视网膜色素上皮和外层视网膜萎缩（箭头）导致该处视网膜变薄

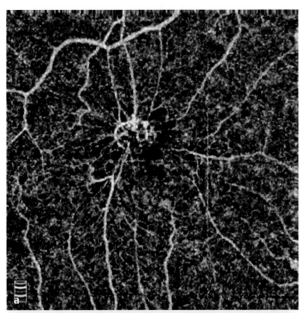

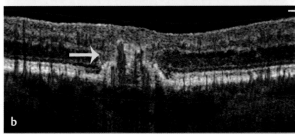

图 4.5 （a）黄斑旁毛细血管扩张症患眼，以中心凹为中心的 3 mm × 3 mm 谱域光学相干断层扫描血管成像（SD-OCTA）图。（b）经过病灶的对应 B- 扫描证实了 3 型脉络膜新生血管（箭头）

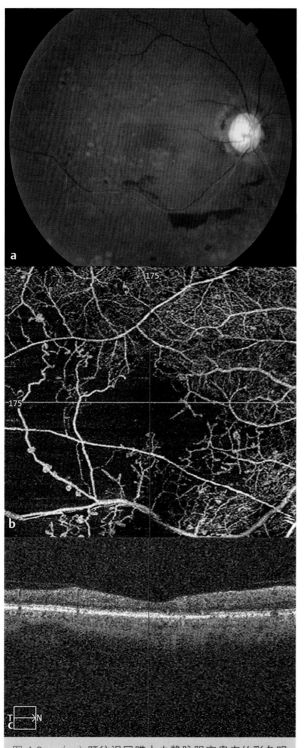

图4.6 （a）既往视网膜中央静脉阻塞患者的彩色眼底像，可见典型的血管白鞘、视网膜前出血和播散的激光斑。（b）该眼以中心凹为中心的6 mm×6 mm谱域光学相干断层扫描血管成像，显示血流下降、中心凹无血管区扩大和破坏、静脉扭曲和微血管瘤形成。（c）相应的B-扫描去相关叠加证实血流减少

4.3　未来发展

OCTA提高了我们对各种视网膜血管病变的认识。OCTA的硬件和软件的持续改进将实现更快的扫描时间、更好的图像分辨率、更好的脉络膜成像、更高的伪影分辨率、更精确的自动分层以及更宽的视野。SS-OCTA采集速度提高，可在未来量化视网膜和脉络膜血流。

推荐阅读

［1］de Carlo TE, Romano A, Waheed NK, Duker JS. A review of optical coherence tomography angiography (OCTA). Int J Retina Vitreous. 2015; 1:5

［2］Spaide RF, Fujimoto JG, Waheed NK. Image artifacts in optical coherence tomography angiography. Retina. 2015; 35(11):2163–2180

［3］Louzada RN, de Carlo TE, Adhi M, et al. Optical coherence tomography angiography artifacts in retinal pigment epithelial detachment. Can J Ophthalmol. 2017; 52(4):419–424

［4］Zhang A, Zhang Q, Wang RK. Minimizing projection artifacts for accurate presentation of choroidal neovascularization in OCT micro-angiography. Biomed Opt Express. 2015; 6(10):4130–4143

［5］Kashani AH, Chen CL, Gahm JK, et al. Optical coherence tomography angiography: A comprehensive review of current methods and clinical applications. Prog Retin Eye Res. 2017; 60:66–100

［6］Ploner SB, Moult EM, Waheed NK, et al. Toward quantitative OCT angiography: visualizing flow impairment using variable interscan time analysis (VISTA). Seattle, WA: ARVO; 2016

5 术中光学相干断层扫描

Atsuro Uchida, Justis P. Ehlers

摘 要

术中光学相干断层扫描（OCT）允许手术医生使用标准眼科显微镜从不同的角度观察手术视野。术中OCT能够观察玻璃体视网膜组织显微结构以及手术过程中其发生的变化。这种成像模式的应用可显著影响临床决策，提高手术效率，减少术中并发症。当前显微镜集成的OCT系统通过手术医生的手术操作和实时反馈使得组织—设备的相互作用实现可视化。术中OCT的应用包括剥膜、玻璃体视网膜界面异常修复、视网膜脱离修复、经视网膜下腔途径的治疗、视网膜假体植入和脉络膜视网膜活检。在未来一代OCT引导的玻璃体视网膜手术中，引入沉浸式三维数字可视化系统，使OCT采集速度更快，图像质量更高，能够实现自动跟踪，并集成先进的眼科诊断和自动化软件分析，手术医生可能会得到更多的反馈。

关键词：术中OCT；光学相干断层扫描（OCT）；显微镜集成；谱域；扫频源；玻璃体视网膜手术

5.1 诊断／技术概述

术中光学相干断层扫描（OCT）使得外科医生能从不同于标准眼科显微镜的角度观察手术视野。对于显示玻璃体视网膜组织结构及其在玻璃体视网膜手术中的变化，术中OCT具有极好的分辨率（图5.1）。这些额外的信息可以显著影响手术决策，提高手术效率，并有助于减少并发症。目前的商用谱域OCT技术，波长范围为840~860 nm，最大轴向分辨率为4 mm，扫描速度可达32 000次／s A扫描。显微镜集成的术中OCT平台提供了一个独特的机会，使得组织—设备的相互作用可在玻璃体视网膜手术过程中，通过实时的外科医生反馈实现可视化。在商业模型中，OCT扫描仪要么与显微镜完全集成（例如RESCAN 700；Zeiss），要么使用相机端口（例如iOCT；Haag-Streit）连接到显微镜，要么放置在物镜和显微镜头之间（例如EnFocus系统；Leica）。

另一个术中OCT平台是手持或显微镜安装的便携式谱域OCT（如Envisu，Leica）。它可以允许手动倾斜OCT扫描仪探头，并可以在手术室和办公室多种环境使用，但不具备显微镜集成系统的优势。

5.2 主要应用

5.2.1 剥膜

术中OCT在剥膜过程中特别有用，用以确定膜被剥离的程度、膜的边界，以及确认剥膜的完成度（图5.2）。

5.2.2 界面异常

适用于评估各种疾病（包括黄斑裂孔、视网膜前膜、玻璃体黄斑牵拉综合征、增殖性糖尿病视网膜病变、增殖性玻璃体视网膜病变、近视牵引性黄斑病变和儿童玻璃体视网膜病变）中的玻璃体视网膜的界面异常。术中OCT有助于识别引起玻璃体视网膜牵拉的玻璃体后界膜，定位残余膜，了解纤维／纤维血管膜复合体的结构，并证

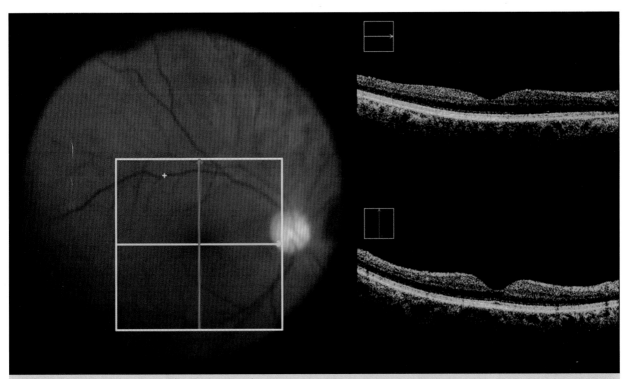

图 5.1　术中光学相干断层扫描的正常黄斑图像。水平和垂直 B 扫描的扫描位置和范围在手术野上以蓝色和粉色线条显示

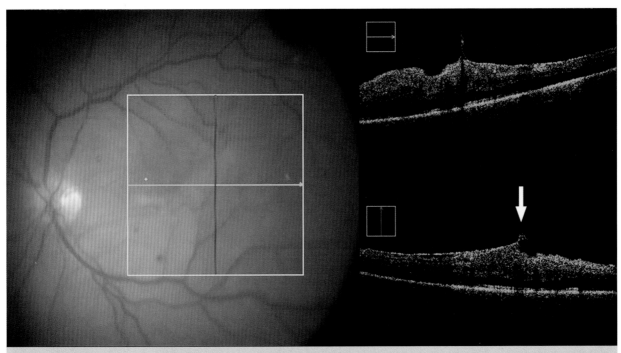

图 5.2　视网膜前膜术中光学相干断层扫描。水平和垂直 B 扫描均能清楚地显示膜剥离的程度，并观察到内界膜的边界（箭头）

实手术目标可实现（图 5.3）。

5.2.3 黄斑

可用于术前无法完成眼底检查（例如玻璃体混浊或黄斑前出血）时术中进行黄斑评估。例如，积血清除后隐匿性全层黄斑裂孔的识别。这使得术中管理更为优化（图 5.4）。

5.2.4 微结构

用于对玻璃体视网膜手术中组织微结构变化的评估，包括椭圆体带和视网膜色素上皮之间的距离增大、组织异常和黄斑裂孔的几何结构。这些发现的临床意义尚不完全清楚。然而，一些微观结构改变与解剖学结局和视力预后相关。

5.2.5 视网膜下腔

术中 OCT 的其他用途包括确定视网膜下积液的存在和位置，以及确定视网膜脱离修复术中视网膜下积液引流的最佳位置。确定视网膜下纤维化的程度也有助于确定行视网膜脱离修复术的必要性和手术位置（图 5.5）。经视网膜下腔治疗（例如视网膜下注射病毒载体的基因治疗或组织纤溶酶原激活剂）、人工视觉假体植入，以及经视网膜脉络膜活检期间的验证性成像，也可能是术中 OCT 的重要应用。

5.3 未来发展

与金属仪器设备相比，具有最小阴影的原型非金属 OCT 兼容工具可更好地显示组织—设备的相互作用。超高速扫频源 OCT 的研究原型提供了手术视野的实时容积（3D）视图。浸入式 3D 数字可视化系统（例如 Ngenuity，Alcon）和术中 OCT 的集成，可能会增加 OCT 引导下玻璃体视

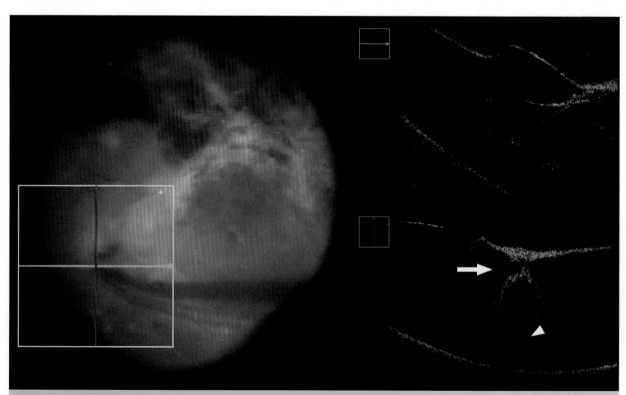

图 5.3 增殖性糖尿病视网膜病变的术中光学相干断层扫描。横断面扫描显示纤维血管组织和视网膜感觉细胞层。垂直 B 扫描识别操作中心的位置（箭头）位于视盘鼻侧并有视网膜下液（三角）

网膜手术的机会。此外，图像质量的改进、自动 跟踪和自动化软件分析的集成可能会进一步增强

手术医生的即时反馈。

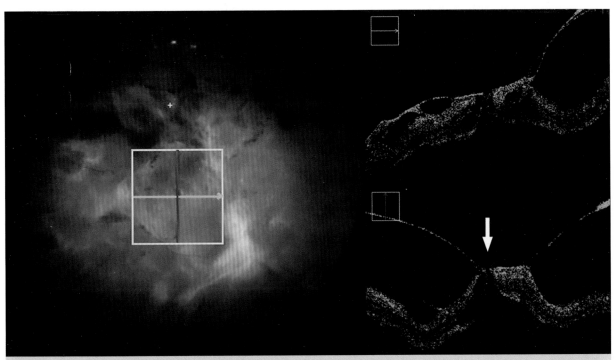

图 5.4 增殖性糖尿病性视网膜病变的术中光学相干断层扫描。黄斑的水平 B 扫描显示存在一个隐匿性全层黄斑裂孔（箭头）

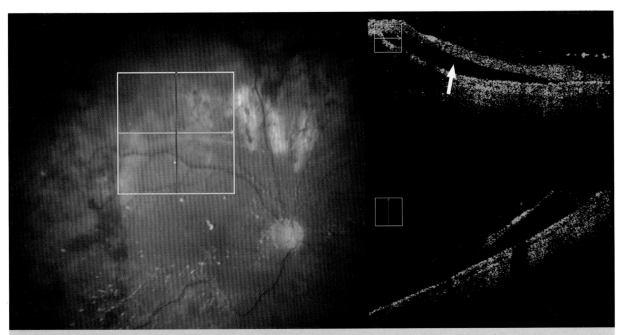

图 5.5 复发性视网膜脱离的术中光学相干断层扫描。横断面扫描清楚地显示了增厚的视网膜下纤维化及其程度（箭头），可能影响视网膜复位

推荐阅读

[1] Ehlers JP, Goshe J, Dupps WJ, et al. Determination of feasibility and utility of microscope-integrated optical coherence tomography during ophthalmic surgery: the DISCOVER Study RESCAN Results. JAMA Ophthalmol. 2015; 133(10):1124–1132

[2] Carrasco-Zevallos OM, Keller B, Viehland C, et al. Live volumetric (4D) visualization and guidance of in vivo human ophthalmic surgery with intraoperative optical coherence tomography. Sci Rep. 2016; 6:31689

[3] Gregori NZ, Lam BL, Davis JL. Intraoperative use of microscope-integrated optical coherence tomography for subretinal gene therapy delivery. Retina. 2017

[4] Ehlers JP, Uchida A, Srivastava SK. Intraoperative optical coherence tomography-compatible surgical instruments for real-time image-guided ophthalmic surgery. Br J Ophthalmol. 2017; 101(10):1306–1308

6 眼底自发荧光

SriniVas Sadda, Enrico Borrelli

摘 要

眼底自发荧光（FAF）是一种无创性的视网膜成像技术，用于为临床提供脂褐素浓度分布图。脂褐素是主要的眼部荧光团，主要聚集在视网膜色素上皮中。几种商用成像系统能够进行 FAF 成像，包括闪光眼底照相机、共焦扫描激光检眼镜和超广角眼底成像设备。每个系统在评估各种视网膜疾病方面都具有独特优势。

FAF 的临床应用广泛且在不断拓展，可用于评估年龄相关性黄斑变性、黄斑营养不良、视网膜色素变性和各种其他视网膜疾病。FAF 除了可检测到眼底镜检查以外的变化，还可用于研究疾病发病机制，寻找基因型与表型的相关性并评估新疗法的有效性。本章总结了各种视网膜疾病的常见眼部荧光团、成像模式和 FAF 表现。

关键词：眼底自发荧光；荧光基团；脂褐素；视网膜病变

6.1 诊断 / 技术概述

眼底自发荧光（FAF）是一种无创的成像方式，用于记录视网膜和视网膜色素上皮（RPE）的自发荧光（AF）。脂褐素是荧光基团的混合物，被认为是眼后段 AF 最主要的来源。因此，FAF 可以反映 RPE 中脂褐素浓度。

RPE 由单层六角形细胞组成，将脉络膜与视网膜神经感觉层分隔开来。RPE 细胞的基本功能是吞噬和降解光感受器外节脱落的盘膜，随后在细胞的基底侧释放降解的物质。脂褐素在 RPE 细胞中形成，由几种不同的分子组成，最重要的是 A2E：N- 视黄基 – N- 视黄基乙醇胺，主要来源于被吞噬的光感受器外段。脂褐素不能被溶酶体酶类完全识别，因此不能被完全清除而在溶酶体中蓄积。有力的证据表明，脂褐素不是一种惰性副产物，它可能干扰细胞功能，并可能随着年龄增长或在 RPE 功能障碍的情况下数量增加。

AF 是生物分子（荧光基团）吸收较高能量、较短波长光后自然发出的光。FAF 成像利用脂褐素的荧光特性生成灰度图像，其中暗像素值对应相对较低的荧光强度，亮像素值对应较高的荧光强度。商用的 FAF 系统包括闪光眼底照相机、共聚焦扫描激光检眼镜（cSLO）和超广角眼底成像系统。此外，视网膜和 RPE 的 AF 可以在蓝色和绿色光谱（蓝光和绿光 FAF 分别为 BAF 和 GAF）的较宽波长范围内被激发。

已知眼底自然发生的 AF 强度较低，其特征是：①由于视乳头区域不存在脂褐素，通常显示为暗色；②由于血液吸收，视网膜血管区域的 FAF 信号降低；③由于黄色素吸收蓝光，中心黄斑区域的 FAF 信号也降低。与 BAF 成像相反，由于被黄色素吸收的量减少，GAF cSLO 成像不会受到黄斑色素的显著影响（图 6.1）。AF 信号降低的原因可能包括 RPE 丢失、视网膜层间积液或视网膜下纤维化、RPE 脂褐素密度降低或黄色素的存在。AF 信号增强的原因可能包括黄色素或光色素丢失、RPE 脂褐素增加或存在视网膜下 AF 物质。

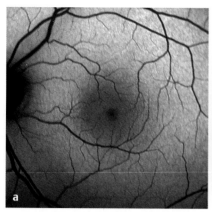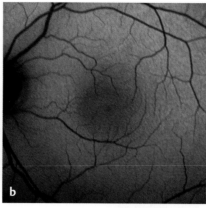

图 6.1 （a）来自健康眼的蓝光眼底自发荧光（FAF；Spectralis，Heidelberg Engineering，Heidelberg，Germany）。视乳头（视盘）、视网膜血管和黄斑通常在蓝光 FAF（BAF）中显示为暗区。（b）与 BAF 成像相比，绿光 FAF（GAF）成像受黄斑色素的影响不大

6.2 主要应用

6.2.1 年龄相关性黄斑变性

强有力的证据表明，RPE 细胞在年龄相关性黄斑变性（AMD）的发病机制中发挥重要作用。这一证据也得到以下事实的支持：玻璃膜疣的组成包括来自自噬的不完全降解物质和吞噬的脱落光感受器外节盘膜。

早期/中期年龄相关性黄斑变性

在相应的玻璃膜疣区域，FAF 信号可能正常、降低或升高（图 6.2）。这可能反映了玻璃膜疣组成的多样化，包括其他荧光基团，以及上覆 RPE 细胞单层中的不同反应性改变。2005 年，国际 FAF 分类小组定义了与早期非血管性 AMD 相关的八种 FAF 表型：正常、极轻微改变、局灶性增加、斑片状、线性、花边样、网状和斑点状。斑片状、线性和网状表型与脉络膜新生血管的风险增加相关。

地图样萎缩

地图样萎缩（GA）是晚期非新生血管性 AMD 的特征。由于 RPE 细胞死亡伴有脂褐素的丢失，GA 区域显示为极低至完全无 AF 信号（图 6.3）。这导致萎缩性视网膜和病灶周围视网膜之间的高对比度。此外，显示高 AF 的病灶周围区域，

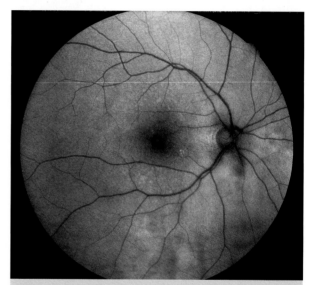

图 6.2 蓝光眼底自发荧光（EIDON，Centervue，Padua，意大利）成像。FAF 成像显示整个黄斑的多处高自发荧光病变

其对比度进一步增加。后者被认为是由于持续的 RPE 细胞功能障碍、垂直叠加的 RPE 细胞和不同程度的萎缩进展所致。这些变化已被证明具有致病相关性：AF 增加的区域可能与不同程度的视网膜敏感度丢失相关，并发生在黄斑萎缩的发展和扩大之前。病灶周围高 AF 的表型包括无、局灶性、弥漫性、带状、斑片状和滴状高 AF。其中，带状、弥漫性，尤其是滴状高 AF，与萎缩迅速增大相关。

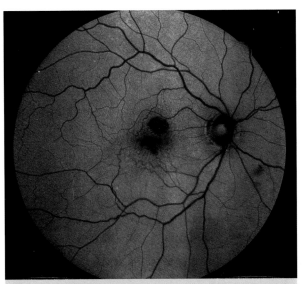

图 6.3　地图样萎缩的蓝光眼底自发荧光成像（FAF；EIDON, Centervue, Padua, Italy）。视网膜色素上皮细胞丢失区域表现为界限清楚的自发荧光的降低

6.2.2　图形营养不良

图形营养不良是指一组 I 型黄斑营养不良，包括成人发病的黄斑中心凹卵黄样营养不良、蝶形色素营养不良、网状营养不良、类似眼底黄色斑点症的多灶性图形营养不良，以及黄点状眼底。

成人发病的黄斑中心凹色素上皮营养不良是以双侧黄斑（假性卵黄样）病变为特征，可发出界限清楚、均匀的高 AF，而随后的 RPE 萎缩导致 AF 降低。类似眼底黄色斑点症的多灶性图形营养不良以黄色斑点为特征，主要集中在后极部和血管弓附近。在 FAF 中，这些斑点对应于 AF 增加的区域。可见典型的"点"状和"晕轮"状病变，即中心低 AF，环以高 AF 晕轮。其他类型的图形营养不良可能不会有特征性 FAF 表现。

6.2.3　中心性浆液性脉络膜视网膜病变

中心性浆液性脉络膜视网膜病变（CSCR、CSC 或 CSR）在急性期可因视网膜下积液遮挡而显示为低 AF。此外，由于 RPE 内的代谢活性增加，在活动期 AF 可能增高。随着疾病的进展，颗粒状高 AF 可能成为 CSCR 的特征，高 AF 点由于重力作用位于下方，并聚集在脱离区域的边缘。随着时间的推移，在光感受器丢失区域，由于缺乏其遮蔽效应使其下方的 RPE 高荧光暴露，可能会出现斑块状高 AF。在慢性期，FAF 可能显示低 AF 萎缩性重力带，在分布上与消退的视网膜下积液相关（图 6.4）。

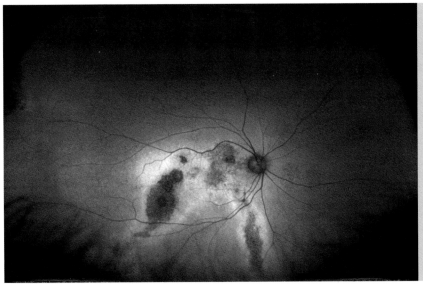

图 6.4　中心性浆液性脉络膜视网膜病变的超广角绿光眼底自发荧光成像（FAF；Optos, Marlborough, MA）。慢性期 FAF 显示伴高 AF 边界的萎缩性低 AF（自发荧光）重力带

6.2.4 Stargardt 病

Stargardt 黄斑变性是最常见的遗传性青少年黄斑营养不良。这种疾病最常见的原因是 ABCA4 常染色体隐性突变，导致光感受器外节降解受限、脂褐素蓄积、RPE 和光感受器退变。FAF 的特征取决于疾病分期：①早期，通常以 AF 增加为特征；②中期显示平均强度和结构高度多样化；③晚期显示由于脉络膜视网膜萎缩导致的黄斑区低 AF 伴周边高 AF 斑点（图 6.5）。

6.2.5 Best 卵黄状黄斑营养不良

Best 病导致脂褐素在视网膜下间隙积聚，从而出现双侧黄斑卵黄样病变。本病可分为五个阶段，表现为不同的 AF 特征类型：①卵黄病变前期表现为正常或轻微的高 AF 改变；②卵黄病变期表现为黄斑部界限清楚的均匀高 AF 改变；③假性积脓期可见重力分层，上层为等 AF 液体，下方为高 AF；④卵黄破碎期以低 AF 病变伴高 AF 物质边缘聚集为特征；⑤萎缩期，由于脉络膜视网膜萎缩而显示弥漫性低 AF。

6.2.6 视网膜色素变性

视网膜色素变性（RP）是一组遗传异质性视网膜营养不良，其特征是视杆感光细胞变性。大多数 RP 眼有特征性的旁中心凹高 AF 环，随着疾病进展向中心侵犯。这种高 AF 病变也称为"Robson Holder"环，对应于椭圆体带破坏的边界（图 6.6）。RP 眼的 FAF 结果与视觉功能密切相关，可用于监测疾病进展。

6.2.7 白点综合征

白点综合征是指一组炎性脉络膜视网膜疾病，其特征是位于后极和（或）周边眼底的多灶性、小的黄白色病变。在 FAF 上，这些病变可能具有不同的 AF 特征。

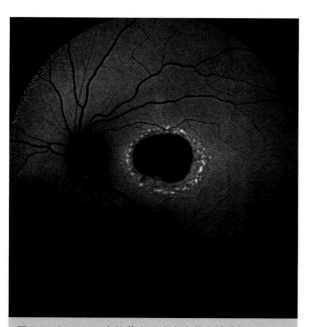

图 6.5 Stargardt 病的蓝光眼底自发荧光成像（Specalis; Heidelberg Engineering, Heidelberg, 德国）。FAF 显示由高 AF（自身荧光）斑点围绕的对应于视网膜萎缩的低 AF 中央黄斑

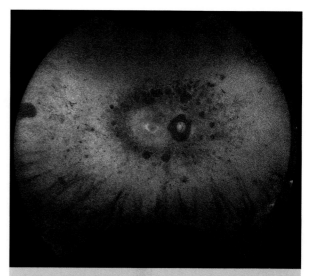

图 6.6 视网膜色素变性的超广角绿光眼底自发荧光成像（FAF; OPTOS, Marlborough, MA）。FAF 显示视网膜后极部被高 AF（自发荧光）"Robson-Holder"环包围的正常保留区域。环外部有斑驳样低 AF 区对应于光感受器变性的区域

6.3　未来发展

目前认为 FAF 代表了 RPE 中的脂褐素浓度；然而，其他次要小荧光基团可增加荧光强度。这些次要荧光基团可能在光谱的较短波长末端发射，因此可与脂褐素区分开。最近，在萎缩性 AMD 眼中已分离出这些微小荧光团发出的荧光；然而，其预测和预后价值目前尚不确定。

推荐阅读

[1] Bindewald A, Bird AC, Dandekar SS, et al. Classification of fundus autofluorescence patterns in early age-related macular disease. Invest Ophthalmol Vis Sci. 2005; 46(9):3309–3314

[2] Hariri AH, Nittala MG, Sadda SR. Quantitative characteristics of spectraldomain optical coherence tomography in corresponding areas of increased autofluorescence at the margin of geographic atrophy in patients with agerelated macular degeneration. Ophthalmic Surg Lasers Imaging Retina. 2016; 47(6):523–527

[3] Hariri AH, Tepelus TC, Akil H, Nittala MG, Sadda SR. Retinal sensitivity at the junctional zone of eyes with geographic atrophy due to age-related macular degeneration. Am J Ophthalmol. 2016; 168:122–128

[4] Borrelli E, Lei J, Balasubramanian S, et al. Green emission fluorophores in eyes with atrophic age-related macular degeneration: a color fundus autofluorescence pilot study. Br J Ophthalmol. 2018 Jun; 102(6):827–832

第二部分　黄斑及周边玻璃体视网膜界面疾病

7　玻璃体后脱离

Natalia Albuquerque Lucena Figueiredo, Justis P. Ehlers

摘　要

玻璃体后脱离（PVD）是由于玻璃体视网膜粘连减弱和玻璃体液化（老年性液化）导致的玻璃体后皮质从视网膜分离，常见于50岁以上的患者。PVD通常从黄斑中心凹周围开始，经年累月缓慢进展，直至玻璃体完全脱离。PVD临床表现通常为良性，但在某些病例中，玻璃体液化的发生不伴随玻璃体视网膜粘连减弱，就可能诱发多种玻璃体视网膜交界面病变。最常见的PVD并发症通常发生在完全性PVD后的视网膜周边，例如视网膜裂孔和孔源性视网膜脱离。与PVD相关的视觉症状包括漂浮物和闪光感，随着时间的推移，这些症状往往会改善。诊断PVD的常规方法是裂隙灯生物显微镜检查或间接检眼镜检查，可发现粘连在玻璃体后界膜上的Weiss环。超声和光学相干断层扫描也可能有价值。PVD通常不需要积极治疗；但是某些PVD并发症可能需要激光或平坦部玻璃体切除手术。

关键词： 玻璃体后脱离；老年性玻璃体液化；玻璃体；玻璃体视网膜；玻璃体后界膜；视网膜脱离

7.1　特征

玻璃体后脱离（PVD）是玻璃体后皮质与视网膜内界膜之间的分离，通常发生在50岁以后，50岁以后的患病率为53%，且随着年龄的增长而增加。PVD是自然老化的一部分，是两种进行性玻璃体变化的结果：玻璃体视网膜粘连减弱和玻璃体液化（老年性液化）。PVD通常从黄斑中心凹周围开始，浅浅的分离缓慢进展，直至玻璃体与视盘边缘完全分离（图7.1）。在无相关并发症的情况下，PVD的早期阶段毫无症状。然而，如果玻璃体液化发生在玻璃体视网膜粘连充分减弱之前，牵引力可能导致玻璃体视网膜界面病变。这些并发症可能发生在整个视网膜表面，包括视网膜周边（如视网膜裂孔、玻璃体积血和视网膜脱离；图7.2a），还有后极（例如视网膜前膜、黄斑裂孔和玻璃体黄斑牵拉；图7.3）。

7.1.1　常见症状

早期无症状。有些患者的玻璃体液化可能产生漂浮物，这种现象随时间推移有改善的趋势。晚期PVD的并发症可出现突发闪光感和明显漂浮物，而后极部的异常分离也可能导致黄斑相关的症状，如视物变形或视力模糊。

7.1.2　检查结果

裂隙灯生物显微镜检查或间接检眼镜检查发现玻璃体后界膜上粘连的胶质组织环（Weiss环）

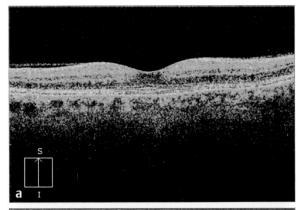

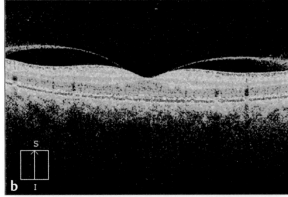

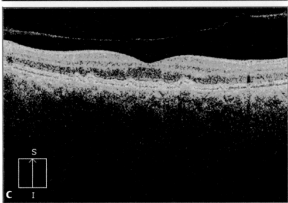

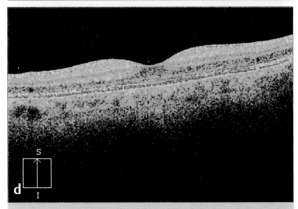

图 7.1　玻璃体后脱离（PVD）各阶段的光学相干断层扫描图像。（a）早期 PVD 玻璃体从中心凹旁视网膜浅分离。（b）伴玻璃体中心凹粘连的中心凹旁 PVD。（c）PVD 进展经过中心凹。（d）完全性 PVD

就可以确诊 PVD（图 7.2b）。有时可以观察到脱离的后部玻璃体、视网膜出血、玻璃体混浊、玻璃体积血和玻璃体色素细胞（即"烟草粉尘"）。玻璃体内有积血或色素细胞强烈提示视网膜裂孔。

7.2　关键诊断性检查和结果

7.2.1　光学相干断层扫描

光学相干断层扫描（OCT；如频谱域和扫频源）提供了玻璃体视网膜的无创、高分辨率横断面成像（图 7.4）。目前只有 OCT 能显示早期玻璃体分离。此外，它还是评估黄斑和中心凹牵拉相关并发症的诊断性检查。一旦发生 PVD，OCT 上通常不显示后玻璃体。

7.2.2　超声检查

超声检查常用于有明显屈光介质混浊的病例，也可显示 PVD 相关并发症，如视网膜裂孔或视网膜脱离。

7.3　重要临床信息

有 PVD 症状的患者应完全散大瞳孔联合巩膜压陷进行全面眼底检查，以排除相关的视网膜裂孔或脱离。

7.4　处理

7.4.1　治疗选择

宜仔细观察 PVD。牵拉相关的并发症可能需要治疗。在一小部分患者中，漂浮物和玻璃体混浊会影响医生对玻璃体的观察，这可能就需要治疗。对于这种病例可以采用平坦部玻璃体切割术和 YAG 激光玻璃体消融术。在两种手术的风险与患者症状的严重程度之间找到平衡是非常重要的。

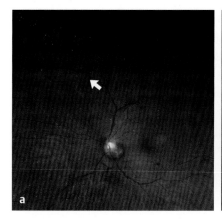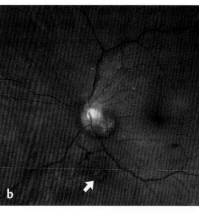

图 7.2 完全性玻璃体后脱离（PVD）的眼底照。（a）眼底照显示 PVD 症状出现 2 周后的周边视网膜裂孔合并孔源性视网膜脱离（箭头）。（b）聚焦显示 Weiss 环（箭头）

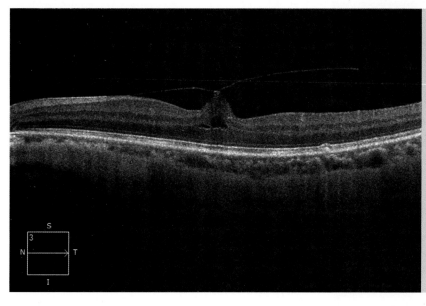

图 7.3 有症状患者（视力 20/40）的光学相干断层扫描，存在玻璃体中心凹牵拉综合征；注意玻璃体中心凹粘连伴黄斑向前牵拉导致中心凹增厚

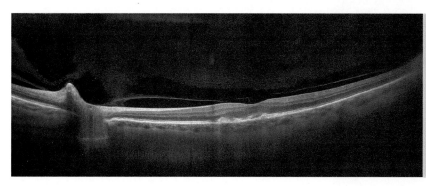

图 7.4 一名无症状 75 岁女性患者的光学相干断层扫描，显示黄斑前液化玻璃体的腔隙和伴有残余玻璃体中心凹粘连的黄斑中心凹旁玻璃体分离

7.4.2 随访

出现急性PVD后,根据检查结果和临床症状,应考虑随访检查,进行反复的周边部加压检查。应告知患者牵拉相关并发症,如视网膜裂孔或脱离的征兆(如闪光感加重、漂浮物数量增加或周边视野改变),以及出现这些症状时立即就诊的重要性。

推荐阅读

[1] Johnson MW. Posterior vitreous detachment: evolution and complications of its early stages. Am J Ophthalmol. 2010; 149(3):371–82.e1

[2] Johnson MW. Posterior vitreous detachment: evolution and role in macular disease. Retina. 2012; 32 Suppl 2:S174–S178

[3] American Academy of Ophthalmology. Section 12: retina and vitreous. In: Basic and Clinical Science Course. San Francisco, CA: American Academy of Ophthalmology; 2013

[4] Shah CP, Heier JS. YAG laser vitreolysis vs sham YAG vitreolysis for symptomatic vitreous floaters: a randomized clinical trial. JAMA Ophthalmol. 2017; 135(9):918–923

8 视网膜前膜

Ramin Tadayoni

摘 要

视网膜前膜本质上是黄斑表面的细胞增生，通常在PVD后出现。患者可以毫无症状，或偶因出现视物变形和视力减退才被发现。眼底检查和光学相干断层扫描有助于诊断。对视力减退的病例，可在风险－获益评估后建议手术。视力恢复程度不一，但可以有极佳的术后视觉敏感度。

关键词：黄斑；膜；OCT；视网膜；玻璃体；玻璃体切割术

8.1 特征

视网膜前膜（ERMs）本质上是黄斑表面的细胞增生，通常在玻璃体后脱离（PVD）后出现。患者可能毫无症状，或偶因视物变形和视力减退而被发现。视网膜前膜可能造成视网膜组织和中心凹结构的解剖学扭曲。这些扭曲可造成视网膜功能障碍和随后的视觉症状。眼底检查和光学相干断层扫描（OCT）有助于诊断和评估这些解剖学改变。

8.1.1 常见症状

通常无症状，在眼底检查或因其他原因进行影像学检查（通常为OCT）时偶然发现。当患者闭上对侧眼时，可能发现有症状。患者可能主诉各种视觉症状，主要是进行性视力减退、视力模糊、视物变大（视物变大症）、视物变形和较少出现的单眼复视。由ERM引起的中度中心凹移位可解释视力下降和视物变形。视物变形还可能与内核层变化有关。推测视物变大症是由较小范围的中央光感受器收缩引起的，可能导致双眼物象不等。

8.1.2 检查结果

眼底生物显微镜检查时，ERM主要表现为玻璃纸样反光。仔细检查也可发现黄斑增厚，或在某些病例中发现囊样改变。ERM收缩可能导致约15%的病例出现"黄斑假性裂孔"（一个圆形的红色中心凹，看起来像一个裂孔，但不是全层黄斑裂孔）。有时候严重皱缩的ERM导致深层视网膜褶皱，使轴浆流转运受损，表现为长的棉绒斑。此外，膜的向心性收缩导致中央光感受器隆起，在检眼镜下呈现为中心凹下黄色斑点。大多数病例的ERM与可见的PVD相关。罕见情况下，ERM伴随在其他疾病的病程中，包括糖尿病视网膜病变、后部葡萄膜炎和中间葡萄膜炎，以及视网膜脱离。应做详细的眼底检查以排除这些病因。

8.2 关键诊断性检查和结果

8.2.1 光学相干断层扫描

OCT是ERM诊断性检查的金标准。ERM表现为视网膜内表面一条厚度不一的高反射结构，当其桥接内层视网膜褶皱时更明显。玻璃体视网膜界面的分段冠状扫描（C扫描）能提供更具有提示意义的ERM及其产生的视网膜褶皱图像。OCT优势在于，它不仅能显示ERM收缩引起的黄斑增厚，还能将其量化。由ERM收缩引起的另一个常见体征是中心凹消失。黄斑的前部轮廓可能是平坦的、不规则的或通常是凸起的（图

8.1）。另一些情况下，则相反，OCT可显示黄斑假孔不典型性中心凹轮廓，表现为中心小凹变陡且边缘增厚及中心凹直径小（图8.2）。有时还伴有中心凹边缘某种程度的视网膜伸展或劈裂（图8.3）。OCT还可观察到囊样改变（图8.4）。约20%的病例行OCT检查可发现中心凹下高反射沉积物。

8.2.2　荧光素血管造影或超广角荧光素血管造影

评估ERM时很少需要荧光素血管造影（FA）。在有明显视网膜内积液的病例中，FA可用于评估视网膜内积液可能的原发病因。

8.2.3　眼底照相和血管造影

彩照和无赤光图像也可用于记录临床表现和患者教育。蓝光反射照相能更好地显示视网膜表面和ERM的异常反射（图8.2）。

8.3　重要临床信息

除临床病史、综合眼科检查和OCT外，通常不需要额外的检查。ERM继发性病因的临床评估很重要。

8.4　处理

8.4.1　治疗选择

观察

对于视力良好且诊断时症状轻微的眼睛，可建议观察。许多病例都保持视力稳定。

手术

对于有明显症状的眼睛，应考虑手术。尽管有明显术前症状的患者通常更容易从手术中受益，但初始视力较好的患者能获得更好的视力结果。平坦部玻璃体切割术联合剥膜是有代表性的方法。ERM染色常用于辅助剥膜；根据批准和可用性的情况，不同国家使用不同的染料。已经开发了许多工具来辅助ERM剥离，包括镊子、膜圈和膜铲。剥离从远离中心凹的位置开始。内界膜（ILM）剥离可与ERM剥离同时进行或进行二次剥离。是否去除ILM存在争议。研究表明，去除ILM可降低复发率，但可能会带来其他风险（例如延迟视力恢复）。已证明术中OCT有助于手术避免再次染色，特别是在怀疑ERM是否完全剥除时。手术风险包括视网膜脱离和眼内炎。

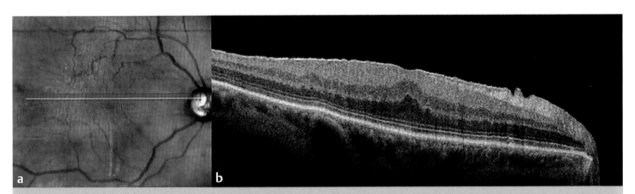

图8.1　右眼水平光相干断层扫描示典型的视网膜前膜（ERM）。ERM表现为视网膜表面的高反射线。黄斑增厚。中心凹凹陷消失、中心小凹隆起使得外核层低反射带增厚，证明扫描经过的是中心凹正中央

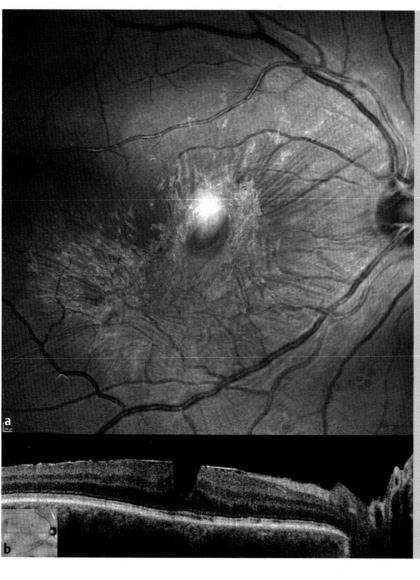

图 8.2 （a）右眼蓝光反射扫描激光检眼镜图像很好地勾勒了视网膜前膜及其范围。（b）光学相干断层扫描显示了前膜及其收缩导致的中心凹深陷和增厚，临床常表现为黄斑假孔

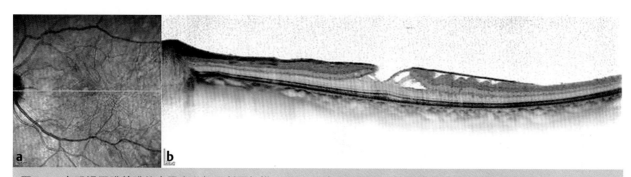

图 8.3 左眼视网膜前膜的水平光学相干断层扫描。（a）无赤光扫描激光检眼镜图像可见膜收缩，褶皱主要位于中心凹颞侧。（b）OCT 扫描的颞侧很容易发现由于切线牵拉导致的与表面褶皱相关的中心凹边缘劈裂

8.4.2　随访

通常每3~6个月进行一次随访，以观察疾病进展和症状恶化。玻璃体切割术后，进行针对性的术后随访。视力恢复可能需要数月甚至数年的时间。患者常常能恢复一些视力，但症状持续时间较短，但初始视力较佳的患者能获得最佳效果。

OCT仍然是评估黄斑变化的关键成像方式。黄斑厚度通常在术后显著降低，但很少恢复正常，并且中心小凹仅在某些病例中恢复。这些情况并不妨碍视力改善。OCT的C扫描或蓝光反射图像上的视神经纤维层断裂可能反映了ILM剥除的范围（图8.5）。

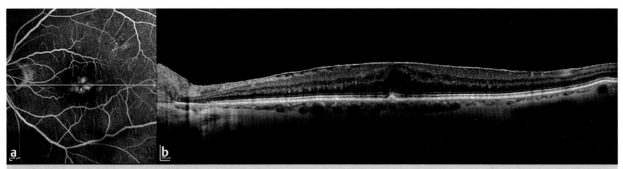

图8.4　（a）左眼的视网膜前膜表现的黄斑囊样水肿与荧光素造影上花瓣样高荧光一致。（b）光学相干断层扫描显示：低反射囊腔、其上方的高反射视网膜前膜、牵拉导致的中心凹中央隆起及中心凹下高反射沉积物

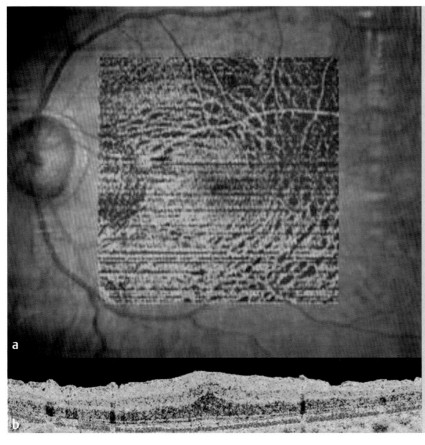

图8.5　视网膜前膜剥除术后光学相干断层扫描。（a）特别在冠状面扫描可见视网膜表面的"凹陷"，代表断裂的视神经纤维层（DONFL）。它们是沿视神经纤维的椭圆形视网膜变薄区（暗区，a），常位于内界膜剥除区。（b）尽管视力恢复良好，OCT证实仍遗存典型的黄斑增厚

推荐阅读

［1］Wilkins JR, Puliafito CA, Hee MR, et al. Characterization of epiretinal membranes using optical coherence tomography. Ophthalmology. 1996; 103(12): 2142–2151

［2］Haouchine B, Massin P, Tadayoni R, Erginay A, Gaudric A. Diagnosis of macular pseudoholes and lamellar macular holes by optical coherence tomography. Am J Ophthalmol. 2004; 138(5):732–739

［3］Pison A, Dupas B, Couturier A, Rothschild PR, Tadayoni R. Evolution of subfoveal detachments secondary to idiopathic epiretinal membranes after surgery. Ophthalmology. 2016; 123(3):583–589

［4］Tadayoni R, Paques M, Massin P, Mouki-Benani S, Mikol J, Gaudric A. Dissociated optic nerve fiber layer appearance of the fundus after idiopathic epiretinal membrane removal. Ophthalmology. 2001; 108(12):2279–2283

9　黄斑裂孔

Philip P. Storey, Carl D. Regillo

摘　要

黄斑裂孔是一组以中心凹结构异常为特征的玻璃体视网膜界面疾病，包括全层孔和组织破坏较少的部分孔。本章围绕黄斑裂孔的概念、分类和病理生理学做出概述，对危险因素和一般特征进行了综述。诊断性检查的金标准是光学相干断层扫描。最后，讨论了包括手术干预在内的关键检查和治疗选择。

关键词：黄斑裂孔；治疗；光学相干断层扫描；玻璃体切割术

9.1　特征

全层黄斑裂孔（FTMH）是一种视网膜完全缺损造成的视网膜全层断离，通常发生在黄斑中心凹。据报道，FTMH 患病率为 0.2‰~2.9‰。研究表明：如果单侧黄斑裂孔患者的对侧眼后玻璃体仍然附着在中心凹上，则 5 年内出现裂孔的风险为 10%~20%；如果已经存在玻璃体后脱离（PVD），则风险显著降低（如 <1%）。相反，如果存在玻璃体中心凹牵拉，则风险相当高（如 <50%）。女性原发性 FTMH 的风险高于男性。年龄较大（通常定义为 65 岁以上）也与原发性 FTMH 风险升高相关。

异常后玻璃体分离期间的玻璃体黄斑牵拉（VMT）是原发性 FTMH 形成的关键。如果玻璃体液化和收缩超过玻璃体中心凹界面的松解，则可能出现 FTMH。继发性 FTMH 可能由多种病因引起，包括外伤、高度近视、眼内手术、黄斑水肿、玻璃体腔注射后的新生血管性年龄相关性黄斑变性和雷击伤。

鉴别诊断包括黄斑假孔、VMT 和黄斑板层裂孔。假孔是根据类似 FTMH 的眼底表现做出的临床诊断，光学相干断层扫描（OCT）证实无中心凹组织丢失。出现假孔通常是由于视网膜前膜。无 FTMH 的 VMT 在临床检查中也会表现相似。黄斑板层裂孔是部分厚度的视网膜缺损，可能表现为视网膜内层分离和视网膜外层断裂。板层孔在 OCT 常可见低反射的视网膜前组织。

9.1.1　常见症状

视力下降、中心暗点和（或）视物扭曲（即视物变形）。

9.1.2　检查结果

黄斑检查显示黄斑中央有一个圆形或椭圆形红斑，常有灰色晕环，代表视网膜下积液和（或）视网膜水肿（图 9.1）。裂孔边缘可有囊肿，上方可有孔盖。FTMH 底部 RPE 表面可见淡黄色沉积物。板层孔（即非全层）一般不太红且无灰色晕环。可有视网膜前膜的反光。

9.2　关键诊断性检查和结果

9.2.1　光学相干断层扫描

OCT 是诊断 FTMH 和玻璃体视网膜界面异常的金标准成像模式（图 9.2~9.5）。OCT 有助于分期、预测和治疗决策。OCT 成像可显示 FTMH 的视网膜全层断裂，并且还可显示孔的大小、VMT 和并发的黄斑疾病。对侧眼的 OCT 通过观察玻璃体视网膜界面帮助预测发生 FTMH 的风险。OCT 可证实假孔完整的中心凹组织。常因视网膜前膜改变了中心凹的结构（图 9.6a），在黄斑板层裂孔的 OCT 上，中心凹组织显示为缺失或断裂。此外，黄斑板层裂孔的 OCT 还常见增厚的视网膜前膜和低反射物质（图 9.6）。

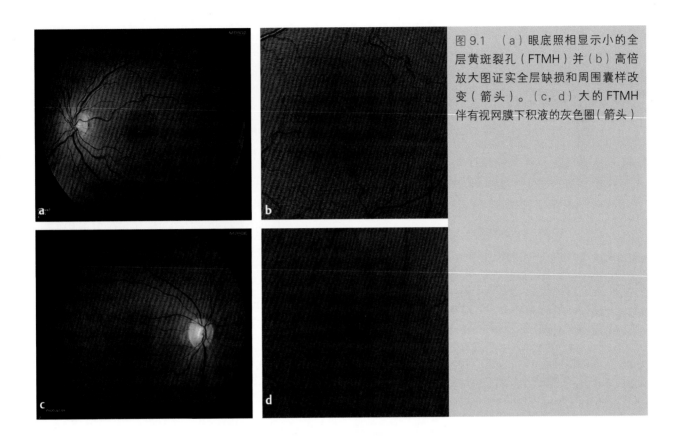

图 9.1 （a）眼底照相显示小的全层黄斑裂孔（FTMH）并（b）高倍放大图证实全层缺损和周围囊样改变（箭头）。（c，d）大的 FTMH 伴有视网膜下积液的灰色圈（箭头）

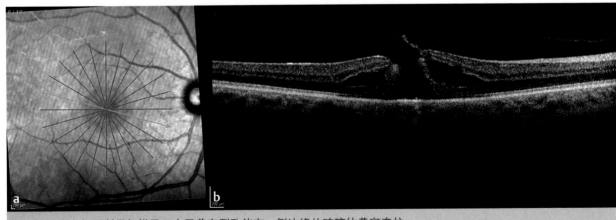

图 9.2 光学相干断层扫描显示全层黄斑裂孔伴有一侧边缘的玻璃体黄斑牵拉

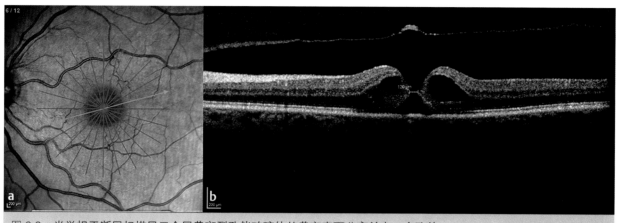

图 9.3　光学相干断层扫描显示全层黄斑裂孔伴玻璃体从黄斑表面分离并有一个孔盖

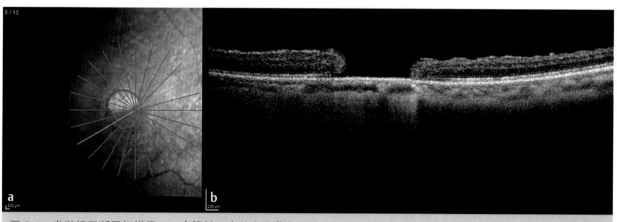

图 9.4　光学相干断层扫描显示一个慢性、大的全层黄斑裂孔

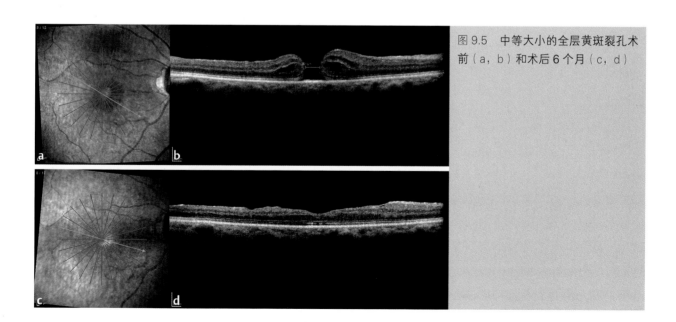

图 9.5　中等大小的全层黄斑裂孔术前（a，b）和术后 6 个月（c，d）

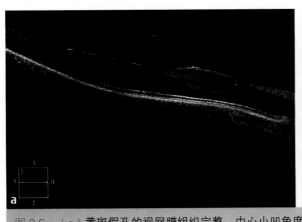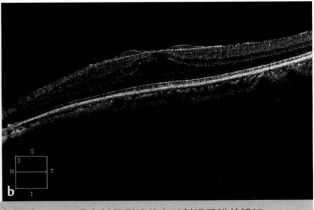

图 9.6　（a）黄斑假孔的视网膜组织完整，中心小凹角度变锐利。（b）黄斑板层裂孔的高反射视网膜前组织

9.2.2　荧光素血管造影或超广角荧光素血管造影

荧光素血管造影（FA）不是诊断 FTMH 的常规检查，但其特征性的 FA 表现为早期高荧光，无晚期渗漏。对存在明显合并症的病例，FA 可能有助于更好地评估整体治疗方案。

9.2.3　超声检查

技术熟练的超声技师可能查出大的全层 FTMH，但难以查出小孔。

9.3　重要临床信息

患者病史应包括既往外伤史、手术史、家族史和全面的眼科检查，包括裂隙灯生物显微镜检查和间接检眼镜检查周边眼底。

通常用 OCT 确定诊断并更好地显示玻璃体视网膜界面。现有的各种分期系统包括 Gass 分期和最近基于 OCT 的分类（表 9.1）。运用 OCT 测量的黄斑裂孔的大小已经被证明可预测手术和药物干预的成功率。小 FTMH 定义为直径小于 250 μm 的 FTMH，其手术治疗的闭合率非常高（＞95%）。这些小孔可能适合在诊室用药物或注气治疗。中孔直径为 250~400 μm，玻璃体切割术的闭合率较高，也可注射玻璃体溶解药物或气体，但成功率低于小孔（图 9.3）。大孔定义为孔径大

于 400 μm（图 9.4）。据报道，大孔闭合的手术成功率为 90%~95%，但随着孔径的增大而下降。

表 9.1　基于 OCT 的国际 VMT 分类系统和常用的临床黄斑裂孔分期

基于 OCT 的国际 VMT	黄斑裂孔的历史分期 1~4 期 Gass 分期
玻璃体黄斑粘连	0 期：患眼中心凹旁部分脱离，对侧眼出现 FTMH
玻璃体黄斑牵拉（VMT）	1 期：即将发生的黄斑裂孔
伴 VMT 的小 FTMH	2 期：小孔
伴 VMT 的中等或较大 FTMH	3 期：大孔
伴完全 PVD 的 FTMH	4 期：完全 PVD 的孔

缩略语：FTMH= 全层黄斑裂孔；OCT= 光学相干断层扫描；PVD= 玻璃体后脱离；VMT= 玻璃体黄斑牵拉

9.4　处理

9.4.1　治疗选择

观察

FTMH 的自发愈合较为罕见，通常只考虑短期观察。对板层孔的治疗仍有争议，因为术后视力恢复常不确定。黄斑假孔如果症状轻微，只需观察；但当出现明显症状时，可行玻璃体切割术和剥膜术进行治疗。

药物和注气玻璃体溶解

奥克纤溶酶注射液是人蛋白酶纤溶酶的片段，可注入玻璃体造成黄斑区玻璃体分离。对 OCT 确定伴有 VMT 的小至中等 FTMH（即 <400 mm），注射奥克纤溶酶注射液达到裂孔，闭合的总体成功率约为 40%。尚未证明大黄斑裂孔能通过药物性玻璃体溶解闭合。药物性玻璃体溶解的潜在并发症可能包括裂孔不能闭合、漂浮物、闪光感、视力丧失和椭圆体带缺失。尽管在大多数病例中这些并发症是短暂的，但长期视力下降的安全性问题影响了其使用。另一种非手术替代方案是玻璃体注气溶解，在诊室内行玻璃体腔内注射膨胀气体，其裂孔闭合率可能与药物注射相当甚至更好。潜在并发症包括裂孔未闭、漂浮物和视网膜裂孔 / 脱离。

手术

随着手术技术和技巧的进步，黄斑裂孔手术的成功率已经超过 90%~95%。平坦部玻璃体切除手术中制造玻璃体后脱离以松解所有残留的 VMT（图 9.2）；常剥除视网膜前膜和内界膜以促进裂孔闭合，尤其是对于较大的 FTMH。气体充填（包括空气、C_3F_8 和 SF_6）可以促进裂孔闭合。虽然存在争议，但通常建议患者术后保持面向下数天，以使气体顶压 FTMH 利于闭合。手术并发症可能包括视网膜裂孔 / 脱离、白内障形成和视野缺损，以及与玻璃体切割术相关的其他罕见并发症（如感染）。

9.4.2 随访

根据临床实际情况和选择的治疗方案不同，随访频率也有所不同。可能还需要持续观察对侧眼玻璃体后界膜的状态。

推荐阅读

[1] Gass JD. Idiopathic senile macular hole. Its early stages and pathogenesis. Arch Ophthalmol. 1988; 106(5):629–639

[2] Duker JS, Kaiser PK, Binder S, et al. The International Vitreomacular Traction Study Group classification of vitreomacular adhesion, traction, and macular hole. Ophthalmology. 2013; 120(12):2611–2619

[3] Stalmans P, Benz MS, Gandorfer A, et al. MIVI-TRUST Study Group. Enzymatic vitreolysis with ocriplasmin for vitreomacular traction and macular holes. N Engl J Med. 2012; 367(7):606–615

[4] Yu G, Duguay J, Marra KV, et al. Efficacy and safety of treatment options for vitreomacular traction: a case series and meta-analysis. Retina. 2016; 36(7): 1260–1270

10 玻璃体黄斑牵拉

Almyr S. Sabrosa, Daniela Ferrara, Jay S. Duker

摘 要

玻璃体黄斑牵拉是一种玻璃体视网膜界面异常，其特征为不完全的玻璃体后脱离和玻璃体后界膜与视网膜表面之间的持续粘连，导致视网膜神经感觉层的结构变化，常继发视力障碍。症状可能包括视物变形、双眼物象不等、闪光感、视物变小、中心暗点或中心视力显著下降。光学相干断层扫描（OCT）足以确诊。此外，OCT 可显示相关黄斑异常，如中心凹消失、视网膜内囊样改变、黄斑劈裂和中心凹下浆液性视网膜脱离。对于有显著视力障碍和解剖结构改变的病例，可考虑治疗。最常进行的手术是玻璃体切割术，其可以清除粘连的玻璃体和视网膜前膜。在特定病例中，尝试诊室内玻璃体注气溶解［即眼内注射气体，如全氟丙烷（C_3F_8）］诱导玻璃体后脱离可能有益。药物性玻璃体溶解（例如奥克纤溶酶注射液）可能是特定病例的另一种治疗选择。

关键词：视网膜前膜；视物变形；光学相干断层扫描；玻璃体黄斑粘连；玻璃体视网膜界面；玻璃体黄斑牵拉

10.1 特征

玻璃体黄斑牵拉（VMT）的特征是不完全的玻璃体后脱离和后玻璃体与视网膜表面之间的持续粘连，导致视网膜神经感觉层的结构变化和继发性视力障碍。光学相干断层扫描（OCT）足以确诊，在某些情况下是诊断必需的。对于有显著视力障碍和解剖学改变的病例，可考虑治疗。

10.1.1 常见症状

可能毫无症状。视觉症状可能包括视物变形、双眼物象不等、闪光感、视物变小、中心暗点或中心视力显著下降。根据症状或解剖学表现，很难预测自然病程。

10.1.2 检查结果

很难仅通过临床检查诊断 VMT，因为体征不明显。裂隙灯生物显微镜检查可能显示中心凹反光异常和伴有部分玻璃体皮质脱离的中心凹隆起。VMT 在检眼镜下难以与特发性视网膜前膜或黄斑囊样水肿相鉴别。重度 VMT 病例持续性牵拉会导致视网膜色素上皮改变。显著牵拉可能导致劈裂样改变，甚至局部牵拉性视网膜脱离。

10.2 关键诊断性检查和结果

10.2.1 光学相干断层扫描

OCT 是 VMT 确诊 / 排除合并症和（或）相似疾病的关键辅助检查。OCT 还可显示牵拉引起的黄斑结构变化，如中心凹消失、视网膜内囊样改变、黄斑劈裂、视网膜前膜和中心凹下浆液性视网膜脱离（图 10.1）。基于 OCT 的国际分类系统定义了 VMT，并根据 OCT B- 扫描横断面上的玻璃体黄斑粘连（VMA）直径对其进行了子分类［例如，局灶性 VMT（直径 < 1 500 μm）；弥漫性 VMT（直径 ≥ 1 500 μm）］。当合并其他黄斑疾病（如视网膜静脉阻塞或糖尿病）时，VMT 被归类为"合并症"。否则，将其视为"原发"。

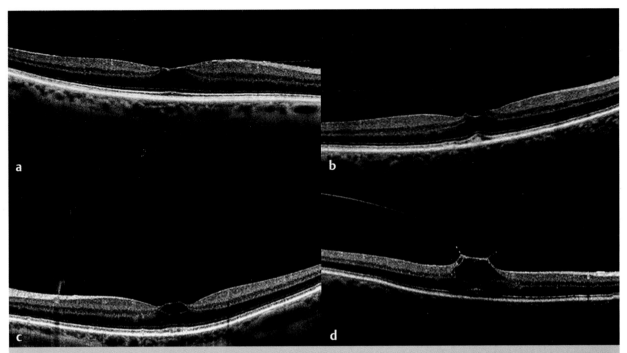

图 10.1　玻璃体黄斑牵拉的特征包括不完全的玻璃体后脱离和后玻璃体与视网膜表面之间的持续粘连，引起视网膜神经感觉层结构改变和继发性视力障碍。（a）光学相干断层扫描显示并发的黄斑改变包括最轻的牵拉。（b）轻微牵拉合并外层视网膜改变。（c）牵拉合并内层囊样改变。（d）严重牵拉合并视网膜内层囊样改变和视网膜下积液

10.2.2　荧光素血管造影

荧光素血管造影不是诊断或治疗 VMT 的关键成像模式，但可能显示黄斑区轻微渗漏。

10.2.3　超声检查

B 超可显示中等反射的可移动膜附着在眼底的一些解剖学定位处，如黄斑和视盘，与玻璃体后脱离对应。然而，由于其图像分辨率较低，所以不是 VMT 的常规检查。

10.3　重要临床信息

散瞳眼底检查对于评估黄斑和周边视网膜状态很重要，但 OCT 是诊断、监测和指导 VMT 治疗决策的关键工具。横断面 OCT 可记录玻璃体视网膜粘连的解剖效应和范围，对于 VMT 继发了中心视觉症状的病例尤其有意义。VMT 应与 VMA 鉴别。VMA 不会引起视网膜神经感觉层的结构变化，也不会继发视力损害，它代表玻璃体的正常"老化"过程（非病理性）。OCT 很容易辨别二者，因为 VMA 的 OCT 特征是后玻璃体与视网膜表面不完全分离，但没有视网膜神经感觉层的结构变化（图 10.2）。其他玻璃体视网膜界面异常可伴有 VMT，包括视网膜前膜、黄斑板层裂孔或全层黄斑裂孔。VMA 的粘连长度不等，且非病理性，仅仅是玻璃体分离自然进展的正常表现。VMT 的其他鉴别诊断包括黄斑囊样水肿、全层黄斑裂孔、糖尿病黄斑水肿和视网膜前膜（图 10.3）。

10.4　处理

10.4.1　治疗选择

观察

由于后玻璃体的自发分离并不少见，起初通常考虑保守治疗和观察，尤其是视力相对良好

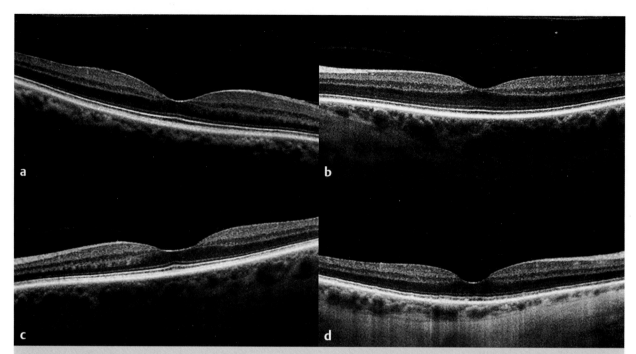

图 10.2　玻璃体黄斑粘连在光学相干断层扫描上为后玻璃体与视网膜表面不完全分离，不伴视网膜神经感觉层结构改变或继发性视觉症状

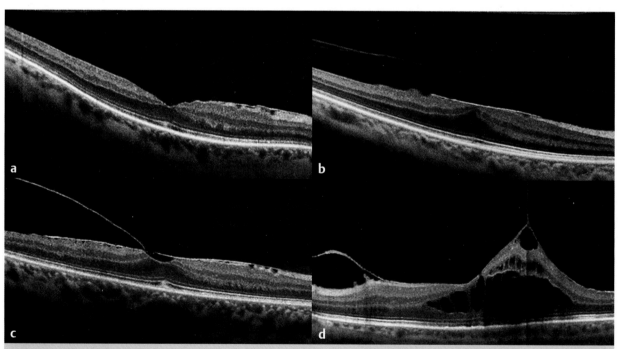

图 10.3　视网膜前膜在光学相干断层扫描上为视网膜内表面上的一层高反射组织。（a，b）必须与玻璃体黄斑牵拉（VMT）鉴别，或（c，d）可合并 VMT（即 VMT 综合征）

时。应根据视觉症状以及 OCT 的解剖学表现治疗 VMT，尤其是进行性视觉减退的病例。

平坦部玻璃体切割术

VMT 首选平坦部玻璃体切割术，可剥除或不剥除内界膜和（或）视网膜前膜。后部平坦部玻璃体切除的几个手术系列研究报告了可接受的较低的并发症发生率。早期手术可获得更好的效果。

玻璃体注气溶解

玻璃体内注射全氟丙烷（C_3F_8）或六氟化硫（SF_6）是更保守的诱导玻璃体后脱离的手术替代方案。据报道，该手术的成功率相当高（>80%）。不良事件不常见，但可能包括眼内压升高、白内障形成、眼内炎、视网膜裂孔、视网膜脱离和玻璃体积血。

药物诱导玻璃体溶解

玻璃体内注射奥克纤溶酶注射液已获批用于治疗 VMT（图 10.4）。奥克纤溶酶注射液作用于层粘连蛋白、纤维连接蛋白和 IV 型胶原，导致玻璃体液化和视网膜玻璃体后皮质分离。适用奥克纤溶酶注射液的 VMT 包括局灶性 VMT（粘连 <1 500 μm）和无视网膜前膜。然而，3 期临床试验显示成功率有限，试验组 VMT 缓解率为 30%，而安慰剂组为 8%。奥克纤溶酶注射液的安全性存在争议，某些患者出现 OCT 的椭圆体带改变和视网膜电图改变，提示全视网膜功能障碍。不过这些发现通常是短暂的。

10.4.2 随访

应使用 OCT 持续观察 VMT 患者，因为双侧玻璃体黄斑界面疾病的发生率接近 50%。所以，应对双眼进行随访，尤其是对侧眼玻璃体未脱离时，进行性视力减退和（或）症状恶化是治疗指征，应进行监测。

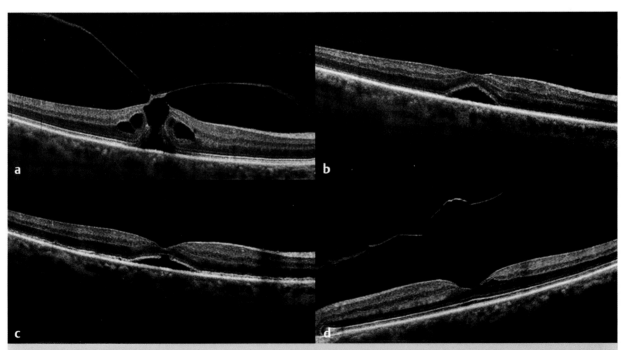

图 10.4 （a）光学相干断层扫描显示玻璃体黄斑牵拉合并黄斑小裂孔。（b）奥克纤溶酶注射液注射后一周，后玻璃体与视网膜表面的粘连松解，但视网膜下积液仍存在，而且椭圆体带变薄。（c）一个月后，尽管视网膜下积液仍残留，但中心凹轮廓改善。可见早期椭圆体带恢复。（d）四个月后，视网膜神经感觉层外观几乎正常，椭圆体带完全重建，仍有视网膜内小囊腔存在

推荐阅读

[1] Duker JS, Kaiser PK, Binder S, et al. The International Vitreomacular Traction Study Group classification of vitreomacular adhesion, traction, and macular hole. Ophthalmology. 2013; 120(12):2611–2619

[2] Bottós JM, Elizalde J, Rodrigues EB, Maia M. Current concepts in vitreomacular traction syndrome. Curr Opin Ophthalmol. 2012; 23(3):195–201

[3] Barak Y, Ihnen MA, Schaal S. Spectral domain optical coherence tomography in the diagnosis and management of vitreoretinal interface pathologies. J Ophthalmol. 2012; 2012:876472

[4] Jackson TL, Nicod E, Angelis A, et al. Pars plana vitrectomy for vitreomacular traction syndrome: a systematic review and metaanalysis of safety and efficacy. Retina. 2013; 33(10):2012–2017

[5] Steinle NC, Dhoot DS, Quezada Ruiz C, et al. Treatment of vitreomacular traction with intravitreal perfluoropropane (C3F8) injection. Retina. 2017; 37(4): 643–650

11　视网膜裂孔

Vishal S. Parikh, Anjali Shah, Gaurav K. Shah

摘要

视网膜裂孔是指视网膜感觉层的全层断裂，为液体进入视网膜感觉层与视网膜色素上皮之间的潜在腔隙提供了通道。有时视网膜裂孔毫无症状；然而突然出现的闪光和漂浮物也可能提示裂孔。Goldmann 三面镜有助于检查前周边部以发现视网膜裂孔，联合巩膜压陷试验可检查到锯齿缘。B 超检查可透过浓密的玻璃体积血发现视网膜裂孔。

关键词：视网膜固定术；视网膜下积液；玻璃体积血

11.1　特征

视网膜裂孔是指视网膜感觉层的全层断裂，为液体进入视网膜感觉层与视网膜色素上皮（RPE）之间的潜在空间提供了通道。有时视网膜裂孔毫无症状；然而突然出现的闪光和漂浮物也可能提示裂孔。视网膜裂孔最常见的原因是玻璃体从视网膜表面脱离/分离。

11.1.1　常见症状

如果视网膜裂孔进展为视网膜脱离，则在中心视野上方出现闪光、漂浮物和阴影/幕布。

11.1.2　检查结果

前玻璃体的色素，也称为"烟草粉尘"或 Shafer 征，是潜在视网膜裂孔的强指标（接近90%，图 11.1）。常存在玻璃体后脱离，伴或不

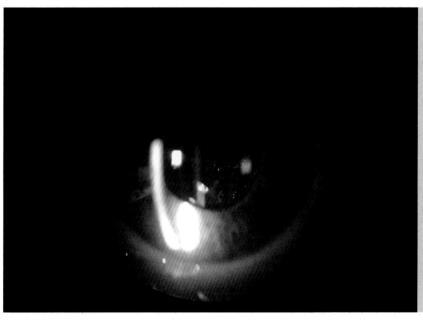

图 11.1　裂隙灯照像显示前玻璃体内的色素 –Shafer 征，把裂隙光带聚焦在晶状体后即可见

伴玻璃体积血（VH），可通过 Weiss 环的存在来识别。撕裂部位的桥接血管受累可导致 VH（图 11.2a）。马蹄形 / 有盖视网膜裂孔的基底朝向玻璃体基底部，盖子尖端朝向后极（图 11.2a）。无论是否存在视网膜下积液（SRF），有盖的圆孔在孔的边缘仍存在牵拉（图 11.2b）。色素增多提示慢性病程。伴 / 不伴格子样变性的萎缩性裂孔可能牵拉极轻微（图 11.2c）。锯齿缘裂离与视网膜外伤有关，代表感觉视网膜与 RPE 分离发生在锯齿缘，最常见于颞下方（图 11.2d）。

11.2 关键诊断性检查和结果

11.2.1 Goldmann 三面镜

有助于前周边部检查以发现视网膜裂孔。

11.2.2 巩膜压陷检查

可以检查到锯齿缘；有助于移动视网膜裂孔增加可视度。

11.2.3 超声检查

B 超可透过浓密的 VH 辨别视网膜裂孔（图 11.2e）。

11.2.4 广角光学相干断层扫描

许多视网膜裂孔可能太周边，无法在 OCT 上识别，但较新的 OCT 技术和系统可以观察 / 确认视网膜裂孔。

11.3 处理

11.3.1 治疗选择

有症状或伴有 SRF 的视网膜裂孔

治疗的目的是防止 SRF 进展成视网膜脱离。通过激光光凝或冷凝固定视网膜（图 11.2f），一般首选激光光凝。当有严重的 VH 和（或）混浊遮挡时，应采用冷凝。当这两种方法都无法完成时，则需行平坦部玻璃体切割术。

无症状或萎缩性视网膜裂孔

如果存在色素沉着和（或）无牵拉 /SRF，可考虑观察。格子样变性中，有不到 2% 的萎缩孔进展为视网膜脱离。如果有症状、牵拉进展或对侧眼有视网膜脱离病史，可考虑视网膜固定术。

11.3.2 随访

患者教育至关重要，以便患者了解视网膜脱离的体征和症状（漂浮物增加、闪光或阴影 / 幕布），利于及早就诊。

有症状的视网膜裂孔

有症状的视网膜裂孔治疗后需密切随访（如 1~4 周），观察 SRF 的进展，随后间隔随访。

无症状、无液体的视网膜裂孔

常根据总体的临床表现（例如，撕裂孔可能比萎缩性裂孔更密切）进行随访，建议至少每年进行一次散瞳检查。

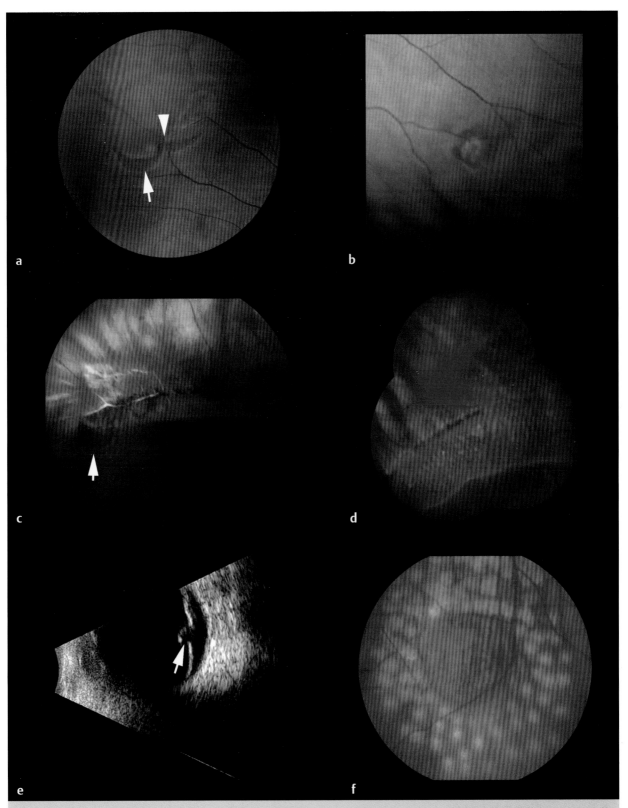

图 11.2　（a）眼底照相显示马蹄形裂孔（箭头）和桥接血管（三角箭头）。（b）伴色素沉着的带盖裂孔。（c）格子样变性内的萎缩性裂孔（箭头）。（d）锯齿缘裂离。（e）B超发现视网膜裂孔（箭头）。（f）视网膜光凝固定术后的马蹄形裂孔

推荐阅读

[1] Tanner V, Harle D, Tan J, Foote B, Williamson TH, Chignell AH. Acute posterior vitreous detachment: the predictive value of vitreous pigment and symptomatology. Br J Ophthalmol. 2000; 84(11):1264–1268

[2] American Academy of Ophthalmology Retina/Vitreous Panel. Preferred Practice Pattern Guidelines. Posterior Vitreous Detachment, Retinal Breaks, and Lattice Degeneration. San Francisco, CA: American Academy of Ophthalmology; 2014

12 原发性孔源性视网膜脱离

Priya Sharma, Chirag Shah

摘 要

孔源性视网膜脱离是一种因视网膜神经感觉层与视网膜色素上皮（RPE）分离而导致视力丧失的疾病。通过临床检查和必要的辅助检查完成诊断。治疗方法包括激光视网膜固定术、充气视网膜固定术、平坦部玻璃体切割术、巩膜环扎术或平坦部玻璃体切割术联合巩膜环扎术。本章总结孔源性视网膜脱离的临床特征、诊断性检查和治疗选择。

关键词：激光；充气术；视网膜脱离；视网膜固定术；巩膜环扎术；裂孔；玻璃体切割术

12.1 特征

视网膜裂孔最常由玻璃体牵拉发展而来，一般见于玻璃体后脱离（PVD）过程中。这类裂孔通常为马蹄形，前部视网膜"盖子"紧密附着于后玻璃体。液化玻璃体可经由裂孔进入视网膜神经感觉层下，视网膜下积液聚集形成孔源性视网膜脱离。通常用钟点位以及黄斑是否累及来描述孔源性视网膜脱离的范围。累及黄斑的视网膜脱离即使复位，以后视力持续不恢复的风险也较高。孔源性视网膜脱离的危险因素包括急性 PVD、格子样变性、眼外伤、高度近视（定义为等效于 −6.0D 以上或眼轴长至少为 26 mm）、白内障手术（尤其是有玻璃体脱出时）和某些遗传综合征（例如，Stickler、Marfan、Ehlers−Danlos 或 Wagner 综合征）。原发性孔源性视网膜脱离的发病率估计约为每年 12/10 000（0.01% 的年发病率）。选择

合适的手术方式，单次手术的解剖学成功率接近90%，但视力预后各不相同。

12.1.1 常见症状

常见症状包括迅速、持续数秒钟的单眼闪光感、漂浮物、突然出现的漂浮物、周边视力丧失（通常为视野中的"阴影"或"幕布"），以及潜在的中心视力丧失。闪光感和漂浮物通常会在视力丧失之前出现，常常反映了在发生视网膜脱离之前的视网膜撕裂。

12.1.2 检查结果

临床检查发现视网膜下积液会伴视网膜裂孔（尽管视网膜裂孔可能并非总是容易识别）。其他潜在发现包括前玻璃体中的色素细胞（Shaffer征或"烟草粉尘"）、低眼压（由于视网膜下积液经巩膜脉络膜引流）、一个或多个视网膜裂孔、视网膜变薄区域（格子样变性）和玻璃体积血（常由于视网膜血管上的牵拉）。慢性孔源性视网膜脱离患者可能发生增生性玻璃体视网膜病变（PVR；由于视网膜色素上皮细胞和胶质细胞增生失调，表现为星状褶皱、视网膜收缩、视网膜褶皱或视网膜前纤维化）、视网膜内囊肿、视网膜大囊肿、色素增生的分界线（反映在缓慢进展的视网膜下积液边缘的 RPE 细胞）和高眼压（Schwartz Matsuo 综合征，由于 RPE 细胞阻塞了小梁网）。

12.2 关键诊断性检查和结果

12.2.1 光学相干断层扫描

光学相干断层扫描（OCT）可能有助于诊断，尤其有助于评估黄斑受累情况。OCT可以确定浅的黄斑下积液范围，并精确显示其与中心凹的距离，以确定是否需要紧急行复位手术（图12.1）。OCT能根据后玻璃体的位置确认有无PVD。OCT还可显示既存疾病，如视网膜前膜、黄斑水肿、黄斑变性或近视性变性，有助于术前了解视力预后。术后，OCT可用于确认视网膜下积液的吸收并评估黄斑中心凹的解剖状态，包括椭圆体带完整性和有无黄斑囊样水肿。

12.2.2 眼底照相

随着广角成像技术的出现，眼底照相正越来越多地用于视网膜脱离的可视化/诊断。免散瞳广角成像可能特别有利于瞳孔难以散大或眼球震颤的患者（图12.2）。

12.2.3 超声检查

有时，浓密的玻璃体积血或其他屈光介质混浊（如白内障）会掩盖视网膜脱离，必须行B超检查确定视网膜脱离。B超检查可以帮助确定无视网膜脱离的视网膜撕裂的位置，但撕裂通常微小而容易漏诊。在无视网膜裂孔或脱离的自发性玻璃体积血的情况下，可采用连续超声进行监测；如果出现视网膜脱离，则手术势在必行（图12.3）。

12.3 重要临床信息

视网膜脱离的初步诊断依赖于临床检查，包括仔细的间接检眼镜检查。巩膜压陷有助于观察锯齿缘并确认所有视网膜裂孔。有时影像学检查有助于诊断。罕见情况下，某些遗传性疾病发生孔源性视网膜脱离的概率较高，如Stickler、Marfan、Ehlers Danlos或Wagner综合征。如果有明确的视网膜脱离家族史和上述综合征的任何相关特征，则可能需要进行基因检测。

12.4 处理

12.4.1 治疗选择

预防

对于有晶状体眼的视网膜脱离患者，其对侧眼接受预防性激光视网膜固定术，可降低视网膜脱离的风险。对于有急性症状和新诊断的视网膜裂孔的眼睛，也应考虑激光视网膜固定术。

激光视网膜固定术

无症状（无明显周边视力丧失）的局限性视网膜脱离通常适合激光视网膜固定术。一般围绕视网膜脱离到锯齿缘以最小间距打几排激光（图12.4）。

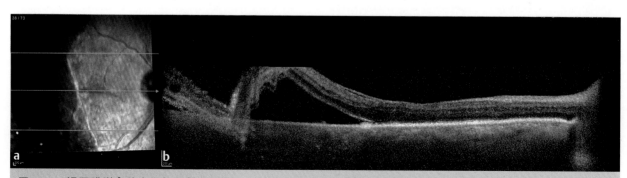

图12.1 视网膜脱离的光学相干断层扫描。（a）冠状位图像显示黄斑颞侧视网膜下积液。（b）横断面B扫描显示颞侧黄斑下积液累及中心凹

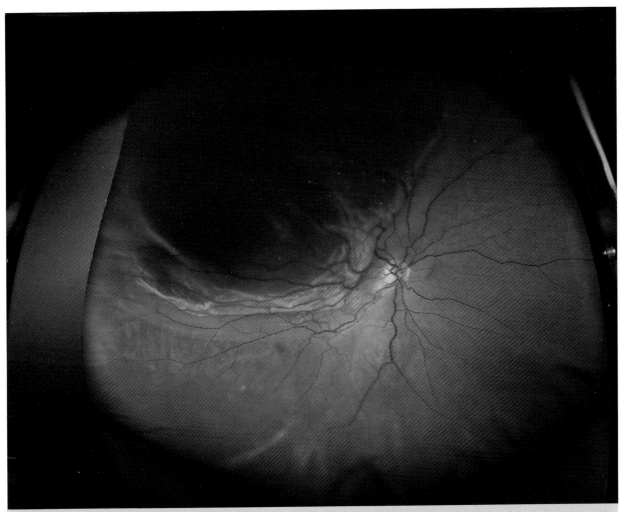

图 12.2　超广角眼底照相示黄斑脱离的视网膜脱离。对瞳孔难以散大的病例，眼底照相是辅助成像工具，证实了上方的视网膜脱离

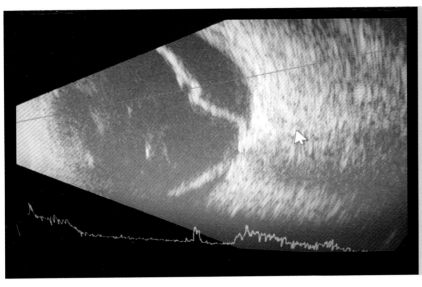

图 12.3　浓密玻璃体积血遮挡后极部眼底的 B 超图。B 超显示包括黄斑在内的全视网膜脱离，同步 A 型超声显示与视网膜脱离对应的高反射峰

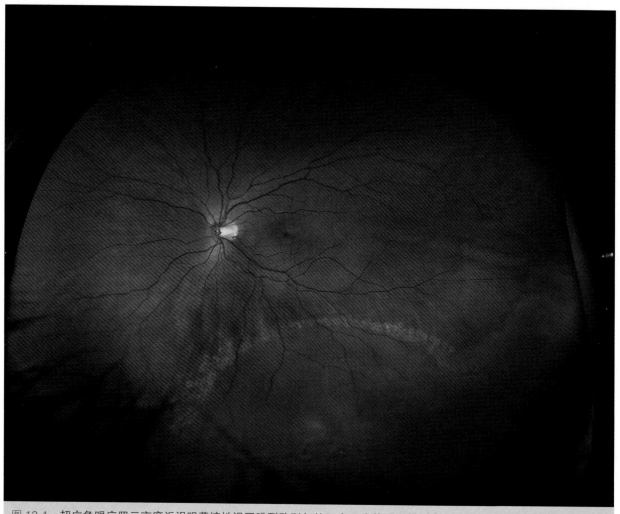

图 12.4　超广角眼底照示高度近视眼萎缩性视网膜裂孔引起的下方无症状视网膜脱离，激光光凝术后一个月

充气视网膜固定术

充气视网膜固定术是一种诊室内手术，可用于治疗某些视网膜脱离。选择患者是成功修复的关键因素。充气性视网膜固定术后增加解剖学复位率的特征包括：

- 9 点至 3 点之间孤立的视网膜裂孔
- 1 个钟点内的多个视网膜裂孔
- 有晶状体
- 有 PVD
- 患者能保持体位
- 无其他周边视网膜病变，如格子样变性

充气性视网膜固定术包括定位视网膜裂孔、审慎地冷冻视网膜裂孔边缘，然后玻璃体内注入气泡。或者可先注入气体堵塞裂孔、压平视网膜，再激光光凝平贴的裂孔（图 12.5）。充气性视网膜固定术的成功率不及传统手术，但选择最适合的患者可获得高达 70%~80% 的成功率。充气性视网膜固定术的潜在并发症包括出现新裂孔需要激光视网膜固定术或冷冻，未能获得解剖学成功，以及出现新的视网膜脱离，需要更具侵入性的手术。

巩膜环扎术

巩膜环扎术是在手术室完成的眼外手术，将一条薄硅胶带穿过直肌下 360° 缝合放置于视网膜变薄和裂孔区域。拉紧环扎带后，玻璃体牵拉得到缓解，裂孔被顶压，视网膜下积液再吸收。

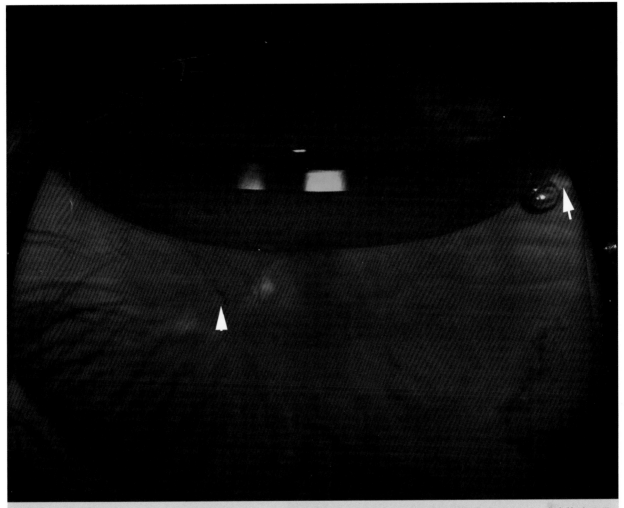

图 12.5　超广角眼底照示颞上视网膜裂孔引起的上方视网膜脱离累及黄斑，充气视网膜固定术后一天。玻璃体腔可见一个 SF$_6$ 大气泡，旁边有一个小气泡。颞上象限可见之前的冷冻斑（箭头），还可见少许玻璃体混浊 / 积血（三角箭头）

通常联合视网膜裂孔的冷冻与放液引流以实现解剖学复位。初次巩膜环扎术伴或不伴子午向加压的良好候选者包括：

- 有透明晶状体的年轻人
- 广泛的周边视网膜病变，如格子样变性或锯齿缘裂离
- 无明显的屈光介质混浊，如致密性白内障或玻璃体积血

巩膜环扎术常引发近视，是由于眼球的机械伸长所致。据报道，此术式的视网膜解剖复位率约为 90%。其潜在并发症包括解剖不复位、短暂性复视、短暂性上睑下垂和短暂性疼痛。极少情

况下，术后复视和上睑下垂可能会持续存在，并且偶尔可能会发生环扎带外露或感染。

平坦部玻璃体切割术

随着更小切口玻璃体切割手术系统的出现和应用流体力学的进展，平坦部玻璃体切除术逐渐成为视网膜脱离的首选术式。玻璃体切割术是眼内手术，通过三个巩膜切口进入并观察眼内结构，机械去除玻璃体，引流视网膜下积液，应用眼内激光，然后完整的气泡填压视网膜。玻璃体切割术的适应证包括：

- 存在 PVD
- 后部裂孔

• 人工晶体眼视网膜脱离（图 12.2）

• 玻璃体积血遮挡视网膜细节

玻璃体切割术后白内障的发生率高。据报道，玻璃体切割术的成功率为 82%~95%。潜在并发症包括解剖不复位、白内障形成和短暂性眼压升高。罕见并发症包括感染、低眼压、青光眼、脉络膜脱离和玻璃体积血。

平坦部玻璃体切除联合巩膜环扎术

在某些情况下，联合应用睫状体平坦部玻璃体切割术和巩膜环扎术可获得最高的单次手术成功率。联合手术的适应证包括：

• 病变广泛（如多处裂孔、玻璃体积血）

• 担心 PVR

• 视网膜脱离合并视网膜劈裂（图 12.6）

尽管联合手术的单次手术成功率与单纯玻璃体切割术相似，但一些临床医生还是认为巩膜环扎术有助于预防复杂视网膜脱离的复发。联合手术潜在并发症与巩膜环扎术和玻璃体切割术相似。

12.4.2　随访

成熟的视网膜固定术通常需要术后保持体位以填压视网膜裂孔。由于在气压较低时眼内气泡会膨胀而引起眼压升高，从而妨碍飞行或去高海

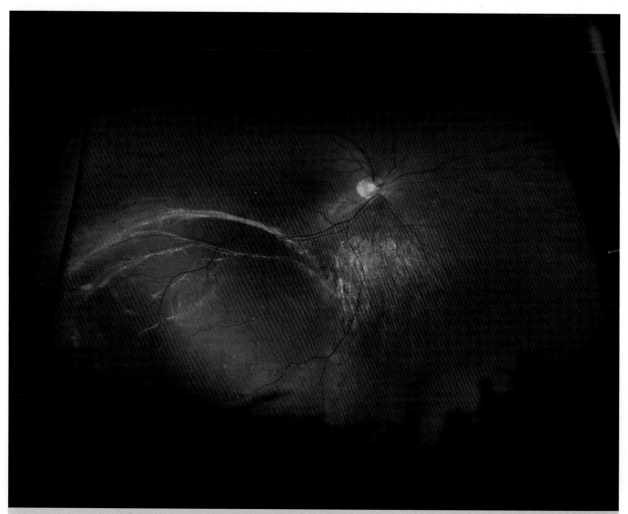

图 12.6　超广角眼底照相示一例合并视网膜劈裂的慢性视网膜脱离急剧恶化。多条水线和视网膜下增生性玻璃体视网膜病变的条带证明其慢性病程

拔区旅行。无论采取哪种视网膜脱离复位方式，至关重要的是在术后阶段对患者进行仔细、耐心的随访，确保视网膜下积液正在吸收、检查新发的视网膜裂孔或脱离。虽然视网膜脱离复发并不常见，但迅速发现和治疗对于视力恢复至关重要。应在治疗后的前几个月内对患者进行仔细随访，并根据好转情况延长复查间隔。患者可偶尔发生术后黄斑囊样水肿、视网膜前膜、白内障或PVR，所有这些可能都需要进一步治疗。此后，所有有视网膜脱离病史的患者均应进行两年一次或一年一次的检查，如果患者出现任何闪光、漂浮物或视力改变的新症状时应及时就诊。

推荐阅读

[1] Sodhi A, Leung LS, Do DV, Gower EW, Schein OD, Handa JT. Recent trends in the management of rhegmatogenous retinal detachment. Surv Ophthalmol. 2008; 53(1):50–67

[2] Yoon YH, Marmor MF. Rapid enhancement of retinal adhesion by laser photocoagulation. Ophthalmology. 1988; 95(10):1385–1388

[3] Goldman DR, Shah CP, Heier JS. Expanded criteria for pneumatic retinopexy and potential cost savings. Ophthalmology. 2014; 121(1):318–326

[4] Noori J, Bilonick RA, Eller AW. Scleral buckle surgery for primary retinal detachment without posterior vitreous detachment. Retina. 2016; 36(11): 2066–2071

[5] Orlin A, Hewing NJ, Nissen M, et al. Pars plana vitrectomy compared with pars plana vitrectomy combined with scleral buckle in the primary management of noncomplex rhegmatogenous retinal detachment. Retina. 2014; 34(6): 1069–1075

13 巨大视网膜裂孔

Daniel Su, Allen Ho

摘 要

巨大视网膜裂孔（GRTs）即超过 3 个钟点的视网膜全层裂孔，是由于活动的玻璃体牵拉视网膜异常区域所致。目前，治疗 GRT 视网膜脱离的主要手术方式是玻璃体切除联合或不联合巩膜扣带术。鉴于报道中 GRT 对侧眼视网膜裂孔的发生率相对较高，尤其是遗传性玻璃体视网膜变性患者，因此对侧眼的任何周边裂孔或格子样变性都应考虑预防性治疗。

关键词： 巨大视网膜裂孔；玻璃体后脱离；增生性玻璃体视网膜病变

13.1 特征

巨大视网膜裂孔（GRT）是超过 3 个钟点的视网膜全层裂孔（图 13.1）。GRT 患者出现的症状与视网膜脱离相关。GRT 可能相当大，甚至可能延伸至 360°。GRT 发生增生性玻璃体视网膜病变（PVR）的风险增加，因为大量视网膜色素上皮细胞更容易进入玻璃体腔；视网膜两面都可形成广泛的膜。由于大的视网膜瓣毫无约束的收缩，弥漫性增生可能导致闭合漏斗样结构。

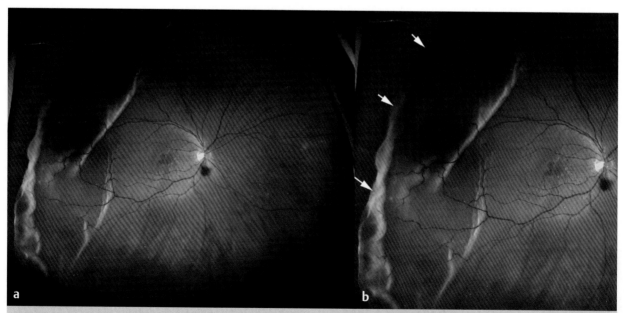

图 13.1 （a）超广角眼底照相显示巨大视网膜裂孔（GRT）伴黄斑受累的视网膜脱离和（b）高倍放大观察到 GRT 边缘（箭头）延伸大约 5~6 个钟点

13.1.1　常见症状

漂浮物、闪光感和周边视野缺损，可进展为中心视力丧失。

13.1.2　检查结果

重要的是区分 GRT 与锯齿缘裂离，因为二者在发病机制上的差异会影响手术治疗。由于合并玻璃体后脱离（PVD），GRT 后瓣有折叠成"墨西哥卷饼"样的倾向，尤其是当 GRT 脱离范围接近 180° 时。GRT 的前部残留有视网膜。而锯齿缘裂离最常与钝性外伤相关，视网膜裂孔发生在锯齿缘处，伴有玻璃体基底部撕脱，后瓣一般不会翻折，并且可能由于上覆玻璃体基底部而相对固定。由于锯齿缘裂离位于锯齿缘，其前部没有视网膜组织。

GRT 的形态和相应视网膜脱离的范围差异很大。裂孔越大，液体越容易进入视网膜下腔，则视网膜脱离进展越快。GRT 边缘可有子午向延伸（角），这种视网膜瓣可能更容易翻折。子午向撕裂会经过较大的视网膜血管，更易合并玻璃体积血。

13.2　关键诊断性检查和结果

13.2.1　光学相干断层扫描

光学相干断层扫描（OCT）通常不是必要的，但可提供黄斑状态的相关信息。OCT 也有助于识别严重视网膜折叠病例中的视网膜翻转（图 13.2）。

13.2.2　眼底照相

目前可用超广角眼底照相记录术前视网膜脱离的范围。

13.2.3　超声检查

B 超检查可用于能见度有限的玻璃体积血或屈光介质混浊病例。GRT 翻转的视网膜瓣可呈双线性回声。

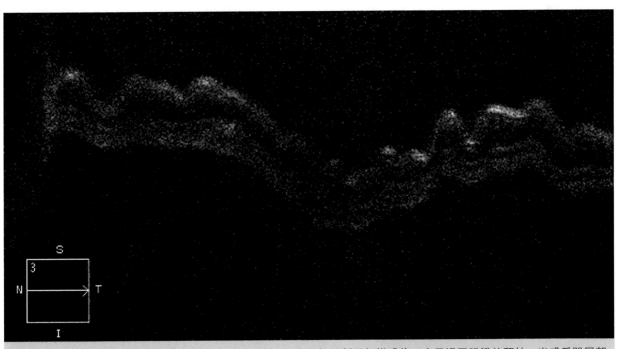

图 13.2　折叠的（即翻转的）巨大视网膜裂孔（GRT）光学相干断层扫描成像。由于视网膜瓣的翻转，光感受器层朝向图像顶部，视网膜内层位于图像底部

13.3 重要临床信息

联合巩膜压陷进行仔细的间接检眼镜检查，并全面检查前后节，包括角膜和晶状体状态。

13.4 处理

13.4.1 治疗选择

手术技术

目前，治疗 GRT 合并视网膜脱离的主要手术方法是玻璃体切除联合或不联合巩膜环扎术（图13.3）。全氟化碳液体在视网膜翻转病例中尤其有用。对病变区行眼内视网膜光凝。GRT 视网膜脱离手术复位的一个主要问题是气液交换过程中的后瓣滑脱。硅油和长效气体（如 C_3F_8）是 GRT 视网膜脱离最常见的填充材料。硅油可能更适合有 PVR 或下方 GRT 病例。短效气体（如 SF_6）不足以支撑 GRT 的视网膜脱离，且脱离复发率高。GRT 的玻璃体切割术要不要做巩膜环扎，仍然是一个有争议性的话题。存在 PVR 时，大多数外科医生会考虑增加巩膜环扎以对抗 PVR 的收缩力。

对侧眼管理

GRT 患者的对侧眼发生视网膜撕裂的风险相对较高。许多外科医生提倡对侧眼的所有周边裂孔或格子样变性进行预防性治疗。

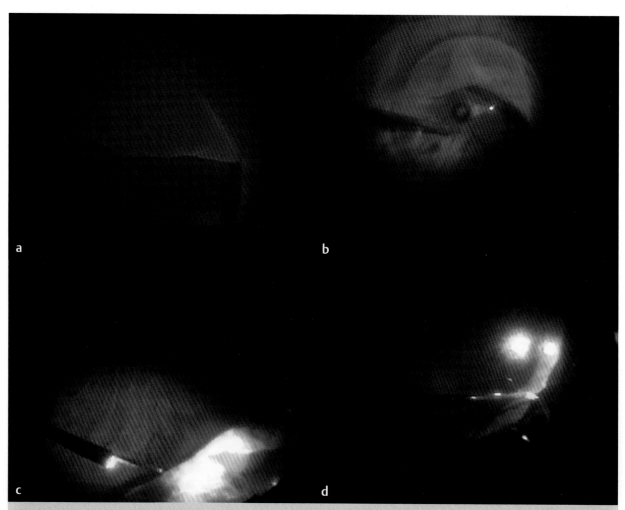

图 13.3　伴后瓣翻转的 5 个钟点的巨大视网膜裂孔（GRT）的术中照片。（a）图中可见玻切头。（b）术中照显示接近 180° 的 GRT，于翻折的后瓣下注入全氟化碳液使之平复。（c）术中照示全氟化碳液充填下眼内激光光凝 GRT 的边缘。（d）术中照示套针放在 GRT 边缘进行气 – 液交换

推荐阅读

[1] Ryan SJ. Retina. 3rd ed. St. Louis, MO: Mosby; 2001

[2] Pitcher JD, III, Khan MA, Storey PP, et al. Contemporary management of rhegmatogenous retinal detachment due to giant retinal tears: a consecutive case series. Ophthalmic Surg Lasers Imaging Retina. 2015; 46(5):566–570

[3] Gonzalez MA, Flynn HW, Jr, Smiddy WE, Albini TA, Tenzel P. Surgery for retinal detachment in patients with giant retinal tear: etiologies, management strategies, and outcomes. Ophthalmic Surg Lasers Imaging Retina. 2013; 44(3):232–237

[4] Berrocal MH, Chenworth ML, Acaba LA. Management of giant retinal tear detachments. J Ophthalmic Vis Res. 2017; 12(1):93–97

14 锯齿缘裂离

Maxwell S. Stem, Jeremy D. Wolfe

摘 要

锯齿缘裂离可能发生在眼外伤后，定义为视网膜与锯齿缘平坦部之间的分离。裂离可能与视网膜脱离相关，也可能不相关。必须小心区分裂离和巨大视网膜裂孔，因为这两种疾病的自然病程和治疗方法不同。锯齿缘裂离患者视网膜复位的预后非常好；这些患者通常采用激光视网膜固定术或巩膜环扎术治疗，最终解剖学成功率超过95%。

关键词：锯齿缘裂离；视网膜脱离；巩膜扣带；创伤；锯齿缘；平坦部

14.1 特征

在组织学和临床上，锯齿缘裂离定义为视网膜神经感觉层与锯齿缘处的非色素性平坦部上皮之间的分离（图14.1）。虽然有特发性和家族性锯齿缘裂离的报告，但最常见的病因是眼外伤。锯齿缘裂离患者大多数为年轻成年男性，最常见的裂离部位是颞下象限视网膜。

未经治疗的锯齿缘裂离的自然病程是演变为视网膜脱离，可能发生在导致锯齿缘裂离的当时或之后数年。通常从发生眼外伤／锯齿缘裂离发展到有症状的视网膜脱离需要几个月甚至几年的时间。这可能是因为锯齿缘裂离往往发生于玻璃体已成型的年轻患者，这有助于阻止发生并发性视网膜脱离。然而，随着年龄的增长，玻璃体液化并进入视网膜下腔，患者可进展为有症状的视网膜脱离。

14.1.1 常见症状

无其他眼部病变的锯齿缘裂离患者可能毫无症状；如果裂离合并视网膜脱离或玻璃体基底撕脱，患者可能称其视野中有漂浮物或盲点（图14.2）。患者也可能有症状，如视力下降，这与裂离无关，而是继发于外伤时发生的眼部病变（例如视网膜震荡、外伤性视神经病变、黄斑裂孔、玻璃体积血和前房积血）。

14.1.2 检查结果

间接检眼镜联合巩膜压陷检查能明确诊断锯齿缘裂离。裂离被认为是在锯齿缘水平的视网膜与平坦部之间的裂隙或广泛分离。裂离可合并视网膜下积液，尤其是伴有玻璃体基底撕裂（为覆盖在裂离区的一个厚且扭曲的绳状结构）或部分玻璃体液化（如老年患者）的时候。

有时可能很难区分巨大视网膜裂孔（GRT）和锯齿缘裂离，但由于每种疾病的自然病程和治疗方法不同，所以区分这一点很重要。GRT定义为超过3个钟点的视网膜撕裂。GRT伴有玻璃体后脱离，位于玻璃体基底部后缘。因此，在GRT的撕裂前部总是有一条视网膜带，视网膜和平坦部之间的连接保持完整（与锯齿缘裂离不同）。此外，由于GRT撕裂后的视网膜不再附着于任何玻璃体支架上，它可能会自行折叠并遮挡眼底的其他区域。相比之下，锯齿缘裂离的玻璃体通常仍然附着在视网膜上，从而防止视网膜自身折叠。

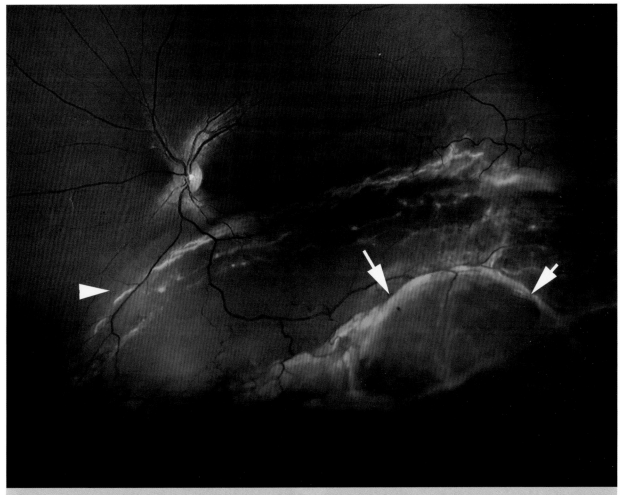

图 14.1　超广角眼底照相示锯齿缘裂离引起的慢性视网膜脱离，伴有向后进展的视网膜下积液（三角箭头）和视网膜小囊肿（箭头）

14.2　关键诊断性检查和结果

14.2.1　光学相干断层扫描

光学相干断层扫描不用于诊断锯齿缘裂离，但可用于评估与外伤并发的病变，并在手术前评估黄斑状态/解剖结构。

14.2.2　超广角眼底照相

超广角眼底照相可用于记录锯齿缘裂离和（或）视网膜脱离。

14.3　重要临床信息

疑似锯齿缘裂离的患者需要仔细询问病史并对双眼进行全面检查。病史应集中于是否有眼球或眼眶外伤，并应获得完整的眼科家族史。应进行全面的眼科检查，怀疑外伤时必须排除眼球破裂。对于有运动障碍证据的急性创伤、疑似眼球破裂或潜在异物的病例，眼眶 CT 扫描是寻找潜在异物和眼眶骨折的必不可少的检查。

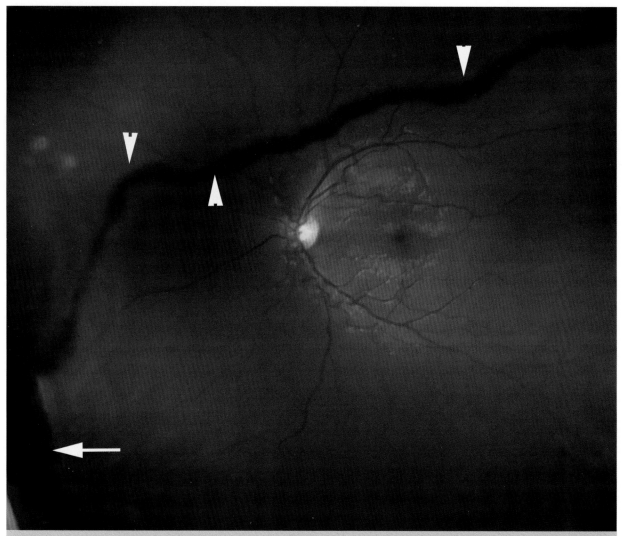

图 14.2　超广角眼底照相示外伤性锯齿缘裂离伴玻璃体基底部撕脱。鼻侧可见视网膜游离缘（箭头），撕脱的玻璃体基底部表现为照片上部黑色绳索样组织（三角箭头）

14.4　处理

14.4.1　治疗选择

视网膜固定术

小而孤立的锯齿缘裂离通常不伴或仅伴极少量视网膜下积液，可通过激光光凝隔离。冷凝作为替代治疗常用于视网膜下积液略多时，但可能加重眼内炎症，因此不太受青睐。

手术

伴有视网膜脱离的锯齿缘裂离患者通常需要进行冷凝并放置节段性或环形巩膜加压物（图14.3）。如果加压后仍有明显的视网膜下积液，则可进行视网膜下积液的外引流。在较年轻的患者中，玻璃体基底部可充当填塞物，极少需要眼内注气。锯齿缘裂离患者在解剖学复位（即视网膜复位）方面预后非常好，大多数系列报告的成功率超过95%。增生性玻璃体视网膜病变很少使锯齿缘裂离合并的视网膜脱离复杂化，但当它确实发生时，可以预见手术成功率降低。

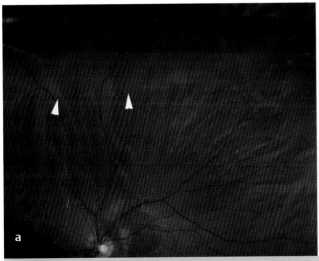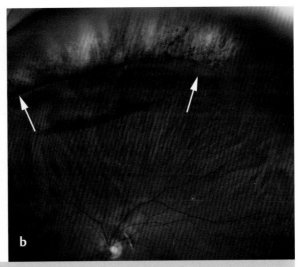

图 14.3　超广角眼底照相示外伤性锯齿缘裂离伴视网膜脱离（三角箭头）。节段性巩膜外加压（箭头）联合冷凝手术前（a）后（b）

14.5　随访

外伤后需对患者进行密切随访，以观察有无锯齿缘裂离，尤其是受伤时存在屈光介质混浊的病例。视网膜固定术或手术修复后，仍需对患者进行密切随访，以确认裂离成功愈合和修复。一旦病情稳定，随访间隔时间可以延长。应告知患者视网膜脱离形成的警示体征（例如漂浮物、闪光感和周边视力丧失）。

推荐阅读

［1］ Kennedy CJ, Parker CE, McAllister IL. Retinal detachment caused by retinal dialysis. Aust N Z J Ophthalmol. 1997; 25(1):25–30

［2］ Ross WH. Traumatic retinal dialyses. Arch Ophthalmol. 1981; 99(8):1371–1374

15 增生性玻璃体视网膜病变

Jeremy A. Lavine, Justis P. Ehlers

摘 要

增生性玻璃体视网膜病变（PVR）是视网膜脱离（RD）复位手术失败的最常见原因。在PVR患者中，由于视网膜表面的瘢痕组织增生并逐渐收缩，引起牵拉性视网膜脱离或牵拉孔，导致牵拉性和孔源性RD并存。患者出现无痛性视野缺损，可能进展至中央，伴或不伴眼前闪光和漂浮物。检查通常可发现玻璃体混浊或色素簇、视网膜前增生、视网膜裂孔、视网膜脱离和（或）视网膜下条带。辅助检查包括光学相干断层扫描（用于识别视网膜表面膜）和B超（用于评估视网膜僵硬度和活动度）。治疗选择包括密切观察（无症状、小的周边牵拉性改变）或手术修复。PVR合并RD的手术修复通常包括晶状体摘除（如果存在）、巩膜扣带术（如果之前未进行）和平坦部玻璃体切割术。平坦部玻璃体切割术的关键步骤包括分离和切除后玻璃体（如果仍存在）、中央玻璃体切除、玻璃体基底部剥除、去除视网膜前增生组织、视网膜松解切开以平复视网膜（如果有必要）、激光光凝和硅油或全氟丙烷充填。

关键词：视网膜色素上皮细胞；视网膜脱离；星状褶皱；视网膜前增生；视网膜下条带

15.1 特征

增生性玻璃体视网膜病变（PVR）是一种在视网膜表面形成视网膜前膜的疾病，视网膜前膜产生牵拉，最终形成视网膜脱离（RD）。PVR是原发性孔源性RD复位失败的最常见原因，导致牵拉性或牵拉并孔源性RD复发。该病的分子病理生理学机制尚不清楚。手术组织病理学研究确定了在视网膜表面膜内存在视网膜色素上皮（RPE）细胞、胶质细胞和巨噬细胞。目前推测是RPE细胞在视网膜表面转化为胶质细胞或成纤维细胞样细胞，增生并最终收缩，导致牵拉性RD或形成视网膜牵拉孔，导致牵拉并孔源性RD。

15.1.1 常见症状

无痛性视力丧失，有时伴眼前闪光或漂浮物。慢性RD合并PVR的症状包括周围视野缺损，可能会向中心进展。由于下方更容易出现病变，上方视野缺损可能是主要症状。最常见的就诊时间是初次RD手术后1~3个月。

15.1.2 检查结果

检查从晶状体开始。由于需要最大限度切除玻璃体基底部和剥除周边前膜，常把晶状体换成人工晶状体。接着检查玻璃体有无混浊、玻璃体内或视网膜表面的色素簇（图15.1，白色圆圈），这是A级PVR的特征（表15.1）。在复发性RD患者中，残留玻璃体条带/牵拉以及玻璃体基底部的挛缩或前移定义为CA级PVR（表15.1）。仔细检查B级PVR患者的视网膜表面可发现视网膜表面的皱纹（图15.2a，白色三角箭头）、视网膜僵硬、血管迂曲（图15.2a，白色箭头）和视网膜裂孔边缘卷曲不规则（图15.1；图15.2a，白色箭头）（表15.1）。C级PVR患者中，全层视网膜褶皱通常称为星状褶皱（star folds）（图15.1，白色三角箭头）和视网膜下

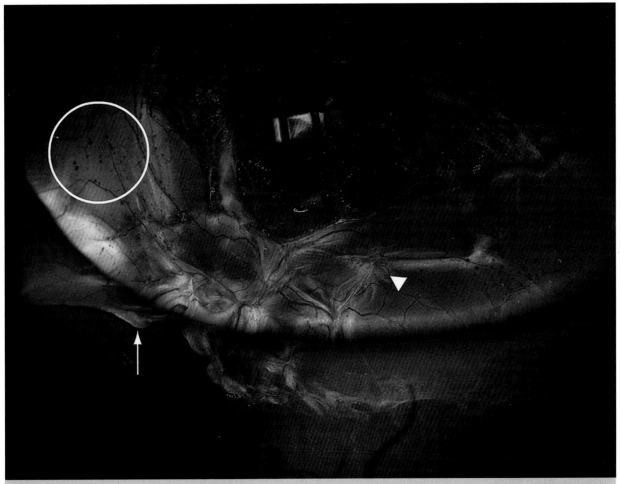

图 15.1　玻璃体切除并部分硅油充填眼术后，超广角眼底照相可见图像中部的弧形液面。白色圆圈标示区是 A 级增生性玻璃体视网膜病变（PVR），视网膜表面可见色素簇。白色箭头所指区域是 B 级 PVR，可见下方视网膜裂孔卷边。三角箭头所指的全层星状褶皱，表明此处是 CP PVR

条带（图 15.3c）。根据星状褶皱的位置把 C 级 PVR 分为赤道前部（CA 级）或后部（CP 级）（表 15.1）。

15.2　关键诊断性检查和结果

15.2.1　光学相干断层扫描

玻璃体内的高反射（A 级 PVR）、视网膜内表面皱纹（B 级 PVR）和视网膜前膜（图 15.3d）或视网膜下膜（图 15.3c）（C 级 PVR）。光学相干断层扫描有助于勾画条带的位置和手术切开平面的可能位置，还能评估黄斑状态和视网膜解剖完整性。

表 15.1　PVR 分类系统

级别	特征
A	玻璃体浑浊，玻璃体色素簇，下方视网膜的色素簇
B	视网膜内表面皱纹，视网膜僵硬，血管迂曲，视网膜裂孔卷边、边缘不规则，玻璃体活动度下降
CP（1~12）	赤道后的局灶、弥漫或环形全层视网膜褶皱或视网膜下条带，用所占的钟点数字表示
CA（1~12）	赤道前的局灶、弥漫或环形全层视网膜褶皱或视网膜下条带，用所占的钟点数字表示

缩略语：PVR，增生性玻璃体视网膜病变

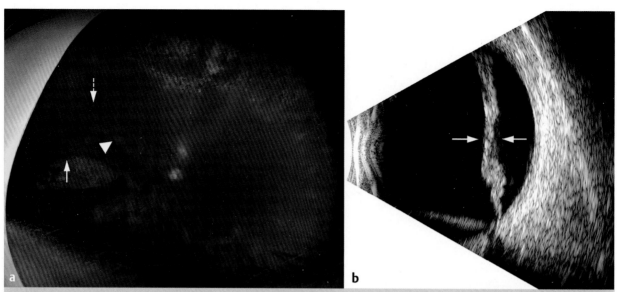

图 15.2 （a）超广角眼底照相示玻璃体切除术后颞侧视网膜大裂孔卷边（箭头）、视网膜皱纹（三角箭头）和血管迂曲（虚箭头）。（b）B超显示视网膜增厚（两个箭头之间），动态超声显示该处视网膜僵硬

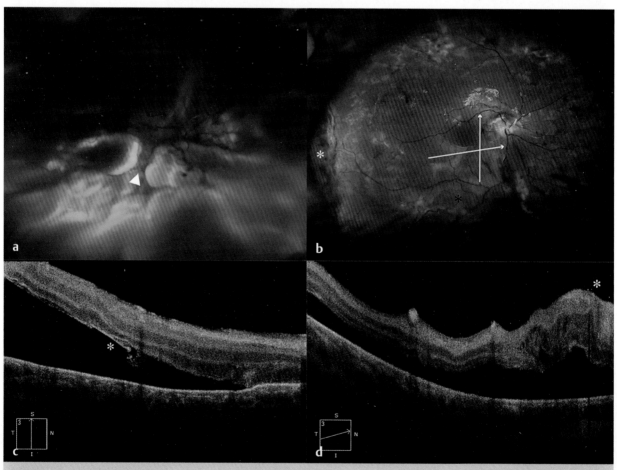

图 15.3 （a）超广角眼底照相示视网膜脱离伴 CP 级增生性玻璃体视网膜病变（PVR）（星状褶皱，三角箭头）。（b）超广角眼底照相示玻璃体切除术后硅油充填玻璃体腔，颞侧视网膜切除（白色星号），下方视网膜下积液（黑色星号）和复发的 PVR（c，d）。白色箭头表示光学相干断层扫描（OCT）的位置。（c）垂直扫描 OCT 显示视网膜下膜（星号）和视网膜下积液。（d）水平扫描 OCT 显示视网膜表面膜（星号）和视网膜下积液

15.2.2　眼底照相

可作为检查和术前计划的辅助手段。超广角眼底照相尤其适合追踪 PVR 进展和确定检查时可能不太明显的特征。

15.2.3　超声检查

对于屈光介质不清的患者，B 超检查对 PVR 的诊断至关重要。动态超声检查显示视网膜僵硬（图 15.2b），提示存在 PVR。其他提示 PVR 的特征包括漏斗状 RD、后部视网膜前移或前膜桥接漏斗口。

15.3　处理

15.3.1　治疗选择

目前 PVR 尚无药物治疗的方法。多项临床试验评价了 RD 手术修复的辅助治疗，以预防原发手术病例中的 PVR 或复杂 RD 术后的 PVR 复发。迄今为止，玻璃体内使用类固醇、柔红霉素和肝素联合 5- 氟尿嘧啶对预防或减少 PVR 复发无效。

目前对 PVR 的治疗只有密切观察（如无 RD 的 B–CP 级 PVR 或无症状的周边牵拉性 RD）和手术（PVR 合并严重复发性 RD）。手术从处理晶状体开始（如果存在）。建议摘除晶状体并植入人工晶状体，以利于观察视网膜，并切除玻璃体基底部。如果无晶体，可考虑巩膜环扎减轻周边部视网膜牵拉并顶压玻璃体基底部。接着行平坦部玻璃体切除，分离切除后玻璃体（如果还有）、中央玻璃体、基底部玻璃体。随后清除视网膜前膜以解除视网膜牵拉。如果造成视网膜大裂孔或视网膜表面膜太多难以去除，可行周边松解性视网膜切除（图 15.3b）以平复视网膜。视网膜复位

后激光光凝视网膜裂孔和（或）视网膜切除边缘。根据硅油研究结果，应该选择全氟丙烷（C_3F_8）或硅油充填而不是六氟化硫（SF_6），因为其疗效欠佳。

15.3.2　随访

无 RD 的 PVR 患者应进行密切随访，以确定疾病是否进展以及有无需要手术的可能。C 级 PVR 患者通常需要手术修复，然后按术后标准方案进行随访。

推荐阅读

［1］Banerjee PJ, Quartilho A, Bunce C, et al. Slow-release dexamethasone in proliferative vitreoretinopathy: a prospective, randomized controlled clinical trial. Ophthalmology. 2017; 124(6):757–767

［2］Wiedemann P, Hilgers RD, Bauer P, Heimann K, Daunomycin Study Group. Adjunctive daunorubicin in the treatment of proliferative vitreoretinopathy: results of a multicenter clinical trial. Am J Ophthalmol. 1998; 126(4):550–559

［3］Wickham L, Bunce C, Wong D, McGurn D, Charteris DG. Randomized controlled trial of combined 5-Fluorouracil and low-molecular-weight heparin in the management of unselected rhegmatogenous retinal detachments undergoing primary vitrectomy. Ophthalmology. 2007; 114(4):698–704

［4］Group TSS. Vitrectomy with silicone oil or sulfur hexafluoride gas in eyes with severe proliferative vitreoretinopathy: results of a randomized clinical trial. Silicone Study Report 1. Arch Ophthalmol. 1992; 110(6):770–779

［5］Machemer R, Aaberg TM, Freeman HM, Irvine AR, Lean JS, Michels RM. An updated classification of retinal detachment with proliferative vitreoretinopathy. Am J Ophthalmol. 1991; 112(2):159–165

16 视网膜劈裂症

Yuji Itoh

摘 要

视网膜劈裂是视网膜层间分裂。引起视网膜劈裂的病变很多，例如 X 连锁视网膜劈裂症、近视性视网膜劈裂症、视盘异常（例如视盘小凹）和退行性视网膜劈裂症。有助于诊断的要素包括家族史、眼底检查、光学相干断层扫描图像、视网膜电图和荧光素血管造影结果。初始治疗通常是观察，但可能需要手术干预，具体取决于临床表现。

关键词：退行性视网膜劈裂症；视盘小凹；视网膜劈裂症；X 连锁视网膜劈裂症

16.1 特征

视网膜劈裂症是一种以神经视网膜的异常分离为特征的视网膜病变。视网膜劈裂症有多种类型和病因。视网膜劈裂症一般分为退行性、遗传性、牵拉性和渗出性。劈裂的位置也从中心凹至周边各异。视网膜劈裂也可能是各种疾病的结果（而不是原发性疾病），包括增殖性糖尿病视网膜病变的牵拉性改变和严重新生血管性年龄相关性黄斑变性的渗出性改变。X 连锁视网膜劈裂症与 RS1 基因突变有关，其特征为黄斑劈裂、周边劈裂和视网膜电图改变（包括负波形）。

黄斑劈裂表现为特征性的轮辐状的中心凹小囊肿，所有 X 连锁视网膜劈裂症病例中均可见内层视网膜的轮辐状外观。X 连锁视网膜劈裂症病例有一半存在周边视网膜劈裂。本章将重点介绍退行性和遗传性 X 连锁视网膜劈裂症。

16.1.1 常见症状

可无症状。可有视力丧失和视野缺损。劈裂区为绝对暗点。

16.1.2 检查结果

退行性视网膜劈裂症

周边视网膜检查显示内层视网膜隆起，可能为低平或大疱样。与视网膜脱离相比，隆起较光滑、无波纹。可发生在视网膜周边的任何部位，但颞下象限最常见。巩膜压陷检查不能使视网膜与视网膜色素上皮（RPE）贴合，也不能降低隆起高度。可存在视网膜外层裂孔。色素改变不常见。劈裂区表面可有黄白色点（图 16.1, 16.2）。

遗传性 X 连锁视网膜劈裂症

几乎所有患者都有中心凹劈裂，呈自中心凹发出的轮辐状结构（图 16.3）。劈裂可延伸至视网膜周边。其他发现包括视网膜下纤维化、血管减少和视网膜斑点。

16.2 关键诊断性检查和结果

16.2.1 光学相干断层扫描

退行性视网膜劈裂症

周边光学相干断层扫描（OCT）可作为一项关键的诊断性检查，通过明确的视网膜层间分离和视网膜外层与 RPE 持续贴附确定视网膜劈裂的诊断（图 16.2）。OCT 有助于鉴别视网膜脱离和视网膜劈裂。OCT 还能显示视网膜外层裂孔及其向劈裂性视网膜脱离转换（图 16.4）。

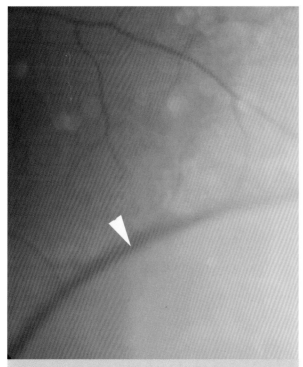

图 16.1　眼底照相示颞下周边的大疱样变性性视网膜劈裂（三角箭头）

遗传性 X 连锁视网膜劈裂症

OCT 可显示视网膜内层劈裂和中心凹的囊性低反射空腔（图 16.3），也可识别周边视网膜劈裂。

16.2.2　荧光素血管造影或超广角荧光素血管造影

遗传性 X 连锁视网膜劈裂症

荧光素血管造影的典型特征是不渗漏的黄斑囊样水肿。

16.2.3　视网膜电图

X 连锁视网膜劈裂症的锥杆混合视网膜电图常呈负波形（b 波波幅下降而 a 波波幅相对正常）。

16.2.4　眼底照相

眼底照相可用于记录视网膜劈裂的位置和范围以监测其进展。

16.2.5　Goldmann 视野检查

周边视网膜劈裂相关的视野缺损是与周边视网膜劈裂的位置相对应的绝对暗点（比视网膜脱离更陡峭）。

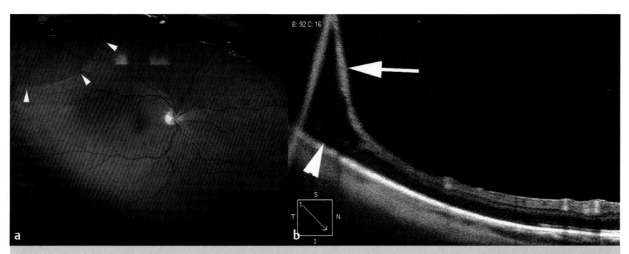

图 16.2　（a）超广角眼底照相示颞上大疱样退变性视网膜劈裂（三角箭头）。（b）周边光学相干断层扫描证实周边视网膜层间分离伴内层视网膜隆起（箭头）、外层视网膜与视网膜色素上皮牢固贴附（三角箭头）

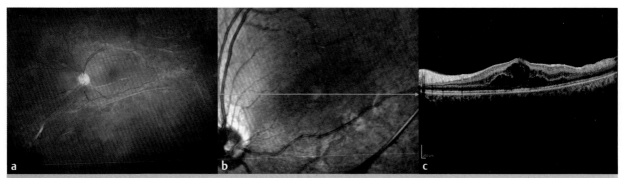

图 16.3 （a）超广角眼底照相示（左）青少年 X 连锁视网膜劈裂症的黄斑及周边改变，伴有纤维化以及多处劈裂区。（b）近红外光眼底相和（c）同一眼的谱域光学相干断层扫描（SD-OCT）显示中心凹囊样改变

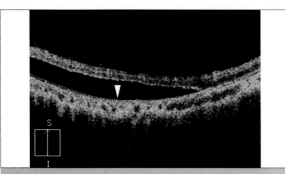

图 16.4 周边光学相干断层扫描显示有明确视网膜下积液（三角箭头）的视网膜脱离，与视网膜层间分离相区别

16.3 重要临床信息

有助于诊断的要素包括家族史、眼底检查、OCT 图像、视网膜电图、荧光素血管造影结果。X 连锁视网膜劈裂症可考虑检测 *RS1*（视网膜劈裂蛋白）基因。

16.4 处理

16.4.1 治疗选择

退行性视网膜劈裂症

绝大多数病例症状保持稳定，只需观察。发生进行性孔源性视网膜脱离的少见，一旦发生则需手术修复，包括巩膜扣带和（或）玻璃体切除术。

遗传性 X 连锁视网膜劈裂症

中心凹囊样改变可考虑局部或全身应用碳酸酐酶抑制剂治疗。基因治疗未来可期。手术干预适用于发生了视网膜脱离或玻璃体积血的病例。

推荐阅读

［1］Zimmerman LE, Spencer WH. The pathologic anatomy of retinoschisis with a report of two cases diagnosed clinically as malignant melanoma. Arch Ophthalmol. 1960; 63:10–19

［2］Strupaitė R, Ambrozaitytė L, Cimbalistienė L, Ašoklis R, Utkus A. X-linked juvenile retinoschisis: phenotypic and genetic characterization. Int J Ophthalmol. 2018; 11(11):1875–1878

［3］Molday RS, Kellner U, Weber BH. X-linked juvenile retinoschisis: clinical diagnosis, genetic analysis, and molecular mechanisms. Prog Retin Eye Res. 2012; 31(3):195–212

17　格子样变性

Jennifer C.W. Hu, Justis P. Ehlers

摘　要

格子样变性是一种周边视网膜病变，伴有视网膜变薄、视网膜血管透明样变性以及退行性病变边缘玻璃体黏附增加。它是视网膜裂孔和视网膜脱离发生的重要危险因素。格子样变性无症状，但可能与引起漂浮物或闪光感的疾病相关。广角/周边光学相干断层扫描可显示变性区域前后玻璃体分离以及视网膜不规则变薄。建议定期随访并检查对侧眼。

关键词：格子样变性；玻璃体后脱离；视网膜撕裂；孔源性视网膜脱离；玻璃体视网膜牵拉

17.1　特征

格子样变性是一种周边视网膜病变，可见视网膜变薄、视网膜血管透明化，形成"格子"外观，玻璃体视网膜粘连增加。格子样变性患者发生视网膜撕裂和孔源性视网膜脱离的风险增加。格子样变性可合并两类视网膜裂孔：圆形萎缩孔［不伴游离孔盖的全层裂孔及无玻璃体后脱离（PVD）］和牵拉性撕裂孔（通常位于格子样病变边缘）。

17.1.1　常见症状

无症状，但与PVD、视网膜裂孔、脱离或玻璃体视网膜牵拉等情况相关，这些可能引起漂浮物或闪光感。

17.1.2　检查结果

形态各异。格子样变性可以是圆形、椭圆形或线形，并且往往位于视网膜赤道附近或赤道与玻璃体基底部之间。它常与锯齿缘平行（呈环形模式）。格子样变性的名字来源于病变区的白线，代表视网膜血管透明变性，但并不总是存在。其他特征包括表面黄白色斑点、不同程度的色素沉着斑点和小的萎缩圆孔。

17.2　关键诊断性检查和结果

17.2.1　光学相干断层扫描

通常不进行光学相干断层扫描（OCT），也不必要。然而，广角/周边OCT或术中OCT可识别局灶性牵拉区域、视网膜变薄和视网膜裂孔区域的视网膜组织破坏（图17.1）。

17.2.2　超广角眼底照相

周边照相可用于记录格子样变性的范围及其合并的视网膜裂孔（图17.2）。

17.3　重要临床信息

重要的是，当在一只眼中发现格子样变性时，也要检查对侧眼，因为通常双侧发生。仔细的周边视网膜检查对排除视网膜撕裂或视网膜脱离很重要，尤其是有症状的患者。

17.4　处理

17.4.1　治疗选择

激光视网膜固定术存在争议。有新发的玻璃体视网膜牵拉症状、合并视网膜撕裂、萎缩性视网膜裂孔伴视网膜下积液的患者，以及对侧眼出现视网膜脱离的患者，常常考虑行激光治疗。

17.4.2　随访

定期随访，双眼散瞳检查。告知患者与视网膜撕裂和视网膜脱离相关的症状，如果出现任何新症状，应立即就诊。

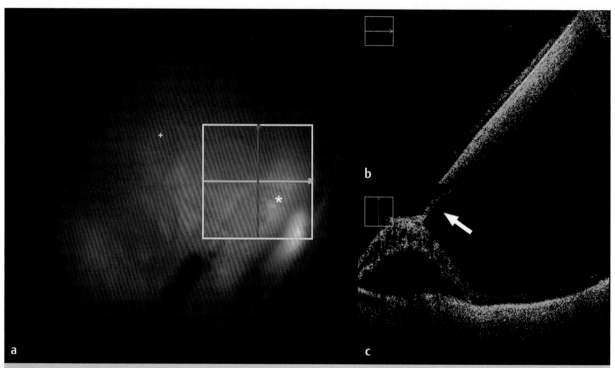

图 17.1　（a）格子样变性的术中光学相干断层扫描（OCT）。术中 OCT 照片十字线位于格子样变性区上方（星号）。（b）水平扫描 OCT［（a）中的绿色箭头］显示格子样变性区周围的视网膜在位。（c）垂直扫描 OCT［（a）中粉色箭头］显示格子样变性处明显的玻璃体视网膜牵拉（白色箭头）和视网膜下积液并囊样变

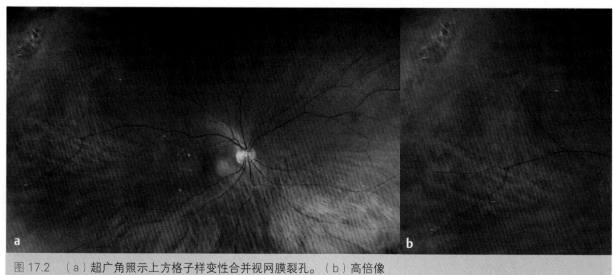

图 17.2　（a）超广角照示上方格子样变性合并视网膜裂孔。（b）高倍像

推荐阅读

[1] Wilkinson CP. Prevention of retinal detachment. In: Ryan's Retina. 6th ed. Philadelphia, PA: Elsevier; 2018:2017–2030

[2] Freund KB, Sarraf D, Mieler WF, Yannuzzi LA. Peripheral retinal degenerations and rhegmatogenous retinal detachment. In: The Retinal Atlas. 2nd ed. Philadelphia, PA: Elsevier; 2017:969–1001

[3] Tasman W. Peripheral retinal lesions. In: Ophthalmology. 4th ed. Philadelphia, PA: Elsevier; 2014:638–641.e1

[4] Choudhry N, Golding J, Manry MW, Rao RC. Ultra-widefield steering-based spectral-domain optical coherence tomography imaging of the retinal periphery. Ophthalmology. 2016; 123(6):1368–1374

18　糖尿病视网膜病变和糖尿病黄斑水肿

Natalia Albuquerque Lucena Figueiredo, Justis P. Ehlers

摘　要

糖尿病视网膜病变（DR）和糖尿病黄斑水肿（DME）是全球劳动年龄的成年人失明主要原因。在病程长或控制不良的糖尿病患者中，DR 常见而且严重。高血压和血脂异常也是发生 DR 的可控性危险因素。早期 DR 通常没有症状，因此早期检查至关重要。DR 和 DME 导致视力丧失的原因有黄斑水肿、黄斑缺血、玻璃体积血及牵拉性视网膜脱离。眼底镜检查和眼底彩色照相是目前判断视网膜病变严重程度的主要检查手段，而光学相干断层扫描成像是诊断黄斑水肿的金标准。多项临床试验报告了玻璃体腔药物注射治疗 DR 的重大进展，包括抗血管内皮生长因子和类固醇药物。全视网膜光凝仍然是目前减少增殖性 DR 进展风险的一种常用治疗方法。玻璃体腔药物注射已经成为 DME 的一线治疗方案。病情严重者，如持续性玻璃体积血、牵拉性视网膜脱离、后玻璃体牵拉，需考虑进行玻璃体切除术。

关键词：抗 VEGF；糖尿病；糖尿病黄斑水肿；糖尿病视网膜病变；荧光血管造影；光学相干断层扫描；光凝；危险因素；类固醇；玻璃体切割术

18.1　特征

糖尿病视网膜病变（DR）是糖尿病最常见的视网膜微血管并发症，是劳动年龄成年人可预防的视力丧失的主要原因。据估计，在 40 岁及以上的糖尿病患者中，DR 患病率接近 35%。DR 在病程长或控制不良的糖尿病患者中更为常见。由于初发患者无症状，故糖尿病患者尽早发现视网膜病变是至关重要的。患糖尿病视网膜病变的风险随着患者年龄和糖尿病病程的延长而增加。血糖、血压和血脂是可改变的可控性危险因素。大多数患者血红蛋白 A1c 水平应该在 7% 以下。多种机制可导致糖尿病眼病患者视力下降，如 DME、黄斑缺血、玻璃体积血、牵拉性视网膜脱离。

DR 的临床表现分为两个阶段：①非增殖性糖尿病视网膜病变（NPDR），表现为微血管异常，无新生血管或纤维血管组织的形成；②增殖性糖尿病视网膜病变（PDR），DR 晚期阶段，开始出现新生血管。这两个阶段都可以通过不同的严重程度来细分（如轻、中、重 NPDR；图 18.1~18.3）。PDR 也可以通过存在或不存在高风险特征来描述，（例如玻璃体积血、新生血管大小 / 位置、牵拉性视网膜脱离；图 18.4，18.5）。DME 的发生与 DR 分期是不对应的，DME 可以发生在非增殖期，也可以发生于增殖期（图 18.6，18.7）。DME 代表着视网膜内屏障破坏导致毛细血管渗漏和黄斑肿胀。

18.1.1　常见症状

早期无症状。症状可能因疾病不同而不同，但可能包括飞蚊症（如玻璃体积血）、视力下降（如

DME、牵引性视网膜病变脱离、玻璃体积血、视物变形）。症状通常双眼不对称。

18.1.2　检查结果

非增殖性糖尿病性视网膜病变

临床上，微血管瘤通常是 NPDR 最早出现的症状。典型的视网膜病变包括视网膜内出血、硬性渗出、棉絮斑、视网膜内微血管异常（IRMA）和微血管瘤。根据早期治疗糖尿病视网膜病变研究（ETDRS）的定义，出现下列任何一种情况（4：2：1 法则），均可称为严重的 NPDR：①四个象限的视网膜内出血；②两个象限静脉珠状改变；③或一个象限的视网膜内微血管异常（图 18.2）。

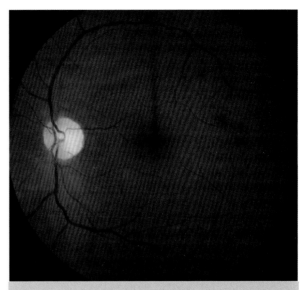

图 18.1　中度非增殖性糖尿病视网膜病变眼底照相

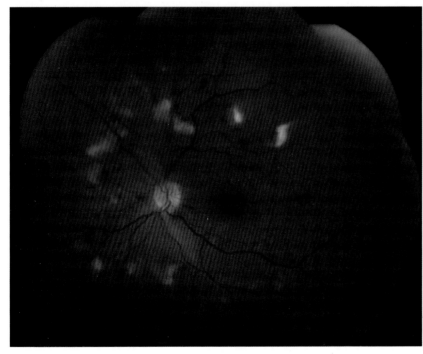

图 18.2　重度非增殖性糖尿病视网膜病变伴微血管瘤，视网膜内出血，棉绒斑和静脉串珠样改变

糖尿病性黄斑水肿

DME 表现为视网膜内积液和黄斑增厚。根据渗漏类型可分为局灶性或弥漫性黄斑水肿。局灶性黄斑水肿是由毛细血管异常病灶引起的，如微动脉瘤常伴有环形硬性渗出（图 18.3）。弥漫性黄斑水肿是由广泛的渗漏引起的，可能与大的囊状腔有关。目前，基于光学相干断层扫描成像（OCT）的定位，DME 分为非中心性 DME 和中心性 DME。当有下列一种情形发生时，均可称为有临床意义的黄斑水肿（CSME）：①黄斑中心凹及距其 500 μm 范围内的视网膜增厚；②或者黄斑中心凹及距其 500 μm 范围内的硬性渗出伴有视网膜增厚；③或位于黄斑中心凹 1 PD 直径范围内的视网膜增厚大于 1 PD（图 18.7，18.6，18.3）。然而，随着 OCT 时代的到来，与 DME 定位相比，CSME 分类已经不作为常规治疗标准。

增殖性糖尿病性视网膜病变

PDR 的特征是视网膜缺血引起的新生血管形成。新生血管可能位于视盘或者视网膜其他地方，可能会导致视网膜前出血和玻璃体积血（图 18.4）。新生血管也可能纤维化和收缩（纤维血管增生），导致视网膜纤维膜形成、玻璃体视网膜牵拉和（或）牵拉性视网膜脱离（图 18.5）。根据糖尿病视网膜病变研究（DRS），当 NVD 伴有玻璃体积血、NVD 占 1/4~1/3 视盘面积、或

NVE 伴玻璃体积血的面积超过 1/2 视盘面积。

18.2 关键诊断性检查和结果

18.2.1 光学相干断层扫描成像

OCT 是评价黄斑水肿和玻璃体视网膜界面异常的金标准，可以定量分析视网膜厚度，成为评估 DME 治疗需求和治疗反应的最常用方法（图 18.6，18.7）。

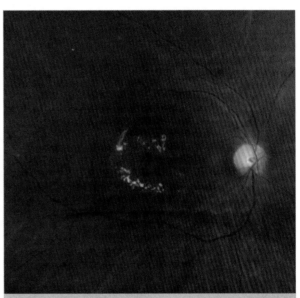

图 18.3 中度非增殖性糖尿病视网膜病变合并糖尿病黄斑水肿，黄斑区可见围绕一组微血管瘤的环形硬性渗出

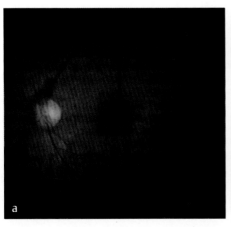

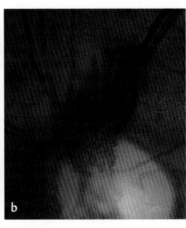

图 18.4 增殖性糖尿病视网膜病变眼底照相，显示视盘新生血管形成

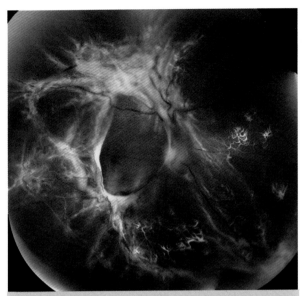

图 18.5　眼底照相示重度增殖性糖尿病视网膜病变，伴有纤维血管增殖和广泛的牵拉性视网膜脱离

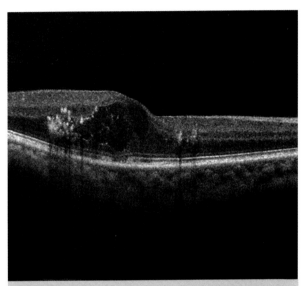

图 18.6　糖尿病黄斑水肿 OCT，显示硬性渗出大部分在视网膜外丛状层，一部分在外核层

18.2.2　荧光素血管造影术

荧光素血管造影术（FA）是评估视网膜血管动力学的一种重要方法，包括评估微动脉瘤、渗漏、无灌注区和新生血管。超广角荧光素血管造影术（UWFA）对视网膜血管异常进行全视网膜评估。与传统的荧光素血管造影相比，它可以更好地观察周边部视网膜（图 18.8）。UWFA 对于检测新生血管和其他周围病变具有更高的敏感性。FA 还可以指导我们进行视网膜光凝术，即局部视网膜光凝术和全视网膜光凝术（图 18.9）。

18.2.3　超声检查

是一种评估明显玻璃体视网膜界面异常（如明显的玻璃体视网膜牵拉）的重要工具，也可以发现玻璃体积血或其他屈光介质混浊病例中的视网膜脱离。

18.2.4　彩色眼底照相

主要对 DR 的严重程度进行分类和记录。

18.2.5　光学相干断层血管成像

光学相干断层血管成像（OCTA）是一种新兴的诊断方法。它利用 OCT 技术和高速引擎来识别和重建深度编码的视网膜血管血流图。它为血管灌注和血管异常提供独特的结构评估，为量化黄斑中心凹无血管区和灌注密度提供了可能。现在的 OCTA 新系统可以进行更广角的视网膜检查（图 18.10）。

18.3　重要临床信息

DR 患者最重要的实验室检测包括空腹血糖和糖化血红蛋白。系统询问病史很重要，特别是肾脏疾病、血脂水平和血压控制。应鼓励 DR 患者定期规律地到社区医师和（或）内分泌医师处随访。

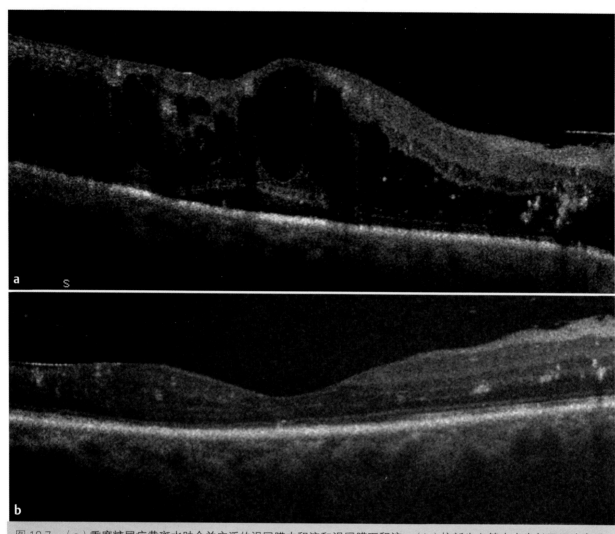

图 18.7 （a）重度糖尿病黄斑水肿合并广泛的视网膜内积液和视网膜下积液。（b）抗新生血管内皮生长因子治疗后，随着残余的椭圆体带变薄和内层视网膜分离，液体几近吸收

18.4 处理

18.4.1 治疗糖尿病黄斑水肿的选择

激光光凝术

自 ETDRS 出现以来，局部／格栅光凝术一直是治疗 CSME 的金标准。然而，作为 DME／CSME 的一线治疗方法，局部／格栅光凝术已被玻璃体腔内药物治疗所取代。不过离中心凹较远的局部微血管瘤渗漏仍可考虑局灶性激光光凝治疗。

抗血管内皮生长因子

目前，玻璃体腔内注射抗血管内皮生长因子（anti-VEGF）是治疗中心黄斑水肿的首选方法。多项临床试验证明了抗 VEGF 药物治疗 DME 的有效性和安全性。

类固醇激素

玻璃体腔内注射类固醇激素对治疗 DME 也有积极的作用，特别是在人工晶体眼患者中。同时，也应考虑潜在的副作用，如白内障和眼压升高。

玻璃体切除术

牵拉性黄斑水肿或明显的玻璃体视网膜界面异常而导致的黄斑水肿，应考虑玻璃体切除术及膜剥离。

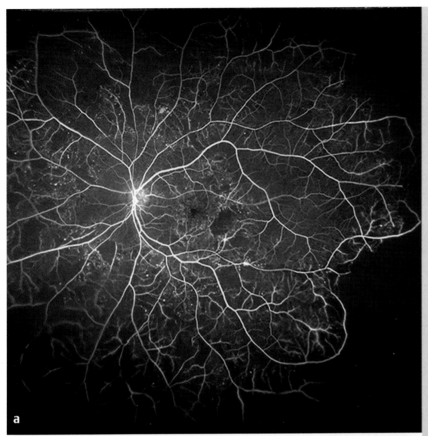

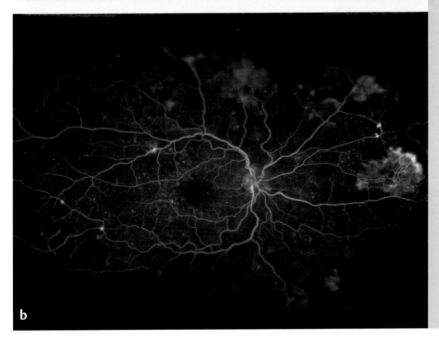

图 18.8　（a）增殖性糖尿病视网膜病变（PDR）的超广角荧光素血管造影（UWFA）显示微血管瘤和重度周边视网膜无灌注区伴血管渗漏及微小的新生血管形成。（b）UWFA显示视网膜周边广泛的新生血管形成，无灌注区和微动脉瘤

18.4.2 糖尿病视网膜病变的治疗方案

激光光凝术

全视网膜光凝术（PRP）一直是预防 PDR 进展的主要手段，特别是针对高危 PDR 病例（图 18.7）。红细胞增多症和（或）新生血管性青光眼患者也应强烈考虑 PRP。PRP 也适用于非常严重的 NPDR（即增殖前期），尤其适用于对高危

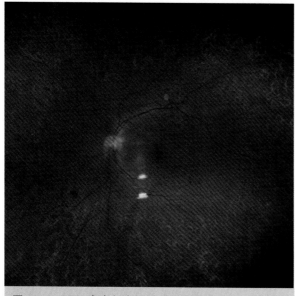

图 18.9 PDR 患者行全视网膜激光光凝术后，黄斑区周围激光瘢痕，颞上方血管弓可见纤维血管膜

视网膜病变随访依从性差的患者。PRP 相关的潜在副作用包括周边视觉减退、DME 的进展和夜视困难。

抗血管内皮生长因子

在多个临床试验中，玻璃体腔内抗血管内皮生长因子治疗被证明能有效降低 DR 的严重程度，且副作用比 PRP 少。然而，抗血管内皮生长因子治疗的短暂效应使患者的依从性变得至关重要，最佳给药策略和间隔时间目前正在研究中。

玻璃体切除术

对于以下情况可考虑手术治疗：持续 1~3 个月不能吸收的玻璃体积血、视网膜前膜、全视网膜光凝术后仍活跃的 PDR、累及黄斑的牵拉性视网膜脱离或伴有裂孔形成。使用抗 VEGF 药物作为玻璃体切除术的辅助手段可能有助于减少术中 / 术后出血，便于膜剥离。

18.4.3 随访

轻至中度 NPDR 患者一般应在 6~12 个月内进行检查。出现 DME、严重 NPDR 或 PDR 的患者应密切观察（例如，每 1~4 个月随访一次）。治疗方案、对视力的影响和整体的严重程度决定了随访的频率。

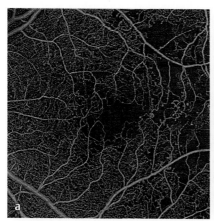
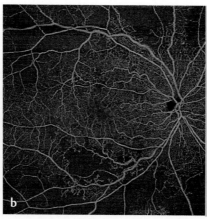

图 18.10 （a）光学相干断层血管成像（OCTA）显示黄斑区多发微血管瘤、血管重构以及对应于毛细血管无灌注的流空区。广角 OCTA 利用扫描源 OCT（SS-OCT）技术，其可见范围超过血管弓。（b）显示广泛的无灌注区

推荐阅读

[1] Emptage NP, Kealey S, Lum FC, Garratt S. Preferred practice pattern: diabetic retinopathy. Am J Ophthalmol. 2014

[2] American Association of Ophthalmology. Retina and vitreous surgery. In: Basic and Clinical Science Course. San Francisco, CA: American Association of Ophthalmology; 2013

[3] International Council of Ophthalmology. ICO guidelines for diabetic eye care. http://www.icoph.org/downloads/ICOGui-delinesforDiabeticEyeCare.pdf. Accessed September 1, 2017

[4] Wells JA, Glassman AR, Ayala AR, et al. Diabetic Retinopathy Clinical Research Network. Aflibercept, bevacizumab, or ranibizumab for diabetic macular edema: two-year results from a comparative effectiveness randomized clinical trial. Ophthalmology. 2016; 123(6):1351–1359

19 视网膜静脉阻塞

Sharon Fekrat, Mohsin H. Ali

摘 要

视网膜静脉阻塞（RVO）是导致眼部疾病的重要原因，是仅次于糖尿病视网膜病变的第二常见的视网膜血管疾病。如果不及时治疗，RVO往往会严重损害视力。它的特征是视网膜内出血，初始于视网膜内层，伴有典型扩张迂曲的视网膜静脉。这种分布取决于RVO的类型。诊断方法包括光学相干断层扫描和荧光素血管造影。治疗取决于是否有黄斑水肿和（或）新生血管。

关键词：分支静脉阻塞；视网膜中央静脉阻塞；视网膜半侧静脉阻塞；黄斑水肿；视网膜静脉阻塞

19.1 特征

视网膜静脉阻塞（RVO）根据静脉阻塞的分布、受影响视网膜的灌注状态、未治疗疾病的持续时间、黄斑囊样水肿或视网膜新生血管的存在与否，及其后遗症的情况存在很大差异。由于这些因素导致了多种疾病表现，临床医生必须明确相应的症状和检查结果。

"典型"RVO发生于年龄较大（一般大于50岁，50%以上的患者大于60岁）和已知有系统性血管病危险因素（如吸烟史、高血压、高脂血症、糖尿病、外周血管疾病、肾脏疾病、脑血管意外、短暂性缺血发作、心肌梗死或血栓栓塞）的患者。"非典型"RVO可能发生于较年轻的（小于50岁）和没有已知系统性血管病危险因素的患者。

19.1.1 常见症状

包括从无症状到急性、单侧、无痛性视力下降等许多症状。与分支或半侧视网膜静脉阻塞（BRVO或HRVO）患者的节段性视野丧失相比，视网膜中央静脉阻塞（CRVO）患者的视野丧失更为普遍。

19.1.2 检查结果

RVO的特点是视网膜内出血，主要局限于视网膜内部，伴有视网膜静脉扩张和迂曲。受损视网膜的分布取决于RVO的类型。黄斑囊样水肿是常见的。受影响的区域可能有棉绒斑和黄色的视网膜内渗出。可有视盘水肿。在更严重的潜在缺血的晚期，视网膜或视乳头的新生血管可能导致玻璃体积血、纤维血管增生和牵引，和（或）房角和虹膜新生血管并导致新生血管性青光眼（图19.1~19.3）。慢性RVO的其他发现可能包括由于长期水肿所致的黄斑视网膜色素上皮改变、视网膜前膜，以及视神经睫状分流血管。在慢性RVO中，上述许多体征可能不存在，诊断可能需要辅助诊断方法［例如荧光素血管造影（FA）、光学相干断层扫描（OCT）、OCT血管成像（OCTA）］。RVO的亚型如下：

视网膜中央静脉阻塞

所有四个象限都会受到影响，眼压升高和青光眼可能与CRVO的发展独立相关。

视网膜半侧静脉阻塞

上半侧网膜或下半侧网膜可受累。

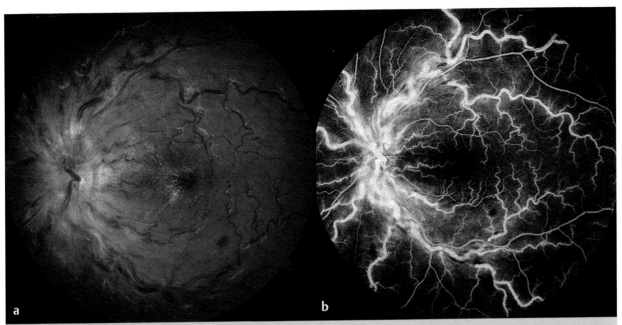

图 19.1 一位没有已知危险因素的 18 岁女性患者的（a）眼底照相和（b）荧光素血管造影结果，与中央静脉血管阻塞表现一致。一项高凝状态的检查提示可能与蛋白 S 缺乏相关。（a）典型的眼底改变，可见视盘充血水肿，视盘边界模糊，视网膜静脉充血迂曲，视网膜内出血和黄斑区硬性渗出。（b）FA 显示迂曲扩张的视网膜静脉和视网膜出内血造成的荧光遮蔽

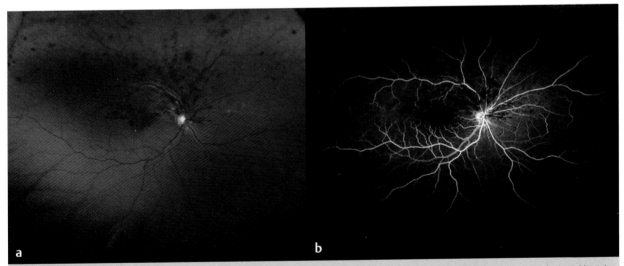

图 19.2 （a）超广角眼底照相显示半侧视网膜阻塞。颞上和鼻上象限（上半球）有视网膜内出血，对应水平缝以上伴有上方视网膜静脉充血迂曲。（b）超广角荧光血管造影在静脉充盈期显示上方视网膜静脉充盈延迟及由于上方视网膜内出血造成的荧光遮蔽

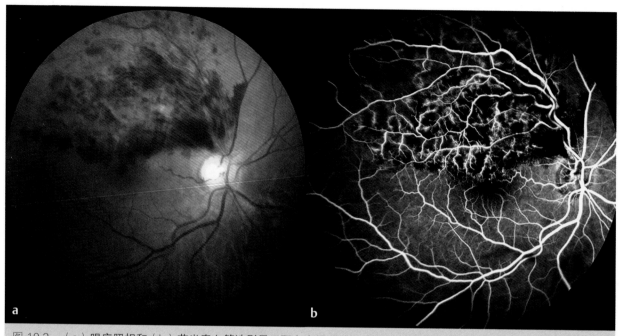

图 19.3 （a）眼底照相和（b）荧光素血管造影显示颞上方视网膜下出血，对应水平缝以上视网膜分支静脉阻塞

视网膜分支静脉阻塞

一个或少于一个象限受累，颞上象限（66%）比颞下象限（29%）更容易受到影响；闭塞几乎总发生在动静脉交叉处，该处动脉通常位于静脉前面。

19.2 关键诊断性检查和结果

19.2.1 光学相干断层扫描

可显示视网膜内积液、视网膜下积液、继发于视网膜内渗出物或出血的高反射灶。此外，可见继发于慢性黄斑水肿或黄斑缺血的椭圆体和（或）外界膜断裂和（或）视网膜内层萎缩（图19.4）。

19.2.2 FA 或超宽视野 FA

可显示正常脉络膜和小动脉充盈，视网膜静脉充盈延迟，视网膜内出血形成荧光遮蔽阻塞，动静脉侧支血管形成，视盘水肿引起视神经荧光渗漏，视盘或视网膜新生血管渗漏。如果有黄斑水肿，黄斑区可出现渗漏；如果出现黄斑缺血，黄斑区可能出现毛细血管无灌注区（图19.1~19.3）。FA 用于确定 RVO 无灌注的范围。BRVO 中大于 5 个视盘直径无灌注区和 CRVO 大于 10 个视盘直径无灌注区（即缺血性 CRVO）者预后较差。目前正在寻找更新的方法，以准确评估视网膜毛细血管无灌注的程度，以及超广角荧光造影中新生血管形成的风险。

19.2.3 光学相干断层血管成像

CRVO 伴黄斑缺血或 BRVO（或 HRVO）（图19.5）的节段性血流不足在 OCTA 上可显示黄斑部血流空洞。广域 OCTA 也可能在未来用于评估整体缺血负荷或识别新生血管。

19.3 重要临床信息

19.3.1 已知的血管病危险因素

由于全身性的联系为已知，因此对于伴有已知血管病危险因素的 50 岁以上的患者，行全身性检查通常收益较低，检查可能包括筛选最常见的危险因素：高血压、糖尿病、血脂异常和心血管

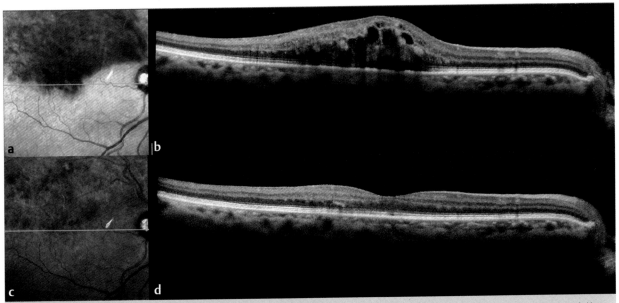

图 19.4 （a，b）图 19.3 眼的光学相干断层扫描，伴有视网膜分支静脉阻塞和黄斑囊样水肿，（c，d）行三次抗血管内皮生长因子治疗后的 OCT 图像。治疗眼视力从 20/64 提高至 20/40

疾病。

一些证据表明某些高凝状态可能增加 RVO 的风险，包括白血病、真性红细胞增多症、高同型半胱氨酸血症、凝血因子 V 因子莱顿突变、凝血酶原基因突变、C 或 S 蛋白缺陷、抗凝血酶 Ⅲ 基因突变、抗心磷脂抗体或狼疮抗凝物的存在等。维生素 B_6 和叶酸的低水平也被认为是 RVO 的独立危险因素。但是，除非出现特殊情况，否则通常不会对这些因素进行测试。

19.3.2 未知的血管危险因素

当不存在已知的系统性血管病危险因素时，特别是在年轻患者中，诊断性检查可能会揭示病因。可考虑以下部分或全部检查：血压、全血计数、代谢指标、糖化血红蛋白、血脂指标和高凝性检查（如聚合酶链式反应检测凝血因子 V 莱顿突变和血清同型半胱氨酸、维生素 B_6、叶酸、抗凝血酶 Ⅲ、C 和 S 蛋白质水平，狼疮抗凝物或抗心磷脂抗体）。回顾患者当前的药物史，以确定可能与 RVO 相关的药物，如口服避孕药和利尿剂。应该戒烟。

19.4 处理

19.4.1 治疗方案

RVOs 的治疗受三个主要因素的影响：①是否存在黄斑囊样水肿；②是否存在新生血管；③患者能否遵医嘱随诊。已有多个临床试验对临床观察、格栅激光光凝、玻璃体内注射类固醇激素、全视网膜光凝和玻璃体内注射抗血管内皮生长因子（即抗血管内皮生长因子）药物进行了评估。玻璃体腔内药物治疗已成为 RVO 合并黄斑水肿的一线治疗方法。通常，抗血管内皮生长因子药物最初与玻璃体腔内类固醇作为替代选择。格栅激光光凝已被证明对 BRVO 有效，但不如玻璃体内药物有效。当出现新生血管时，抗血管内皮生长因子药物常与全视网膜光凝联合使用。无黄斑水肿或新生血管的眼睛通常需要密切观察。

19.4.2 随访

前 4~6 个月应每月随访，观察是否有后遗症需要治疗。对于正在接受后遗症治疗的眼睛，随访间隔取决于疾病反应和所需的治疗频率。对于

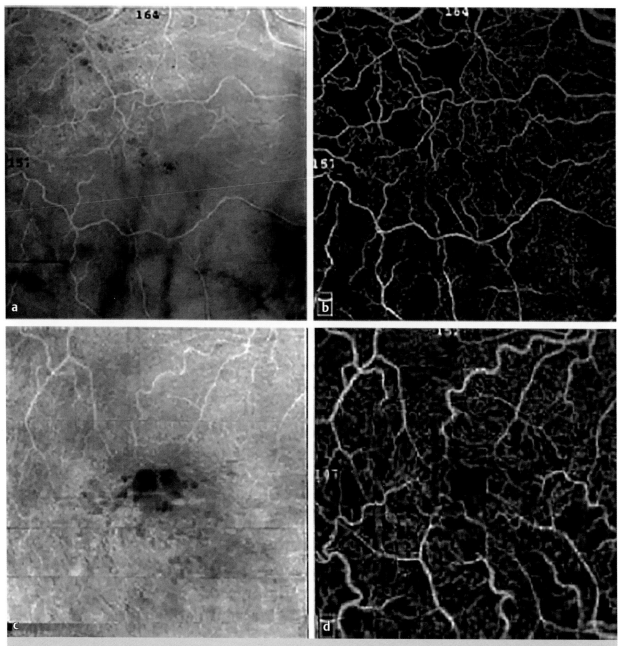

图 19.5 （a，b）OCTA 显示轻度血管迂曲，血管重构及多灶性的无灌注区。（c，d）OCTA 显示明显的血管迂曲和轻度的局部无灌注灶

接受抗血管内皮生长因子治疗的严重缺血患眼，应在停止抗血管内皮生长因子治疗后继续密切监测，以评估新生血管的反弹情况。

推荐阅读

［1］Wong TY, Scott IU. Clinical practice. Retinal-vein occlusion. N Engl J Med. 2010; 363(22):2135–2144

［2］Rogers SL, McIntosh RL, Lim L, et al. Natural history of branch retinal vein occlusion: an evidence-based systematic review. Ophthalmology. 2010; 117 (6):1094–1101.e5

［3］McIntosh RL, Rogers SL, Lim L, et al. Natural history of central retinal vein occlusion: an evidence-based systematic review. Ophthalmology. 2010; 117 (6):1113–1123.e15

［4］Ehlers JP, Fekrat S. Retinal vein occlusion: beyond the acute event. Surv Ophthalmol. 2011; 56(4):281–299

20 视网膜动脉阻塞

Rishi P. Singh, Ang Li

摘 要

视网膜动脉阻塞（RAO）可能是由于栓塞或血栓形成，导致视网膜分支动脉阻塞（BRAO）或视网膜中央动脉阻塞（CRAO）。RAO 通常引起突发的、无痛的视力丧失或视野缺损，常为单侧发病。患者需要在发病后进行常规的眼部新生血管筛查，并经常评估潜在的危险因素。目前还没有有效的治疗方法来逆转 BRAO 或 CRAO。

关键词：视网膜分支动脉阻塞；视网膜中央动脉闭塞；新生血管

20.1 特征

视网膜动脉阻塞（RAO）通常是由于栓塞或血栓形成，导致视网膜分支动脉阻塞（BRAO）或视网膜中央动脉阻塞（CRAO）。在受 RAO 影响的区域，视力丧失通常很严重。如果不累及中央凹，可以保持中心视力。

20.1.1 常见症状

视网膜分支动脉阻塞

偶尔无症状，症状包括突然、急性、单侧、无痛的部分视力丧失，可能有黑蒙性眩晕病史（短暂性视力丧失），患者视力下降差异很大。

视网膜中央动脉阻塞

突发的、无痛的、典型严重的单侧视力丧失。可能有黑蒙病史。视力丧失通常涉及整个视野。相关症状如下颌咀嚼痛、头皮痛觉过敏和颞部头痛与同时并发巨细胞动脉炎（GCA）有关。

20.1.2 查体

视网膜分支动脉阻塞

如果在症状刚出现时检查眼底，则可能无异常发现。在症状出现后的数小时内出现典型的体征，包括闭塞小动脉分布区域的视网膜出现颜色变白（图 20.1）、小动脉变细以及可能的 Hollenhorst 斑块（即血小板 – 纤维蛋白 – 胆固醇血管内栓塞）。可能存在相对性瞳孔传入障碍。

视网膜中央动脉阻塞

体征包括视网膜苍白、樱桃红斑、小动脉变细、节段性血流中断和 Hollenhorst 斑块。大约 15%~25% 的眼睛有睫状视网膜动脉，它能给黄斑部分血液供应，从而保持中心视力（图 20.2）。然而，大多数病例视力降至 20/200 到数指之间。相对性瞳孔传入障碍常出现。

20.2 关键诊断性检查和结果

20.2.1 OCT

视网膜分支动脉阻塞

急性 BRAO 可见视网膜内层增厚和高反射；慢性 BRAO 可见视网膜内层变薄和萎缩（图 20.1）。

视网膜中央动脉阻塞

急性 CRAO 可见视网膜内层增厚和高反射（图 20.3）；慢性 CRAO 可见视网膜内层变薄和萎缩。这可能与合并静脉阻塞的视网膜内积液有关（图 20.3）。一些病例显示，由于深层毛细血管床缺血可致急性黄斑旁中心中层黄斑病变，表现为片状区域反射增强。

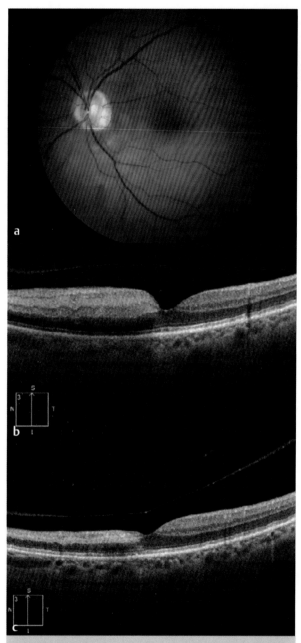

图 20.1 （a）眼底照相显示下方分支视网膜动脉阻塞（BRAO）。（b）OCT 显示急性期 BRAO 内层视网膜增厚伴相应的高反射。4 周后随访显示高反射减弱但持续存在的早期内层视网膜萎缩，与先前的 BRAO 一致。（c）此区域萎缩与 BRAO 一致

20.2.2　FA 或超广角 FA

视网膜分支动脉阻塞

阻塞区域显示充盈延迟和无灌注。

视网膜中央动脉阻塞

视网膜中央动脉充盈延迟或无充盈；15% 患眼保留了睫状视网膜充盈（图 20.2）。视神经周围脉络膜和视网膜低荧光环或三角形无灌注区域提示睫状视网膜动脉阻塞来源于 GCA。

20.2.3　吲哚菁绿血管造影

视网膜分支动脉阻塞与视网膜中央动脉阻塞

脉络膜斑片状充盈和充盈延迟是睫状后动脉阻塞的病理诊断依据，高度提示 GCA。

20.2.4　光学相干断层扫描成像（OCTA）

视网膜分支动脉阻塞

受影响动脉的视网膜循环中可见明显的无血流区。

视网膜中央动脉阻塞

视网膜循环中可见明显的无血流区。

20.3　重要临床信息

20.3.1　视网膜分支动脉阻塞

急性和有症状的 BRAO 提示需要迅速评估血管闭塞性疾病和继发脑中风的风险。应评估栓塞性疾病的病因，包括颈动脉狭窄和心脏瓣膜疾病，这些疾病需要行颈动脉成像（如颈动脉多普勒、CT 血管造影、MR 血管造影），心电图和超声心动图检查。对于 50 岁以下的患者，还应考虑评估是否存在血液高凝状态。

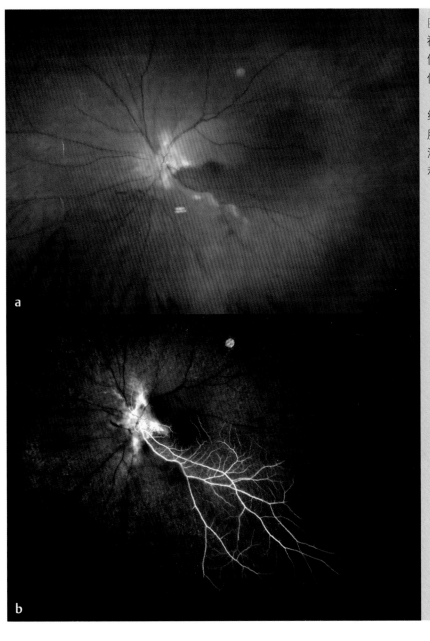

图 20.2 （a）超广角眼底照相显示视盘苍白，黄斑变白但中心凹及颞侧楔状视网膜（由视网膜睫状动脉供血）豁免。没有明显的斑块存在。（b）超广角荧光素血管造影显示脉络膜斑片状充盈伴延迟充盈，视网膜中央动脉充盈延迟和周边大片无灌注。睫状视网膜动脉供应的黄斑和颞下方血管弓区域得以豁免

20.3.2 视网膜中央动脉阻塞

由于在视觉症状出现的一周内缺血性中风的风险特别高，因此栓塞病因引起的急性 CRAO 需要及时评估。在 50 岁以上的患者中，CRAO 最常见的原因是血管闭塞性疾病或心脏瓣膜疾病。对于 50 岁或 50 岁以下的患者，应考虑是否有血液高凝状态。在 50 岁以上的患者中，需排除 GCA，应行血沉、C 反应蛋白和血小板检查，尤其是关注与下颌咀嚼痛、头皮感觉异常和颞侧头痛相关的症状。有 GCA 症状的患者，即使实验室检测值正常，也应考虑行颞动脉活检。

20.4 处理

20.4.1 治疗方案

视网膜分支动脉阻塞

目前还没有有效的治疗方法可逆转 BRAO，但是应该进行全身检查，寻找阻塞的根本原因（栓塞、炎症、感染或自身免疫）。

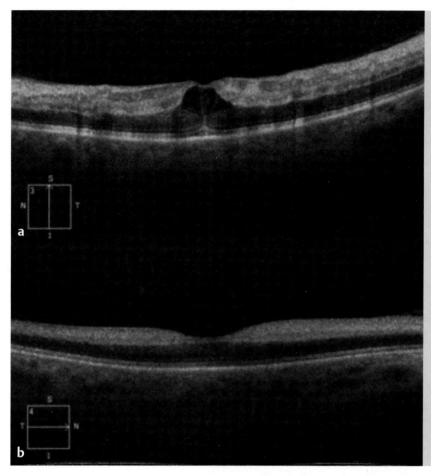

图20.3 光学相干断层扫描（OCT）显示散在多灶性高反射的内层视网膜旁中心中层黄斑病变样病灶与视网膜动脉阻塞（RAO）的内层视网膜缺血一致。（a）可见轻微的囊样水肿改变。（b）OCT显示弥漫的内层视网膜高反射与CRAO一致

视网膜中央动脉阻塞

目前还没有有效的治疗方法来逆转CRAO。如果炎症标志物升高或临床症状明显考虑GCA时，应全身应用高剂量类固醇激素，以降低对侧眼发病的风险。目前，对于CRAO除类固醇以外的溶栓或介入治疗的证据仍有争议；尽管有多种治疗方案，但药物治疗方法（如抗青光眼药物）、按摩、吸入氧和5%二氧化碳的混合气体、静脉或动脉内应用重组组织纤溶酶原激活剂，以及应用己酮可可碱或舌下含硝酸异山梨酯的血管舒张等疗效欠佳。手术治疗方案（如前房穿刺、Nd：YAG激光溶栓、平坦部玻璃体切除并栓子清除）也没有明确的疗效证据。

20.4.2　随访

RAO患者在发病后的几个月内需要定期随访，以对新生血管进行评估。如果患者出现虹膜或视网膜新生血管或新生血管性青光眼等后遗症，通常采用全视网膜/局部光凝和（或）玻璃体内抗血管内皮生长因子治疗。对于伴有严重视网膜缺血的眼前节新生血管，全视网膜光凝治疗是必要的。检查结果应告知患者的社区医生，以便继续检查和系统性风险因素管理。

视网膜中央动脉阻塞

如果怀疑GCA，应立即开始全身类固醇激素治疗。

推荐阅读

[1] Olsen TW, Pulido JS, Folk JC, Hyman L, Flaxel CJ, Adelman RA. Retinal and ophthalmic artery occlusions preferred practice pattern. Ophthalmology. 2017; 124(2):120–P143

[2] Sim S, Ting DSW. Diagnosis and management of central retinal artery occlusion. EyeNet Magazine 2017:33–34

[3] Miller A, Green M, Robinson D. Simple rule for calculating normal erythrocyte sedimentation rate. Br Med J (Clin Res Ed). 1983; 286(6361):266

[4] Wener MH, Daum PR, McQuillan GM. The influence of age, sex, and race on the upper reference limit of serum C-reactive protein concentration. J Rheumatol. 2000; 27(10):2351–2359

21 眼缺血综合征

Talia R. Kaden, Yasha S. Modi

摘　要

眼缺血综合征（OIS）是一种罕见但严重的疾病。由于眼部血流减少，该病可表现为眼前、后段的改变，严重者可能伴视力下降。眼部的治疗方法选择有限，但必须对疑似 OIS 的患者进行可能的颈动脉或其他血管疾病的评估，以降低患者的死亡率和发病率。

关键词：颈动脉超声；中周部点状出血；眼缺血综合征

21.1　特征

眼缺血综合征（OIS）是一种罕见但严重的疾病。虽然我们对其认识有所提高，但在临床初期检查中 OIS 仍常被误诊或漏诊。OIS 是一种由眼部血流减少引起的缺血状态。它常与同侧颈动脉狭窄有关，但并非所有的 OIS 患者都有狭窄的颈动脉。重要的是要考虑到对其他血管狭窄 / 闭塞的评估，包括主动脉弓、眼动脉、视网膜中央动脉或睫状动脉内的血管狭窄 / 闭塞。OIS 患者在发病 5 年后有 40% 的死亡率，通常由缺血性心脏病造成。

OIS 在 50 岁以上的人群中更为普遍，且发病率随年龄增长而增长。男性的 OIS 发病率是女性的两倍。OIS 在糖尿病患者中更为常见，如果有潜在的糖尿病视网膜病变，它可能会混淆诊断。因此，非对称性糖尿病视网膜病变提醒应对 OIS 评估。尽管该病通常表现为单侧，但是据报道，对侧眼 OIS 的发生率为 20%~50%。

21.1.1　常见症状

可表现为短暂视力下降史（~15%）或钝痛（~40%）。不适的病因可能与睫状体缺血（表现为血—房水屏障破坏引起的前房闪辉）或直接疼痛有关，后者可能继发于虹膜新生血管（NVI）和继发性新生血管性青光眼（NVG）。患者主诉可为直立时眼部疼痛加剧，因为该体位时血流减少可导致缺血加重。

21.1.2　眼部检查

在前段，虹膜新生血管（NVI）经常出现（图21.1），许多人会发展为 NVG。患者也可出现前房细胞增多或瞳孔反应迟缓。很少有患者会出现大疱性角膜病变和后弹力层褶皱。

在后段，典型的表现包括动脉狭窄和扩张，但静脉不迂曲，这有助于区分 OIS 和视网膜中央静脉阻塞（静脉通常是既扩张又迂曲的）。常出现中周部视网膜出血（~80%），通常为深部出血（斑状 / 点状，图 21.2）。严重者视盘及其他部位可见后段新生血管。偶尔，严重的 OIS 可表现为视网膜中央动脉阻塞，这可能与 NVG 有关，因为眼内压的升高会超过视网膜中央动脉的低灌注压。

21.2　关键诊断方法和结果

21.2.1　FA 或超广角 FA

FA 是诊断的重要工具。其特征是脉络膜和视

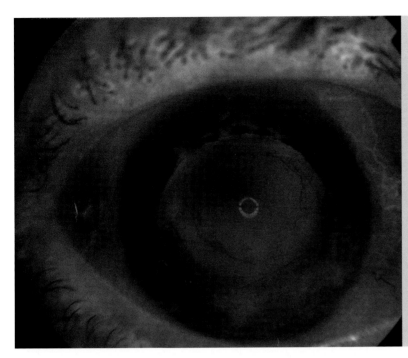

图 21.1　荧光血管造影显示眼缺血综合征患者的虹膜新生血管。即使在扩瞳状态也可以看见虹膜血管早期渗漏

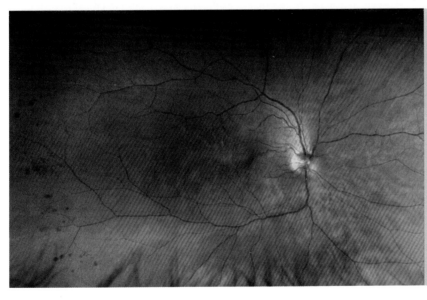

图 21.2　在颈动脉狭窄达 99% 的患者眼底，中周部视网膜出现斑点状出血。可见动脉狭窄、静脉扩张伴轻度迂曲

网膜充盈延迟（图 21.3）。正常的脉络膜充盈时间大约是在脉络膜动脉开始显影后 5 s。在 OIS 中，常见斑片状或明显延迟的脉络膜充盈，在某些情况下可延迟超过 1 min。视网膜血管充盈也可能延迟，尽管 FA 对 OIS 非常敏感，但视网膜循环延迟的特异性较低，因为在视网膜中央动脉和静脉阻塞时也可见到该表现。然而，由于 FA 的敏感性，必须仔细记录注入造影剂的时间才能做出

诊断。FA 也可用于区分 OIS 与糖尿病视网膜病变，后者可表现为视网膜毛细血管无灌注（在 OIS 中少见）。FA 也有助于识别相关的新生血管。

21.2.2　无赤光眼底照相

与传统的眼底照相相比，无赤光的图像更能突出眼底出血，这有助于识别 OIS 中典型的中周部网膜斑点状出血模式。此外，无赤光图像突出

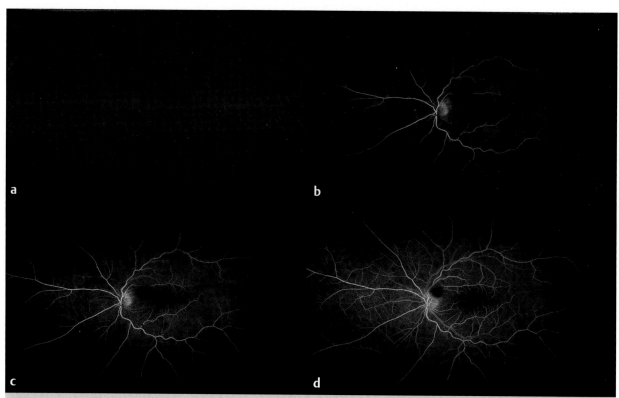

图 21.3 后段眼球缺血综合征的 UWFA 检查。（a）臂 – 眼循环时间（>40 s）和（b~d）动静脉循环时间明显延迟。（d）视网膜静脉充盈时间持续延迟（>90 s），一些静脉没有显影

显示了静脉 – 静脉侧支循环，这一病理表现更符合慢性视网膜静脉阻塞，而不是 OIS。

21.3 重要临床信息

如果怀疑有 OIS，必须进行颈动脉成像（如超声、MR 血管造影和 CT 血管造影），因为超过 90% 的患者会有部分颈总动脉或颈内动脉的阻塞。如果发现明显的狭窄，应转诊评估颈动脉内膜切除术，尽管内膜切除术只是治疗近端颈内动脉闭塞而非完全性颈内动脉闭塞的一种选择。

21.4 处理

21.4.1 治疗方案

血管手术

大多数 OIS 患者会出现慢性颈动脉狭窄，对

他们的治疗并不简单。如果部分闭塞，通常考虑颈动脉内膜切除术。也可以使用颈动脉血管内支架，但通常是在手术风险太高的情况下使用的（例如有其他合并症的患者、先前在颈部进行过放射治疗或因手术史致解剖结构复杂的患者）。如果颈动脉完全闭塞，治疗数据就更不确定了。

激光治疗

对有新生血管和 FA 提示视网膜缺血的患者，可单独使用全视网膜光凝（PRP）。然而，如果单用激光治疗，虹膜新生血管的消退往往是不完全的。因此，常采用联合抗血管内皮生长因子（anti-VEGF）的玻璃体腔内药物治疗。

抗血管内皮生长因子治疗

抗血管内皮生长因子疗法已成为治疗新生血管的一线治疗方法，通常与上述 PRP 联合应用。

其他治疗方案

睫状肌麻痹剂可通过稳定血—房水屏障和减少后粘连的形成而减轻疼痛。除了所需的视网膜治疗外，可能还需要内科和外科治疗，包括青光眼引流植入物，以控制抗血管内皮生长因子治疗后眼压持续升高的继发性 NVG。

21.4.2 随访

虽然对 OIS 患者的随访间隔没有既定的指南，但对于任何继发性 NVI 或 NVG 患者应定期随访。在积极治疗和早期监测期间，患者通常每 4~8 周就诊一次。一旦病情稳定，患者的随访频率可能会降低。应确保社区医生或血管外科医生对患者进行适当的随访。

推荐阅读

[1] Kim YH, Sung MS, Park SW. Clinical features of ocular ischemic syndrome and risk factors for neovascular glaucoma. Korean J Ophthalmol. 2017; 31(4):343–350

[2] Mendrinos E, Machinis TG, Pournaras CJ. Ocular ischemic syndrome. Surv Ophthalmol. 2010; 55(1):2–34

[3] Mizener JB, Podhajsky P, Hayreh SS. Ocular ischemic syndrome. Ophthalmology. 1997; 104(5):859–864

[4] Powers WJ, Clarke WR, Grubb RL, Jr, Videen TO, Adams HP, Jr, Derdeyn CP, COSS Investigators. Extracranial-intracranial bypass surgery for stroke prevention in hemodynamic cerebral ischemia: the Carotid Occlusion Surgery Study randomized trial. JAMA. 2011; 306(18):1983–1992

[5] Thanvi B, Robinson T. Complete occlusion of extracranial internal carotid artery: clinical features, pathophysiology, diagnosis and management. Postgrad Med J. 2007; 83(976):95–99

22 视网膜大动脉瘤

Kevin Wang, Justis P. Ehlers

摘 要

视网膜大动脉瘤（RAMs）是获得性的视网膜大动脉的囊状或梭状扩张，通常发生于视网膜中央动脉前三级分叉。常见于 60 岁以上合并高血压（~75%）和血脂异常的妇女。患者往往无症状，但可能会因渗出或出血而出现显著的视力下降。临床治疗方案应根据 RAM 的位置和后遗症而制定。

关键词：视网膜动脉大动脉瘤；黄斑水肿；视网膜出血

22.1 特征

视网膜大动脉瘤（RAMs）是获得性的视网膜大动脉的囊状或梭状扩张，通常发生于视网膜中央动脉前三级分叉前。血管扩张的直径通常达 100~250 μm。常见于 60 岁以上合并高血压（~75%）和血脂异常的妇女。

22.1.1 常见症状

一般无症状；玻璃体、视网膜或视网膜下出血可导致突发无痛性视力下降；缓慢视力下降可继发于水肿和渗出。

22.1.2 眼部检查

视网膜小动脉局灶性囊状扩张；RAM 破裂可引起玻璃体腔出血、视网膜前出血、视网膜内出血和视网膜下出血。黄斑水肿和周围的环状渗出物很常见（图 22.1）。

22.2 诊断方法和结果

22.2.1 FA 或超广角 FA

早期显示局灶性大动脉瘤荧光充盈，晚期可有荧光渗漏。

22.2.2 ICGA 或超广角 ICGA

图像显示局灶性大动脉瘤荧光充盈。对视网膜前、视网膜内和视网膜下出血的诊断有帮助。

22.2.3 光学相干断层扫描（OCT）与光学相干断层扫描血管成像（OCTA）

光学相干断层扫描（OCT）可用于评价与渗出有关的结构改变，包括视网膜内积液和视网膜下积液。此外，OCT 有助于明确出血部位。有时血管扩张可在 OCT 上显示。如果结构改变在 OCTA 视野范围内，可很容易地显示球囊扩张的视网膜血管血流异常。广域 OCTA 可能有助于识别更多的外周 RAM。

22.3 重要临床信息

高血压和血脂异常的评估。

22.4 处理

22.4.1 治疗方案

高血压和（或）血脂异常的患者应密切随访和治疗观察。多数 RAMs 无需治疗，因为大多数

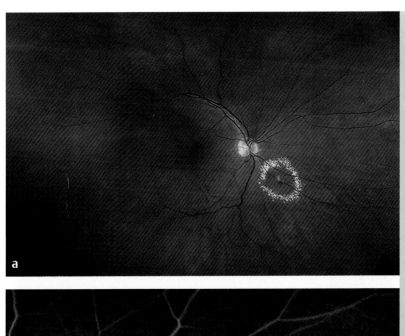

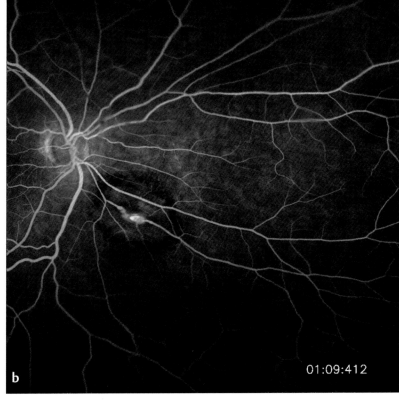

图 22.1 视网膜大动脉瘤伴环状脂质渗出可见于（a）眼底照相和（b）荧光素血管造影

可自发消退，特别是在出血后（图 22.2）。明显的视网膜下出血或玻璃体积血的病例，需要进行玻璃体切除术并联合使用视网膜下组织纤溶酶原激活剂（如发生视网膜下出血）。局部视网膜激光光凝可用于治疗 RAM 所致渗出。下游血管阻塞可导致激光光凝操作难度增大，因此如果 RAM 所在血管供应中央凹，应谨慎操作。

22.4.2 随访

建议近期出血或活动性渗出者密切随访，直至病情稳定。无症状 / 非活动性 RAMs 通常每 6~12 个月观察一次。

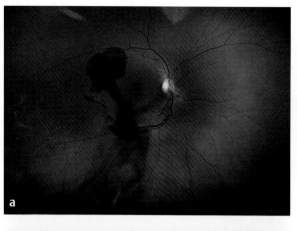
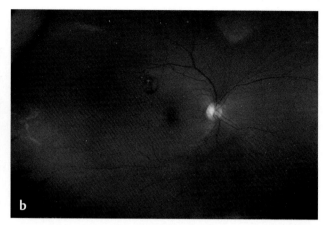
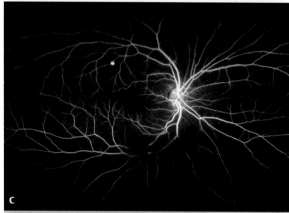

图 22.2 （a）眼底照相显示视网膜大动脉瘤（RAM）破裂视网膜下出血。（b）随后在第三个月随访时，出血吸收。（c）UWFA 显示出血处清晰的 RAM

推荐阅读

[1] Pitkänen L, Tommila P, Kaarniranta K, Jääskeläinen JE, Kinnunen K. Retinal arterial macroaneurysms. Acta Ophthalmol. 2014; 92(2):101–104

[2] Townsend-Pico WA, Meyers SM, Lewis H. Indocyanine green angiography in the diagnosis of retinal arterial macroaneurysms associated with submacular and preretinal hemorrhages: a case series. Am J Ophthalmol. 2000; 129(1):33–37

[3] Abdel-Khalek MN, Richardson J. Retinal macroaneurysm: natural history and guidelines for treatment. Br J Ophthalmol. 1986; 70(1):2–11

23 放射性视网膜病变

Peter H. Tang, Prithvi Mruthyunjaya

摘 要

放射性视网膜病变是因眼部暴露于对眼、眼眶及围绕头颈组织恶性肿瘤的放射治疗后潜在的视觉并发症。除了视网膜内部的变化外，这个术语还包括脉络膜（放射性脉络膜病）和色素上皮（放射性视网膜色素上皮病）内发生的后遗症。诱发放射性视网膜病变的放射治疗方法包括敷贴放射治疗（近距离放射治疗）、质子束放射治疗、外照射放射治疗和X线立体定向放射治疗（CyberKnife）。随着葡萄膜炎黑色素瘤的保眼治疗策略的逐渐流行和对视网膜母细胞瘤和眼转移治疗效果的不断提高，放射治疗的更多常规应用和多模式影像学检测的改进，放射性视网膜病变的发病率升高的报告增多了。

关键词： 敷贴放射治疗；外照射；转移；放射；放射性视网膜病变；肿瘤

23.1 特征

虽然放射性视网膜病变和糖尿病性视网膜病变（DR）的临床表现有相当大的重叠，但探讨原发损伤可以更好地理解疾病过程。电离辐射通过两种机制诱导肿瘤细胞的杀伤作用：①加速增殖细胞中的DNA断裂；②活性氧（ROS）氧化损伤。这一过程的后果是局部健康组织所承受的附加损害，为放射性视网膜病变的发生奠定了基础。在放射性敷贴治疗时，靶体积的剂量处方以肿瘤顶点到基底部外小圈视网膜边缘（~2 mm）来确定，以保证覆盖所有未检测到的肿瘤蔓延和敷贴器位置准确。在这个区域之外的视网膜通常只有很少

的辐射暴露。质子束放射治疗（PBT）在理论上比敷贴放射治疗具有更大的优势，可以治疗难以到达的后部肿瘤，并且可以将治疗区以外的辐射暴露减到最小。外照射治疗（EBT）将整个眼底暴露在辐射下，如果不适当调整辐射剂量，这种方式可以造成较大范围的放射性视网膜病变。DNA断裂导致内皮细胞和神经胶质细胞变性，而神经胶质细胞是通过髓鞘形成、内稳态和营养支持视网膜神经元的关键细胞。内皮细胞接触血液中大量的氧和铁从而特别容易受到活性氧损伤。此外，由于动脉循环氧分压较高，动脉受到的影响比静脉更大。这与DR直接相反，DR最初影响周细胞而不是内皮细胞。因为存在潜在的血管损伤，合并糖尿病的患者由于易感性增加而使其患放射性视网膜病变的风险更高。

23.1.1 常见症状

早期或轻度视网膜病变可无症状；重者可出现视力下降或眼前漂浮物。

23.1.2 检查结果

最初可能会出现微动脉瘤、视网膜内出血、脂质渗出和浆液性液体漏入周围组织（图23.1）。较大的视网膜血管在病程后期受到影响并阻塞，导致进行性血管病变，对许多眼底结构产生不利影响。不同的患者对放射性视网膜病变的易感性以及随后对各种治疗方式的反应差异很大。

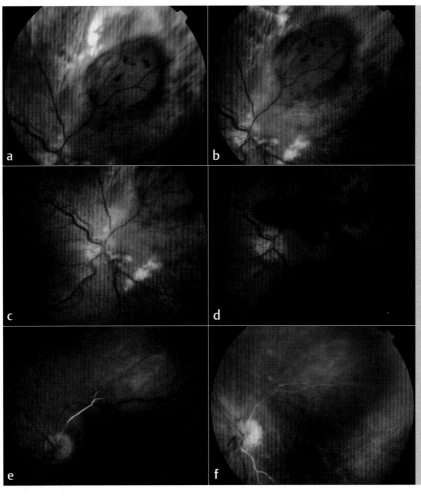

图 23.1 脉络膜黑色素瘤治疗后放射性视网膜病变的进展。（a~c）在病程早期，肿瘤病变周围有广泛的脂质渗出，以及轻微的血管变细和视乳头旁棉绒斑。（d）随着病程进展，增殖性视网膜病变因新生血管形成导致玻璃体积血。（e~f）这种疾病的晚期阶段包括视网膜血管硬化，导致血管无灌注，并引起视网膜其他地方的增殖性病变

与 DR 相似，放射性视网膜病变可进一步分为非增殖性放射性视网膜病变（NPRR）、增殖性放射性视网膜病变（PRR）和放射性黄斑水肿（RME）等亚型。NPRR 的常见表现包括视网膜周围血管改变、视网膜内出血、视网膜毛细血管扩张、视网膜渗出和棉絮斑。PRR 由 NPRR 进展而来，可出现视网膜毛细血管大面积无灌注，视网膜和视盘新生血管形成（图 23.2）。失控的 PRR 最终会导致新生血管性青光眼、玻璃体积血和牵拉性视网膜脱离。

23.2 关键诊断方法和结果

23.2.1 OCT

OCT 通过识别视网膜内积液和视网膜下积液来评估 RME 的进展程度。光学相干断层扫描（OCT）是指导治疗策略和评价治疗效果的重要手段。

23.2.2 FA 或超广角 FA

FA 可以提供宝贵的信息，如视网膜无灌注区、视网膜和视盘新生血管，以及微血管改变（图 23.3）。超广角 FA 在评估全视网膜病变程度方面可能有特殊的用途。

23.2.3 光学相干断层扫描血管成像（OCTA）

OCTA 是提供血流和毛细血管无灌注信息的新的非侵入性方式（图 23.4）。广域 OCT 血管成像有可能提供与周边视网膜灌注有关的信息。

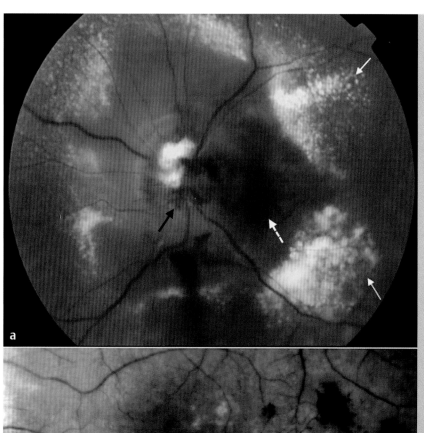

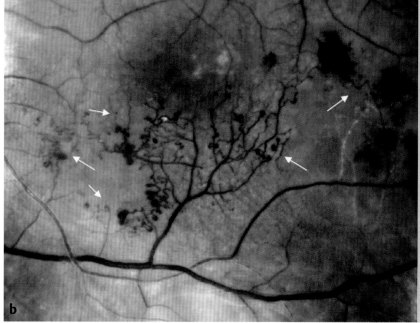

图23.2　增殖性放射性视网膜病变。（a）眼底照相显示周边脉络膜黑色素瘤放射治疗后导致的脂质渗出（白色箭头），视网膜内出血（白色虚箭头）和脉络膜新生血管形成（黑色箭头）。（b）无赤光眼底照相突出显示黄斑视网膜新生血管（白色箭头）

23.3　关键的检查

诊断放射性视网膜病变关键是要关注前期是否有放射治疗史，重点是眼部、头颈部区域，以及自放射性视网膜病变发病以来就一直位于眼眶附近的脑肿瘤，其发病时间范围可从 1 个月到 10 年不等。此外，全面的眼科检查和影像学评估是监测放射性视网膜病变的基础。

23.4　处理

23.4.1　治疗方案

放射性视网膜病变

治疗方法与 DR 相似。视网膜光凝在促使 PRR 新生血管消退方面的成功率参差不齐。玻璃体腔内抗血管内皮生长因子（Anti-VEGF）治疗

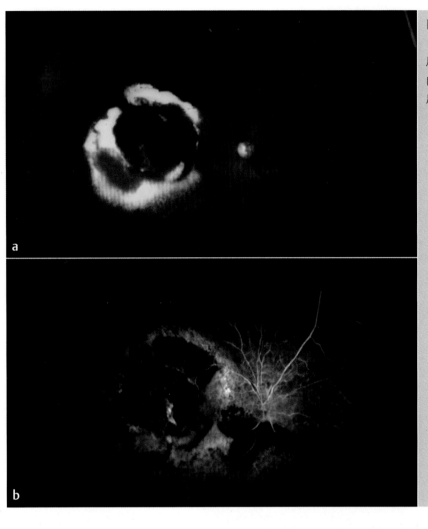

图23.3 增殖性放射性视网膜病变。(a)超广角眼底相显示广泛的脂质渗出和血管衰减，并伴随视网膜内及视网膜下出血。(b)超广角眼底造影显示血管无灌注区和血管渗漏

已成功应用于治疗 PRR 的新生血管及后遗症，包括新生血管性青光眼。

放射性黄斑水肿

RME 是放射性视网膜病变患者视力下降的重要原因。玻璃体内注射抗血管内皮生长因子药物是目前的一线治疗方法，已被证明疗效显著；然而，它通常需要持续的治疗。玻璃体腔内注射类固醇也被成功地用于抗血管内皮生长因子治疗无效的病例，这表明炎症可能是放射性视网膜病变的一个组成部分。

23.4.2　预防

协调在成功治疗肿瘤和尽量减少眼部暴露的平衡，是预防放射性视网膜病变的基础。这需要为每个病人定制一种放疗方案。已有广泛的研究来评估对肿瘤有效治疗所需的最低辐射剂量，同时尽量减少并发症的发生。

剂量

放射敷贴治疗后发生放射性视网膜病变的风险与总放射剂量、用于治疗的敷贴片大小，以及基于肿瘤位置的植入部位有关。研究表明，当辐射剂量超过 45 Gy 或超过 60% 的视网膜暴露时，放射性视网膜病变的发生率显著提高；与视网膜母细胞瘤（30~45 Gy）和脉络膜转移（25~50 Gy）的敷贴放射治疗相比，放射性视网膜病变在后葡萄膜黑色素瘤治疗后更常见，因为其辐射剂量可以从 80~100 Gy 到治疗所需的最大剂量。

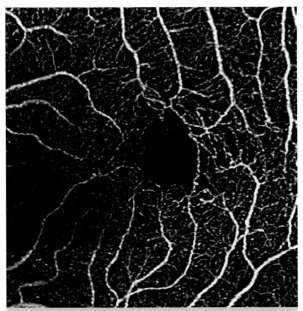

图 23.4　放射性视网膜病变和光学相干断层扫描血管造影（OCTA）。OCTA 显示黄斑中心凹无血管区扩大，血管重构和局部流空与毛细血管无灌注区一致

体外放射治疗

在电子束疗法中，形状各异的辐射束从几个角度瞄准肿瘤，在该区域提供比周围健康组织更大的吸收剂量。分次放射治疗是降低放射性视网膜病变风险的一种方法，即将总辐射剂量分为小剂量进行多次治疗。

抗血管内皮生长因子

长期的玻璃体内抗血管内皮生长因子治疗已被证明能有效地治疗和预防近距离放疗和 PBT 所致的放射性视网膜病变。虽然确切的机制尚不清楚，但贝伐单抗或雷尼单抗的周期性治疗似乎破坏了放射性视网膜病变的自然发展途径。诸如抗血管内皮生长因子药物的剂量、必要的治疗频率和长期并发症等因素需要进一步的研究以阐明机制。

推荐阅读

[1] Finger PT, Chin K. Anti-vascular endothelial growth factor bevacizumab (Avastin) for radiation retinopathy. Arch Ophthalmol. 2007; 125(6):751–756

[2] Finger PT, Chin KJ, Semenova EA. Intravitreal anti-VEGF therapy for macular radiation retinopathy: a 10-year study. Eur J Ophthalmol. 2016; 26(1):60–66

[3] Perez BA, Mettu P, Vajzovic L, et al. Uveal melanoma treated with iodine-125 episcleral plaque: an analysis of dose on disease control and visual outcomes. Int J Radiat Oncol Biol Phys. 2014; 89(1):127–136

[4] Shah SU, Shields CL, Bianciotto CG, et al. Intravitreal bevacizumab at 4-month intervals for prevention of macular edema after plaque radiotherapy of uveal melanoma. Ophthalmology. 2014; 121(1):269–275

[5] Kim IK, Lane AM, Jain P, Awh C, Gragoudas ES. Ranibizumab for the prevention of radiation complications in patients treated with proton beam irradiation for choroidal melanoma. Trans Am Ophthalmol Soc. 2016; 114:T2

24 镰状细胞视网膜病变

Paul E. Israelsen, Andrew W. Browne

摘 要

镰状细胞病（SCD）的眼部表现是血管阻塞所致，可发生在结膜、虹膜、视网膜和脉络膜。视网膜小动脉阻塞导致下游毛细血管无灌注、新生血管形成及随后的并发症。早期镰状细胞性视网膜病变的患者通常无症状，但可能出现暂时性或永久性视力丧失。由于 SCD 引起的眼部变化在其他疾病中也能见到，因此排除其他阻塞原因是很重要的。

关键词：新生血管；镰状细胞性视网膜病变；血液黏度

24.1 特征

镰状细胞性视网膜病变（SR）在 *SC* 或 *SThal* 基因型患者中比 *SS* 基因型患者更常见。一项研究估计，增殖性镰状细胞性视网膜病变（PSR）在血红蛋白 *SC*、*SThal* 和 *SS* 基因型患者中的终生发病率分别为 33%、14% 和 3%。任何一种血红蛋白病患者由于异常血红蛋白分子在脱氧后聚合，都容易发生红细胞（RBC）镰状变。这些镰状细胞会增加血液黏度和高凝状态，使患者全身器官（包括眼睛）容易发生闭塞性血栓形成。视网膜小动脉阻塞导致了下游毛细血管无灌注和随后的新生血管（NV）形成。

24.1.1 常见症状

SR 患者通常无症状。随着病程进展，患者可能会出现症状如漂浮物、闪光感或视野中的暗"窗帘"。可能会出现严重视力丧失，但不常见。

24.1.2 检查结果

Goldberg 分类系统概述了 SR 的病理生理进展和与每个阶段相关的检查结果（图 24.1）。SR 的发现通常分为非 PSR 和 PSR。每个描述性阶段都可存在重叠。

非增殖性镰状细胞性视网膜病变

1 期：外周动脉闭塞（图 24.2）。

• 由镰状细胞病患者血液高黏度引起

• 永久性闭塞的周边小动脉的"银线"状改变，FA 上最容易看到

2 期：外周动静脉吻合（图 24.2）。

• 先前存在的毛细血管扩张

• 常沿着无灌注区边缘

增殖性镰状细胞性视网膜病变

3 期：NV 和纤维增生（图 24.2）。

• 典型的"海扇"结构

• NV 通常形成于无灌注边缘，并向锯齿缘生长

• NV 最常见的部位是颞上周边，其次是颞下，然后是鼻侧

• 由于上游血管阻塞，NV 通常会自发梗死，导致颜色从红色变为白色

4 期：玻璃体积血。

• 由新形成血管牵拉所致

5 期：牵拉性视网膜脱离（图 24.3）。

• 通常在 NV 区外周形成

• 牵拉也可能导致视网膜裂孔和孔源性视网膜脱离

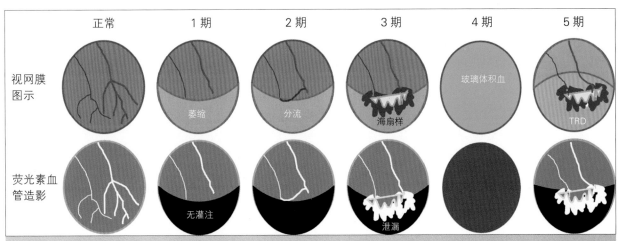

图 24.1　根据 Goldberg 分类系统，在镰状细胞性视网膜病变中的病理结果示意图。上一行图像对应于视网膜图，而下一行图像对应于典型的荧光素血管造影结果

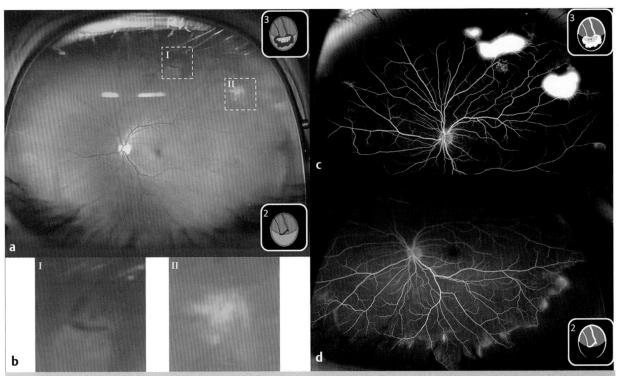

图 24.2　（a）左眼彩色超广角眼底照相显示（b）一个黑色日光斑病灶（c）和颞上方纤维血管组织的病灶可能代表消退的"海扇"。（c）同一只眼晚期 UWFA 显示周边无灌注区和颞上方周边视网膜新生血管区渗漏。（d）同一只眼晚期 UWFA 显示颞下方动静脉瘘轻微渗漏，形成绕过缺血的毛细血管旁路

其他可能的检查结果

眼前段："逗号"状结膜血管，最常见于下方球结膜；前段缺血伴继发节段性虹膜萎缩、瞳孔异位和虹膜新生血管。

眼后段：小红点，代表视神经乳头小动脉闭塞。"黄斑凹陷"征是由于视网膜内部缺血萎缩导致的中心凹呈椭圆形变钝，少见黄斑裂孔、视网膜前膜或黄斑劈裂。血管可表现为迂曲，睫状

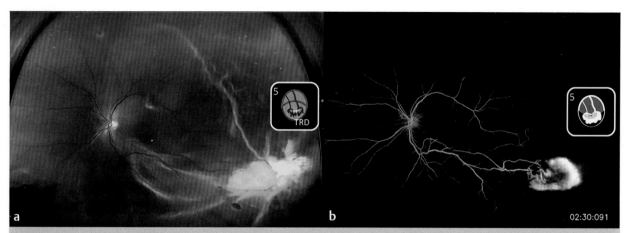

图24.3　（a）左眼超广角彩色眼底照相显示除鼻侧象限视网膜外，均有牵拉性合并孔源性全视网膜脱离。在颞下方视网膜多个破裂处可见渗出和牵拉带。另外视盘上方周边可见一个小裂孔。（b）同一只眼晚期 UWFA 显示颞下方新生血管化"扇贝"样病灶区荧光渗漏，这与渗出和牵拉带的区域（a）一致

后动脉阻塞引起脉络膜梗死，很少出现视网膜中央动脉阻塞和脉络膜新生血管。其他发现包括三文鱼样斑片状出血（发生在神经纤维层和内界膜之间的粉红色—橙色出血，代表闭塞小动脉的"爆裂"；图24.4），可见虹彩（折射）斑，代表先前视网膜内出血区域内含铁血黄素的巨噬细胞、黑色日光斑状病变［视网膜色素上皮（RPE）的星状或圆形区域色素沉积过度、肥大或增生；图24.2a］和血管样条纹，后者见于 1%~2% 的 *SS* 基因型患者（图24.5）。

24.2　关键的诊断性检查和结果

24.2.1　光学断层相干扫描（OCT）

OCT 常显示中心凹和旁中心凹视网膜变薄（主要是视网膜内层）和中心凹轮廓变钝。

24.2.2　FA 或超广角 FA

FA 可显示中央凹无血管区扩大、血管闭塞区外无灌注区形成、灌注区与无灌注区交界处常见动静脉吻合、三文鱼样斑块内荧光积存和渗漏、新生血管区荧光渗漏、动静脉吻合处缓慢渗漏。超广角 FA（UWFA）可有利于观察周边血管异常。

24.2.3　眼底自发荧光

RPE 增殖所显示黑色日光斑状损伤可为混合性高、低自发荧光。

24.2.4　OCTA

可显示浅层和深层视网膜毛细血管丛的血管重构和无血流区。

24.3　关键的检查

检查通常包括 UWFA、OCT 和血清血红蛋白电泳（如果前期没做过）。确保患者有社区医生和血液科医生的随访。需要考虑的鉴别诊断包括糖尿病视网膜病变、高血压视网膜病变、视网膜血管阻塞和眼缺血综合征。少见的疾病包括高黏血症（白血病）、炎性血管病（肉瘤、结核病、梅毒）、早产儿视网膜病变、家族性渗出性玻璃体视网膜病变和 Coat 病。

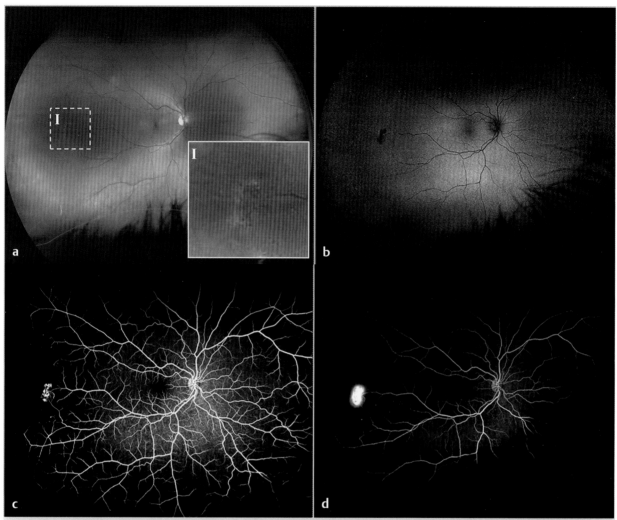

图 24.4　（a）右眼超广角彩色眼底照相显示颞侧视网膜中周部一个典型的三文鱼斑片状出血（插图）。（b）同一只眼眼底自发荧光图像显示低自发荧光区域和三文鱼斑片状出血区一致。（c）同眼 UWFA 动静脉期三文鱼斑片状出血点状荧光着染。（d）血管造影晚期显示同一区域的荧光渗漏与新生血管形成相对应

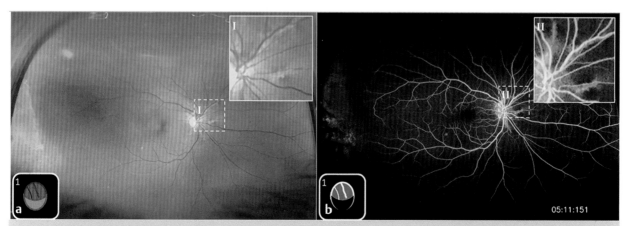

图 24.5　（a）右眼超广角彩色眼底照相显示在颞侧远周边视网膜萎缩和苍白，以及从视乳头辐射的血管样条纹（插图）。（b）同一眼睛的超广角荧光素血管造影显示颞侧远周边视网膜无灌注，并再次显示血管样条纹（插图）

24.4 处理

24.4.1 治疗方案

无症状期

保守观察，密切随访。大多数新生血管病变会发生自身梗死。

增殖期

可考虑对周围缺血性视网膜进行激光光凝，但应谨慎使用，因为 PSR 治疗后视网膜裂孔和孔源性脱离比增殖性糖尿病视网膜病变更值得关注。玻璃体腔注射抗血管内皮生长因子似乎能有效地促进 NV 的消退，但最佳的长期治疗方法尚不清楚。

玻璃体积血或视网膜脱离

玻璃体切除术（PPV）通常用于玻璃体积血不消退和视网膜脱离；由于有前段缺血的危险，应谨慎应用巩膜扣带术。

前房积血

前房积血常导致镰状细胞病患者眼压升高，可能是由于镰状红细胞阻塞了小梁网。镰状细胞病患者即使眼压稍有升高，也会导致视网膜中央或分支动脉阻塞等并发症，因此应积极地进行降眼压治疗。不要使用碳酸酐酶抑制剂（例如，局部使用多唑胺或布林佐胺，口服乙酰唑胺），因为他们会降低血液和水的 pH 值，导致疾病进一步发展。可考虑早期手术治疗，如对眼压持续 24 h 超过 25 的患者进行前房冲洗。

24.4.2 随访

无症状、静止期患者通常每 6~12 个月随访一次，活动性 SR 应根据临床情况进行随访。

推荐阅读

[1] Goldberg MF. Natural history of untreated proliferative sickle retinopathy. Arch Ophthalmol. 1971; 85(4):428–437

[2] Scott AW, Lutty GA, Goldberg MF. Hemoglobinopathies. Retinal Vascular Disease. Retina. 2013:1071–1082

[3] Cantor LB, Rapuano CJ, Cioffi GA, et al. Other retinal vascular diseases. In: Basic and Clinical Sciences Course, Section 12: Retina and Vitreous. 2016:137–141

[4] Myint KT, Sahoo S, Thein AW, Moe S, Ni H. Laser therapy for retinopathy in sickle cell disease. Cochrane Database Syst Rev. 2015(10):CD010790

[5] Moshiri A, Ha NK, Ko FS, Scott AW. Bevacizumab presurgical treatment for proliferative sickle-cell retinopathy-related retinal detachment. Retin Cases Brief Rep. 2013; 7(3):204–205

25　高血压视网膜病变

Marisa K. Lau, Paula Eem Pecen

摘　要

高血压病可导致视觉症状，眼底检查和高级影像学检查对该病的全身和眼部表现的诊断和治疗至关重要。急性高血压通常会引起血管痉挛性改变，这种改变与灌注的自动调节有关，而慢性持续性全身高血压则会引起动脉粥样硬化性血管病变，从而使患者容易发生血管阻塞事件。轻度高血压视网膜病变对视力的影响小，而重度高血压视网膜病变对视力的影响随病程的延长而增大。OCT、FA、ICGA 等多种影像学检查有助于对该病的诊断。

关键词： 脉络膜病；高血压；视网膜病变

25.1　特征

25.1.1　常见症状

眼部症状

可表现为无症状，或视力下降和暗点，通常与高血压性视网膜病变的位置和程度有关。

全身症状

头痛、神经功能缺损、胸痛、呼吸窘迫、精神状态改变、恶心和（或）呕吐，如出现上述症状应马上治疗，以降低高血压急症所致死亡率和其他终末器官损害的发病率。

25.1.2　检查结果

早期高血压性视网膜病变的眼底镜检查可见视网膜内小动脉周围渗出物、棉絮斑、渗出物、视网膜出血和黄斑水肿（图 25.1）。晚期慢性高血压改变包括硬性渗出、小动脉变细、动静脉交叉压迹（图 25.2）、小动脉铜线或银线状改变（图 25.2）、微动脉瘤、视网膜内微血管异常和大动脉瘤。罕见却更严重的发现可能包括视网膜新生血管和多层视网膜出血（图 25.3）。可合并高血压脉络膜病（图 25.4），可表现为浆液性视网膜脱离或脉络膜血管色素性病变，提示纤维蛋白样坏死（Siegrist 条纹）。既往急性高血压性视网膜病变的证据包括局部脉络膜梗死引起的萎缩（Elschnig 斑，图 25.4）。高血压性视神经病变可表现为急性视盘水肿，慢性病程则表现为视神经萎缩。

25.2　关键的诊断方法和结果

25.2.1　OCT

可表现为视网膜内积液和视网膜下积液，由神经纤维层梗死引起的视网膜内层高反射，以及渗出物所致的视网膜内高反射物质（图 25.5）。慢性病程者可表现为视网膜萎缩。

25.2.2　FA 或超广角 FA

早期或轻度高血压视网膜病变可表现为正常，但更严重的高血压视网膜病变可表现为视网膜毛细血管无灌注区、微动脉瘤和大动脉瘤，以及视网膜血管渗漏。少见视网膜新生血管。若脉络膜受累，可有脉络膜斑片状充盈。此外，在急性期，可能存在与脉络膜受累相关的局灶性深部高荧光区和渗漏（图 25.6）。若视神经受累，则可能有视盘高荧光或渗漏。

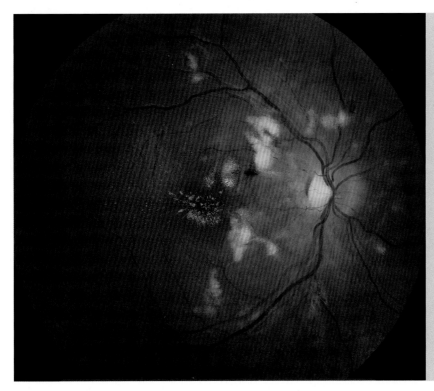

图 25.1 急性高血压急症表现为广泛的棉绒斑、视网膜渗出 / 黄斑星芒样渗出、视盘水肿、黄斑水肿、视盘苍白和视网膜出血（ 由 Ang Li, Alex Yuan 和 Jonathan Sears 提供）

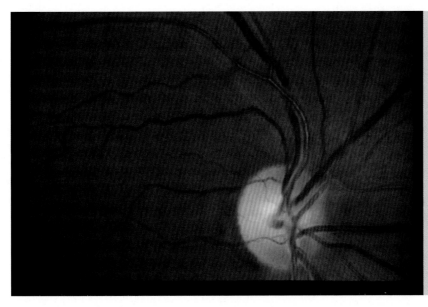

图 25.2 慢性高血压性视网膜病变表现动静脉交叉压迹和早期小动脉铜线样改变

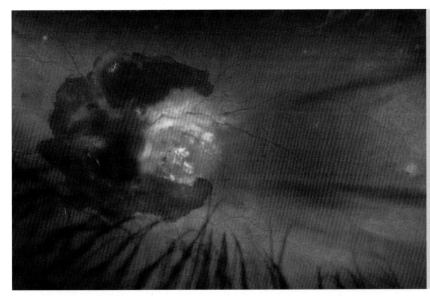

图 25.3 重度急性高血压急症伴有严重的潜在重度慢性视网膜血管改变，包括新生血管形成。广泛的视网膜前和视网膜下出血。有棉絮斑和黄斑部渗出

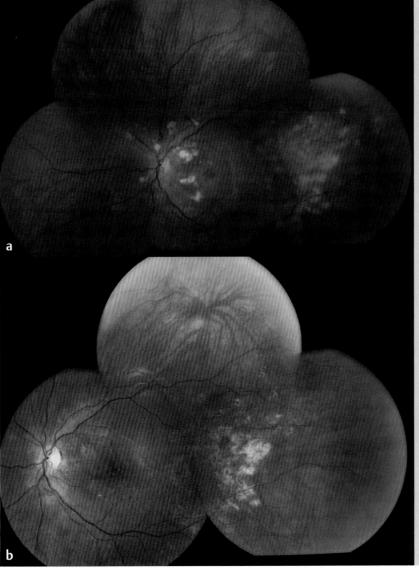

图 25.4 （a）急性高血压视网膜病变合并急性高血压脉络膜病变的急性高血压急症。视网膜后极部视神经苍白水肿。广泛的棉绒斑和少量的视网膜出血，浆液性黄斑脱离。在颞侧视网膜中周部，大量白色脉络膜病变与脉络膜梗死及 Siegrist条纹一致。（b）在高血压得到缓解后，可发现慢性后遗症伴有视神经苍白和广泛的色素改变（Elshnig斑）特别是在颞侧黄斑和之前脉络膜梗死的中周部视网膜（由 Ang Li, Alex Yuan 和 Jonathan 提供）

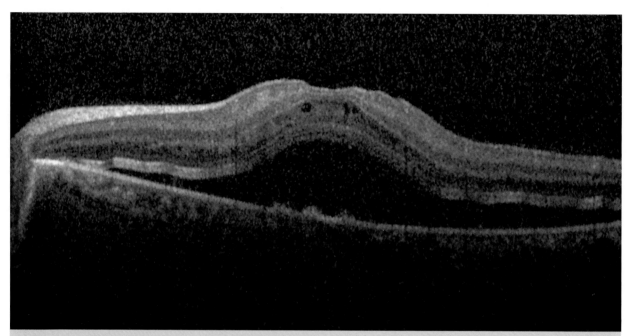

图 25.5　急性高血压性视网膜病变 / 脉络膜视网膜病变在 OCT 显示为视网膜下积液和视网膜内积液，证实渗出性视网膜脱离的存在

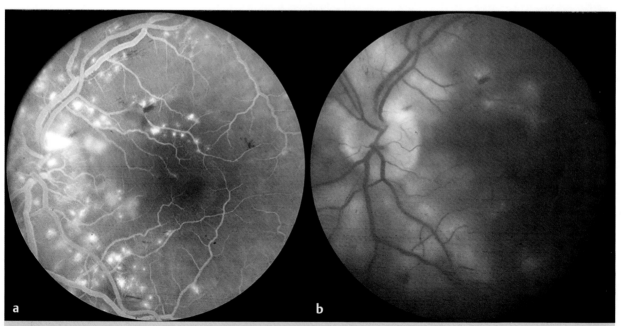

图 25.6　急性高血压性视网膜病变和脉络膜病变的荧光素血管造影的静脉相，可见与脉络膜受累一致的多灶性深部荧光渗漏。（a）视网膜出血性荧光遮蔽，也可见血管无灌注区。（b）晚期血管造影显示广泛的深层荧光渗漏与脉络膜受累一致

25.2.3　吲哚菁绿血管造影

如果并发高血压脉络膜病变，可能出现斑片状脉络膜充盈。

25.3　重要临床信息

检查应包括生命体征和散瞳眼底检查，特别是注意急性和慢性高血压变化的证据。应仔细检查患者的病史是否有血管病变的危险因素，是否有高血压、糖尿病或既往的局部放射治疗史。其他器官系统损害的并发症状（如神经系统症状、胸痛和呼吸急促），根据临床怀疑和检查结果的异常，可转诊给主治医师或急诊科进行系统评估、稳定和控制血压。

25.4　处理

25.4.1　治疗方案

社区医生为降低血压有时需要患者住院接受紧急和有规律地血压控制，以防止终末器官无灌注。眼部缺血性后遗症可采用全视网膜激光光凝或抗血管内皮生长因子治疗。应排除恶性高血压的继发原因。

25.4.2　随访

根据眼部症状的严重程度和稳定的眼底检查结果，患者可以每年随访一次，但在恶性高血压的急性发作期，通常需要更频繁的随访。建议长期随访以监测新生血管的迹象。

推荐阅读

[1] DellaCroce JT, Vitale AT. Hypertension and the eye. Curr Opin Ophthalmol. 2008; 19(6):493–498

[2] Hayreh SS. Classification of hypertensive fundus changes and their order of appearance. Ophthalmologica. 1989; 198(4):247–260

[3] Hayreh SS, Servais GE, Virdi PS, Marcus ML, Rojas P, Woolson RF. Fundus lesions in malignant hypertension. III. Arterial blood pressure, biochemical, and fundus changes. Ophthalmology. 1986; 93(1):45–59

[4] Wong TY, Mitchell P. The eye in hypertension. Lancet. 2007; 369(9559):425–435

第四部分 视网膜变性及营养不良

26 干性年龄相关性黄斑变性

Sruthi Arepalli, Andrew P. Schachat

摘 要

年龄相关性黄斑变性（AMD）是美国50岁以上人群新发失明的最常见原因。大多数AMD病例属于干性AMD。干性AMD可引起渐进性视力丧失，其特征为玻璃膜疣、视网膜色素上皮的色素改变、地图样萎缩及其下方脉络膜变薄。出血、脂质或液体的存在意味着干性AMD向新生血管性或湿性AMD转化。干性AMD分为早期、中期或晚期，光学相干断层扫描、荧光素血管造影和眼底自发荧光等辅助检查有助于监测疾病进展。虽然AMD尚无公认的治疗方法，但年龄相关性眼病研究（AREDS）显示，在某些个体中，多元维生素可减缓疾病向晚期进展。

关键词：萎缩性；年龄相关性黄斑变性；年龄相关性眼病研究；基底线/层；玻璃膜疣；地图样萎缩

26.1 特征

年龄相关性黄斑变性（AMD）是一种脉络膜和外层视网膜的变性疾病，是发达国家50岁以上人群中最常见的失明原因。AMD分为两类：萎缩性（干性）和新生血管性（湿性）。据估计，1 500万北美人患有某种程度的干性AMD（占北美AMD患者的85%~90%）。最公认的危险因素是年龄，研究显示65岁以上人群的患病率增加。

其他次要因素包括家族史、种族、女性、浅色虹膜、吸烟和高血压、高胆固醇血症和心血管疾病等。此外，有关胶原基质生成、补体级联反应以及脂质代谢和转运的多种基因也是相关的。

在AMD中，一种富含载脂蛋白B的脂质物质在Bruch膜表面沉积。这些聚集的脂质可分为两大类：玻璃膜疣和基底沉积物。玻璃膜疣分为典型的和视网膜下玻璃膜疣/假玻璃膜疣。基底沉积物进一步分为基底线性和基底层沉积物。典型的玻璃膜疣是视网膜色素上皮（RPE）基底层和Bruch膜内胶原层之间的局灶性聚集。视网膜下玻璃膜疣存在于RPE上方的视网膜下腔。眼底检查时，既看不到基底线状沉积物，也看不到层状沉积物。

有一些RPE的改变与AMD相关，包括检查时可见的局灶性色素脱失、色素增生和萎缩。RPE的色素变化被认为继发于RPE的迁移，色素增生先于色素脱失。萎缩出现在疾病晚期，被认为发生在玻璃膜疣退化区，伴有其上覆的RPE和视网膜死亡，以及其下层脉络膜毛细血管变薄。

干性AMD可分为早期、中期或晚期。早期干性AMD表现为小或少数中等大小的玻璃膜疣。中期AMD定义为超过20个中等大小模糊的玻璃膜疣，或50个清晰的玻璃膜疣，或至少一个大玻璃膜疣和（或）存在未累及中心凹的萎缩（图

26.1，26.2）。晚期 AMD 包括累及中心凹的萎缩或新生血管性 AMD（脉络膜新生血管膜）（图 26.3）。萎缩通常在疾病晚期才会出现在黄斑中心凹。

26.1.1　常见症状

干性 AMD 通常无症状；视力减退是渐进的。症状可能包括轻度中心视力改变、较强的光需求、较慢的暗适应／明适应和轻度视物变形。当出现黄斑中心凹下萎缩时，视力丧失会很严重。

26.1.2　检查结果

玻璃膜疣为黄色沉积物，可分为三大类：小

（<63 μm）、中等（63~124 μm）和大（>125 μm），根据边界是否清晰分为硬性或软性。可出现 RPE 色素增生和（或）色素脱失。地图样萎缩是由于上覆视网膜和 RPE 变薄所致，边界清晰的窗样缺损暴露了下方的脉络膜循环。

26.2　关键的诊断性检查和结果

26.2.1　光学相干断层扫描

光学相干断层扫描（OCT）已成为确定干性 AMD 中玻璃膜疣位置和监测亚临床湿性 AMD 的工具（图 26.3c）。其他发现，如玻璃膜疣的特征和高反射视网膜外层病灶可能具有预后提示意

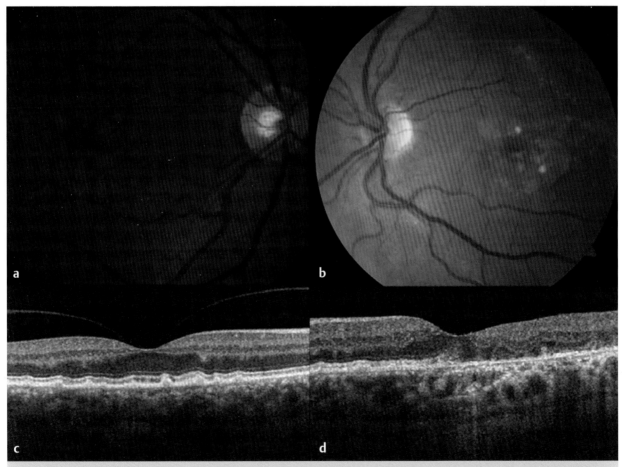

图 26.1　（a）右眼眼底照相示中期年龄相关性黄斑变性（AMD），显示许多中等和大玻璃膜疣，无地图样萎缩。（b）左眼眼底照相示晚期 AMD，许多中等和大玻璃膜疣，伴地图样萎缩。（c）玻璃膜疣区光学相干断层扫描（OCT）显示视网膜下色素上皮堆积，无积液和萎缩。（d）玻璃膜疣区的 OCT 显示视网膜下色素上皮堆积，合并其他区域的 RPE 萎缩和外层视网膜萎缩

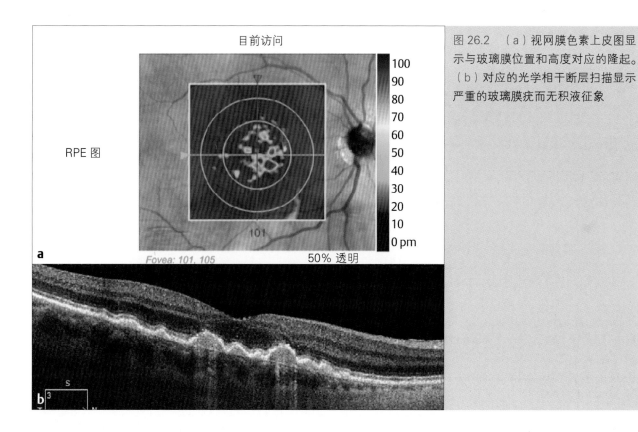

图 26.2 （a）视网膜色素上皮图显示与玻璃膜位置和高度对应的隆起。（b）对应的光学相干断层扫描显示严重的玻璃膜疣而无积液征象

义。OCT 观察早期萎缩最佳。萎缩的特征包括视网膜外层变薄、椭圆体带缺失、RPE 缺失和由于 OCT 光束过度透射引起的脉络膜反射增强。

26.2.2 荧光素血管造影或超广角荧光素血管造影

荧光素血管造影和超广角荧光素血管造影较少用于干性 AMD，可能表现为玻璃膜疣不同程度的荧光着染和萎缩相关的窗样缺损。

26.2.3 眼底自发荧光

眼底自发荧光可用于监测地图样萎缩大小，表现为致密的低自发荧光（图 26.3b）。它也可能有助于识别与干性 AMD 相似的其他疾病（如 Stargardt 病）。

26.2.4 光学相干断层扫描血管成像

这是一种新兴技术，可显示出在玻璃膜疣和萎缩处的脉络膜毛细血管的潜在缺失。它也可能有助于识别亚临床湿性 AMD 中非渗出性脉络膜新生血管。

26.3 重要临床信息

需要散瞳眼底检查。根据临床表现，也常使用影像学辅助检查。

26.4 处理

26.4.1 治疗选择

年龄相关性眼病研究（AREDS）显示，补充多种维生素和矿物质包括维生素 C 和 E、β-胡萝卜素、锌和铜，可减缓中期或晚期 AMD 的进展。但是有人担心 β-胡萝卜素会增加吸烟者患肺癌的风险。AREDS2 膳食补充已确定了叶黄素和玉米黄素替代 β-胡萝卜素的等效性。建议改变危险因素，包括吸烟。

应告知患者进展为晚期 AMD 的可能性。AREDS 研究的简化风险量表提供了 5 年内进展

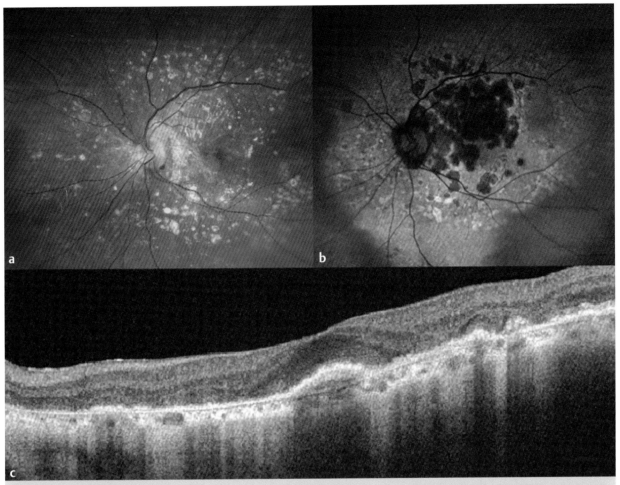

图 26.3 （a）眼底照相示左眼多发、广泛的玻璃膜疣和地图样萎缩。（b）眼底自发荧光显示玻璃膜疣区对应的是高自发荧光，萎缩对应自发低荧光。（c）光学相干断层扫描示萎缩区的视网膜外层变薄、中心凹椭圆体带缺失和其下的脉络膜毛细血管变薄（穿透到达脉络膜的信号增加）

风险的指南。每个危险因素计 1 分，双眼合计，总分为 0~4 分。每只眼至少一个大玻璃膜疣计 1 分，1 个色素性改变计 1 分。如果双眼均有中等玻璃膜疣而无任何大玻璃膜疣，则计 1 分。在一只眼患有晚期 AMD 的患者中，晚期眼计 2 分，对侧眼有大玻璃膜疣和（或）色素改变加 1 分。评分为 0 分时，5 年内进展为晚期 AMD 的风险为 0.5%；评分为 1 分时，风险为 3%；2 分时，风险为 12%；3 分时，风险为 25%；4 分时，风险为 50%。

目前正在广泛开展干性 AMD 的治疗研究，包括降低萎缩进展的风险和修复视网膜。目前尚无药可用。

26.4.2　随访

萎缩性或干性 AMD 患者通常每 6~12 个月随访一次。突然视力下降或改变的患者应立即就诊。这可能意味着从干性 AMD 转变成新生血管性 AMD，或地图样萎缩累及中心凹。

推荐阅读

［1］ Ratnapriya R, Chew EY. Age-related macular degeneration-clinical review and genetics update. Clin Genet. 2013; 84(2):160–166

［2］ Bressler SB, Bressler NM. Age-related macular degeneration: non-neovascular early AMD, intermediate AMD, and geographic atrophy A2 - Ryan, Stephen J. In:

Sadda SR, Hinton DR, Schachat AP, et al., eds. Retina. 5th ed. London: W.B. Saunders; 2013:1150–1182

[3] Age-Related Eye Disease Study 2 Research Group. Lutein + zeaxanthin and omega-3 fatty acids for age-related macular degeneration: the Age-Related Eye Disease Study 2 (AREDS2) randomized clinical trial.

JAMA. 2013; 309(19):2005–2015

[4] Ferris FL, Davis MD, Clemons TE, et al. A simplified severity scale for agerelated macular degeneration: AREDS Report No. 18. Archives of ophthalmology (Chicago, IL: 1960) 2005;123:1570–1574

27 湿性年龄相关性黄斑变性

Jennifer C.W. Hu, Justis P. Ehlers

摘 要

在美国，年龄相关性黄斑变性（AMD）是老年人不可逆性视力损害的主要原因。AMD 有两种不同类型："干性"（非新生血管性）和"湿性"（新生血管性）。本章将重点关注新生血管性或"湿性"AMD，其下的脉络膜血管有新生血管形成，可导致液体渗漏、视网膜色素上皮脱离和眼出血。症状包括视物变形、暗点和视力模糊；由于对侧眼的代偿，患者最初可能意识不到自己的视力丧失。各种影像学检查对新生血管性 AMD 的诊断、鉴别诊断以及评估治疗方案都很有用。

关键词：脉络膜新生血管形成；玻璃膜疣；新生血管性年龄相关性黄斑变性

27.1 特征

在美国，新生血管性年龄相关性黄斑变性（NVAMD）是老年人不可逆性视力损害的主要原因。NVAMD 中的脉络膜新生血管（CNV）可导致液体渗漏、视网膜色素上皮脱离和出血。虽然湿性 AMD 较干性少见，却占 AMD 所致急性视力丧失病例的 90%。

27.1.1 常见症状

症状包括视物变形、暗点和视力模糊。如果对侧眼视力良好，由于对侧眼的代偿，该病可能毫无症状。

27.1.2 检查结果

玻璃膜疣是两种类型 AMD 的早期特征性表现。此外，NVAMD 通常有与 CNV 相关的表现，包括视网膜内积液、视网膜下积液、视网膜内出血、视网膜下出血和色素上皮脱离（图 27.1，27.2）。CNV 可呈灰色/绿色视网膜下病灶。终末期 NVAMD 常表现为视网膜下纤维化和盘状瘢痕。

27.2 关键诊断性检查和结果

27.2.1 光学相干断层扫描

光学相干断层扫描（OCT）已成为检测 NVAMD 渗出活动性的金标准。视网膜内（视网膜内囊样低反射）和（或）视网膜下积液［视网膜与视网膜色素上皮（RPE）之间的低反射性视网膜下腔］经常出现（图 27.3，27.4）。其他 OCT 结果可包括视网膜外层/椭圆体带变薄、视网膜下高反射性物质、视网膜外层反射增强和 RPE 下积液/色素上皮脱离（图 27.2）。RPE 撕裂也可在 OCT 上显示（图 27.5）。

基于 OCT 特征和位置的 CNV 分类也用于描述该疾病。1 型 CNV 的特征为 RPE 下低反射异质物质（图 27.4）。2 型 CNV 通常可见位于 RPE 上方的视网膜下高反射物质。3 型 CNV 或视网膜血管瘤样增生性病变常表现为视网膜内囊样改变和可能与血管增生相关的高反射病灶。3 型 CNV 还有基于病灶范围/位置的分期系统（如视网膜内、视网膜内/视网膜下、视网膜内/视网膜下/RPE 下）。

除了诊断，OCT 还在评估治疗反应和确定是

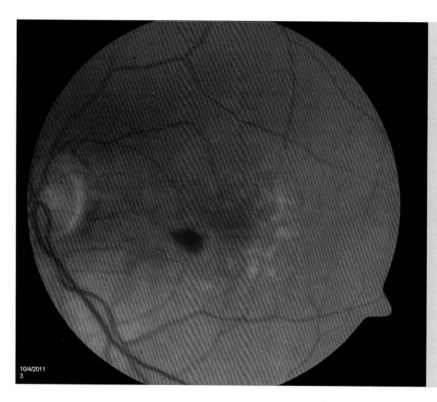

图 27.1 彩色眼底照相示新发的新生血管性年龄相关性黄斑变性，伴有出血和散在黄斑部玻璃膜疣

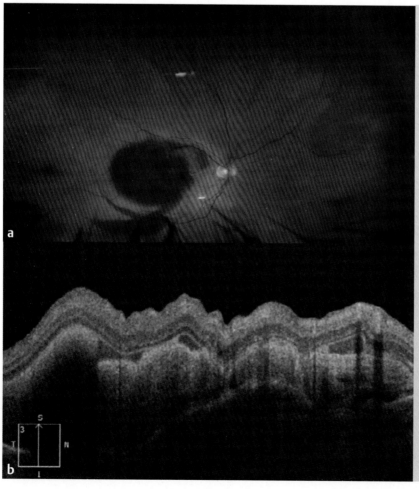

图 27.2 （a）超广角眼底照相示新生血管性年龄相关性黄斑变性造成广泛视网膜下出血和严重视力丧失。（b）光学相干断层扫描显示视网膜不规则和视网膜下高反射物质，与显著的出血性色素上皮脱离表面的出血一致

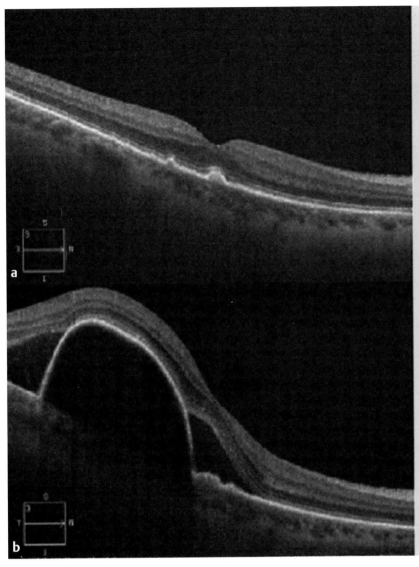

图 27.3 （a）谱域光学相干断层扫描示非新生血管性年龄相关性黄斑变性初诊时的中等大小玻璃膜疣，无渗漏。（b）转变为新生血管性年龄相关性黄斑变性，新发视力丧失、大片色素上皮脱离和视网膜下积液

否需要治疗（如 PRN 给药）或指导治疗间隔（例如治疗和延迟给药）方面发挥关键作用。

27.2.2 荧光素血管造影

这种用于识别 CNV 的历史性金标准现在不常用于 NVAMD（图 27.6）。荧光素血管造影（FA）通过观察染料渗漏（如高荧光）有助于识别 CNV 和分型（如隐匿性、典型性）。也可能出现出血造成的荧光遮蔽和纤维化相关的荧光着染。目前，在诊断不明确或治疗反应欠佳时，FA 更常用。

27.2.3 吲哚菁绿血管造影术

与 FA 相似，由于 OCT 的出现，吲哚菁绿（ICG）血管造影术现在较少用于 NVAMD。然而，在特定的患者群体中鉴别息肉样脉络膜血管病变（PCV）与传统的 NVAMD，ICG 血管造影术具有重要作用。ICG 血管造影术可显示滋养血管、CNV 血管斑块和血管网内的囊性息肉（图 27.7）。

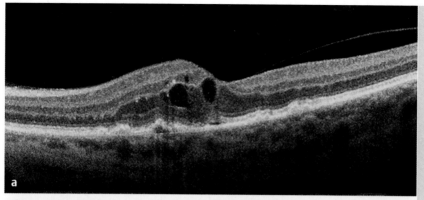

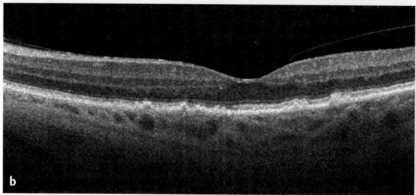

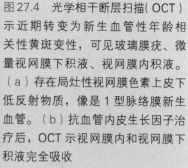

图27.4 光学相干断层扫描（OCT）示近期转变为新生血管性年龄相关性黄斑变性，可见玻璃膜疣、微量视网膜下积液、视网膜内积液。（a）存在局灶性视网膜色素上皮下低反射物质，像是1型脉络膜新生血管。（b）抗血管内皮生长因子治疗后，OCT示视网膜内和视网膜下积液完全吸收

27.2.4 光学相干断层扫描血管成像

光学相干断层扫描血管成像（OCTA）是一种新的NVAMD诊断技术。OCTA常显示与CNV一致的异常血流特征，从而便于诊断（图27.8）。此外，OCTA已证实非渗出性（即OCT上显示无液体）NVAMD中存在CNV。识别这些病变可能会影响随访间隔。OCTA在治疗决策中的作用尚不清楚。

27.3 重要临床信息

NVAMD需要排除CNV的其他病因。原发性眼部病变如近视性CNV、特发性、脉络膜破裂相关、血管样条纹相关及其他病变都可能并发CNV。还要考虑炎症性CNV。除了CNV之外的其他疾病也可出现视网膜下出血和（或）视网膜内出血，包括视网膜大动脉瘤和糖尿病视网膜病变。

27.4 处理

27.4.1 治疗选择

抗血管内皮生长因子

抗血管内皮生长因子（VEGF）治疗已成为治疗NVAMD的金标准。它能保持并潜在地改善视力，为NVAMD的治疗带来变革。玻璃体腔注射通常采用治疗-延迟方案或PRN方案。由于需要持续治疗，治疗和随访负担仍是挑战。目前，对更长效的药物、联合治疗和长期的给药系统正在进行广泛研究。玻璃体内注射的潜在风险包括眼内炎和视网膜脱离。

光动力疗法

随着抗VEGF治疗的出现，光动力疗法（PDT）已成为NVAMD的二线治疗选择。对抗VEGF治疗效果不佳的眼睛偶尔也使用此治疗方法。PDT

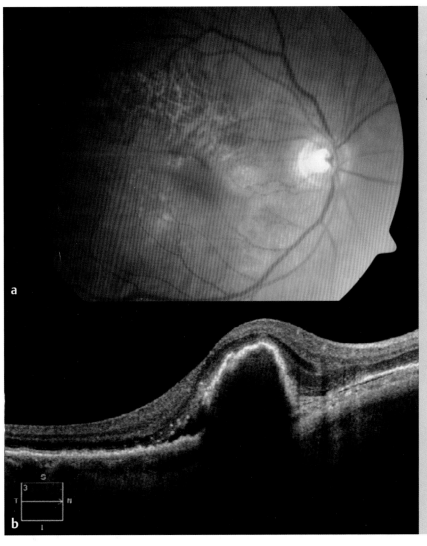

图 27.5 （a）眼底照相示显著的视网膜色素上皮（RPE）撕裂从中心凹下翻转。（b）光学相干断层扫描证实中心凹下大的 RPE 撕裂伴视网膜下积液

时，全身注射一种光敏剂——维替泊芬，然后将光动力疗法应用于 CNV 区域。尽管不常用于传统 NVAMD，但 PDT 在 PCV 的管理中仍具有重要作用。PDT 的潜在风险包括由于无灌注导致的中心视力丧失和短暂的光敏反应。

27.4.2　随访

必须对 NVAMD 患者疾病的活动性进行密切随访。有时可能观察到无症状的 CNV 眼，但必须仔细观察疾病进展。随访频率最常由所使用的治疗方案决定。PRN 治疗需要频繁（每月一次）随访，以获益最大。根据对治疗的反应，治疗 - 延迟方案根据病变活动度来决定随访间隔，通常为 6~12 周。

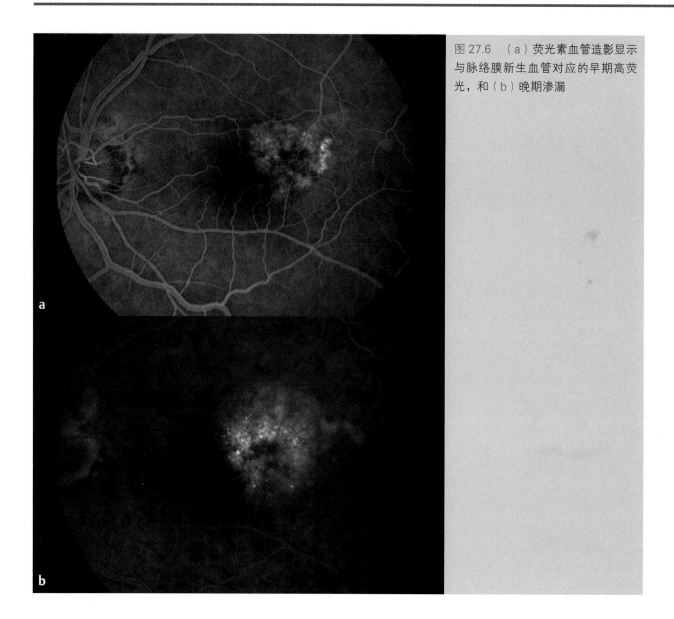

图 27.6 （a）荧光素血管造影显示与脉络膜新生血管对应的早期高荧光，和（b）晚期渗漏

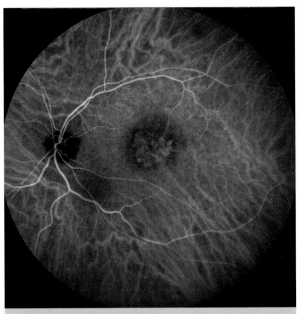

图 27.7　新生血管性年龄相关性黄斑变性的吲哚菁绿血管造影显示血管斑块

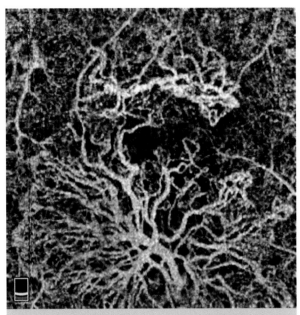

图 27.8　光学相干断层血管成像显示脉络膜新生血管

推荐阅读

[1] Klein R, Klein BEK, Knudtson MD, Meuer SM, Swift M, Gangnon RE, et al. Fifteen-year cumulative incidence of age-related macular degeneration: the Beaver Dam Eye Study. Ophthalmology. 2007; 114(2):253–262

[2] Solomon SD, Lindsley K, Vedula SS, Krzystolik MG, Hawkins BS. Anti-vascular endothelial growth factor for neovascular age-related macular degeneration. In: Cochrane Database of Systematic Reviews. John Wiley & Sons, Ltd; 2014

[3] Nunes RP, Rosenfeld PJ, Filho CA, Yehoshua Z, Martidis A, Tennant MTS. Age-related macular degeneration. In: Ophthalmology. 4th ed. Saunders; 2014:580–599

[4] Photodynamic therapy of subfoveal choroidal neovascularization in agerelated macular degeneration with verteporfin: one-year results of 2 randomized clinical trials–TAP report. Treatment of age-related macular degeneration with photodynamic therapy (TAP) Study Group. Arch Ophthalmol. 1999; 117(10):1329–1345

[5] Amoaku WM, Chakravarthy U, Gale R, et al. Defining response to anti-VEGF therapies in neovascular AMD. Eye (Lond). 2015; 29(6):721–731

28 息肉样脉络膜血管病变

Keiko Kataoka, Hiroko Terasaki

摘 要

息肉样脉络膜血管病变（PCV）的特征是起源于脉络膜血管并终止于息肉样扩张血管的异常血管网。区分 PCV 和新生血管性年龄相关性黄斑变性（NVAMD）至关重要，因为与 NVAMD 的风险相比，PCV 息肉破裂导致大出血的风险更高。PCV 有一些典型的表现，例如眼底检查时可见橘红色结节样病灶和浆液性视网膜下或视网膜色素上皮下病灶，识别这些病变是确定息肉样病变的第一步。必须对整个黄斑区进行光学相干断层扫描（OCT），以发现伴切迹征或结节状中等高反射的尖峰样色素上皮脱离（PED），这些与息肉有关。迄今为止，吲哚菁绿血管造影（ICG）是诊断 PCV 和识别息肉样病变和分支血管网扩张的金标准。OCT 血管成像是一种新的成像模式，可用于检测尖峰样 PED 内息肉相关的血流信号。因此，联合多种成像模式可提高 PCV 诊断的准确性。本章描述了与息肉样病灶有关的多模式影像（包括 OCT、ICG 和 OCT 血管成像）的关键结果。此外，还讨论了包括抗血管内皮生长因子和维替泊芬光动力治疗在内的治疗选择。

关键词：分支血管网；吲哚菁绿血管造影；OCT 血管成像；光学相干断层扫描；息肉样脉络膜血管病变；息肉样病灶

28.1 特征

已知息肉样脉络膜血管病变（PCV）在亚洲和非洲血统的人群中更常见。临床上，PCV 的特征是起源于脉络膜的网状血管息肉样动脉瘤样扩张，一些人认为它是新生血管性年龄相关性黄斑变性（NVAMD）的一种亚型，尽管 PCV 的确切发病机制仍存在争议。

28.1.1 常见症状

视物变形、视力模糊或中心/旁中心暗点。PCV 病灶位于视网膜色素上皮（RPE）下或位于黄斑区以外者可毫无症状。

28.1.2 检查结果

可在眼底检查或彩色眼底图像上发现橘红色结节状视网膜下病灶（图 28.1）。大多数活动性病例可有浆液性色素上皮脱离（PED）、浆液性视网膜脱离和（或）视网膜下出血（图 28.2）。当息肉样病灶破裂时，也可见视网膜下和 RPE 下大出血。

28.2 关键诊断性检查和结果

28.2.1 光学相干断层扫描

RPE 向前尖锐突出，伴有相对中等高反射提示息肉（图 28.3，28.4）。一旦息肉周围出现活动性渗漏，可发现较大的浆液性或出血性 PED。PED 色素上皮的切迹征、沿 RPE 基底或 PED 内的中等高反射结节样病灶均提示息肉样病灶的存在。RPE 下方由高反射环包围的圆形低反射或中等高反射区域提示息肉管腔（图 28.3）。分支血管网（BVN）常位于尖锐的或较大的 PED 旁，表现为轻度 RPE 隆起伴内部中等高反射（图 28.4）。en face OCT 或 C 扫描检查显示最佳。在

RPE 隆起较低处，也可观察到 RPE 和 Bruch 膜之间的高反射细线，称为"双线"征。但是，双线征不仅可见于 BVN，也可见于 1 型脉络膜新生血管（CNV）。息肉样病灶周围常可见浆液性视网膜脱离和视网膜下高反射物质合并视网膜下出血和（或）纤维蛋白，与 NVAMD 相比，视网膜内水肿更少。增强深度谱域 OCT（enhanced depth images of spectral domain OCT，EDI-OCT）或扫频源 OCT（swept-source OCT，SS-OCT）图像有助于检查称为"肥厚性脉络膜"的厚脉络膜层。据报道，PCV 眼的脉络膜厚度大于 NVAMD 眼。因此，OCT 成像上的肥厚脉络膜改变有助于检测 PCV。

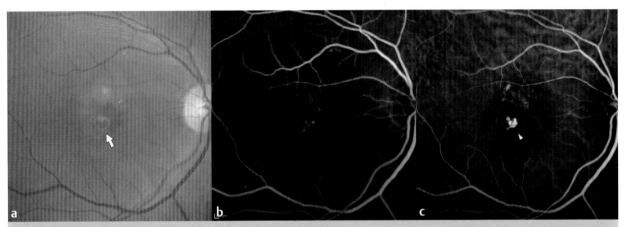

图 28.1 （a）眼底彩照示橘红色结节样视网膜下病灶（箭头）。（b）荧光素血管造影显示隐匿性高荧光。（c）吲哚菁绿血管造影显示多个结节样病灶（三角箭头）伴分支血管网

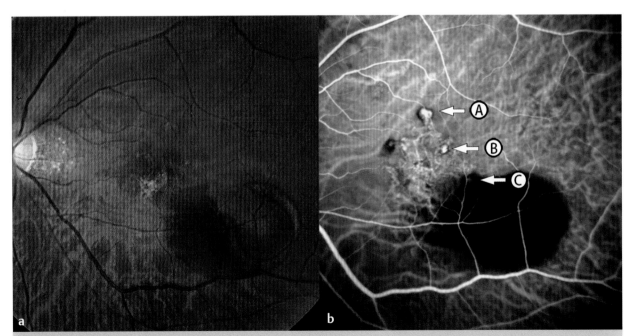

图 28.2 （a）眼底彩照示视网膜下出血和出血性视网膜色素上皮脱离。（b）吲哚菁绿血管造影证实多个息肉样病灶（箭头 A 和 B）与分支血管网相连，出血灶中见模糊的息肉样病灶（箭头 C）

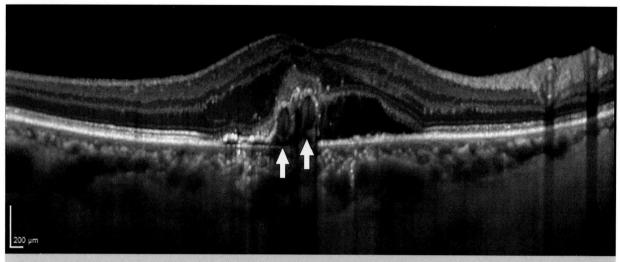

图 28.3　与图 28.1 对应的光学相干断层扫描显示尖峰样色素上皮脱离伴圆形管腔提示息肉（箭头）

28.2.2　荧光素血管造影或超广角荧光素血管造影

由于 PCV 病灶的位置，在识别息肉时，荧光素血管造影（FA）不如吲哚菁绿血管造影（ICGA）有用，表现常常类似于传统隐匿性 CNV 或极小的典型性 CNV（图 28.1）。FA 可用于鉴别类似 PCV 的其他病变。

28.2.3　吲哚菁绿血管造影

吲哚菁绿血管造影（ICGA）是检查息肉样病灶和鉴别 PCV 与 NVAMD 及其他黄斑病变的金标准。ICG 注射后约 6 min 内，息肉样病灶在 ICGA 上呈结节状或葡萄串样。有时由于息肉周围的大出血或大 PED 的遮蔽效应，很难检测到息肉样病灶。只有在大的遮蔽性低荧光区附近发现血管网，才是提示该区域内存在息肉的关键信号（图 28.5）。早期动态 CNV 像可显示 BVN 的滋养血管。动态 ICG 血管造影也可检测到息肉的搏动。

28.2.4　光学相干断层扫描血管成像

虽然 OCT 血管成像（OCTA）是一种新兴的诊断工具，但 OCTA 的血流图在检测尖峰样 PED 的血流时很有用，可以提示 PCV 的息肉病灶。与 ICGA 相比，有时在 OCTA 的 B 扫描血流图上更容易发现息肉样病变（图 28.6）。

28.3　重要临床信息

PCV 通常不需要全身检查。主要目标是排除其他潜在诊断并做出 PCV 诊断，有时具有挑战性。多种成像模式的检查包括 OCT、ICGA 和 OCTA（图 28.6）。

28.4　处理

28.4.1　治疗选择

PCV 治疗的主要目标是降低出血风险并控制活动性病变。消除息肉样病灶很重要，因为它们有破裂并继发大出血的风险。

抗血管内皮生长因子

历史上认为，抗血管内皮生长因子（VEGF）单药治疗 PCV 效果不如 NVAMD。然而，最近阿柏西普的研究表明，抗 VEGF 单药治疗可能效果良好。两个月注射一次阿柏西普显示，PCV 的息肉样病灶完全消退率为 55.4%，部分消退率为 32.5%。

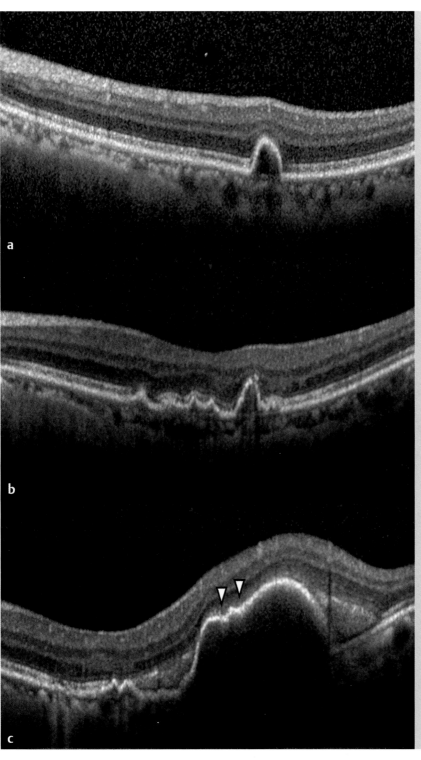

图 28.4　光学相干断层扫描，与图 28.3 中（a~c）病灶相对应。（a，b）息肉样病灶的每帧 OCT 的 B 扫描都证实无渗出，（c）有大的出血性色素上皮脱离（PED）。注意大的出血性 PED 的切迹征（三角箭头）

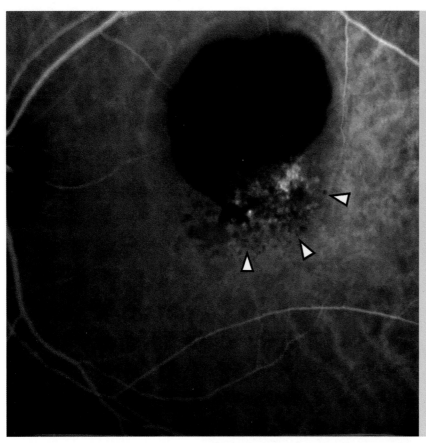

图 28.5 吲哚菁绿血管造影显示一个大的色素上皮脱离（PED）遮蔽荧光和 PED 旁的分支血管网（三角箭头）。未检测到息肉样病灶

光动力疗法和联合疗法

治疗 PCV 的另一种选择是维替泊芬光动力疗法（PDT）联合抗 VEGF 疗法。据报道，无论是息肉样病灶的完全消退（69.3% vs. 34.7%）还是所需注射次数（12 个月内 4 次 vs. 7 次）方面，PDT 和雷珠单抗联合治疗均优于雷珠单抗单药治疗。在治疗过程中，PDT 可能会增加视网膜出血的风险。

28.4.2 随访

需要通过眼底检查和 OCT 扫描对整个黄斑区域进行长期随访。即使在息肉样病变明显消退后，残余 BVN 也常发生新的病变。

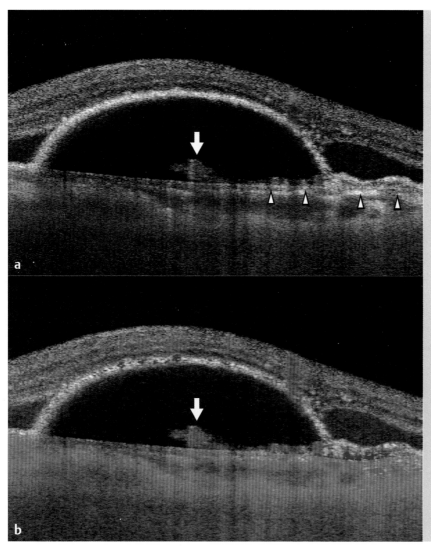

图 28.6　图 28.5 的光学相干断层扫描（OCT）和 OCTA 血流图。（a）OCT 显示一个结节样外观的中等高反射（箭头）和伸入色素上皮脱离内的分支血管网（三角箭头）。（b）OCTA 血流图中 Bruch 膜上方和下方的血流信号分别用红色和绿色表示。血流信号显示了结节形态（箭头）

推荐阅读

［1］Chung SE, Kang SW, Lee JH, Kim YT. Choroidal thickness in polypoidal choroidal vasculopathy and exudative age-related macular degeneration. Ophthalmology. 2011; 118(5):840–845

［2］Koh AH, Chen LJ, Chen SJ, et al. Expert PCV Panel. Polypoidal choroidal vasculopathy: evidence-based guidelines for clinical diagnosis and treatment. Retina. 2013; 33(4):686–716

［3］Yamamoto A, Okada AA, Kano M, et al. One-year results of intravitreal aflibercept for polypoidal choroidal vasculopathy. Ophthalmology. 2015; 122(9):1866–1872

［4］Koh A, Lai TYY, Takahashi K, et al. EVEREST II study group. Efficacy and safety of ranibizumab with or without verteporfin photodynamic therapy for polypoidal choroidal vasculopathy: a randomized clinical trial. JAMA Ophthalmol. 2017; 135(11):1206–1213

29 年龄相关性脉络膜萎缩

Richard F. Spaide

摘 要

脉络膜位于巩膜和 Bruch 膜之间，是眼球的血管层。脉络膜大部分被血管占据，其余组织为黑色素细胞和基质组织。眼部血流 70% 以上流向脉络膜，脉络膜是所有组织中摄氧量最低的。视网膜循环大约占眼部血流量的 5%，供应视网膜内层和中层；脉络膜供应视网膜外层，是无血管的黄斑中心凹的唯一供应来源。脉络膜还有其他功能，例如充当散热片、吸收散射光、参与免疫应答和宿主防御，并且是正视化进程中的一个组成部分。

虽然有些疾病与脉络膜过厚有关，但还有些病变与脉络膜较薄有关，包括一些疾病消退后的炎症性疾病、病理性近视和年龄相关性脉络膜萎缩（ARCA）。在老年患者中较常见的与脉络膜变薄有关的是假性玻璃膜疣（视网膜下玻璃膜疣样沉积物），在这种情况下，可能会发生地图样萎缩、2 型和 3 型新生血管形成。光学相干断层扫描和眼底照相两种成像对诊断很有帮助。

关键词：年龄相关性脉络膜萎缩；假性玻璃膜疣；视网膜下玻璃膜疣样沉积物

29.1 特征

脉络膜厚度与人种、年龄、屈光不正有关，与性别也有一点关系；脉络膜厚度还呈昼夜变化。一个非常粗略的经验法则是 50 岁的正视眼的中心凹下脉络膜厚度为 250~300 μm，每年减少 2~4 μm。平均 80 岁的预期脉络膜厚度为 200 μm。然而，一些非近视患者脉络膜厚度可能远低于该值，并发展为所谓的年龄相关性脉络膜萎缩（age-related choroidal atrophy，ARCA）。

29.1.1 常见症状

难以适应昏暗的光线或明亮的阳光。如果脉络膜厚度小于 30 μm，则会视力下降。

29.1.2 检查结果

容易识别的眼底表现包括脉络膜血管稀疏、浅黄色脉络膜血管、黄斑中央颗粒状色素改变和视网膜下玻璃膜疣样沉积物（subretinal drusenoid deposits，SDD；图 29.1，29.2）。随着脉络膜厚度的减少，色素改变更加突出。脉络膜通常向视神经方向变薄，在 ARCA 患者中，脉络膜变薄可能进展至视盘周围萎缩，因为残余的脉络膜不足以支持周围组织。SDD 患眼表现出暗适应延长。随着时间的推移，SDD 的消退可伴有视网膜外层结构的消失，如外核层变薄和椭圆体带消减，称为"视网膜外层萎缩"。SDD 首先发生在视杆细胞聚集处。2 型和 3 型脉络膜新生血管可能在 SDD 背景下发生。由于 ARCA 和经常伴随的 SDD 可以累及旁中心凹的黄斑区，使得中心凹小的新生血管灶或地图样萎缩引起的视力丧失严重程度可能超出预期。

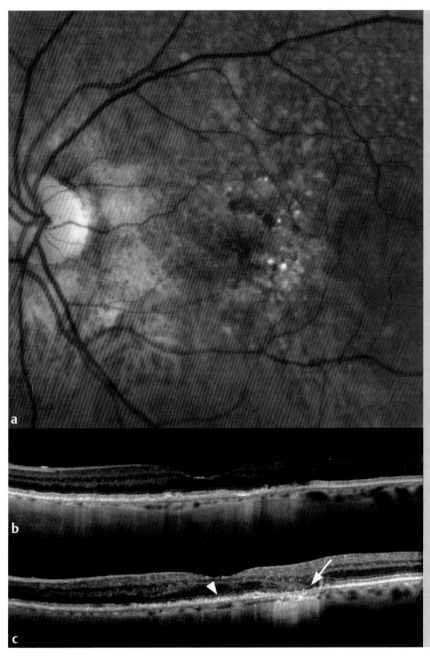

图 29.1　（a）彩照示年龄相关性脉络膜萎缩伴散在的假性玻璃膜疣（也称视网膜下玻璃膜疣样沉积物）和一些玻璃膜疣。（b）中心凹下脉络膜厚度为 58 μm，注意脉络膜的相对无血管。（c）一年后，中心凹中央的椭圆体带消失（三角箭头）、早期地图样萎缩伴视网膜塌陷、外核层和外层视网膜结构消失，以及高通透性

29.2　关键诊断性检查和结果

29.2.1　光学相干断层扫描

光学相干断层扫描（OCT）是识别 ARCA 的关键诊断工具。在第一篇描述 ARCA 的文章中，接受检查的患者的平均脉络膜厚度为 69.3 μm，尽管上界值为 125 μm。常同时有脉络膜厚度变薄和脉络膜血管管腔占比降低。一些患者的脉络膜厚度 ≤ 30 μm，通常伴有视力下降。

29.2.2　眼底照相

眼底照相可能有助于记录临床发现。有时脉络膜血管的黄色改变在眼底照片中更明显。除非同时出现地图样萎缩，否则自发荧光成像不会显示视网膜色素上皮细胞的丢失。

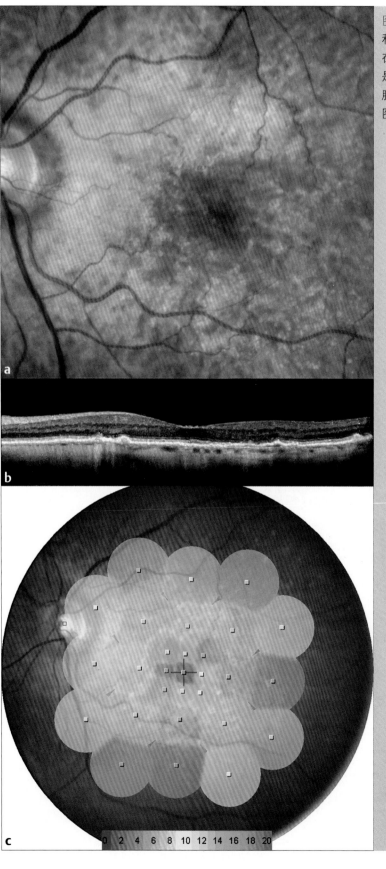

图 29.2 （a）眼底彩照示黄斑部玻璃膜疣和色素改变，广泛假性玻璃膜疣放射状排列在黄斑周围。注意眼底的棋盘格样外观（这是脉络膜变薄的症状）和鼻侧黄斑的脉络膜血管呈淡黄色。（b）光学相干断层扫描图显示中心凹下脉络膜的厚度为 81 μm。（c）微视野计显示敏感度阈值降低

29.3　重要临床信息

眼底检查和 OCT 是诊断 ARCA 的关键检查工具。

29.4　处理

29.4.1　治疗选择

目前尚无治疗 ARCA 的方法。如果出现脉络膜新生血管，应考虑玻璃体内注射抗血管内皮生长因子药物。脉络膜明显变薄的患者通常需要更强的光照和更高的对比度才能轻松阅读。使用电子设备如平板电脑或计算机显示器，可能会使阅读更容易。

29.4.2　随访

应定期（每 6~12 个月）对患者进行随访，以确定是否出现并发症，如脉络膜新生血管。

推荐阅读

[1] Spaide RF. The choroid. In: Spaide RF, Ohno-Matsui K, Yannuzzi LA, eds. Pathologic Myopia. New York: Springer; 2014

[2] Mrejen S, Spaide RF. Optical coherence tomography: imaging of the choroid and beyond. Surv Ophthalmol. 2013; 58(5):387–429

[3] Spaide RF. Age-related choroidal atrophy. Am J Ophthalmol. 2009; 147(5): 801–810

30 近视性变性和近视性中心凹劈裂症

Makoto Inoue, Yuji Itoh

摘 要

病理性近视通常合并脉络膜视网膜异常，如漆裂纹、近视性脉络膜新生血管、脉络膜视网膜萎缩和色素变性。这些异常是病理性近视眼视力减退的原因。由于高度近视眼的眼轴变长、眼球后壁后凸，视网膜和脉络膜异常拉伸变薄，从而产生近视性退行性改变。包括光学相干断层扫描在内的成像检查，对于发现近视性牵拉性黄斑病变和脉络膜新生血管相关的变化很重要。

关键词：脉络膜新生血管；漆裂纹；黄斑视网膜劈裂；近视性变性；病理性近视

30.1 特征

病理性近视常合并脉络膜视网膜异常，如漆裂纹、近视性脉络膜新生血管（CNV；图30.1）、脉络膜视网膜萎缩和色素变性。这些异常是病理性近视眼视力减退的原因。由于高度近视眼的眼轴变长、眼球后壁后凸，视网膜和脉络膜异常拉伸变薄，从而导致近视性退行性改变。近视性牵拉性黄斑病变分为三个发展阶段：从黄斑视网膜劈裂和中心凹劈裂开始，然后发展为黄斑中心凹脱离，最后进展为黄斑裂孔视网膜脱离（macular hole retinal detachment，MHRD）或黄斑裂孔（macular hole，MH；图30.2~30.4）。由于玻璃体后皮质的切线方向牵引，也可能出现玻璃体囊袋，从而产生近视性牵拉性黄斑病变。

30.1.1 常见症状

有时无症状。患者可出现视力下降、视物变形。

30.1.2 检查结果

表现可能极轻微。视网膜色素上皮（RPE）色素沉着和脱失较常见。可有黄斑和（或）视盘周围萎缩。可有后葡萄肿。近视性CNV表现为脱色素的斑点，可能伴有视网膜下出血和CNV边缘的色素沉着（图30.1）。漆裂纹通常是继发于Bruch膜破裂的典型线状脱色素病灶。

30.2 重要临床信息和检查

30.2.1 光学相干断层扫描

光学相干断层扫描（OCT）常显示眼后节凹曲度。也可能出现穹顶形黄斑。近视性CNV表现为视网膜下高反射病灶，伴或不伴视网膜内积液、视网膜下积液、视网膜下出血或RPE脱离。常在CNV患者中观察到视网膜外层反射增强。近视性牵拉性黄斑病变可能具有多种OCT特征，如视网膜内积液、视网膜下积液、黄斑裂孔和玻璃体视网膜界面异常。MHRD的OCT可见明显的视网膜下积液。

30.2.2 荧光素血管造影或超广角荧光素血管造影

荧光素血管造影（FA）最常用于检查有无CNV。漆裂纹在FA早期和中期是线状窗样缺损，代表Bruch膜、RPE和脉络膜毛细血管复合体的机械性破裂。近视性退行性改变的眼睛在黄斑和视盘周围可检测到斑片状窗样缺损和RPE萎缩。

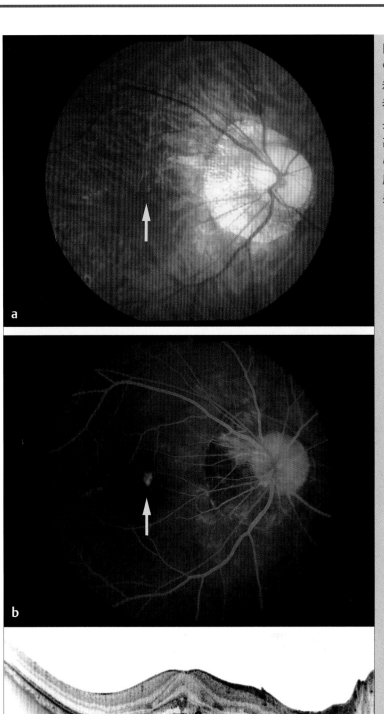

图 30.1　近视性（−14.0D）脉络膜新生血管（CNV）的眼底照相、荧光血管造影（FA）和光学相干断层扫描图。（a）眼底彩照示视盘周围萎缩和中心凹的近视性 CNV（箭头）。（b）FA 示近视性 CNV（箭头）的高荧光和晚期渗漏。（c）水平 OCT 像示中心凹下 CNV（箭头）位于视网膜色素上皮层上，伴视网膜下积液以及 CNV 上的高反射物质

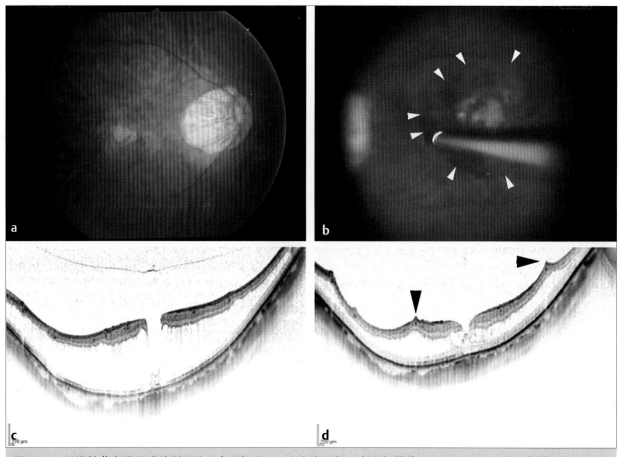

图 30.2　近视性黄斑视网膜劈裂眼的眼底照相（a，b）和光学相干断层扫描像（OCT）（c，d）。术前照相和 OCT 都显示黄斑视网膜劈裂。（b）保留中心凹的内界膜（ILM）剥除术术中照相显示用玻切头修整亮蓝 G（BBG）染色后的翻转 ILM（三角箭头）。（d）术后 OCT 像显示，尽管仍存在小动脉的牵拉（三角箭头），但视网膜劈裂得到缓解

近视性 CNV 表现为高荧光点绕以界限清楚的低荧光边缘，表明是位于 RPE 层上方的 2 型 CNV。近视性 CNV 周围合并出血在 FA 早期图像显示为遮蔽性低荧光斑。晚期图像上可见近视性 CNV 渗漏。

30.2.3　光学相干断层扫描血管成像

光学相干断层扫描血管成像（OCTA）在近视退行性变中的作用开始显露。对于识别诊断不明确的 CNV 病例，它有特殊作用。

30.3　处理

30.3.1　治疗选择

CNV 处理

抗血管内皮生长因子（抗 VEGF）治疗被认为是近视性 CNV 的一线治疗方法。研究表明，近视性 CNV 可能比年龄相关性黄斑变性合并的 CNV 对药物更敏感，治疗负担也可能更少。光动力疗法（PDT）也被用于近视性 CNV，但现在是排在 VEGF 抑制剂之后的二线疗法。

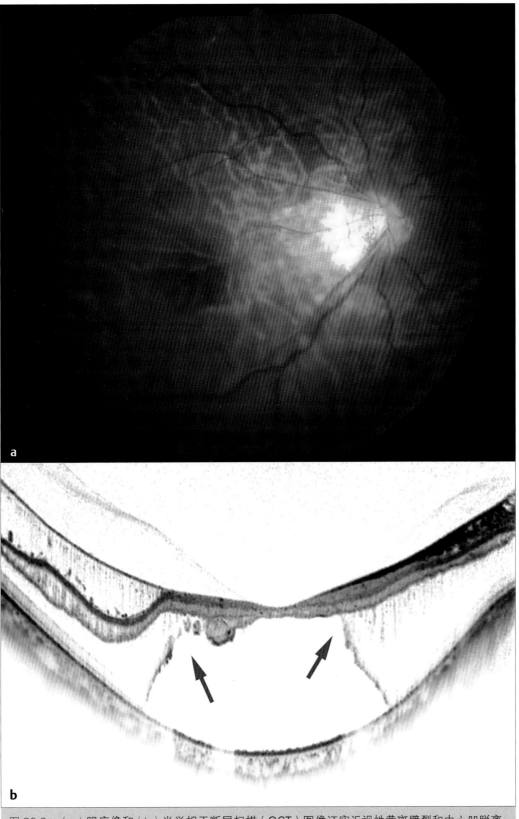

图 30.3　（a）眼底像和（b）光学相干断层扫描（OCT）图像证实近视性黄斑劈裂和中心凹脱离。OCT 垂直扫描像显示视网膜劈裂和黄斑脱离。后皮质附着于中心凹。在中心凹脱离边缘可见外层视网膜裂孔（箭头）

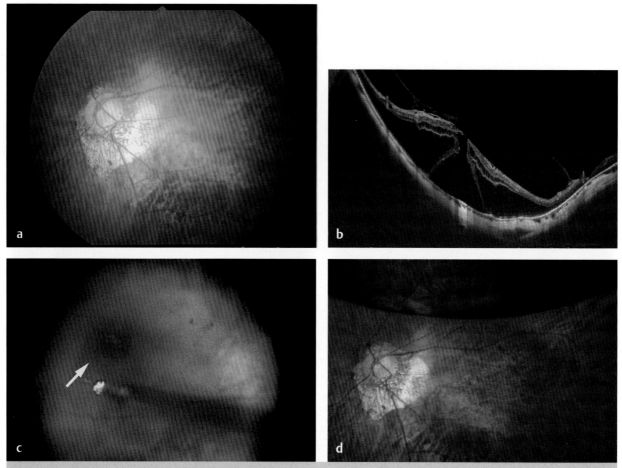

图30.4 黄斑视网膜劈裂、全层黄斑裂孔眼的眼底像和光学相干断层扫描（OCT）像。（a）眼底像显示黄斑孔和劈裂。（b）OCT垂直扫描像显示视网膜劈裂、中心凹脱离和黄斑裂孔。（c）翻转内界膜技术的术中照相显示ILM用亮蓝（BBG）染色后朝黄斑孔（箭头）方向剥离，然后翻转覆盖在黄斑孔表面。（d）眼底像显示修复成功

牵拉性黄斑病变的处理

视力症状轻微的眼睛应考虑观察。近视性牵拉性黄斑病变偶尔可见自发性消退，是由于玻璃体后脱离自然缓解了玻璃体牵拉或内界膜（ILM）的自发性断裂解除了ILM的牵拉。

玻璃体切除术和ILM剥除术是牵拉性黄斑病变的标准治疗方法。已证明去除附着在视网膜上的玻璃体皮质而不剥除ILM，对治疗近视性牵拉性黄斑病变有效。采用中心凹保留的ILM剥除，即ILM在中心凹周围以甜甜圈形状剥离，可能有助于降低术后MH的风险（图30.2）。据报道，

较新的技术（如ILM瓣翻转技术）可有效闭合病程长的、较大直径的MH。ILM不能完全从MH周围的视网膜剥除，而是翻转覆盖在MH上。MHRD也采取这种方法完成视网膜复位和MH闭合（图30.4）。玻璃体切除术中也常使用气体充填。手术后发生MH和MHRD是一种可怕的并发症。

黄斑兜带也是近视性MH和MHRD的手术修复的选择之一。兜带材料直接支撑在葡萄肿区域，从而减少了眼球向后延伸。还有报告使用粘弹剂进行脉络膜上腔黄斑加压治疗牵拉性黄斑病变。

30.4 随访

无活动性 CNV 的患者通常需每 6~12 个月进行一次随访。如果怀疑有 CNV，建议不间断随访，频率可能为每月一次。

推荐阅读

［1］Shimada N, Ohno-Matsui K, Yoshida T, Sugamoto Y, Tokoro T, Mochizuki M. Progression from macular retinoschisis to retinal detachment in highly myopic eyes is associated with outer lamellar hole formation. Br J Ophthalmol. 2008; 92(6):762–764

［2］Taniuchi S, Hirakata A, Itoh Y, Hirota K, Inoue M. Vitrectomy with or without internal limiting membrane peeling for each stage of myopic traction maculopathy. Retina. 2013; 33(10):2018–2025

［3］Shimada N, Sugamoto Y, Ogawa M, Takase H, Ohno-Matsui K. Fovea-sparing internal limiting membrane peeling for myopic traction maculopathy. Am J Ophthalmol. 2012; 154(4):693–701

［4］Michalewska Z, Michalewski J, Adelman RA, Nawrocki J. Inverted internal limiting membrane flap technique for large macular holes. Ophthalmology. 2010; 117(10):2018–2025

［5］Takahashi H, Inoue M, Koto T, Itoh Y, Hirota K, Hirakata A. Inverted internal limiting membrane flap technique for treatment of macular hole retinal detachment in highly myopic eyes. Retina. 2018; 38(12):2317–2326

31 血管样条纹

Robert J. Courtney

摘 要

血管样条纹的特征为宽窄不等的淡红色至深褐色线条，从视神经处放射状发出，常类似视网膜血管。虽然临床检查通常足以识别典型病例，但多模式成像有助于在病理层面上显示钙化的 Bruch 膜内的断裂。大约一半的病例与系统性疾病相关（如弹力纤维假黄瘤），任何新的表现都需要进一步的系统性评估。脉络膜新生血管（choroidal neovascularization, CNV）是最重要的眼部并发症，是视力丧失的主要原因。玻璃体内注射血管内皮生长因子抑制剂可有效治疗 CNV，但尚无已知的治疗或预防 Bruch 膜病变的方法。

关键词：血管样条纹；Bruch 膜；脉络膜新生血管；荧光素血管造影；眼底自发荧光；近红外成像；光学相干断层扫描；橘皮征；弹性假黄瘤

31.1 特征

血管样条纹是一种有明显临床表现的眼部病变。条纹表现为红色的 Bruch 膜断裂自视盘发出并分支，类似视网膜大血管的走行。血管样条纹多见于弹力纤维假黄瘤（pseudoxanthoma elasticum，PXE），但也已有报告与 Paget 病、Ehlers–Danlos 综合征、血红蛋白病相关，约一半病例为特发性。根本病损可能是 Bruch 膜钙化，后者由于脆性易发生自发性破裂和脉络膜新生血管（CNV）生成。少数情况下，极小外力也可能引起外伤性脉络膜破裂。虽然 CNV 可以通过玻璃体内注射血管内皮生长因子（VEGF）抑制剂进行治疗，但仍有一些患者会进展为盘状瘢痕或黄斑萎缩。

31.1.1 常见症状

通常无症状，除非发生 CNV 或出血，表现为视力丧失和（或）视物变形。

31.1.2 检查结果

从视盘发出淡灰色、粉色、红色或棕色放射状 Bruch 膜裂纹，可见视盘周围萎缩区或类似视盘周围环样外观；常合并视盘玻璃膜疣、图形样黄斑营养不良和黄斑颞侧斑驳状外观（称为"橘皮"征）（图 31.1）。Bruch 膜的细小、弥散性混浊，伴脉络膜血管模糊，推测可能是病理性钙化从视盘一直延伸至"橘皮"区域，此处的 Bruch 膜不大连续，条纹常在此边界处终止。在晚期，可能出现黄斑视网膜色素上皮（RPE）萎缩和（或）盘状瘢痕，使条纹变得模糊。

31.2 关键诊断性检查和结果

31.2.1 光学相干断层扫描

Bruch 膜的断裂与条纹相对应。断裂可能合并其上方的局灶性 RPE 脱离或缺失；其下方脉络膜毛细血管也可能消失（图 31.2，31.3）。断裂处可能有纤维组织长入。这些断裂常并发 CNV，可伴有视网膜内和（或）视网膜下积液。在 RPE-Bruch 膜反射带的最外部也可见反射增强，这种反射增强可能继发于 Bruch 膜钙化。

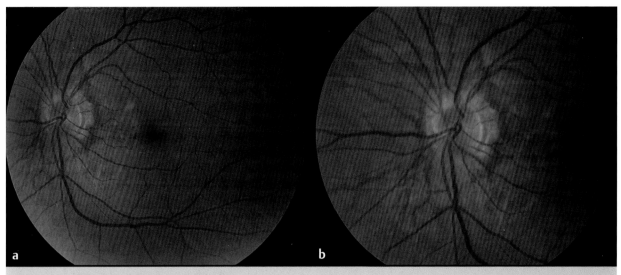

图 31.1 眼底彩照示左眼典型的血管样条纹

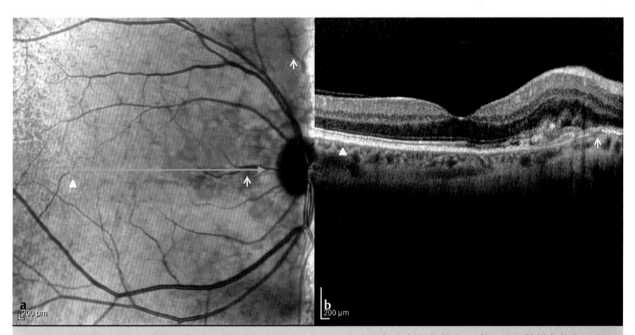

图 31.2 与图 31.1 同一患者。（a）近红外光（NIR）照和（b）光学相干断层扫描显示右眼的血管样条纹与 Bruch 膜断裂一致（箭头）。NIR 上橘皮区颞侧明显呈颗粒状的反射，OCT 上显示为视网膜色素上皮（RPE）基底部大量的斑点（三角箭头）。可见一处活动性脉络膜新生血管伴视网膜下积液和视网膜结构破坏（星号）

31.2.2 荧光素血管造影或超广角荧光素血管造影

条纹的各种表现在着染的 RPE 对比下并不明显。如果存在 CNV，通常表现为典型性病灶伴明显渗漏（图 31.4）。

31.2.3 吲哚菁绿血管造影

条纹可能是高荧光、低荧光或点染。该技术显示条纹比荧光素血管造影（FA）更可靠，且有助于显示 CNV。它能很好地显示橘皮征。

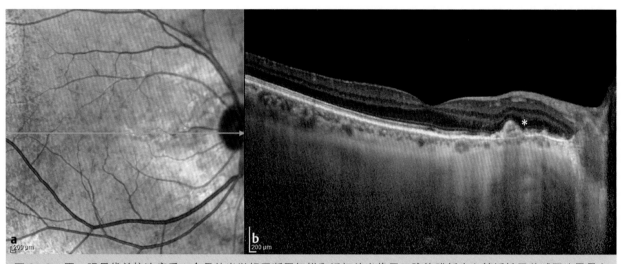

图 31.3　同一眼贝伐单抗治疗后 1 个月的光学相干断层扫描和近红外光像显示脉络膜新生血管活性显著减弱（星号）

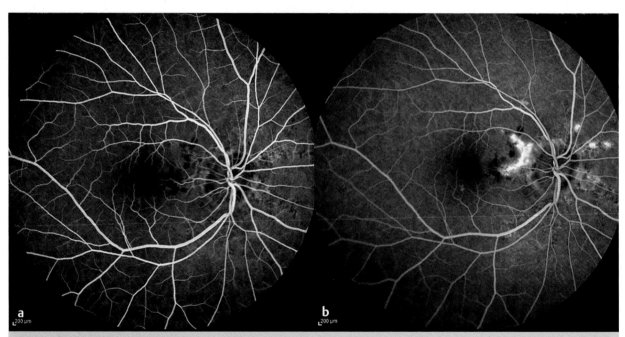

图 31.4　右眼就诊时（a）早期和（b）中晚期荧光素血管造影像显示与出血相对应的遮蔽性低荧光、条纹基底部的视网膜色素上皮斑驳着染以及脉络膜新生血管的渗漏

31.2.4　眼底自发荧光

该技术可能显示或不显示条纹。当出现条纹时，表现为各种条带状的高和低自发荧光（图 31.5）。弹性假黄瘤患者可表现出图形营养不良特征性的高自发荧光斑。

31.2.5　光学相干断层扫描血管成像

这种技术可能有助于显示 CNV。

31.2.6　近红外光

在眼底通常的灰色背景下，条纹显示为深黑色（图 31.2，31.3）。在显示条纹时，它比彩照、

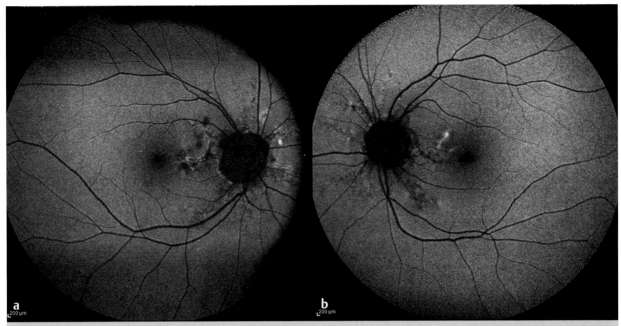

图 31.5 同一患者的眼底自发荧光显示双眼血管样条纹的低和高斑驳样自发荧光

自发荧光和血管造影更敏感；在暗淡背景下，橘皮征表现为高反射斑点，更容易被发现。图形营养不良通常不能很好地显现。

31.3 重要临床信息

需皮肤科会诊 / 皮肤活检排除弹性假黄瘤，碱性磷酸酶血液检查排除 Paget 病（如果升高，则进行骨扫描和 X 线检查），如果怀疑血液恶病质，就做血红蛋白电泳。回顾全身病史以指导进一步的全身检查。

31.4 处理

31.4.1 治疗选择

如果无症状且无 CNV，则无需治疗。避免眼外伤，必要时使用护目镜。当前抗 VEGF 治疗是 CNV 的一线治疗方法。许多 CNV 病灶都对 VEGF 抑制剂相当敏感，而且常常比年龄相关性黄斑变性的 CNV 所需注射次数更少。

31.4.2 随访

考虑到该病的患者人群相对年轻，如果存在 CNV 可能会丧失劳动力，而且该病复发率较高，有必要进行密切随访。

推荐阅读

［1］Martinez-Serrano MG, Rodriguez-Reyes A, Guerrero-Naranjo JL, et al. Longterm follow-up of patients with choroidal neovascularization due to angioid streaks. Clin Ophthalmol. 2016; 11(11):23–30

［2］Spaide RF. Peau d'orange and angioid streaks: manifestations of Bruch membrane pathology. Retina. 2015; 35(3):392–397

［3］Charbel Issa P, Finger RP, Holz FG, Scholl HP. Multimodal imaging including spectral domain OCT and confocal near infrared reflectance for characterization of outer retinal pathology in pseudoxanthoma elasticum. Invest Ophthalmol Vis Sci. 2009; 50(12):5913–5918

［4］Zweifel SA, Imamura Y, Freund KB, Spaide RF. Multimodal fundus imaging of pseudoxanthoma elasticum. Retina. 2011; 31(3):482–491

32 Best 病

Daniel R. Agarwal, Elias I. Traboulsi

摘 要

Best 病，也称为 Best 卵黄样黄斑营养不良，最常见的是常染色体显性（AD）黄斑病变，表现多变，可明显影响视力。本病于 1905 年首次报告，最典型的特征是约 20~30 岁时发现的卵黄样黄斑病灶。有些患者的病灶破裂，呈"炒鸡蛋"样，常伴有视力减退加重。Best 病是由 BEST1 基因突变引起，BEST1 基因编码卵黄样黄斑萎缩蛋白（bestrophin）。虽然大多数病例为 AD，但也有报告常染色体隐性（AR）遗传的，由 BEST1 基因突变引起的疾病统称为"卵黄样黄斑萎缩蛋白病变"（bestrophinopathy）。AR Best 病患者可表现为视力减退、中心性浆液性视网膜脱离、多处小卵黄样病灶和淡黄色视网膜下沉积物。AD 和一些 AR 患者都有眼电图（EOG）特征性异常，但视网膜电图（ERG）保持正常。Best 病的并发症包括脉络膜新生血管膜的形成，可进一步降低视力。作为一种具有两种遗传方式的多形性遗传性疾病，基因检测和咨询是治疗过程中的关键，有助于指导家族成员了解患 Best 病的可能性。

关键词：常染色体显性；常染色体隐性；卵黄样黄斑萎缩蛋白病变（bestrophinopathy）；*BEST1* 基因；Best 病；眼电图；卵黄样

32.1 特征

常染色体显性遗传（AD）病例发病年龄较早，在儿童早期至青少年期已明确诊断。少数患者在围绕萎缩灶的边缘形成脉络膜新生血管膜（CNVM）。视力也可能因纤维化或地图样萎缩而下降。常染色体隐性遗传（AR）病例在十几、二十岁时发生视力减退，视力比 AD 患者差。Best 病的基因检测显示 *BEST1* 基因突变，编码位于视网膜色素上皮细胞（RPE）基底外侧膜的卵黄样黄斑萎缩蛋白（bestrophin）。有报告 *BEST1* 基因突变超过 100 种。

32.1.1 常见症状

早期可能视力正常、无症状。其他症状包括中心视力下降和（或）视物变形。

32.1.2 检查结果

Best 病的进展速度与疾病的典型分期不一致。它也可以表现为多灶性过程，尤其是隐性遗传病例，视网膜中有多处卵黄样病灶。

常染色体显性 Best 病

传统上用渐进性分期系统来描述。但是许多患者可能仍处于与诊断时相同的阶段。

- 1 期：眼底检查显示后极正常，视力正常
- 2 期：可观察到一些 RPE 窗和颗粒样缺损，伴或不伴中心凹黄点
- 3 期：出现黄色、边界清楚、均质的"蛋黄"样黄斑病灶（图 32.1）。视力可能轻度下降
- 4 期：特征为液体吸收引起的卵黄样病变分层，导致卵黄样物质下沉出现"假性积脓"样外观（图 32.2）
- 5 期：卵黄破裂期。病灶呈"炒蛋"样，视力可显著下降

- 6 期：特征为 RPE 萎缩

- 7 期：瘢痕期。可能存在脉络膜新生血管

（CNV），通常双眼对称（图 32.3）

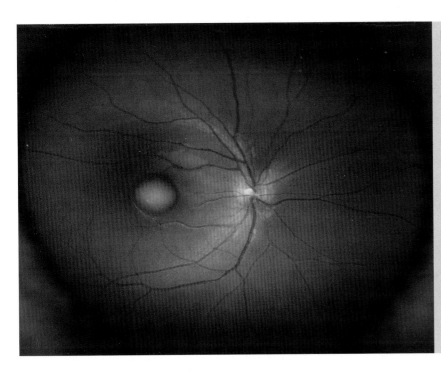

图 32.1　眼底照相显示黄斑区典型的"蛋黄样"圆形卵黄样病灶

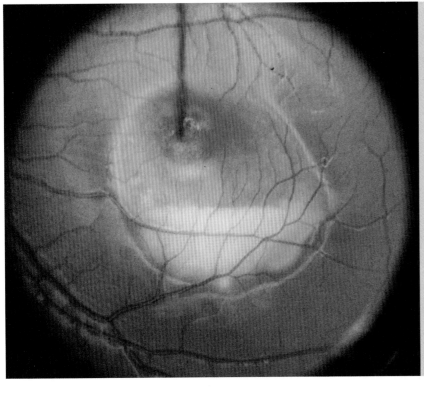

图 32.2　卵黄样病灶因为液体吸收而出现分层，呈"假性积脓"样外观

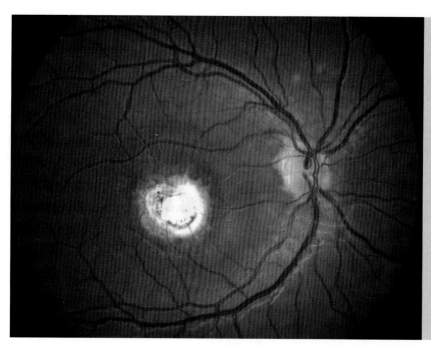

图 32.3 Best 病晚期在黄斑中央出现视网膜下纤维化

常染色体隐性 Best 病

这种类型常合并远视。表现为黄斑囊样水肿或广泛的视网膜下积液，有时可累及大部分黄斑。可在黄斑内外发现单个或多个卵黄样病灶（图 32.4）。视网膜下纤维化比 AD 更常见。也可能发生 CNVM。基因检测显示两个 *BEST1* 等位基因均存在突变，患者最常见的是复合杂合子。

32.2 关键诊断性检查和结果

32.2.1 光学相干断层扫描

常染色体显性 Best 病

早期发现包括视网膜解剖结构正常或视网膜外层微小改变。随着疾病进展到中期，视网膜和 RPE 之间可能发生分离和隆起。可见浆液性视网膜脱离。在卵黄期，视网膜隆起，卵黄样病灶对应的视网膜下腔内可见高反射物质。一些患者会出现"假性积脓"，即上层透明液体和下层黄色色素，中间隔着一条轮廓分明的不规则水平线，在垂直方向扫描时显示更清晰。当高反射物质随

着视网膜层萎缩而减少时，会出现光感受器缺失。在靠近中心凹的 RPE 下腔可见一个"纤维化柱"，它使视网膜隆起，并与视网膜下积液和视力下降相关（图 32.5）。

常染色体隐性 Best 病

临床表现可有浆液性视网膜脱离、视网膜下积液、黄斑囊样水肿、高反射性卵黄样病灶和高反射性中央瘢痕。

32.2.2 荧光素血管造影或超广角荧光素血管造影

常染色体显性 Best 病

该病最初的荧光素血管造影（FA）显示早期卵黄样病灶遮蔽的荧光。当卵黄样病灶变成"炒蛋"样时，其下方 RPE 和脉络膜毛细血管的萎缩可导致窗样缺损。

常染色体隐性 Best 病

FA 可显示卵黄样物质着染或继发于 CNVM 的渗漏。

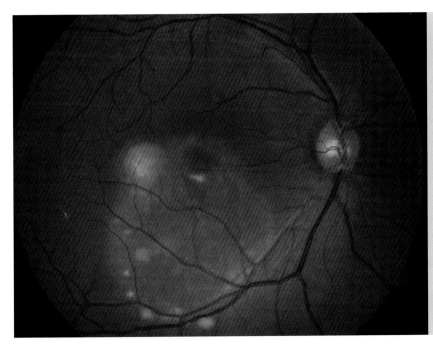

图 32.4 常染色体隐性卵黄样黄斑萎缩病变可见黄斑区内外的多个卵黄样病灶

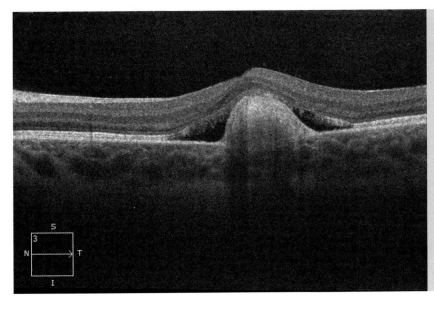

图 32.5 光学相干断层扫描结果显示 Best 病患者经典的"纤维化柱"表现

32.2.3 眼底自发荧光

常染色体显性 Best 病

异常高水平的脂褐质蓄积可导致自发荧光增高,尤其是有卵黄样病灶的阶段(图 32.6)。晚期,随着视网膜萎缩,自发荧光也可能消失。

常染色体隐性 Best 病

浆液性脱离可能表现为自发荧光。较小的卵黄样病灶可呈明显的高自发荧光。

32.2.4 视网膜电图

虽然 AD Best 病的全视野视网膜电图(ffERG)正常,但一些重度 AR 卵黄样黄斑萎缩蛋白病变患者的 ERG 可能异常。多焦 ERG(mfERG)显示的缺损与 OCT 成像和眼底检查一致。

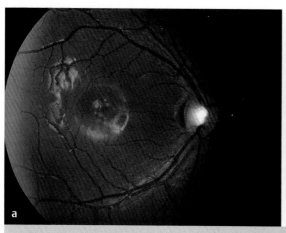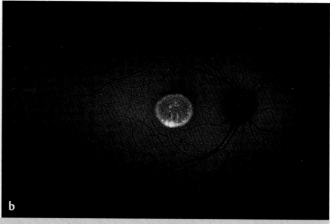

图 32.6 （a）眼底照相示 Best 病"炒蛋"样卵黄样病灶和（b）眼底自发荧光显示与脂褐质蓄积区一致的高自发荧光

32.2.5 眼电图

在 AD 和 AR Best 病中均显示 Arden 比值异常低（＜1.55 光峰 / 暗谷；正常 >2.0）；这是眼电图（EOG）能提供具有重要临床相关结果的少数几个疾病之一。

32.2.6 光学相干断层扫描血管成像

这是一种用于诊断 Best 病的新兴技术。OCT 血管成像（OCTA）可用于评估 CNV 是否存在。

32.3 重要临床信息

所有 Best 病患者的初步检查均应包括获得家族史、进行散瞳眼底检查和分子基因学检测。也可以进行 OCT 成像和眼底自发荧光检查以帮助评估病灶。如果怀疑有 CNV，可考虑行 FA 和 OCTA 检查。如有必要，也可进行 EOG 检测。由于 AD 和 AR 遗传模式的表现各不相同，直系亲属应接受检查，寻找 Best 病的证据。

32.4 处理

32.4.1 治疗选择

目前尚无治疗方法。低视力辅助装置可帮助补偿由该疾病引起的中心视力减退。如果发生 CNV，可考虑玻璃体腔内注射抗 VEGF 药物。

32.4.2 随访

建议定期检查（如每 6~12 个月），以监测疾病进展，并在所有 Best 病患者中寻找 CNV。家庭成员建议行眼科检查和遗传咨询。

推荐阅读

[1] Johnson AA, Guziewicz KE, Lee CJ, et al. Bestrophin 1 and retinal disease. Prog Retin Eye Res. 2017; 58:45–69

[2] MacDonald IM, Lee T. Best vitelliform macular dystrophy. In: Adam MP, Ardinger HH, Pagon, RA, et al., eds. GeneReviews. Seattle, WA: University of Washington; 2013. Available at: https://www.ncbi.nlm.nih.gov/books/NBK1167/. Accessed September 3, 2017

[3] Sohn EH, Mullins RF, Stone EM. Macular dystrophies. In: Schachat AP, Sadda SR, Hinton DR, et al, eds. Ryan's Retina. 6th ed. Elsevier Inc.; 2018:953–996

[4] Leroy BP. Bestrophinopathies. In: Traboulsi E, ed. Genetic Diseases of the Eye. 2nd ed. Oxford, UK: Oxford University Press; 2012:426–436. Available at: http://oxfordmedicine.com/10.1093/med/9780195326147.001.0001/med-9780195326147-chapter-28

33　成人卵黄样黄斑营养不良

Matthew R. Starr, Sophie J. Bakri

摘　要

成人卵黄样黄斑营养不良（AVMD）是一种典型的图形营养不良，在以后的生活中影响双侧中心凹。图形营养不良是一组黄斑疾病，其特征为各种图形的视网膜色素上皮（RPE）内色素沉积。病变为圆形或卵圆形、对称、隆起、位于视网膜下，可能包含中心暗色素簇。患者通常在常规眼科检查时发现患有 AVMD，或可能主诉中心视力轻度下降、暗点或视物变形。该疾病与轻型 Best 病非常相似，但 AVMD 的病变通常较小、发生在后半生，且患者的眼电图不总是存在异常。此外，在老年患者中该病可以类似于年龄相关性黄斑变性。由于 AVMD 与 PRPH2 基因突变相关，而 Best 病是 BEST1 基因突变，因此基因检测是鉴别这两种疾病的最佳方法。AVMD 通常进展缓慢，患者可终身保持良好的阅读视力。病灶可能会随时间的推移而萎缩，很少会有脉络膜新生血管形成，可使用玻璃体内抗血管内皮生长因子药物进行治疗。

关键词：成人卵黄样黄斑营养不良；成人发病的黄斑中心凹卵黄样营养不良；图形营养不良；特发性黄斑中心凹营养不良；外周蛋白

33.1　特征

与幼年发病的卵黄样黄斑营养不良或 Best 病不同，成人卵黄样黄斑营养不良（AVMD）通常被认为是单独的病症。AVMD 也有其他几个名称，包括成人发病的黄斑中心凹卵黄样营养不良（AOFVD）、成人卵黄样营养不良和图形营养不良。图形营养不良是一组以视网膜色素上皮（RPE）内色素沉积呈各种图形为特征的黄斑疾病，AVMD 是其中的一个子集。与 Best 病相比，AVMD 通常后半生发病（通常为 40~60 岁），且病变较小（约 1/2~1/3 视盘直径；图 33.1）。AVMD 通常与第 6 号染色体上 PRPH2 基因的体细胞突变相关，但也有多个成员患有 AVMD 的家族病例。PRPH2 负责合成一种称为"外周蛋白 2"的蛋白质，外周蛋白 2 是一种在杆细胞和锥细胞的外节中发现的稳定糖蛋白。外周蛋白 2 的缺失导致光感受器细胞的丢失和脂褐质在 RPE 内的蓄积。如果发现老年患者存在 BEST1 缺陷，而不是 PRPH2 缺陷，则他们患有 Best 病而不是 AVMD。Best 病的病灶还表现为病灶区域的视网膜下黄色色素分层，而这种情况在 AVMD 中通常是看不到的。可用这个特征区分 AVMD 和轻型 Best 病。

33.1.1　常见症状

在常规眼科检查中偶然发现。症状可能包括暗点、视物变形和（或）中心视力下降。如果出现脉络膜新生血管（CNV），视力变化可能会更迅速。

33.1.2　检查结果

典型的表现是双眼圆形或椭圆形视网膜下黄色沉积物和中心凹的暗色素簇（图 33.1a）。这些病变通常双眼对称，也可伴有散在的周边玻璃膜疣（图 33.1f，g）。在 AVMD 的后期，病变可能会发生萎缩和（或）CNV。如果眼底镜检查发现

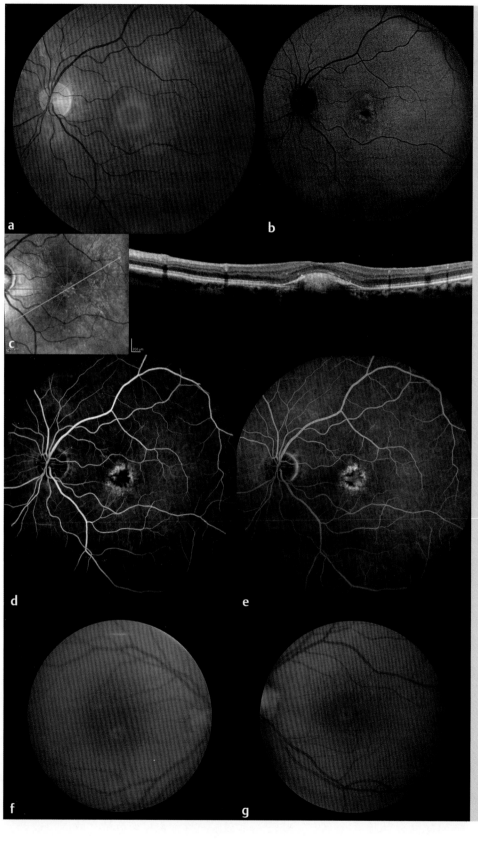

图 33.1 （a）彩照示左眼圆形、黄色的中心凹下病灶伴有中央色素簇。（b）眼底自发荧光示中心凹的中心低自发荧光病灶周围不规则高自发荧光环。（c）光学相干断层扫描示左眼视网膜下、椭圆形、高反射病灶位于中心凹中央，其上伴少量视网膜下积液和椭圆体带缺失。早期荧光素血管造影在 44 s 时显示与彩照的视网膜下黄色病灶一致的中心凹中央遮蔽。（d）有一个不规则的高荧光环，（e）晚期大小无变化也无渗漏（8 min 时的晚期荧光素血管造影）。（f，g）彩照示双眼对称、大小约 1/3 视盘直径、黄色的、视网膜下病灶伴中央色素簇。注意双眼中心凹旁的黄色玻璃膜疣样沉积物

多处卵黄样病变，则在诊断 AVMD 前必须排除渗出性多灶性卵黄样黄斑病或副肿瘤性卵黄样黄斑病变等疾病。

33.2 关键诊断性检查

33.2.1 光学相干断层扫描

光学相干断层扫描图像显示位于 RPE 和视网膜之间分散的、穹顶样、中心凹下、均质的高反射病灶（图 33.1c）。这些区域随后可能发生塌陷，导致椭圆体带和 RPE 的丢失。还可观察到类似视网膜下积液的低反射裂隙。

33.2.2 荧光素血管造影或超广角荧光素血管造影

在 AVMD 早期，视网膜下沉积物可能导致荧光素血管造影（FA）上的遮蔽，在 FA 早期图像显示为低荧光区周围有一个高荧光着染的小环，而在 FA 晚期图像上无渗漏迹象（图 33.1d，图 33.1e）。如果存在 CNV，则会有渗漏迹象。在 AVMD 晚期，卵黄样物质可能会萎缩，导致窗样缺损。

33.2.3 吲哚菁绿血管造影

在 AVMD 早期，卵黄样病灶为低荧光，无高荧光环；在晚期某些患者的低荧光区可伴有高荧光边界。

33.2.4 眼底自发荧光

视网膜下病灶可有各种自发荧光，常由于中央遮蔽而呈低自发荧光，但可有围绕在低自发光区的高自发荧光环（图 33.1b）。卵黄样物质通常表现为高自发荧光。在疾病早期，黄色的周边沉积物类似于高自发荧光病灶，随着沉积物的萎缩而变为低自发荧光病灶。

33.2.5 光学相干断层扫描血管成像

浅层视网膜血管层、深层视网膜血管层和脉络膜毛细血管层的血流密度都可能降低。中心凹无血管区可能保持正常。OCT 血管成像也有助于识别 CNV。

33.2.6 眼电图

由于并非所有患者的 Arden 比均小于 1.4（正常值 >1.8），所以其眼电图可以表现为异常，也可以为正常。然而，Best 病所有患者的眼电图都异常，可用于鉴别。

33.3 处理

33.3.1 治疗选择

无 CNV 的病例则无需特殊治疗。玻璃体内抗血管内皮生长因子常用于对 CNV 的治疗。

33.3.2 随访

该病一般进展缓慢，患者通常能够保持相当良好的视力。中心视力可能缓慢下降，患者可每 6~12 个月随访一次，观察疾病进展。如果怀疑有 CNV，则需要更频繁的随访。现在，一些临床医生提倡进行基因检测，以便更好地对疾病过程和可能的遗传影响进行分类。

推荐阅读

[1] Gass JD. A clinicopathologic study of a peculiar foveomacular dystrophy. Trans Am Ophthalmol Soc. 1974; 72:139–156

[2] Fagerberg L, Hallström BM, Oksvold P, et al. Analysis of the human tissue-specific expression by genome-wide integration of transcriptomics and antibody-based proteomics. Mol Cell Proteomics. 2014; 13(2):397–406

[3] Johnson AA, Guziewicz KE, Lee CJ, et al. Bestrophin 1 and retinal disease. Prog Retin Eye Res. 2017; 58:45–69

[4] Treder M, Lauermann JL, Alnawaiseh M, Heiduschka P, Eter N. Quantitative changes in flow density in patients with adult-onset foveomacular vitelliform dystrophy: an OCT angiography study. Graefes Arch Clin Exp Ophthalmol. 2017

34 图形营养不良

Amy S. Babiuch, Elias I. Traboulsi

摘 要

图形营养不良（PDs）包括一组遗传性视网膜疾病，其中一个主要亚群与 *PRPH2* 基因突变相关，也称为外周蛋白 /*RDS* 基因。该基因突变的携带者表型极具异质性，包括黄斑图形样色素改变、萎缩性黄斑病和类似于经典视网膜色素变性的临床表现。

Gass 根据临床表现将图形营养不良分为 5 类，包括成人起病的黄斑中心凹卵黄样营养不良、蝶形营养不良、网状营养不良、类似 Stargardt 病 / 眼底黄色斑点症的多灶性图形营养不良和黄点状眼底（fundus pulverulentus）。PDs 的典型特征包括进行性视网膜色素上皮改变，常伴有累及黄斑和后极的暗黄色视网膜下物质。大多数患者直到 40 岁或 50 岁才出现症状，随后其中一些患者可能因脉络膜视网膜萎缩或脉络膜新生血管形成而出现进行性视力减退。

关键词：成人型中心凹卵黄样黄斑营养不良；蝶形营养不良；眼底黄色斑点症；Stargardt 病；网状营养不良

34.1 特征

图形营养不良（PDs）包括一组基因决定的视网膜疾病，其中一个主要亚群与 *PRPH2* 基因突变相关，也称为外周蛋白 /*RDS* 基因。该基因突变患者的表型极具异质性，包括黄斑图形样色素改变、萎缩性黄斑病和类似于经典视网膜色素变性的临床表现。

Gass 根据临床表现将图形营养不良分为 5 类，包括成人型中心凹卵黄样黄斑营养不良、蝶形营养不良、类似 Stargardt 病 / 眼底黄色斑点症的多灶性图形营养不良和黄点状眼底（fundus pulverulentus）。PDs 的典型特征包括进行性视网膜色素上皮（RPE）改变，常伴有累及黄斑和后极的暗黄色视网膜下物质。大多数患者直到 40 岁或 50 岁才出现症状，随后其中一些患者可能因脉络膜视网膜萎缩或脉络膜新生血管形成而出现进行性视力减退。

PDs 分几大类。关于成人型卵黄样营养不良的更多详细信息请参见第 33 章成人卵黄样黄斑营养不良。在类似 Stargardt 病 / 眼底黄色斑点症的多灶性图形营养不良中，外周蛋白 /*RDS* 基因突变是常染色体显性遗传，表现度多变，外显率低。蝶形营养不良在 *PRPH2* 外周蛋白 /*RDS* 基因中具有常染色体显性突变。5q21.2-q33.2 位点也与图形营养不良有关。最后，网状营养不良不常见，仅有的几个家系报告可能是常染色体显性或常染色体隐性遗传。

34.1.1 常见症状

成人卵黄样黄斑营养不良

见第 33 章，成人卵黄样黄斑营养不良。

多灶性 / 眼底黄色斑点症样营养不良

在大约 50 岁前，视力通常良好，此后视力可能保持稳定或开始下降。

蝶形营养不良

大多数患者在常规眼科检查中发现；多无症状。

网状营养不良

通常无症状，在疾病晚期如果出现萎缩性改变，视力可能会受极小的影响。

34.1.2　检查结果

成人卵黄样黄斑营养不良

见第 33 章，成人卵黄样黄斑营养不良。

多灶性/眼底黄色斑点症样营养不良

在整个后极和血管弓以外，可见双眼对称的位于 RPE 水平的淡黄色鱼形斑点（图 34.1）。黄斑的表现可以从各种各样的黄色或灰色沉积物到界限清楚的脉络膜视网膜萎缩。临床表现从极轻微的病变到视网膜色素变性样改变，差异很大。

蝶形营养不良

双眼中心位于 RPE 水平的聚集物质，表现为色素沉着或呈黄白色，形成"手臂"或"翅膀"结构，以放射状图案向外延伸，并被脱色素区包围。

网状营养不良

黄斑区位于 RPE 水平的色素沉着斑/线构成网状结构，呈"打结的渔网"样外观（图 34.2）。

34.2　关键诊断性检查和结果

34.2.1　光学相干断层扫描

成人卵黄样黄斑营养不良

见第 33 章，成人卵黄样黄斑营养不良。

多灶性/眼底黄色斑点症样营养不良

局灶性光感受器层和 RPE 变薄。

蝶形营养不良

病变区椭圆体带（EZ）破坏，而外界膜（ELM）保持完整；中心凹下存在高反射沉积物，位于 RPE 水平，并延伸至 ELM。

网状营养不良

局灶性 RPE 的增厚并隆起，其上方的椭圆体带中断。还可见视网膜外层高反射团块和外界膜隆起。

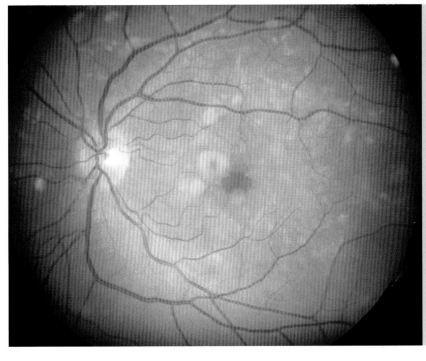

图 34.1　眼底彩照示类似 Stargardt 病/眼底黄色斑点症的多灶性图形营养不良，在整个后极部可见位于 RPE 水平的淡黄色鱼形斑点

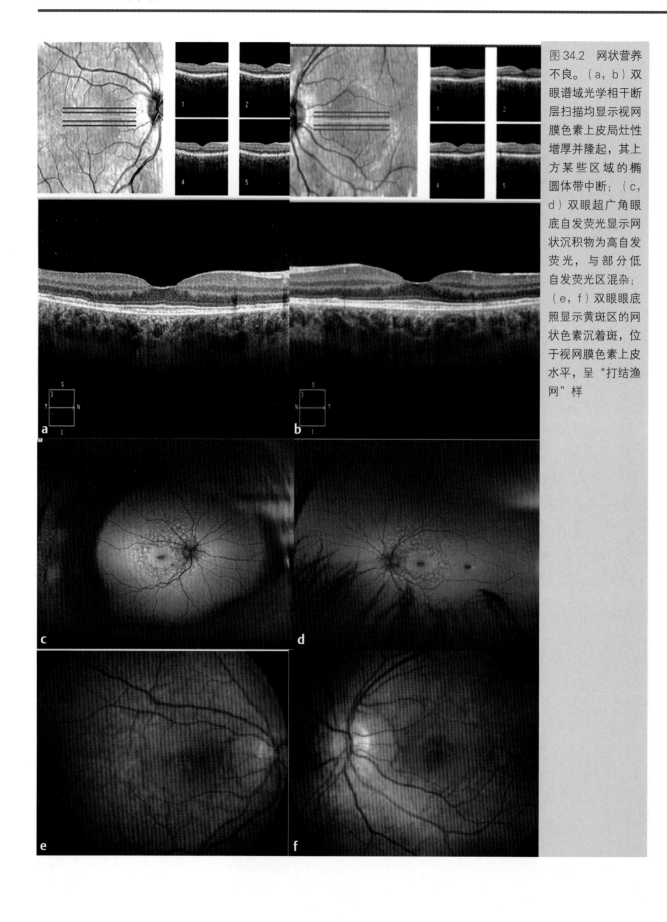

图34.2 网状营养不良。（a，b）双眼谱域光学相干断层扫描均显示视网膜色素上皮局灶性增厚并隆起，其上方某些区域的椭圆体带中断；（c，d）双眼超广角眼底自发荧光显示网状沉积物为高自发荧光，与部分低自发荧光区混杂；（e，f）双眼眼底照显示黄斑区的网状色素沉着斑，位于视网膜色素上皮水平，呈"打结渔网"样

34.2.2　荧光素血管造影或超广角荧光素血管造影

成人卵黄样黄斑营养不良

见第 33 章，成人卵黄样黄斑营养不良。

多灶性／眼底黄色斑点症样营养不良

造影早期和晚期呈高荧光区，有时伴有邻近或中央的无渗漏低荧光斑。无 Stargardt（STDG1）病中所见的"脉络膜湮没"。

蝶形营养不良

黄白色沉积物遮蔽荧光，而 RPE 缺失区为窗样缺损和无渗漏的高荧光（图 34.3）。

网状营养不良

从早期到晚期，沉积物都为低荧光伴有高荧光边界。

34.2.3　眼底自发荧光

成人卵黄样黄斑营养不良

见第 33 章，成人卵黄样黄斑营养不良。

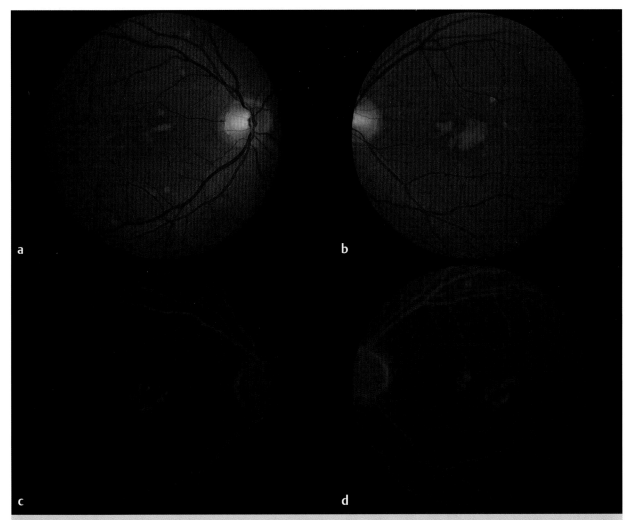

图 34.3　（a，b）蝶形营养不良表现为位于视网膜色素上皮细胞（RPE）水平的双侧中心性聚集物质，表现为色素沉着或呈黄白色，形成"手臂"或"翅膀"图案向外延伸。（c，d）荧光素血管造影显示黄白色沉积物的荧光遮蔽，RPE 缺失区呈窗样缺损和无渗漏的高荧光。基因检测显示 *PRPH2* 基因发生了突变

多灶性 / 眼底黄色斑点症样营养不良

可见多个高自发荧光区，可能与眼底检查的斑点相对应，也可能不一致。RPE 萎缩区域可能存低自发荧光区。

蝶形营养不良

黄斑区表现为高、低自发荧光混杂。高自发荧光对应于黄白色沉积物（RPE 脂褐质）区，自发低荧光对应于 RPE 萎缩的区域。

网状营养不良

网状沉积物为高自发荧光。自发低荧光也可能存在于网状图形中。

34.2.4 视网膜电图

成人卵黄样黄斑营养不良

见第 33 章，成人卵黄样黄斑营养不良。

多灶性 / 眼底黄色斑点症样营养不良

疾病早期全视野视网膜电图（ERG）正常，但如果疾病进展，全视网膜的视锥和视杆功能会受损。

蝶形营养不良

全视野 ERG 和暗适应通常是正常的。

网状营养不良

ERG 通常是正常的。

34.2.5 眼电图

成人卵黄样黄斑营养不良

见第 33 章，成人卵黄样黄斑营养不良。

多灶性 / 眼底黄色斑点症样营养不良

可正常或低于正常。

蝶形营养不良

可低于正常。

网状营养不良

可正常或低于正常。

34.3 重要临床信息

除了全面的眼科检查和适当的影像学检查，现在一些临床医生提倡进行基因检测，以便对疾病过程和可能的遗传结果更好地进行分类。

34.4 处理

34.4.1 治疗选择

对这些患者进行观察和教育，包括 Amsler 表检查，因可能发生罕见的脉络膜新生血管。基因检测可确诊 PRPH2 突变的病例。应考虑遗传咨询和家庭成员的评估。

推荐阅读

［1］Agarwal A. Gass' Atlas of Macular Diseases. 5th ed. Elsevier; 2012

［2］Boon CJ, van Schooneveld MJ, den Hollander AI, et al. Mutations in the peripherin/RDS gene are an important cause of multifocal pattern dystrophy simulating STGD1/fundus flavimaculatus. Br J Ophthalmol. 2007; 91(11):1504–1511

［3］Boon CJ, den Hollander AI, Hoyng CB, Cremers FP, Klevering BJ, Keunen JE. The spectrum of retinal dystrophies caused by mutations in the peripherin/RDS gene. Prog Retin Eye Res. 2008; 27(2):213–235

［4］Kumar V, Kumawat D. Multimodal imaging in a case of butterfly pattern dystrophy of retinal pigment epithelium. Int Ophthalmol. 2017(March)

［5］Zerbib J, Querques G, Massamba N, et al. Reticular pattern dystrophy of the retina: a spectral-domain optical coherence tomography analysis. Am J Ophthalmol. 2013; 156(6):1228–1237

35　黄斑旁毛细血管扩张症

S. Amal Hussnain, Yasha S. Modi

摘　要

2 型黄斑旁毛细血管扩张症（MacTel 2 型）是最常见的黄斑毛细血管扩张症，是一种特发性、双侧发生的疾病，在 50、60 岁时表现为视网膜神经感觉层萎缩和黄斑区毛细血管扩张。MacTel 2 病灶可发生于中心凹周围的椭圆形区域，但更主要在颞侧。眼底特征包括中心凹旁视网膜变灰、扩张的毛细血管和视网膜内结晶样沉积物，晚期视网膜色素上皮（RPE）沿着扩张的小静脉迁移。由于缺乏感光色素的遮挡，早期可表现为特征性的中心凹自发荧光。荧光素血管造影显示扩张的毛细血管，以及由于晚期受累血管荧光渗漏和视网膜外层着染所致的高荧光。光学相干断层扫描（OCT）可能是诊断 MacTel 2 最有用的成像方式，可显示椭圆体带缺失、视网膜内层或外层间隙、RPE 迁移，以及晚期可能并发的视网膜下新生血管。OCT 血管成像是一种新兴技术，可用于检测浅层和深层毛细血管丛水平的血管变化和血管密度的降低情况。MacTel 2 的视力丧失主要是由于视网膜神经感觉层萎缩和新生血管形成。虽然目前尚未确定 MacTel 2 的治疗方案，但抗血管内皮生长因子药物已证实对晚期的新生血管并发症的治疗有效。

关键词：毛细血管扩张；特发性旁中心凹毛细血管扩张症；特发性中心凹周围毛细血管扩张症；MacTel；黄斑毛细血管扩张；Müller 细胞；视网膜结晶体；视网膜变灰

35.1　特征

黄斑旁毛细血管扩张症项目组建议将几种视网膜毛细血管扩张症分为两个不同的组，现在称为 1 型和 2 型黄斑旁毛细血管扩张症。1 型黄斑旁毛细血管扩张症是以动脉瘤、脂质渗出和视网膜缺血为特征的单侧发病的疾病，但一般无新生血管形成。本章将重点关注更常见的 2 型黄斑旁毛细血管扩张症（MacTel 2），这是一种特发性、双侧发病的疾病，在 50、60 岁时表现为视网膜神经感觉层萎缩和黄斑区毛细血管扩张。Gass 和 Blodi 分期代表了 MacTel 2（他们最初将其命名为特发性旁中心凹视网膜毛细血管扩张症 2A 组，表 35.1）在眼底检查和荧光素血管造影中观察到的时间顺序变化。此外，基于新生血管的存在情况，把 MacTel 2 分为以萎缩为特征的非增生阶段

表 35.1　MacTel 2 的 Gass 和 Blodi 临床分期（特发性旁中心凹视网膜毛细血管扩张症 2A 组）

1 期	检眼镜检查无变化；极轻的毛细血管扩张，荧光素眼底血管造影显示晚期颞侧视网膜外层轻度着染
2 期	检眼镜下中心凹周围发灰和轻微毛细血管扩张；荧光素血管造影显示中心凹颞侧毛细血管扩张
3 期	检眼镜下扩张、圆钝的小静脉直角转向深处；荧光素血管造影显示直角小静脉下方的视网膜渗透性改变
4 期	直角小静脉旁的视网膜色素上皮增生
5 期	视网膜下新生血管形成

和以新生血管形成为特征的增生阶段。仅根据彩色眼底照片的分级，美国、澳大利亚和非洲的研究报告了 MacTel 2 的患病率为 0.02%~0.1%，可能低估了真正的患病率。在 MacTel 项目组中，女性发病率略高，占 64%。已知的全身相关疾病包括糖尿病和高血压。考虑到该病的双眼发病和常染色体显性遗传模式，怀疑与基因有关，但可能与多基因有关，因为尚未发现单一的致病基因。

35.1.1 常见症状

可有视力缓慢减退、视物变形、阅读困难和暗点。

35.1.2 检查结果

中心凹周围的椭圆形区域可见中心凹旁视网膜变灰或失去透明度、伴毛细血管扩张、视网膜内层结晶样沉积物（被认为是 Müller 细胞的足板），但主要位于颞侧。末梢圆钝的小静脉扩张且呈直角（如直角小静脉）潜入中心凹处的深层视网膜，并与视网膜色素上皮细胞（RPE）肥大

和色素向视网膜内迁移有关（图 35.1）。

35.2 关键诊断性检查和结果

35.2.1 光学相干断层扫描

在颞侧区的外核层首先发现视网膜厚度或伴视网膜变薄的反射度改变，但可能会因同时出现的血管渗漏（表现为视网膜内层高反射）所致的视网膜增厚而被掩盖。视网膜内和视网膜下可能出现高反射，分别由 RPE 迁移和脉络膜新生血管所致。

一个常见且显著的变化是光感受器的破坏，导致椭圆体带的反射消失，并可能伴有早期空腔改变（图 35.2）。由于吸收蓝光的感光色素缺失，该区域的眼底自发荧光（FAF）相应增加（图 35.3）。视网膜内层和外层也可见低反射性囊样空腔，可能由视网膜各层萎缩所致［与渗出相反，该囊腔在荧光素血管造影（FA）上不表现为渗漏或荧光积存］。这些空腔通常以视网膜组织缺失为特征性外观，而非视网膜内积液。即使存在积

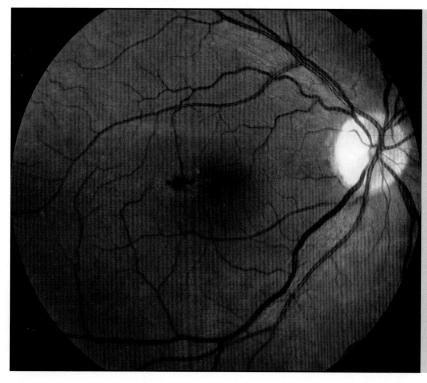

图 35.1　MacTel 2 的眼底照相显示中心凹旁视网膜发灰、毛细血管扩张和视网膜内层结晶样沉积物。可见视网膜色素上皮沿着转向视网膜深层的直角扩张小静脉迁移

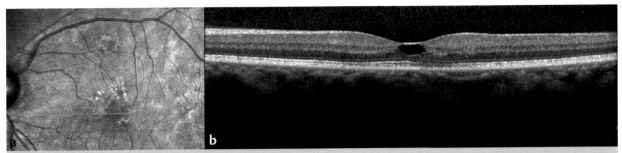

图 35.2 MacTel 2 的光学相干断层扫描显示早期空腔样改变，伴内界膜披拂其上。中心凹颞侧椭圆体带缺失也很明显

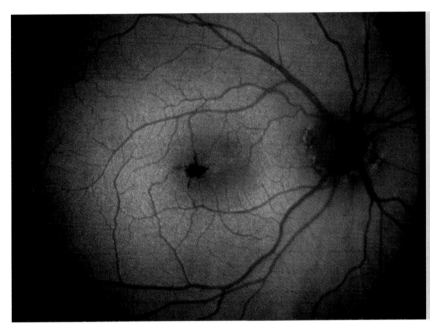

图 35.3 MacTel 2 的同一患者眼底自发荧光（FAF）。由于缺少吸收激发光的色素，中心凹相对高自发荧光。正常中心凹则遮蔽 FAF 信号。中心凹颞侧的视网膜色素上皮斑块遮挡了 FAF 信号而呈低自发荧光

液，视网膜内层的轮廓也可能保持不变。随着时间的推移，萎缩的进展，这些空腔可能缩小并最终塌陷（图 35.4）。

35.2.2 荧光素血管造影或超广角荧光素血管造影

早期出现毛细血管扩张和晚期高荧光是两个标志性表现（图 35.5）。认为晚期高荧光是受累血管渗漏和视网膜外层着染所致。

35.2.3 眼底自发荧光

由于光感受器中叶黄素和感光色素缺失、不能遮挡中心凹自发荧光，导致中心凹呈现相对高的自发荧光。由于 RPE 斑块遮挡，也可呈低自发荧光（图 35.3）。

35.2.4 光学相干断层扫描血管成像

微血管改变首先发生在深层毛细血管丛，然后延伸到浅层毛细血管丛。与脉络膜血管的吻合可导致视网膜下新生血管形成。也可能发生视网膜血管 – 视网膜血管吻合，在该处的深层毛细血管丛水平可见小动脉流入扩张的小静脉（图 35.6）。

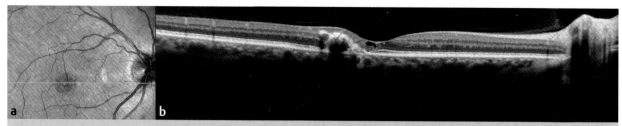

图 35.4　MacTel 2 的光学相干断层扫描显示晚期视网膜萎缩主要累及中心凹颞侧边缘，囊腔塌陷，局灶性椭圆体带破坏和视网膜色素上皮迁移导致颞侧高反射

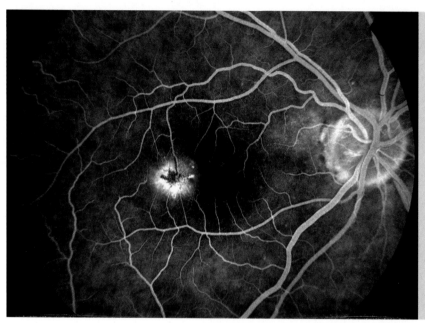

图 35.5　荧光素血管造影晚期图像显示弥漫性高荧光，主要位于颞侧

35.3　重要临床信息

除了全面的眼科检查和影像学检查，患者还应排除糖尿病，因为糖尿病与 MacTel 2 有关。

35.4　处理

35.4.1　治疗选择

MacTel 2 的中心视力减退可由非增生性原因所致，如视网膜神经感觉层萎缩、视网膜空腔进展为全层黄斑裂孔；也可由新生血管膜增生引起。一项大型对照试验显示，无新生血管形成的情况下，无有效的干预措施。目前，正在进行一项 Ⅲ 期临床试验，以确定睫状神经营养因子对 MacTel 2 进行性光感受器减少的疗效。MacTel 2 的黄斑裂孔手术成功率低于特发性黄斑裂孔，因为 MacTel 2 裂孔形成的病理生理学基础是萎缩，而不是牵拉。抗血管内皮生长因子药物已被证明有益于 MacTel 2 增生期的患者。

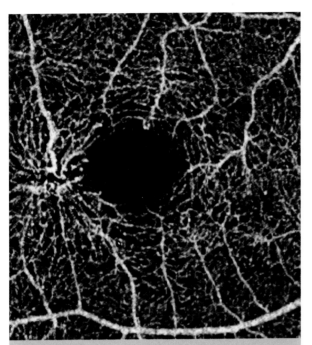

图 35.6 MacTel 2 的光学相干断层扫描血管成像显示视网膜 – 视网膜吻合。深层毛细血管丛水平可见一根小动脉滋养一根扩张的小静脉

推荐阅读

[1] Gass JD, Blodi BA. Idiopathic juxtafoveolar retinal telangiectasis. Update of classification and follow-up study. Ophthalmology. 1993; 100(10):1536–1546

[2] Yannuzzi LA, Bardal AM, Freund KB, Chen KJ, Eandi CM, Blodi B. Idiopathic macular telangiectasia. Arch Ophthalmol. 2006; 124(4):450–460

[3] Charbel Issa P, Gillies MC, Chew EY, et al. Macular telangiectasia type 2. Prog Retin Eye Res. 2013; 34:49–77

[4] Jindal A, Choudhury H, Pathengay A, Flynn HW, Jr. A novel clinical sign in macular telangiectasia type 2. Ophthalmic Surg Lasers Imaging Retina. 2015; 46(1):134–136

36　视网膜色素变性

Meghan J. DeBenedictis, Aleksandra Rachitskaya

摘　要

视网膜色素变性（RP）是一组遗传性视网膜变性疾病，其特征是光感受器细胞变性。夜盲症和视野缩窄是常见的症状，随着时间的推移会出现色觉和中心视力的减退。光学相干断层扫描常显示椭圆体带的缺失和视网膜的萎缩。眼底自发荧光检查也可能有帮助。中心凹周围高自发荧光环已被提出作为一个病变潜在进展的指标。应对患者进行彻底检查，以区分 RP 与其他遗传性视网膜变性疾病和具有相似临床表现的其他疾病。目前正在对各种治疗方法进行测试，如基因疗法和维生素 A 疗法。Argus Ⅱ 视网膜假体系统是目前 FDA 批准的唯一一种用于治疗晚期 RP 方法。

关键词：Argus；基因治疗；遗传学；遗传性视网膜病变；视网膜色素变性；综合征

36.1　特征

视网膜色素变性（RP）是一组遗传和表型异质性疾病，每 4 000 人中就有 1 人发病。RP 可以为常染色体显性（15%~25%）、常染色体隐性（5%~20%）或 X 连锁（5%~15%）方式遗传。迄今为止，已确定了 22 个导致显性 RP 的基因，39 个导致隐性 RP 的基因，以及 2 个导致 X 连锁 RP 的基因。RP 也有许多综合征类型，如 Usher 和 Bardet-Biedl 综合征。RP 的特征为光感受器杆细胞和锥细胞变性。扇形 RP 是一种不典型的 RP，仅一个或两个象限视网膜受累是其特征（色素改变和视野缺损）。通常表现为双侧对称的鼻下象限视网膜变性。多数扇形 RP 病例是由 *RHO* 基因突变所致的。

36.1.1　常见症状

症状和发病年龄可能存在很大差异。夜盲和视野缩窄通常是最初的症状。随时间的推移，视锥细胞受累导致色觉减退和中心视力丧失。严重病例可出现丧失光感。

36.1.2　检查结果

可出现视盘苍白、血管变细、视网膜中周部的骨细胞样色素、玻璃体细胞和晶状体后囊下混浊（图 36.2）。

36.2　关键诊断性检查和结果

36.2.1　光学相干断层扫描

光学相干断层扫描（OCT）可见各种视网膜外层结构的总厚度进行性降低。事实上，椭圆体带宽度已被提出作为一种监测疾病进展的工具。中心凹常保持正常，尤其是在疾病早期，伴有周围视网膜的外层缺损（图 36.1）。偶尔可出现黄斑囊样水肿。

36.2.2　眼底自发荧光

可见与视网膜外层萎缩区对应的低自发荧光区。在黄斑区，已将中心凹周围高自发荧光环作为预后的指标，环的后移提示了疾病的进展（图 36.3）。扇形 RP 的扇形分布也可通过眼底自发荧光（FAF；图 36.4）显示。

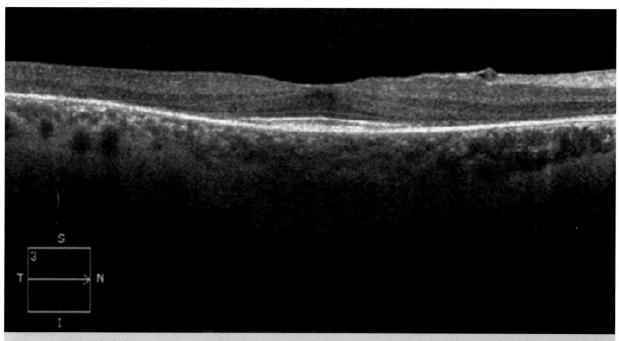

图 36.1 视网膜色素变性的光学相干断层扫描显示中心凹旁椭圆体带和外核层缺失，中心凹保持正常

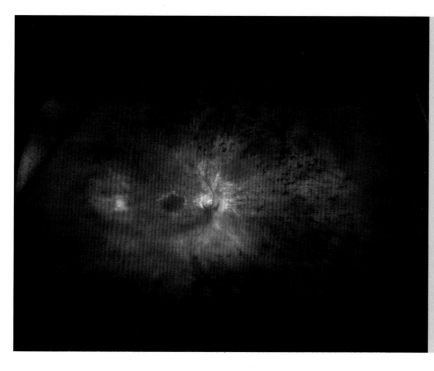

图 36.2 视网膜色素变性的超广角眼底照相显示 360° 骨细胞样色素沉着、视盘苍白、血管变细

36.2.3 视野检查

动态和静态视野检查通常显示中周边进行性视野缺损。随着疾病的进展，残留在远周边视野和视轴区的小视岛慢慢消失（图 36.5）。

36.2.4 视网膜电图

全视野视网膜电图（ffERG）显示视杆和视锥反应振幅降低，且视杆或视锥反应峰值的间期延长。a 波和 b 波的振幅降低或无法检测到。

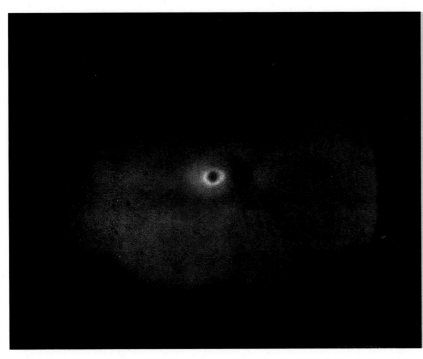

图 36.3 视网膜色素变性的超广角眼底自发荧光显示黄斑的高自发荧光环

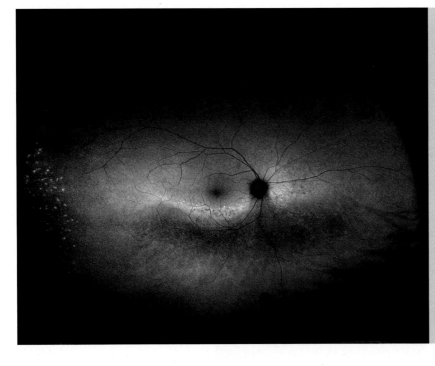

图 36.4 扇形视网膜色素变性的超广角眼底自发荧光像

36.2.5 眼底照相

可观察到视盘苍白、视网膜小动脉变细和周边视网膜内称为"骨细胞"的色素沉积。

36.2.6 基因检测

多个临床实验室提供检测,但实验室可能会在方法学、检测的基因、结果解读/检测报告风格、

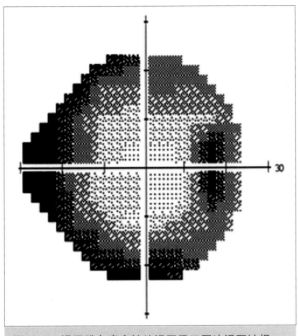

图 36.5 视网膜色素变性的视野显示周边视野缺损

成本和周转时间方面有所不同。阳性基因检测结果可需要进行复发风险咨询、其他家庭成员的检测、提供预后信息，以及参与可能的临床试验（如基因治疗）。基因检测应通过经认证的遗传咨询师进行，因为全面的检测可能会产生偶然、不确定和非预期的结果。根据实验室及其使用的检测方法，超过 50% 的患者可获得诊断性基因检测结果。

36.3 重要临床信息

RP 可表现为非综合征或综合征。综合征性 RP 患者的 RP 是全身性遗传综合征的特征之一（表 36.1）。因此，仔细询问病史对于做出准确的临床诊断、确保适当的医疗管理和患者转诊至关重要。应在诊断时筛查表 36.1 中的相关症状和病症。与非综合征性 RP 一样，不同类型的综合征性 RP 表现出显著的遗传异质性和表达异质性。

RP 应与其他遗传性视网膜变性疾病进行鉴别，包括但不限于全色盲、无脉络膜症、锥－杆细胞营养不良、Leber 先天性黑蒙和 Stargardt 病。

此外，类似的临床表现也可见于后葡萄膜炎、眼梅毒、外伤、陈旧性动脉阻塞和全身性药物引起的视网膜毒性。发病年龄、临床症状和临床检查结果有助于鉴别这些疾病。因此，全面检查应包括 ERG、视野检查、眼底照相、FAF、OCT、评估综合征性 RP 的全身病史回顾（参见表 36.1）和基因检测。

36.4 处理

36.4.1 治疗选择

Argus II 视网膜假体系统

Argus II 视网膜假体系统是目前 FDA 批准的唯一一种用于晚期 RP 患者的治疗方法。适应证是患者年龄必须在 25 岁以上、双眼光感微弱或无光感，且曾有有用的成型视觉。该设备旨在通过电刺激残余的内层视网膜产生光幻视为患者提供视觉功能，它不能治疗或逆转疾病的病理基础。

基因治疗

目前在美国和欧洲正在进行一些基因治疗试验，用于治疗遗传性视网膜变性疾病，包括一些可引起 RP 的基因。第一种基因治疗，即 Vosrelgene neparvovec-rzyl，被批准用于由双等位基因 *RPE 65* 突变引起的 RP。这种治疗方法通过视网膜下注射给药。

维生素 A 治疗

研究表明，服用维生素 A 和二十二碳六烯酸（DHA）有一定益处。与未接受治疗的患者相比，接受这两种化合物联合治疗的 RP 患者的 ERG 振幅下降速率较慢。与低 ω-3 脂肪酸饮食的患者相比，补充维生素 A 和高 ω-3 脂肪酸饮食（≥ 0.20 g/d）的患者视力下降速度较慢。

低视力辅助

转诊至低视力治疗师、定位和行动训练员是至关重要的，以帮助患者掌握正确的手杖技能，

表36.1 综合征性视网膜色素变性伴随的全身症状

	视网膜萎缩	听力减退	癫痫	MRI异常	发育迟缓/MR	嗅觉丧失	共济失调	向心性肥胖	心脏畸形	心肌病	多指/趾畸	性腺功能减退	肾脏异常	呼吸系统异常	肝脏异常	皮肤表现	骨骼异常
Alstrom 综合征	×	×			×	×		×		×		×	×	×	×	×	×
Biedl 综合征	×	×			×	×	×	×	×		×		×	×	×	×	×
Joubert 综合征	×				×		×				×		×	×	×		×
Kearns-Sayre 综合征	×	×	×	×			×		×	×			×				
脂褐质沉积症	×		×	×	×		×										
Refsum 病	×	×				×	×		×	×				×		×	×
眼—肾综合征	×												×				
Usher 综合征	×	×															

注意：该表不全面，未包括所有存在 RP 表现的遗传性综合征。

并为他们提供技术设备和资源，使他们能够最大限度地使用他们的视力。

36.4.2　随访

应每年进行一次检查，以监测疾病进展并评估眼部并发症，如白内障和黄斑囊样水肿。此外，应转诊至眼科遗传咨询师，以获得基因检测结果并讨论家庭成员的复发风险。在获取家族史和复发风险咨询时，切勿忽视任何遗传模式，将其视为已观察到的不完全外显，因为可能会发生显性基因的新突变，且 X 连锁 RP 女性携带者可能有症状。在受累家庭成员中，应考虑性别、发病年龄和病情进展。

推荐阅读

［1］Hartong DT, Berson EL, Dryja TP. Retinitis pigmentosa. Lancet. 2006; 368(9549):1795–1809

［2］Birch DG, Locke KG, Wen Y, Locke KI, Hoffman DR, Hood DC. Spectral-domain optical coherence tomography measures of outer segment layer progression in patients with X-linked retinitis pigmentosa. JAMA Ophthalmol. 2013; 131(9):1143–1150

［3］Lima LH, Burke T, Greenstein VC, et al. Progressive constriction of the hyperautofluorescent ring in retinitis pigmentosa. Am J Ophthalmol. 2012; 153(4):718–727, 727.e1–727.e2

［4］Glöckle N, Kohl S, Mohr J, et al. Panel-based next generation sequencing as a reliable and efficient technique to detect mutations in unselected patients with retinal dystrophies. Eur J Hum Genet. 2014; 22(1):99–104

［5］Berson EL, Rosner B, Sandberg MA, Weigel-DiFranco C, Willett WC. ω-3 intake and visual acuity in patients with retinitis pigmentosa receiving vitamin A. Arch Ophthalmol. 2012; 130(6):707–711

37 视锥细胞营养不良

Huber Martins Vasconcelos, Jr., Paul Yang

摘 要

视锥细胞营养不良是一种遗传性视网膜变性，其特征为视锥光感受器的原发性变性，伴或不伴视杆光感受器的继发性受累。症状是进行性的，包括视力减退、中心暗点、色觉障碍、昼盲和畏光。罕见情况下，患者可能出现症状，包括伴或不伴显著智力下降的突然迟钝，以及其他神经感觉、代谢和多器官疾病。视锥细胞营养不良可以为常染色体显性、常染色体隐性或 X 连锁模式遗传。关键表现可包括黄斑色素改变、黄斑萎缩和黄色斑点沉着。在重度或疾病晚期，这些表现可能集中在黄斑，但广泛分布于整个眼底。重要的诊断性检查包括全视野视网膜电图、超广角眼底自发荧光、光学相干断层扫描和宽视野检查。基因检测是最有用的辅助工具，可用于确认临床疑诊、遗传模式和临床试验的资格。目前尚无获批的治疗方法；然而，目前有多项临床试验研究 *ABCA4* 相关性 Stargardt 眼底营养不良的小分子治疗、视网膜基因治疗和干细胞治疗的疗效和安全性。

关键词：视锥细胞营养不良；视锥－视杆细胞营养不良；遗传性视网膜变性；色觉障碍；Stargardt 眼底营养不良

37.1 特征

视锥细胞营养不良是一类遗传性视网膜变性，其特征为视锥光感受器的原发性变性，伴或不伴视杆光感受器的继发性受累（通常在更严重或晚期疾病受累）。在这些病例中，锥－杆细胞营养不良是一种更准确的描述；然而，在本章中，视锥细胞营养不良的概念包括了上述内容。此外，视锥细胞营养不良的进展性特征将其与静止性锥细胞功能障碍综合征（例如，色盲症、单锥细胞三色性、蓝锥细胞单色视）区分开来，此处不讨论。

37.1.1 常见症状

通常在儿童期和青年期出现。常见症状包括多年或数十年的缓慢进行性视力减退、中心暗点、色觉障碍、昼盲和畏光。因为患者通常在早期视力良好，眼球震颤较为罕见。然而，随着疾病的进展和中心视力的严重丧失，患者可能会出现斜视，甚至是夜盲。

37.1.2 检查结果

最显著的表现是双眼视力下降和色觉障碍，伴随一系列黄斑病变，可能包括黄斑中心凹反射消失而模糊、轻度色素斑纹、牛眼样色素改变或界限清楚的黄斑萎缩（图 37.1）。黄斑或后极出现黄色视网膜下斑片状沉积物，可能提示 Stargardt 眼底营养不良与 *ABCA4* 基因突变有关。在重度和晚期疾病中，可能存在蜡样视盘苍白、血管变细、弥漫性融合性钱币样萎缩，以及整个后极部和眼底的色素改变，只残余远周边完好。

37.2 关键诊断性检查和结果

37.2.1 光学相干断层扫描

谱域光学相干断层扫描（SD-OCT）是一种越来越重要的用于诊断和监测视锥细胞营养不良

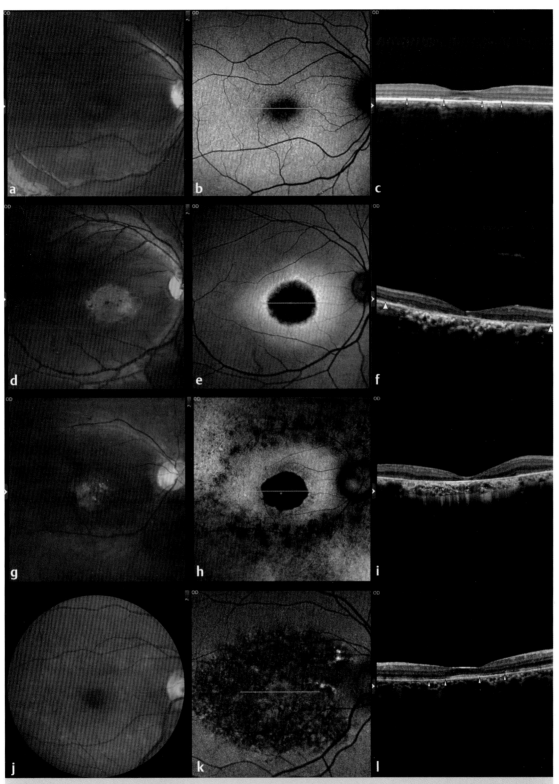

图 37.1　视锥细胞营养不良系列。（a~c）轻度病变，黄斑色素斑驳，眼底自发荧光呈斑驳的黄斑低自发荧光，OCT 示旁中心凹椭圆体带层（EZ 或内 / 外节）变薄（白色三角箭头示过渡区）。（d~f）伴黄斑萎缩的更晚期病例，黄斑区低自发荧光伴高自发荧光环，黄斑区椭圆体带（白色三角箭头）和 RPE（红色三角箭头显示其下脉络膜高反射）变薄。（g~i）更严重的病例，除了黄斑周围萎缩环和斑驳的低自发荧光，以及弥漫的椭圆体带变薄，表现与 b 类似。（j~l）不同的表型普遍都可见黄斑斑驳色素和低自发荧光，以及黄斑周围椭圆体带变薄（白色三角箭头）

的成像方法。常见视网膜外层变薄，伴有图形样中心凹和（或）旁中心凹的椭圆体带（EZ）（即内/外节段交界处；图37.1）的缺失。更晚期病例存在视网膜色素上皮细胞（RPE）萎缩，其中由于OCT信号穿透度的差异，在正常和萎缩的黄斑RPE之间的过渡区呈明显的节段性脉络膜高反射（图37.1）。黄色斑点沉积物明显时，可见散在局灶性视网膜下高反射增厚斑点，伴或不伴邻近的EZ变薄。中心凹EZ岛的完整性通常与视力相关。因此，中心凹的受累程度可作为疾病进展的标志进行监测。

37.2.2 荧光素血管造影或超广角荧光素血管造影

通常可见由于RPE萎缩和斑片状沉积物着染的窗样缺损［在OCT和眼底自发荧光（FAF）上也很容易观察到］。随着OCT的出现，荧光素血管造影（FA）不常用来诊断视锥细胞营养不良。历史上，暗脉络膜是诊断Stargardt眼底营养不良的有用工具；然而，现代FA成像系统通常使用自动曝光设置，暗脉络膜可能不明显。FA仍被用于评估脉络膜新生血管，这可能是视锥细胞营养不良一种罕见的并发症。

37.2.3 眼底自发荧光

在疑似Stargardt眼底营养不良的病例中，检查时所见的黄色沉积物呈强高自发荧光斑。特异性较低的高自发荧光包括中心凹周围环（图37.1b），这也可见于视杆－锥细胞营养不良或自身免疫性视网膜病变。黄斑和眼底的低自发荧光系列包括一个斑驳的（图37.1a，d）、单个圆形（图37.1b）或弥漫性钱币形图案，通常与OCT上观察到的RPE萎缩一致。一些患者表现为同时存在单个圆形黄斑和黄斑周围斑驳低自发荧光图形（图37.1c）。视锥细胞营养不良的超广角FAF像的整体低自发荧光图形更具特异性，其中显而易见的是，与中周边视网膜相比，受到影响的主

要是黄斑或后极。此外，超广角FAF上的低自发荧光区域通常与视野上的暗点一致（图37.2）。

37.2.4 视网膜电图

全视野视网膜电图中来自视锥细胞的波形振幅衰减，时间延长，而来自视杆细胞的波形正常或衰减程度较小（图37.3）。罕见情况下，与KCNV2基因突变相关的特定形式的视锥细胞营养不良中，视杆细胞波形可能呈超正常振幅。多焦ERG（mfERG）是一种辅助手段，通常用于显示或诊断局灶性黄斑锥细胞功能障碍，尤其是在隐性病例中。然而，mfERG不是普通视锥细胞营养不良的特异性或诊断性的指标，因为在许多黄斑病变和晚期杆－锥细胞营养不良中，它都可以发现异常。mfERG无法评估视杆光感受器的功能，以确定视杆细胞与视锥细胞功能障碍的比例。

37.2.5 OCTA

已观察到异常血管特征，但诊断价值仍有待确定。

37.2.6 视野检查

常见绝对或相对中心暗点，无论是否涉及中心固视；然而，这在黄斑病变中也可观察到。宽视野检查是一种更有用的诊断视锥细胞营养不良的工具，因为它可以证明中心视野比中周视野受到的影响更大（图37.2）。最常用的宽视野手动视野计是Goldmann视野计；然而，Octopus 900正成为一种更有用的宽视野计，因为它可进行半自动定量动态视野检查和宽视野自动静态视野检查。在固视差或旁中心固视的视锥细胞营养不良晚期病例中，由于视野检查可靠性低，其结果可能难以解释。尽管如此，通过适当的指导和固视监测，也可以收集有用的数据。另外，当固视受限时，微视野检查成为一种更可靠的工具，以监测疾病的进展。虽然微视野检查仅限于中心视野，但它会自动监测和量化固视，并在随访检查时确

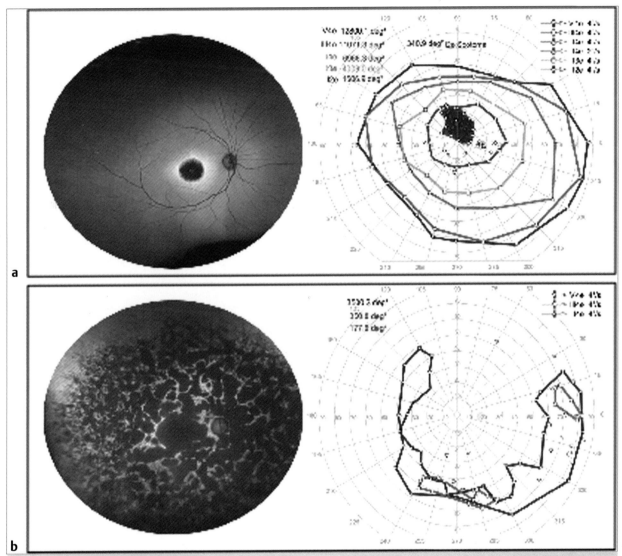

图 37.2 超广角眼底自发荧光和宽视野检查。（a）轻中度疾病的超广角眼底自发荧光显示黄斑低自发荧光、中周部视网膜正常自发荧光，与宽视野检查中显示的一个旁中心的中心暗点（由于旁中心注视）和正常的周边等视线有关。（b）严重的晚期病例显示低自发荧光集中在黄斑部，并遍布整个眼底，仅远周边部视网膜残余了正常的自发荧光。宽角动态视野检查示累及中心和中周部视野的大暗点和残余远周边视岛（对应于保存的远周边视网膜）

保静态滤线栅投射到黄斑的同一区域。

37.2.7 基因检测

视锥细胞营养不良的基因检测尚不是一种敏感的筛查工具，也不能替代临床评估和检查。基因检测是最有用的辅助工具，可用于确认临床疑诊、遗传模式和参与临床试验的资格。Stargardt 眼底营养不良是一个例外，由于大多数 *ABCA4*

相关性病变的斑点状沉积物的特异性表型，其阳性基因确诊率较高。虽然单基因检测在具有高度特异性表型的条件下可能有用，但考虑到重叠表型的患病率和潜在综合征的相关性，新一代大型组合检测更有用（图 37.4）。导致视锥细胞营养不良的某些基因也可能与视网膜色素变性、Leber 先天性黑蒙、先天性静止性夜盲症或色盲相关。

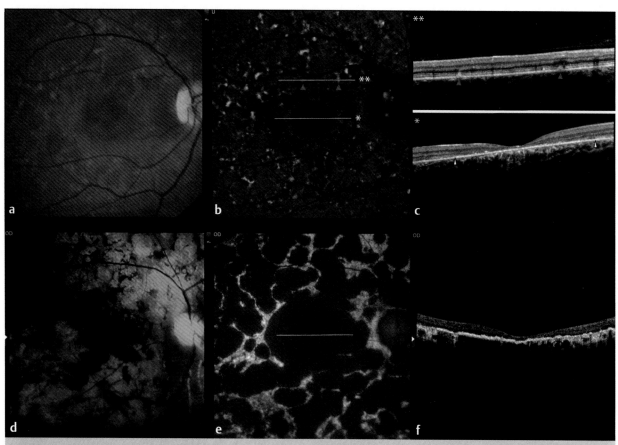

图 37.3 视锥细胞营养不良的全视野视网膜电图。视杆细胞对暗适应暗光刺激的反应波形仅轻度低于正常，而视锥细胞对明适应单次和 30 Hz 刺激的反应波形呈现重度下降和延迟

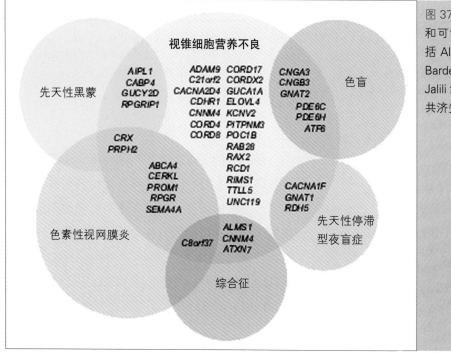

视锥细胞营养不良

先天性黑蒙

AIPL1
CABP4
GUCY2D
RPGRIP1

ADAM9 CORD17
C21orf2 CORDX2
CACNA2D4 GUCA1A
CDHR1 ELOVL4
CNNM4 KCNV2
CORD4 PITPNM3
CORD8 POC1B
RAB28
RAX2
RCD1
RIMS1
TTLL5
UNC119

CNGA3
CNGB3
GNAT2
PDE6C
PDE6H
ATF6

色盲

CRX
PRPH2

ABCA4
CERKL
PROM1
RPGR
SEMA4A

CACNA1F
GNAT1
RDH5

先天性停滞型夜盲症

色素性视网膜炎

C8orf37

ALMS1
CNNM4
ATXN7

综合征

图 37.4 视锥细胞营养不良基因和可能的各种表型。综合征类别包括 Alstrom 综合征（*ALMS1*）、Bardet-Biedl 综合征（*C8orf37*）Jalili 综合征（*CNNM4*）和脊髓小脑共济失调（*ATXN7*）

37.3　重要临床信息

视锥细胞营养不良可能与综合征性疾病相关（例如 Bardet-Biedl 综合征、Alstrom 综合征、Jalili 综合征或脊髓小脑共济失调）。有综合征表现的患者通常有发育延迟病史，伴有或不伴有显著的智力发育迟缓，以及其他感觉、代谢和多器官疾病。家族史是初步评估的重要部分，有助于确定遗传病因的可能性。视锥细胞营养不良可能以任何方式遗传，因此阳性家族史通常提示显性或 X 连锁疾病。然而，阴性家族史并不能排除遗传性疾病，因为仍有可能是常染色体隐性或新发显性视锥细胞营养不良。

37.4　处理

37.4.1　治疗选择

目前尚无获批的治疗方法；但是，目前有多项临床试验研究 *ABCA4* 相关性 Stargardt 眼底营养不良的小分子治疗、视网膜基因治疗和干细胞治疗的疗效和安全性。遗传性视网膜变性患者营养补充的一般指南包括富含绿叶蔬菜（叶黄素、玉米黄素）和鱼油（ω-3 脂肪酸）的饮食。在 *ABCA4* 相关性疾病中，特别不建议使用高剂量维生素 A，因为已证明它可加重动物模型中的视网膜变性。还建议使用太阳镜防护紫外线，并避免或停止吸烟。

37.4.2　随访

遗传性视网膜变性的疾病通常进展相对较慢，病程长达数年至数十年。每年一次的影像学检查和视野检查通常足以监测疾病进展。随访过程中最重要的考虑因素是提及低视力服务，如了解低视力屈光需求、工具和合适的设备（如双目望远镜）。法定盲患者应转诊至国家盲人委员会接受服务。如果正在进行基因检测，随后应将患者转诊至遗传咨询师，以就检测结果的解释和对其他家庭成员的影响提供咨询。如果患者出现多系统疾病或发育迟缓的体征，必须转诊至医学遗传学家，以进一步评估相关综合征的可能性。转诊至眼科遗传学家进一步评估或联合治疗总是可以接受的。

推荐阅读

[1] Roosing S, Thiadens AA, Hoyng CB, Klaver CC, den Hollander AI, Cremers FP. Causes and consequences of inherited cone disorders. Prog Retin Eye Res. 2014; 42:1–26

[2] Michaelides M, Hardcastle AJ, Hunt DM, Moore AT. Progressive cone and cone-rod dystrophies: phenotypes and underlying molecular genetic basis. Surv Ophthalmol. 2006; 51(3):232–258

[3] Thiadens AA, Phan TM, Zekveld-Vroon RC, et al. Writing Committee for the Cone Disorders Study Group Consortium. Clinical course, genetic etiology, and visual outcome in cone and cone-rod dystrophy. Ophthalmology. 2012;119(4):819–826

38 副肿瘤性视网膜病变

Omar S. Punjabi, Dilraj Grewal

摘 要

副肿瘤性和自身免疫性视网膜病变是一组免疫性疾病，因视网膜抗原被异常识别为自身抗原而导致视网膜变性，包括癌症相关视网膜病变、黑色素瘤相关视网膜病变、双侧弥漫性葡萄膜黑色素细胞增生和非副肿瘤性自身免疫性视网膜病变。这类疾病与抗视网膜抗体的存在有关，临床上视网膜表现多种多样、各不相同，包括双眼进行性、无痛性视力下降，视网膜电图可有视杆、视锥和（或）双极细胞反应异常。

已有各种实验室技术用于检测患者血清中循环抗视网膜抗体，包括免疫组织化学、免疫印迹试验和酶联免疫吸附试验。

关键词：自身免疫性视网膜病变；双侧弥漫性葡萄膜黑色素细胞增生症；癌症相关视网膜病变；黑色素瘤相关视网膜病变；副肿瘤性视网膜病变

38.1 特征

癌症相关视网膜病变（CAR）是一种光感受器退行性疾病，表现为各种类型肿瘤的远处效应，与血液中存在各种类型的抗视网膜抗体（如视觉恢复蛋白）相关。这种疾病一般表现为双眼发病、常为非对称性、进行性的视力减退，持续数天至数年。视锥细胞和视杆细胞常都受累。可有小动脉变细、小动脉鞘，某些病例后期出现静脉周围炎。黑色素瘤相关视网膜病变（MAR）一般在黑色素瘤确诊后出现，多出现在转移阶段。常见于转移性皮肤或葡萄膜黑色素瘤患者，男性比女

性更常见。双侧弥漫性葡萄膜黑色素细胞增生症（BDUMP）是一种罕见的副肿瘤综合征，可导致双眼视力丧失。它一般合并全身性癌症，但出现眼部体征和症状时可能还未能确定。非副肿瘤性自身免疫性视网膜病变（npAIR）是 AIR 最常见的形式，在表型和电生理检查结果方面可能与CAR 相似。在考虑 npAIR 诊断之前，需要对患者进行全面的隐匿性恶性肿瘤的排查。据报道，其发病年龄比 CAR 小，且通常有较强的自身免疫性疾病家族史或病史。

38.1.1 常见症状

CAR

畏光、光暴露后的长期眩光、视力下降、色觉下降和中心暗点均为视锥细胞功能障碍的指标；夜盲、暗适应延长、中周边（环形）暗点和更广泛的周边视野缺损为视杆细胞功能障碍的指标。视觉症状通常比临床体征严重。

MAR

突然出现闪光、闪烁、脉动的光幻视、在黑暗中难以看清和数个月内进行性的视力丧失。存在周边视野压陷或中周边视野缺损。

BDUMP

双眼视力丧失。

npAIR

进行性、无痛性视力恶化、暗点和视野缺损。症状与 CAR 非常相似。

38.1.2 检查结果

CAR

眼底最初表现正常。视盘苍白通常不会在早期疾病中出现，而更可能在已确诊疾病中出现（图38.1）。

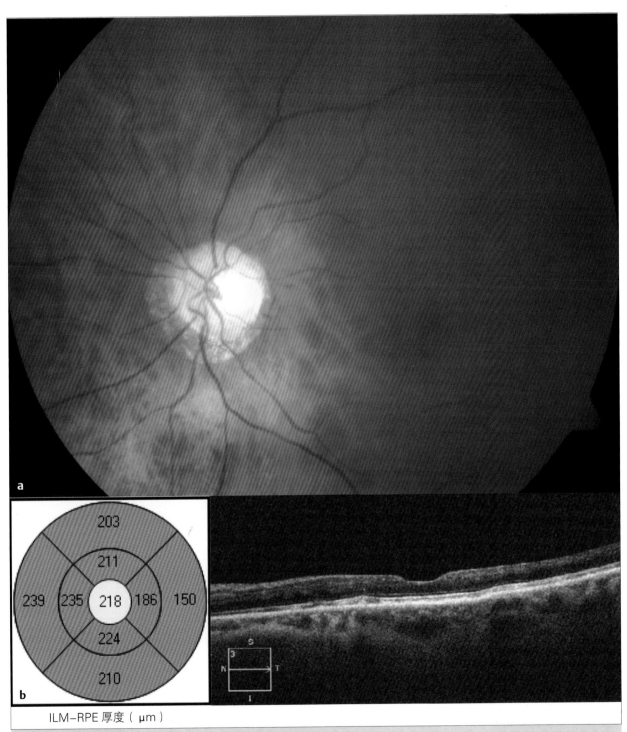

ILM-RPE 厚度（μm）

图 38.1 （a）癌症相关视网膜病变（CAR）的眼底照相显示视神经苍白、血管变细。（b）谱域光学相干断层扫描显示 CAR 伴有广泛视网膜萎缩，在视网膜厚度图和 B 扫描上均可显示

MAR

眼底外观从正常到视神经苍白、血管变细、视网膜色素上皮（RPE）改变，以及玻璃体细胞的存在。

BDUMP

RPE 的双侧、多发、轻微圆形或椭圆形视网膜下斑片；多发隆起的色素性和无色素性葡萄膜黑色素细胞性肿瘤，伴有弥漫性葡萄膜增厚；渗出性视网膜脱离；以及白内障的快速发展。

npAIR

临床上与 CAR 非常相似，但发病年龄较小，且通常有较强的自身免疫性疾病家族史或病史。

38.2 关键诊断性检查和结果

38.2.1 光学相干断层扫描

CAR/npAIR

谱域光学相干断层扫描（SD-OCT）显示视网膜外层结构［如椭圆体带（EZ，之前被称为内节—外节连接）］、外界膜和外核层缺失（图38.1）。可有轻度囊样空腔和偶尔轻度劈裂样改变。也可能出现广泛萎缩。视网膜外层萎缩背景下的轻度劈裂样改变高度怀疑病理性抗视网膜抗体。

MAR

MAR 可能伴有视网膜神经感觉层浆液性或卵黄样脱离，以及后极部视网膜下高反射物质蓄积。

BDUMP

可有脉络膜和 RPE 增厚，伴有不同程度的视网膜下积液和黄斑水肿（图 38.2）。

38.2.2 眼底自发荧光

CAR

已证明高自发荧光区域对应于视网膜外层缺失。一些病例显示黄斑旁异常增强的自发荧光环，环内有正常的自发荧光，环外视网膜为自发低荧光。

MAR

高自发荧光可能与卵黄样病变相关。

BDUMP

受累区域可表现为各种高、低自发荧光（图38.3）。

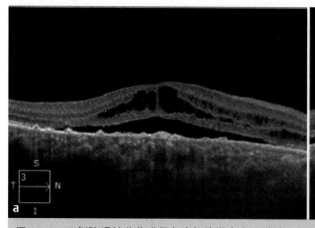
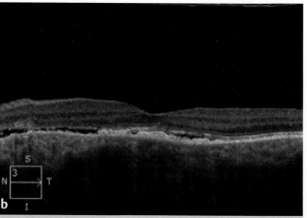

图 38.2　双侧弥漫性葡萄膜黑色素细胞增生症的谱域光学相干断层扫描显示多处视网膜色素上皮隆起及脉络膜增厚、视网膜下积液和黄斑水肿

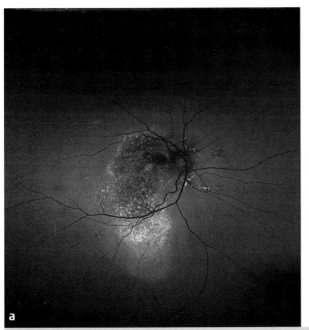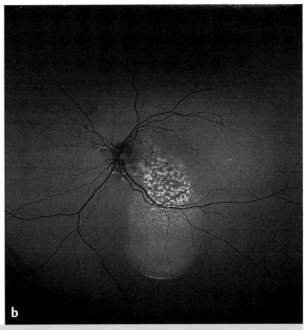

图 38.3　转移性膀胱癌并双侧弥漫性葡萄膜黑色素细胞增生症的眼底自发荧光显示双眼多处视网膜色素上皮的低自发荧光和黄斑的高自发荧光

38.2.3　视网膜电图

CAR/npAIR

a 波和 b 波可能都有异常，有时候会选择性 b 波受累。可有电活动显著降低。

MAR

约占半数患者可有暗适应 b 波明显降低（表明双极细胞功能受损）和暗适应 a 波（阴性外观）正常（表明光感受器细胞功能正常）的特征性图形。明适应的 a 波形态和 b 波振幅的特征性改变是由 "ON" 双极细胞的选择性功能障碍引起的。所有患者的 ERG 均异常。

38.2.4　抗视网膜抗体

对自身视网膜抗体的敏感性和特异性可能存在显著差异。结合临床图片解释试验结果很重要。自身视网膜抗体的存在可能不是病理性的。

CAR

在检测到肿瘤之前，可能会出现抗视网膜抗体（如抗恢复蛋白和 α – 烯醇化酶、Tubby–like protein 1、热休克同源蛋白 70、甘油醛 3– 磷酸脱氢酶和抗碳酸酐酶 II 抗体）。

MAR

可能存在视网膜抗体，尤其是双极细胞，还包括抗转导蛋白、视紫红质、视紫红质抑制蛋白、CA II、视黄醇类结合蛋白、卵黄样黄斑萎缩蛋白、烯醇化酶、髓磷脂碱性蛋白和视杆外节蛋白的抗体。

npAIR

已报告了抗恢复蛋白、IPL、视网膜内层（相对分子量为 35 k 的抗视网膜 Müller 细胞相关抗原抗体）、α – 烯醇化酶、CA II 和视杆转导素 –a 的抗视网膜抗体。

38.3 处理

38.3.1 治疗选择

CAR

目前尚无明确的治疗方案，且治疗干预效果的证据相对有限。长期使用免疫抑制剂如环孢菌素、硫唑嘌呤、口服泼尼松和静脉注射免疫球蛋白（IVIg）可能是研究最广泛的治疗选择。

MAR

尽管已经报告了几种治疗方案，包括口服、Tenon 囊下注射或静脉注射皮质类固醇；血浆置换术；IVIg；硫唑嘌呤；加巴喷丁；转移灶的 X 射线照射或细胞减灭术，但总体而言，MAR 相关视力丧失的治疗效果并不尽如人意。

BDUMP

文献中报告了约 30 例 BDUMP 病例。从最初就诊开始，平均生存时间约为 17 个月。视力保留较差，但可考虑皮质类固醇、血浆置换、化疗和放疗干预。

npAIR

由环孢菌素（100 mg/d）、硫唑嘌呤（100 mg/d）和泼尼松（20~40 mg/d）组成的三联治疗方案已有应用。此外，还尝试了 IVIg、英夫利昔单抗和玻璃体内注射醋酸曲安奈德等治疗方案。

推荐阅读

[1] Weleber RG, Watzke RC, ShultsWT, et al. Clinical and electrophysiologic characterization of paraneoplastic and autoimmune retinopathies associated with antienolase antibodies. Am J Ophthalmol. 2005; 139(5):780–794

[2] Spaide RF, Curcio CA. Anatomical correlates to the bands seen in the outer retina by optical coherence tomography: literature review and model. Retina. 2011; 31(8):1609–1619

[3] Arai Y, Kajihara S, Masuda J, et al. Position-independent, high-level, and correct regional expression of the rat aldolase C gene in the central nervous system of transgenic mice. Eur J Biochem. 1994; 221(1):253–260

[4] Adamus G, Ren G, Weleber RG. Autoantibodies against retinal proteins in paraneoplastic and autoimmune retinopathy. BMC Ophthalmol. 2004; 4:5

[5] Ohta K, Kikuchi T, Yoshida N. Slowly progressive non-neoplastic autoimmunelike retinopathy. Graefes Arch Clin Exp Ophthalmol. 2011; 249(1):155–158

39 先天性静止性夜盲

Laryssa A. Huryn, Brett G. Jeffrey, Catherine A. Cukras

摘 要

先天性静止性夜盲包括一组具有一系列临床和电生理表现以及分子病因的疾病。主要症状是夜盲和暗适应缺陷；然而，并非所有患者都有症状。全视野视网膜电图对这些患者的评估至关重要，因为它反映了潜在的蛋白质功能障碍，并有助于将其与进行性视网膜变性相鉴别。

关键词：白点状眼底；先天性静止性夜盲；负波形 ERG；夜盲症；Oguchi 病

39.1 特征

先天性静止性夜盲（CSNB）包括许多具有一系列临床和电生理学表现以及分子病因的疾病。相关基因如下：

- CSNB1（完全型）：
  - X 连锁（*NYX*）（图 39.1）。
  - 常染色体隐性（*GRM6*，*TRPM1*，*GPR179*，*LRIT3*）。
- CSNB2（不完全型）：
  - X 连锁（*CACNA1F*）（图 39.2）。
  - 常染色体隐性（*CABP4*，*CACNA2D4*）。
- Riggs：
  - 常染色体显性（*RHO*、*GNAT1*、*PDE6B*）。
  - 常染色体隐性（*SLC24A*，*GNAT1*）。
- CSNB 眼底异常：
  - 常染色体隐性遗传：Oguchi（图 39.3）（*SAG*，*GRK1*）；白点状眼底（图 39.4）（*RLBP1*、*RPE 65*、*RDH5*）。

39.1.1 常见症状

暗光下视物困难，但不是所有患者都能注意到，最终暗适应阈值升高约 2~3 $\log_{10}$ 单位。辨色无碍，视力通常轻度受累（中位数 = 20/40）。可有继发于斜视的弱视。

39.1.2 检查结果

屈光改变各不相同，但 CSNB1 和 CSNB2 常可见高度近视。青少年可能出现眼球震颤。大部分 CSNB 患者常为正常眼底；然而，其他不常见的类型有独特的眼底表现。与 CSNB 相关的异常眼底包括 Oguchi 病［长暗适应后金黄色眼底反射消失（水尾现象）］和白点状眼底（黄斑以外从视网膜后极到中周散布大量小的黄白色病灶）。

39.2 关键诊断性检查和结果

39.2.1 视网膜电图

全视野视网膜电图对可能存在 CSNB 的患者评估至关重要，以将其与进行性疾病（如 X 连锁视网膜色素变性或视锥细胞营养不良）区分开来。其结果反映了潜在的蛋白质功能障碍（图 39.1~39.3）。

正常 / 近视眼底

对明亮闪光（ISCEV DA3 或 Da10）的暗适应反应，CSNB1 和 CSNB2 均呈负波形 ERG，特征为在 a 波振幅正常 / 接近正常的情况下，b 波振幅显著降低。在暗视觉条件下，CSNB1 对暗刺激

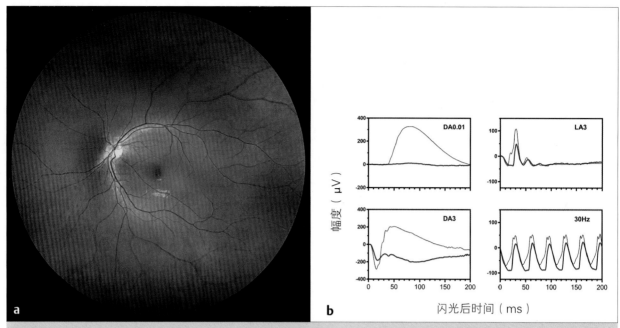

图 39.1 CSNB1（完全型）–*NYX*。一位 10 岁男孩有眼球震颤、斜视和夜盲病史，右眼加镜 –9.00+1.75×045 最佳矫正视力是 20/50，左眼加镜 –5.00+1.75×160 矫正到 20/63。（a）其 Goldmann 视野正常，眼底检查也正常。全视野 ERG 亮闪光（DA3）反应呈负波形，暗刺激（DA0.01）下无可持续反应。（b）暗视 30 Hz 闪光下 LA3 反应为完全平坦的低谷，随之陡直升高的后反应，从而呈现特征性的锯齿波形。基因检测显示为 *NYX* 突变

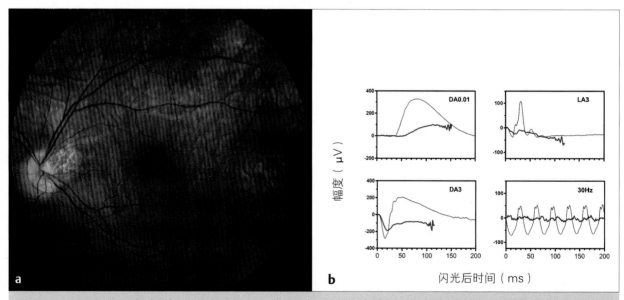

图 39.2 CSNB2（不完全型）–*CACNA1F*。一位 16 岁男孩无夜盲和眼球震颤病史。最佳矫正视力为右眼 –17.25+4.00×089 至 20/80，左眼 –15.5+1.75×119 至 20/40。其 Goldmann 视野检查正常，色觉正常。（a）眼底检查显示近视性改变。全视野 ERG 显示暗闪反应（DA0.01）降低但明显存在，亮闪反应（DA3）呈负波形。（b）明视 ERG（LA3）几乎无法检测，30 Hz 闪光 ERG 也无法检测到反应。患者 ERG 反应会因为闪光后眨眼而延迟 10~150 ms。基因检测显示为 *CACNA1F* 突变（由 Bian Brooks 提供，NIH）

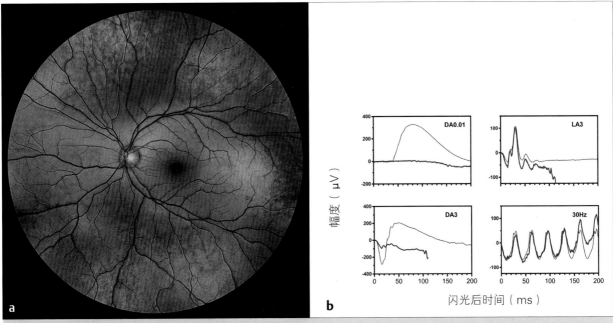

图 39.3 Oguchi 病 –SAG。（a）一名 13 岁男孩有夜盲和眼底金黄色光泽，证实为 SAG 突变。全视野 ERG 显示暗视 DA0.01 和 DA3 ERG 与 CSNB1 患者类似。（b）但是，明视（LA3 和 30 Hz）ERG 波幅和峰时都正常

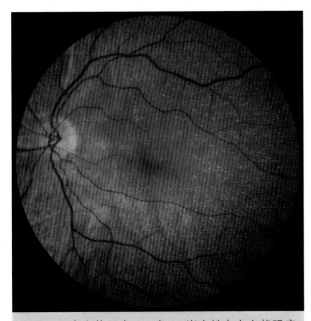

图 39.4 白点状眼底。一名 61 岁女性有白点状眼底家族史，夜盲与生俱来，可见视网膜大量黄白色小点状灶

（DA 0.01）的反应无法测出。在明视觉下，LA3 反应呈明显的平坦波谷，随后出现急剧上升的晚期反应，从而对 30 Hz 光闪烁产生特征性锯齿样反应。CSNB2 的暗视反应降低，但仍存在明显的暗闪光刺激（DA 0.01）。明视 ERG（LA3 和 30 Hz 闪烁）振幅显著降低。Riggs CSNB 的暗视暗刺激（DA 0.01）无可测量反应。暗视明亮闪光反应（DA3 或 Da10）类似明视 ERG 明亮闪光（LA 10）的记录。明视 ERG 的振幅和时间正常或接近正常。

眼底异常

白点状眼底在暗适应 30 min 后无法检测到 DA0.01 反应，而闪光刺激下呈负波形。锥细胞闪烁反应延迟，或仅出现轻度下降。尽管这种 ERG 可能类似于 Riggs 类型的 CSNB，但与 Riggs 类型不同，长时间的暗适应（3~12 h）后视杆细胞介导的 ERG 几乎完全恢复。在 Oguchi 病中，

30 min 暗适应后的变化与白点状眼底相似。长时间暗适应后，暗视反应的振幅也会增加。然而，暗视明亮闪光 ERG 仅在单次闪光时正常，随后 ERG 反应将恢复至负波形 ERG。

39.3　重要临床信息

由于负波形 ERG 是该诊断的标志，应注意的是，这种波形 ERG 也可在其他单基因视网膜疾病（通常有其他的视网膜表现）和患有癌症和黑色素瘤相关视网膜病变（通常没有明显的视网膜表现）的成人患者中出现，但需要进行其他医学检查。

39.4　处理

39.4.1　治疗选择

目前，尚无针对 CSNB 患者的治疗方法。应告知患者这通常是一种静止性疾病。应向患者提供基因检测，并就遗传模式和后代的风险提供咨询。

39.4.2　随访

对儿童常规进行睫状肌麻痹验光筛查，以确保适当的眼镜矫正和弱视治疗。

推荐阅读

［1］ Boycott KM, Sauvé Y, MacDonald IM. X-Linked Congenital Stationary Night Blindness. January 16, 2008 [Updated April 26, 2012]. In: Adam MP, Ardinger HH, Pagon RA, et al., eds. GeneReviews® [Internet]. Seattle, WA: University of Washington; 1993–2018. Available at: https://www.ncbi.nlm.nih.gov/books/NBK1245/. Accessed April 12, 2019

［2］ Zeitz C, Robson AG, Audo I. Congenital stationary night blindness: an analysis and update of genotype-phenotype correlations and pathogenic mechanisms. Prog Retin Eye Res. 2015; 45:58–110

［3］ McCulloch DL, Marmor MF, Brigell MG, et al. ISCEV standard for full-field clinical electroretinography (2015 update). Doc Ophthalmol. 2015; 130(1):1–12

40 白化病

Atalie C. Thompson, Lejla Vajzovic

摘 要

白化病是一种罕见的遗传性生物合成黑色素障碍疾病，可大致分为眼皮肤白化病和眼白化病。眼部体征和症状包括畏光、钟摆型眼球震颤、斜视、屈光不正、视力低下、虹膜透光、视网膜色素上皮色素减少和中心凹发育不良。眼皮肤型白化病患者也有毛发和皮肤色素减少。磁共振成像显示视交叉不对称的过度交叉，眼底自发荧光图显示黄斑色素减少。光学相干断层扫描有助于了解白化病患者视神经和视网膜的结构和发育差异，并显示中心凹发育不全、黄斑中央厚度增加，以及中心凹周围视网膜内层和外层的厚度降低。有危及生命的全身性综合征（如 Chédiak-Higashi 和 Hermansky-Pudlak）的患者，应与血液学专家共同治疗。白化病患者应接受基因检测和咨询，并每年进行一次眼科检查。对于某些患者的斜视和眼球震颤，可建议进行眼肌手术作为治疗的一部分。

关键词：黄斑中心凹发育不全；眼白化病；眼皮肤白化病

40.1 特征

白化病是一种罕见的遗传异质性黑色素生物合成受损的遗传性疾病，其特征为眼睛和视觉通路的特定变化，伴或不伴皮肤和毛发色素减少。主要有两种形式：眼皮肤白化病（OCA）和眼白化病（OA）。OA 患者仅出现由于发育过程中黑色素减少引起的眼部和视光学改变，而 OCA 患者还出现皮肤、头发和睫毛色素脱失。

OA 可能由常染色体隐性或 X 连锁隐性突变引起，而 OCA 的所有亚型均为常染色体隐性遗传模式。常染色体隐性眼白化症（AROA）源于 TYR 和 TYRP1 突变，而 Xp22.2 的 GPR 143 基因的 X 连锁突变导致 OA1，即 Nettleship-Falls 型 OA（MIM#300500）。不同的基因突变可导致多种表型的表达。染色体 11q14-q21 上酪氨酸酶（TYR）基因突变的患者会发生 1 型 OCA（OCA1），其特征为白发和皮肤白皙。然而，OCA1B（MIM#606952）患者的眼睛、头发和皮肤中可能会出现一些黑色素，而 OCA1A（MIM#2031100）患者不会出现任何黑色素。OCA2 患者的 OCA2 基因突变（染色体 15q12q13，MIM#203200）。较不常见的是，OCA3 患者是因酪氨酸酶相关蛋白 1（TYRP1）基因突变所致。OCA3 患者的表型可能更轻微。SLC45A2 突变的患者会出现 OCA4 基因（MIM#606574），其特征为多种表型表达。已在染色体 4q24 上鉴别出新基因 OCA5（MIM#615312），OCA6（MIM#203100）是由于染色体 1q21.1 上的 SLC24A5 突变所致。在罕见情况下，OCA 与可能合并致死性全身性综合征有关，如 Chédiak-Higashi 综合征（CHS）和 Hermansky-Pudlak 综合征（HPS）。

40.1.1 常见症状

极度畏光和眩光症状是由于光线容易进入并散射到眼内所致。全身性综合征可能有危及生命和造成身心衰弱的合并症（如 CHS 中频发的化脓性窦、肺或皮肤感染和周围神经病变，HPS 中的凝血障碍和肺、肾脏蜡样质蓄积）。

40.1.2 检查结果

由于光学系统发育不良，会出现钟摆型感觉性眼球震颤。在婴儿期，患者的眼球运动可能频率较低、幅度较大，随后演变为成年期更明显的快慢相。因为他们具有正 kappa 角，所以通常呈假性外斜视的表现。可能合并斜视和立体视觉丧失，从而导致头位倾斜。色素越少的白化病患者视力越差，但由于看近时的集合有助于抑制眼球震颤，因此近视力往往优于远视力。

裂隙灯检查时，白化病表现为斑点状或弥散性虹膜透光缺损和虹膜各种色素脱失（图40.1）。较严重的 OCA1A 患者可能有浅蓝色至粉红色的虹膜；而较轻型的患者，如 OCA1B，可能有绿色或棕色的虹膜。OCA2、OCA3 和 OCA4 患者的视力可能优于 OCA1 患者，并可能随时间推移出现虹膜、皮肤、脉络膜和视网膜色素上皮（RPE）的色素增加。在散瞳眼底检查时，RPE 色素减少可能表现为可见黄斑脉络膜血管，中心凹发育不全表现为中心小凹和中心凹反光消失（图40.2）。OA 和 AROA 患者的眼部表现与 OCA 相似，但皮肤和头发色素正常。

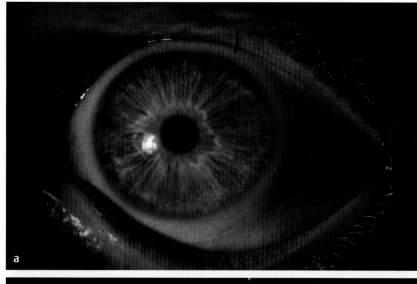

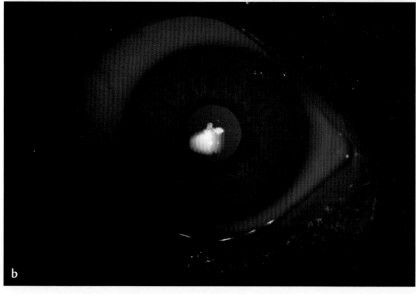

图 40.1　眼皮肤白化病的（a）左眼裂隙灯照显示（b）虹膜透光缺损（摄影师 Michael P. Kelly.）

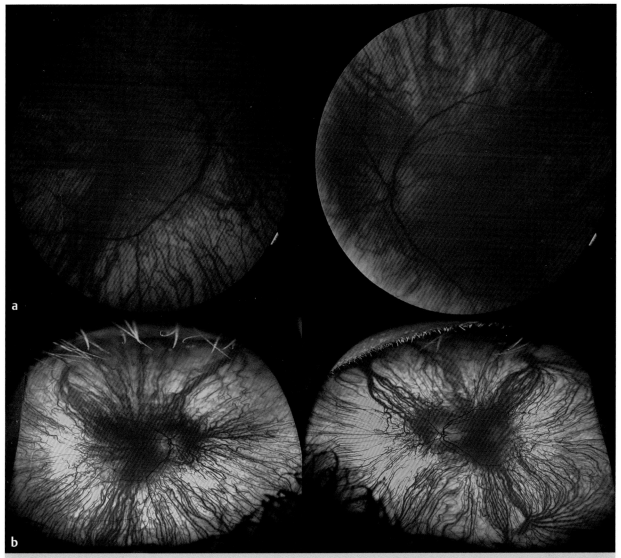

图 40.2　（a）右眼和左眼中心凹发育不良的眼底照相。（b）右眼和左眼的超广角照相显示，由于视网膜色素上皮色素减少，而可见脉络膜血管（摄影师 Michael P. Kelly.）

40.2　关键诊断性检查和结果

40.2.1　光学相干断层扫描

通常可见无中心小凹或中心凹发育不良（图 40.3）。黄斑中央厚度可能较厚（可能是由于发育过程中视网膜内层从中心凹迁移延迟和受阻所致），但中心凹周围视网膜外层和视网膜内层的厚度均降低。可有视乳头不完全成熟，表现为中间杯面积和杯盘比明显较小。白化病患者的视网膜神经纤维层明显变薄，并与中心凹的神经节细胞层厚度一致。

40.2.2　眼底自发荧光

由于无黄斑色素，黄斑区无低自发荧光（图 40.4）。

40.2.3　磁共振成像

视交叉内神经纤维过度交叉。

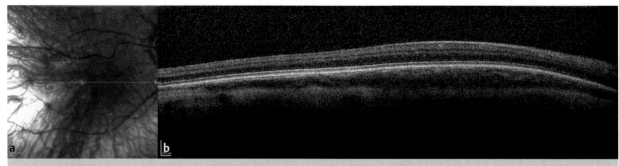

图 40.3　右眼谱域光学相干断层扫描显示无中心小凹的中心凹发育不良（摄影师 Michael P. Kelly.）

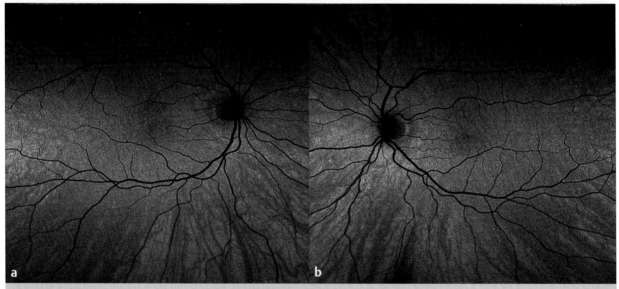

图 40.4　眼底自发荧光显示右眼和左眼都缺乏黄斑色素（摄影师 Michael P. Kelly.）

40.2.4　视觉诱发电位

由于视交叉不对称造成的三导联视觉诱发电位不对称。

40.3　重要临床信息

所有白化病患者都应在幼童时期接受全面的眼科检查，以帮助检查和治疗弱视、斜视、眼球震颤和屈光不正。患者／家属也应与遗传学专家会面，进行基因检测和遗传咨询。转诊至支持小组可能对患者和家人有益。由于皮肤鳞状细胞癌和基底细胞癌的风险增加，患者应定期由皮肤科医生进行评估。血液学专家可进一步帮助诊断和管理 CHS 和 HPS 患者。HPS 患者由于出血风险较高，在择期眼科手术前应行血液学检查，可能需要进行围手术期血浆置换。骨髓活检显示白细胞前体细胞中存在巨大颗粒和包涵体，这是 CHS 的特异性病理特征。

40.4　处理

40.4.1　治疗选择

目前尚无治疗白化病或其相关全身性综合征的方法。对于症状管理，患者应佩戴太阳镜以降低对光的敏感度，并使用长袖、帽子和防晒霜以防止紫外线照射。为屈光不正者配矫正镜片可能有助于改善视觉功能，特别是斜视患者，其视力范围可能从远视至近视，可伴或不伴散光。患者可选择接受眼肌手术治疗眼球震颤和斜视。

40.4.2　随访

OCA 和 OA 患者应每年接受一次眼科医生的全面眼科检查。虽然视功能取决于疾病的严重程度，但此类患者的预期寿命和智力发育正常。

推荐阅读

［1］Gargiulo A, Testa F, Rossi S, et al. Molecular and clinical characterization of albinism in a large cohort of Italian patients. Invest Ophthalmol Vis Sci. 2011;52(3):1281–1289

［2］Kim J, Elshatory YM, Pathak AK, Adamopoulou C. Albinism—EyeWiki. Available at: http://eyewiki.aao. org/Albinism. Accessed September 30, 2017

［3］McCafferty BK, Wilk MA, McAllister JT, et al. Clinical insights into foveal morphology in albinism. J Pediatr Ophthalmol Strabismus. 2015; 52(3):167–172

［4］Lee H, Purohit R, Sheth V, et al. Retinal development in albinism: a prospective study using optical coherence tomography in infants and young children. Lancet. 2015; 385 Suppl 1:S14

［5］Mohammad S, Gottlob I, Sheth V, et al. Characterization of abnormal optic nerve head morphology in albinism using optical coherence tomography. Invest Ophthalmol Vis Sci. 2015; 56(8):4611–4618

41 回旋状萎缩

Matteo Scaramuzzi, Elias I. Traboulsi

摘要

回旋状脉络膜视网膜萎缩是一种罕见的常染色体隐性遗传性脉络膜视网膜营养不良，表现为高鸟氨酸蛋白血症，其水平是正常水平的 10~15 倍，由线粒体基质酶鸟氨酸氨基转移酶（OAT）缺乏引起。鸟氨酸蓄积导致视网膜变性，其特征为中周部视网膜的荷叶边样萎缩区域，随疾病的进展向中央和周边融合。症状包括夜盲和某些病人因黄斑囊样水肿、后囊下白内障或罕见脉络膜新生血管（CNV）引起的视力下降。诊断主要是临床诊断，并得到血浆高鸟氨酸水平的支持。分子遗传学检测到 OAT 基因突变证实了临床诊断。荧光素血管造影和光学相干断层扫描有助于检查黄斑并发症。

更好地了解发病机制，未来才能制订更有效的治疗策略。目前的治疗包括限制精氨酸饮食、维生素 B_6 补充剂、局部或口服碳酸酐酶抑制剂，以及对罕见病例并发 CNV 的治疗。

关键词：脉络膜新生血管形成；回旋状萎缩；黄斑水肿；鸟氨酸

41.1 特征

回旋状脉络膜视网膜萎缩（GA）是一种罕见的、常染色体隐性遗传的、缓慢进展的脉络膜视网膜营养不良，其特征为边界清晰的中周部视网膜的脉络膜视网膜萎缩。这种营养不良首次报告于 1973 年，此后已有超过 200 例的病例报告，约三分之一来自芬兰。该病的主要特征是由于线粒体基质酶鸟氨酸转氨酶（OAT）缺乏导致的高鸟氨酸血症，其水平比正常水平高 10~15 倍。鸟氨酸是一种非必需氨基酸，主要经 OAT 转化为谷氨酸，随后在尿素循环中转化为脯氨酸。OAT 基因位于 10q26，在视网膜、肝脏和肾脏高度表达，迄今为止已报告了超过 50 种突变。OAT 基因突变导致鸟氨酸蓄积，对眼部结构具有毒性，如角膜内皮、虹膜平滑肌、睫状体、光感受器，尤其是视网膜色素上皮（RPE）。视网膜中周部萎缩区域的脉络膜血管明显缺失，包括脉络膜毛细血管、RPE 和光感受器。后极部外观正常的区域显示局灶性光感受器细胞缺失，过渡区外节缩短，萎缩区域则消失。

41.1.1 常见症状

夜盲始于 10~20 岁（通常为轻度和缓慢进行性），且可有周边视野缩窄。早期视力一般保留，但可能出现下降，主要受中心凹受累或继发于黄斑囊样水肿或白内障影响。失明通常发生于 50 岁以上大多数未经治疗的患者。

41.1.2 检查结果

在早期和中期阶段，眼底显示周边小的、地图样的、界限清楚的、扩大和融合的荷叶边样 RPE 和脉络膜毛细血管萎缩区域，在这些病变的边缘有色素簇集的趋势。偶有患者出现视乳头周围萎缩性病灶，其大小、进展与进行性病变相似。萎缩始于中周和周边部，呈花环状，然后向中间和周边融合、进展。晚期该病累及整个眼底，黄斑相对保留。直到疾病晚期，视盘和视网膜小动脉一般都是正常的（图41.1）。可有玻璃体后脱离、视网膜前膜、黄斑裂孔、脉络膜新生血管（CNV）和黄斑囊样水肿。大多数患者存在中度至重度近视。后囊下白内障通常出现在20岁以后。很少有与GA相关的眼外表现。最常见的是肌电图异常，但只有很少患者主诉轻微肌无力。一些患者的脑电图或心电图也可能异常。

41.2　关键诊断性检查和结果

41.2.1　光学相干断层扫描

是检查检眼镜下难以确定的黄斑病变的基本工具。继发于黄斑水肿的低反射性囊腔（图41.2）、黄斑裂孔、视网膜前膜或玻璃体黄斑牵拉都有报告。视网膜内层可见高反射性沉积物，提示对正在死亡的细胞的产生胶质反应。有趣的是，在老年GA患者中，可能存在与退化感光细胞排列相对应的视网膜外层小管。

41.2.2　荧光素血管造影或超广角荧光素血管造影

脉络膜视网膜萎缩区域的高荧光，通常大于临床可见萎缩区域，此区域与窗样缺损相对应。

41.2.3　视网膜电图

疾病早期低于正常，晚期a波和b波反应显著降低或检测不到。早期视杆反应受到的影响更严重。30 Hz闪烁刺激可见视锥峰时延迟。

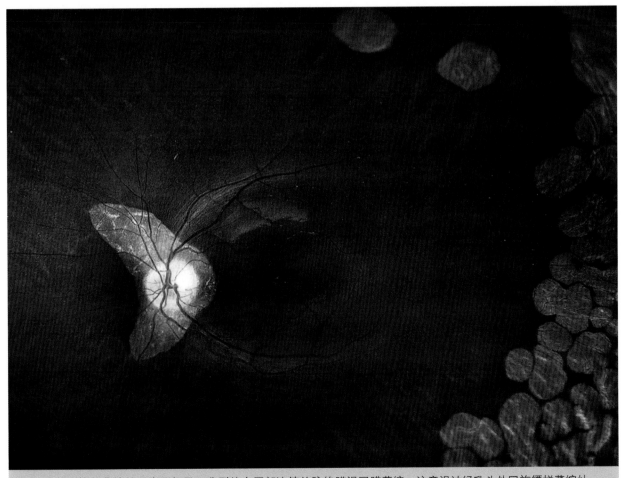

图41.1　回旋状萎缩的眼底照相显示典型的中周部连续的脉络膜视网膜萎缩。注意视神经乳头处回旋镖样萎缩灶

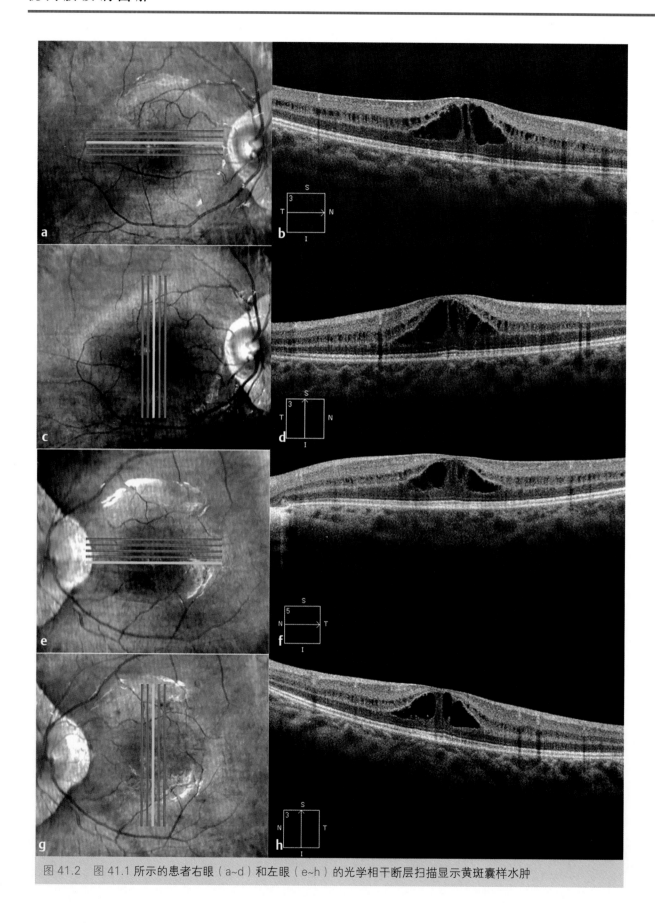

图 41.2　图 41.1 所示的患者右眼（a~d）和左眼（e~h）的光学相干断层扫描显示黄斑囊样水肿

41.2.4 眼电图

通常在疾病晚期才会降低。

41.2.5 视野

缺损与萎缩区一致。视野缺损始于中周部区域，呈区域性致密暗点，最终融合形成环形暗点。进行性视野缺损最终仅残留少量中心视野。

41.2.6 鸟氨酸检测

尿液、血浆、房水和脑脊液中的鸟氨酸水平升高，通常是正常水平的 10~20 倍。没有证据表明年龄或严重程度与血浆鸟氨酸浓度相关。通过饮食限制和补充维生素 B_6，鸟氨酸水平可显著降低。

41.2.7 基因检测

通过检测 10 号染色体上 *OAT* 基因的潜在突变，可明确诊断。

41.3 重要临床信息

虽然 GA 具有典型的眼底特征，但也报告了具有可能的常染色体显性遗传模式和正常血浆鸟氨酸水平的 GA 样眼底表型。某些 GA 的表型也与近视性变性和遗传性脉络膜萎缩相似。晚期病例在临床上可能类似于无脉络膜症。有些视网膜色素变性病例有时可能类似于 GA。然而，GA 的色素簇通常较致密，并且与萎缩灶相关。夜盲病史、RPE 和脉络膜荷叶边形萎缩灶的眼底表现提示该诊断（图 41.1）。

41.4 处理

41.4.1 治疗选择

与其他遗传性视网膜退行性疾病一样，更好地了解发病机制，未来才能制定更有效的治疗策略。

饮食

由于 OAT 酶的功能取决于作为辅因子的吡哆醇（维生素 B_6），因此尝试了口服维生素 B_6 的补充治疗。具有以下突变：*V332 M*、*A226V*、*T181 M*、*E318K* 和 *G237D* 的维生素 B_6 应答患者所占病例不到 5%，其疾病更轻、视功能更好。

由于鸟氨酸主要来源于精氨酸，因此研究了一种几乎完全消除精氨酸的低蛋白饮食。结果是存在争议的。短期饮食并不能改善或阻止脉络膜视网膜变性。然而，长期研究是令人鼓舞的：鸟氨酸水平降低，脉络膜视网膜病变进展减慢；如果早期开始控制饮食，持续数年，并且使血浆鸟氨酸水平维持在正常范围值的 6 倍以下，则视网膜功能丧失减轻。随着光学相干断层扫描的广泛应用，已经发现黄斑水肿比以前公认的更常见，即使是在疾病的早期阶段亦可见到。黄斑水肿的处理包括饮食调整、碳酸酐酶滴剂和维生素 B_6 补充。

类固醇

GA 中黄斑水肿的发病机制尚不清楚。一个可能的假设是血 – 视网膜屏障破坏。一份病例报告显示玻璃体内注射曲安奈德可暂时减轻黄斑水肿。

碳酸酐酶抑制剂

假设 RPE 膜结合型碳酸酐酶同工酶分布不平衡是水肿的发病机制之一，口服碳酸酐酶抑制剂（如乙酰唑胺）作为治疗药物的反应良好，表明这些因素在水肿的发生中起作用。1 例继发于 GA 的黄斑水肿病例，采用每日三次局部多佐胺滴剂治疗（基线，图 41.2），在 4 个月治疗期间水肿显著降低，10 个月后几乎完全缓解（图 41.3）。

脉络膜新生血管

CNV 在 GA 中不常见，但可加速视力丧失。抗血管内皮生长因子治疗通常用于治疗 CNV。

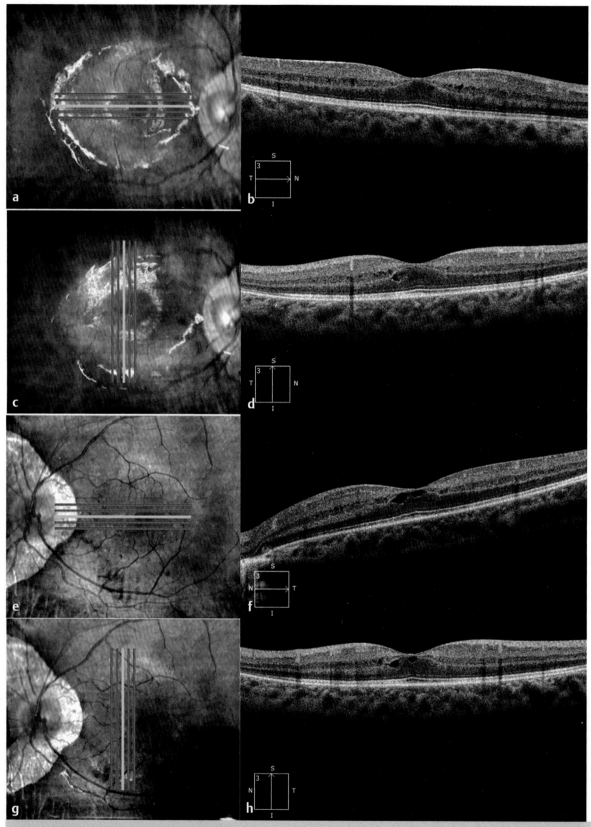

图 41.3　同一患者经过 10 个月的多佐胺、低蛋白饮食和补充维生素 B_6 治疗后，右眼（a~d）和左眼（e~h）的光学相干断层扫描，显示黄斑囊样水肿明显改善

41.4.2　随访

GA 患者应每 6~12 个月随访一次，如果出现 CNV 或黄斑水肿等并发症，应更频繁地随访。

阅读推荐

［1］Traboulsi EI. Genetic Diseases of the Eye. New York, NY: Oxford University Press; 2012

［2］Sergouniotis PI, Davidson AE, Lenassi E, Devery SR, Moore AT, Webster AR. Retinal structure, function, and molecular pathologic features in gyrate atrophy. Ophthalmology. 2012; 119(3):596–605

［3］Oliveira TL, Andrade RE, Muccioli C, Sallum J, Belfort R, Jr. Cystoid macular edema in gyrate atrophy of the choroid and retina: a fluorescein angiography and optical coherence tomography evaluation. Am J Ophthalmol. 2005; 140(1):147–149

［4］Kaiser-Kupfer MI, Caruso RC, Valle D, Reed GF. Use of an arginine-restricted diet to slow progression of visual loss in patients with gyrate atrophy. Arch Ophthalmol. 2004; 122(7):982–984

［5］Piozzi E, Alessi S, Santambrogio S, et al. Carbonic Anhydrase Inhibitor with Topical NSAID Therapy to Manage Cystoid Macular Edema in a Case of Gyrate Atrophy. Eur J Ophthalmol. 2017; 27(6):e179–e183

42 无脉络膜症

Ruben Jauregui, Stephen H. Tsang

摘 要

无脉络膜症是指脉络膜视网膜营养不良，表现为夜盲和视野缩窄。该疾病以 X 连锁方式遗传，因此主要见于男性，但女性携带者在检查时也可有特征性表现，但很少有症状。除眼底检查外，多种影像学检查有助于正确诊断无脉络膜症。基因治疗的最新进展及其在临床试验中的应用为该疾病提供了一种潜在的治疗方法。

关键词：无脉络膜症；脉络膜视网膜营养不良；女性携带者；基因治疗；夜盲；周边视野缺损；X 连锁

42.1 特征

无脉络膜症是 X 连锁脉络膜视网膜营养不良，其特征是视网膜色素上皮（RPE）、脉络膜毛细血管和视网膜进行性变性和萎缩。1872 年，Mauthnuer 首次报告，其发病率估计为 1/100 000 至 1/50 000。无脉络膜症是由 *CHM* 基因突变引起的，该突变位于 X 染色体长臂的 Xq 21.2，编码 Rab 护卫蛋白 1。该蛋白参与 RPE 细胞和光感受器的细胞内转运，并被认为在 RPE 清除外节盘膜中发挥重要作用。由于细胞内转运受到影响，RPE 和感光细胞过早死亡。鉴于该病的 X 连锁性质，其主要见于男性。

42.1.1 常见症状

出生后 10~20 年内出现夜盲；接下来的 30~50 年内的周边视野缺损；中心视力通常维持到 50 岁。一旦退行性变累及黄斑，中心视力会迅速恶化。

42.1.2 眼底检查异常

散瞳眼底检查结果与症状进展同步（图 42.1）。疾病早期，中周部光感受器（主要是视杆细胞）受到影响。随后是进行性萎缩伴周边视野缺损和夜盲。可见周边斑片状脱色素区并向中心扩散。出现边界呈荷叶边形的界限清楚的萎缩区域，其下方的脉络膜大血管和巩膜可见。黄斑周围保留的 RPE 岛直至病程晚期才消失。

42.2 关键诊断性检查和结果

42.2.1 光学相干断层扫描

视力未受影响时，疾病早期视网膜中央厚度增加。随着疾病的进展和视力的下降，可观察到中央视网膜慢慢变薄。黄斑囊样水肿是一种常见的可观察到的并发症。视网膜外管状结构提示终末期光感受器变性。

42.2.2 荧光素血管造影或超广角荧光素血管造影

RPE 和脉络膜毛细血管的萎缩区呈低荧光。与之相反，残留的 RPE 和脉络膜毛细血管岛，由于染料能灌注到脉络膜毛细血管而呈高荧光（图 42.2）。

42.2.3 眼底自发荧光

早期周边的自发荧光消失，随后可见向心性消失。萎缩区斑片状的低自发荧光一般边界清晰，可以帮助确定在眼底检查时不明显的萎缩区（图 42.3）。

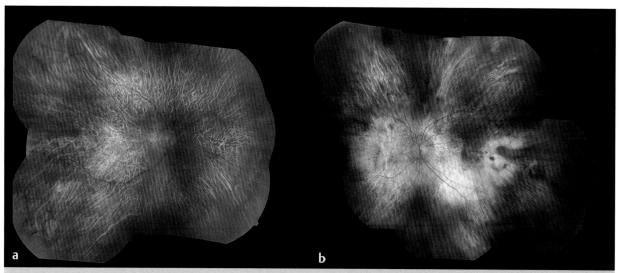

图 42.1　无脉络膜症患者的眼底照相。（a）第一张示眼底广泛的脉络膜和视网膜色素上皮（RPE）萎缩，并可见其下的脉络膜大血管。周边部还可见 RPE 水平的特征性色素簇集。（b）该患者的眼底显示为疾病晚期，可见黄斑周围的正常 RPE 岛，但周边部广泛的脉络膜和 RPE 萎缩。后极部中央萎缩进展到可见其下白色的巩膜

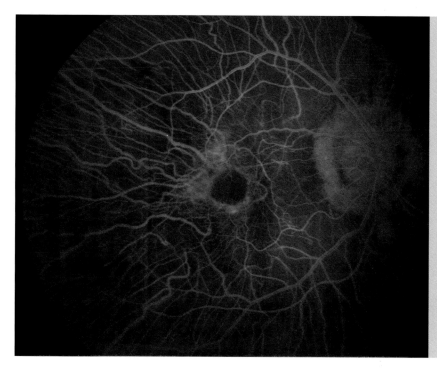

图 42.2　无脉络膜症的荧光血管造影晚期像。视网膜色素上皮（RPE）和脉络膜毛细血管的萎缩区呈低荧光而主要显示脉络膜大血管。相反，因为染料能穿透脉络膜毛细血管，黄斑周围正常的 RPE 岛和视神经呈高荧光

42.2.4　视网膜电图

该病早期即有异常，暗视反应降低早于明视反应受累。随着疾病的进展，两种反应都逐渐显著。

42.2.5　视野

赤道部视网膜的敏感度降低，发展为环形暗点和周边视野缺损。

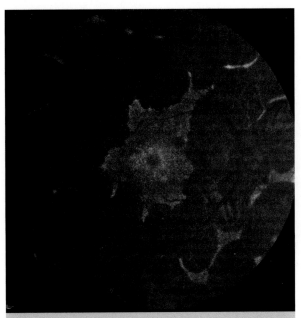

图42.3 一位无脉络膜症患者的眼底自发荧光像显示广泛的脉络膜视网膜萎缩呈低自发荧光。可见黄斑区一块正常的视网膜色素上皮（RPE）。RPE正常区域与萎缩区界限分明

42.2.6 遗传学检测

女性携带者一般无症状，即使是有症状的罕见病例，病情也比男性患者轻。携带者可有周边部轻度RPE斑驳，经典描述为"虫蚀样"（图42.4），眼底自发荧光可呈低自发荧光斑点样图案（图42.5）。黄斑不受累。携带者的各种表型是由于X染色体失活，即胚胎形成期一条X染色体随机沉默化。

42.3 重要临床信息

诊断无脉络膜症时，应排除其他表现为夜盲和视野缺损的视网膜病变。鉴别诊断包括视网膜色素变性、回旋状萎缩、Bietti结晶样营养不良和甲硫达嗪的毒性反应。

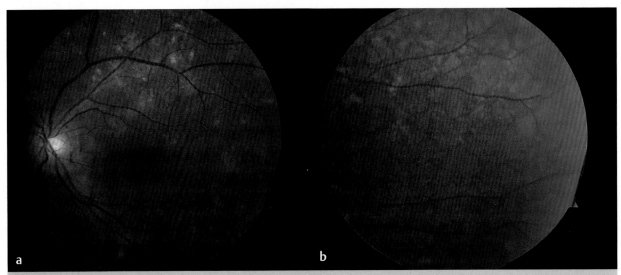

图42.4 （a）一位无脉络膜症女性携带者的眼底照显示周边部特征性的视网膜色素上皮斑片。（b）高倍放大下还可见网状变性

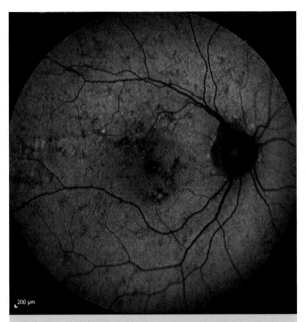

图 42.5　一位无脉络膜症女性携带者的眼底自发荧光显示斑点状自发低荧光布满整个后极部。无脉络膜症携带者的特征性网状图形

42.4　处理

建议为患者及其家人提供遗传咨询。虽然目前尚无可用的治疗方法，但最近的研究性治疗方法侧重于视网膜基因治疗，即通过病毒载体替换缺陷基因。研究表明，通过基因疗法治疗无脉络膜症是具有前景的，因为它们显示了人类对病毒载体的耐受性和这些患者视力改善的迹象。此外，正在进行的"脉络膜疾病自然病程研究"是一项基于美国的多中心研究，旨在评估疾病进展。本研究将有助于了解疾病进展的临床终点，并随后确定应用基因治疗的终点。

推荐阅读

［1］Khan KN, Islam F, Moore AT, Michaelides M. Clinical and genetic features of choroideremia in childhood. Ophthalmology. 2016; 123(10):2158–2165

［2］Heon E, Alabduljalil T, McGuigan DB, III, et al. Visual function and central retinal structure in choroideremia. Invest Ophthalmol Vis Sci. 2016; 57(9):OCT377–OCT387

［3］MacLaren RE, Groppe M, Barnard AR, et al. Retinal gene therapy in patients with choroideremia: initial findings from a phase 1/2 clinical trial. Lancet. 2014; 383(9923):1129–1137

［4］Edwards TL, Jolly JK, Groppe M, et al. Visual acuity after retinal gene therapy for choroideremia. N Engl J Med. 2016; 374(20):1996–1998

43 Stargardt 病

Sruthi Arepalli, Justis P. Ehlers

摘 要

Stargardt 病是儿童和成人最常见的遗传性黄斑营养不良。可以出现各种症状和眼底表现。初始表现可能为轻度或重度视力减退。最常见的眼底表现包括牛眼样黄斑病变、黄斑中心凹色素改变、视网膜色素上皮萎缩和（或）鱼形斑。随疾病的进展，光学相干断层扫描显示了中心凹结构和光感受器的消失。Stargardt 病无法治愈，应向患者提供遗传方面的咨询。

关键词：ABCA4；椭圆体带；眼底；黄斑营养不良；视网膜色素上皮

43.1 特征

Stargardt病是最常见的遗传性黄斑营养不良，发病率为 1/10 000 至 1/8 000。由于该病具有难以置信的异质性表现，且发病年龄和临床表现各不相同，诊断困难。患者通常在儿童期至成年早期就诊，但也有 50 岁发病的报道。该病病因是 *ABCA4* 基因常染色体隐性突变，20 人中就有 1 人携带该突变。该基因的突变也与其他各种视网膜营养不良相关，包括视锥、视锥 - 视杆、视杆 - 视锥和视网膜色素变性。在少数人群中，其他基因，如 *ELOVL4*、*PRPH2* 或 *BEST1*，与 Stargardt 发展相关。

ABCA4 基因编码视网膜三磷酸腺苷结合转运蛋白ABCR，该转运蛋白位于视锥和视杆的外节。ABCR 将视觉循环的终末产物从光感受器转运至视网膜色素上皮（RPE）。无 ABCR 时，双维 A 酸类药物产物会在光感受器的外节中蓄积，最终被 RPE 消化。RPE 内双维 A 酸类与其他化合物反应形成毒性副产物 N- 视黄醇 - N - 视黄醇胺（A2E），这导致脂褐素形成和 RPE 死亡的加速，继而导致上方的光感受器减少。在 *ABCA4* 基因中发现了数百种致病突变，产生了无数表型。严重的基因型变异体（包括无义突变）与更早和更严重的表达相关，而错义突变通常与较轻的表型相关。

43.1.1 常见症状

中心视力减退或旁中心暗点是其特征性表现，周边视野可保留。就诊视力范围为 20/20 至光感。患者可能无视觉症状，在常规检查中偶然发现而确诊。

43.1.2 检查结果

视力减退之前可有多种眼底表现，如细微的眼底改变（例如黄斑中心凹反射弥散、轻度 RPE 改变、黄斑中心细小的黄白色颗粒状积聚）等。最常见的表现是 A2E 和脂褐素累积在 RPE 中产生白色、黄色或橙色斑点。斑点通常为椭圆形、斜角相连，类似于鱼尾（"鱼形"）。斑点的分布不同，有些病例斑点局限于黄斑，另一些病例的斑点延伸至赤道（图 43.1）。这些斑点的数量、颜色和边界因人而异，产生了更复杂的临床表现。除斑点以外，还可能出现色素改变和牛眼样黄斑病变（例如萎缩）（图 43.2，43.3）。特定的重度疾病患者的斑点可伴发视网膜下纤维化。有些患者 RPE 中 A2E 和脂褐质的堆积导致黄斑和脉络膜血管变成棕色，检眼镜下难以辨认（图　　　也不受累。
43.4）。即使病变广泛，视乳头周围的 RPE 一般

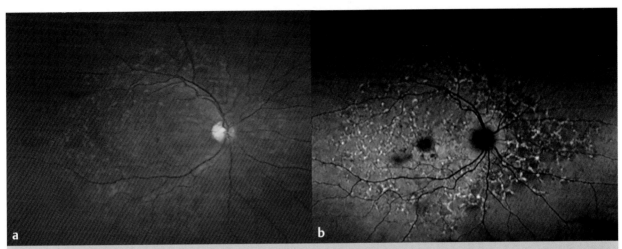

图 43.1　（a）Stargardt 病患者右眼眼底照相显示广泛的鱼形斑超过血管弓及中心凹色素改变。（b）眼底自发荧光显示同样的斑点呈高自发荧光，以及中心凹的萎缩

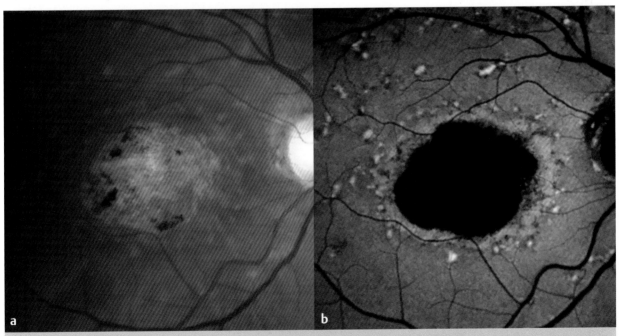

图 43.2　（a）眼底照相显示晚期病例中心凹萎缩和围绕视网膜色素上皮（RPE）的斑点。（b）眼底自发荧光显示同样的萎缩区呈低自发荧光，围绕 RPE 的斑点呈高荧光

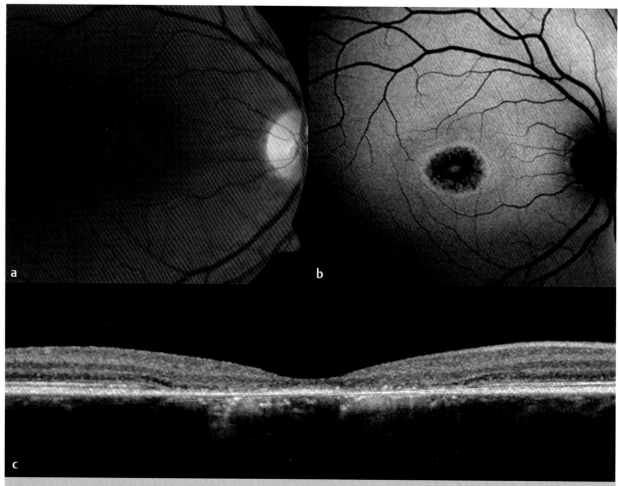

图 43.3 （a）牛眼样黄斑病变的眼底照。（b）眼底自发荧光显示围绕在黄斑萎缩周围的低自发荧光。（c）萎缩区的光学相干断层扫描显示视网膜外层萎缩，包括椭圆体带缺失

43.2 关键诊断性检查和结果

43.2.1 光学相干断层扫描

显示中心凹结构丧失，包括光感受器退化和RPE 萎缩。连续扫描可以监测疾病进展，尤其是椭圆体带（EZ）丢失，因为这与患者的视力相关（图43.3c）。冠状面 EZ 整体厚度图可量化中心凹 EZ萎缩或变薄的百分比，其显著高于正常对照，并与视力下降显著相关。

43.2.2 荧光素血管造影或超广角荧光素血管造影

萎缩区域和鱼形斑呈高荧光。可能是 RPE 中

A2E 的堆积阻断了光穿透到脉络膜，即"暗脉络膜"（图 43.4）。

43.2.3 眼底自发荧光

可检测和监测 RPE 中萎缩和脂褐质斑的区域。萎缩为低荧光，而斑片可表现为高荧光或低荧光（图 43.1b，图 .43.2b，图 43.3b）。眼底自发荧光（FAF）图形可能与视力预后和萎缩进展风险相关。

43.2.4 视网膜电图

由于光感受器退化局限于中心凹，所以通常无显著改变，但在严重病变和广泛视锥及光感受

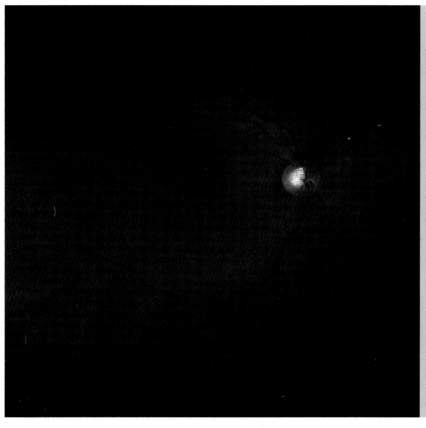

图 43.4　右眼眼底照显示黄斑区由于脂褐质堆积而晦暗的视网膜色素上皮，遮挡了脉络膜血管

器减少的患者中，可能会影响广角视网膜电图。

43.3　重要临床信息

由于 Stargardt 病最常以常染色体隐性方式遗传，因此常需进行基因检测来为家庭成员提供遗传咨询。影像学检查可以支持诊断，尤其是在轻微病例中。

43.4　处理

43.4.1　治疗选择

Stargardt 病无法治愈。基因疗法的研究正在进行中。不鼓励补充维生素 A，因为这可能会加速整个视觉循环内的毒素形成。

43.4.2　随访

应每年对患者进行随访，以监测视力和可能

的萎缩进展。连续光学相干断层扫描和 FAF 也有助于监测疾病的进展。

推荐阅读

[1] Sohn EH, Mullins RF, Stone EM. Chapter 42 – Macular Dystrophies A2 – Ryan, Stephen J. In: Sadda SR, Hinton DR, Schachat AP et al., eds. Retina. 5th ed. London:W.B. Saunders; 2013:852–890

[2] Arepalli S, Traboulsi EI, Ehlers JP. Ellipsoid zone mapping and outer retinal assesment in Stargardt disease. Retina. 2018; 38(7):1427–1431

[3] Tanna P, Strauss RW, Fujinami K, Michaelides M. Stargardt disease: clinical features, molecular genetics, animal models and therapeutic options. Br J Ophthalmol. 2017; 101(1):25–30

[4] Fujinami K, Lois N, Mukherjee R, et al. A longitudinal study of Stargardt disease: quantitative assessment of fundus autofluorescence, progression, and genotype correlations. Invest Ophthalmol Vis Sci. 2013; 54(13):8181–8190

44 鹅卵石样变性

Kevin Wang, Justis P. Ehlers

摘 要

铺路石（鹅卵石）样变性是一种周边视网膜病变，其特征为多个圆形、穿凿样脉络膜视网膜萎缩区，伴有明显的脉络膜血管和色素沉着边缘。病灶是由萎缩灶引起的黄白色脱色素区，可单独出现或融合成带状。在 20 岁以上患者中，有 27% 可以观察到该病变，发病率随年龄增加而增加。该病与视网膜裂孔或脱离无关，不建议预防性治疗。

关键词：鹅卵石变性；铺路石样变性

44.1 特征

铺路石（鹅卵石）样变性是一种周边视网膜变性，其特征为多个圆形、穿凿样脉络膜视网膜萎缩区，具有明显的脉络膜血管和色素沉着边界（图 44.1）。病灶为由脉络膜视网膜萎缩引起的黄白色脱色素区，可单独出现或融合成带状。在 20 岁以上患者中，有 27% 可观察到该病变，其发病率随年龄增加而增加。

44.1.1 常见症状

无症状。

44.1.2 检查结果

周边视网膜多个圆形、穿凿样脉络膜视网膜萎缩区，可见明显的脉络膜血管和色素沉着边界。

44.2 关键诊断性检查和结果

不需要。

44.3 重要临床信息

不需要。

44.4 处理

44.4.1 治疗选择

无需治疗。该病与视网膜裂孔或脱离无关，且不建议预防性治疗。

44.4.2 随访

无需对铺路石样变性进行特定随访。

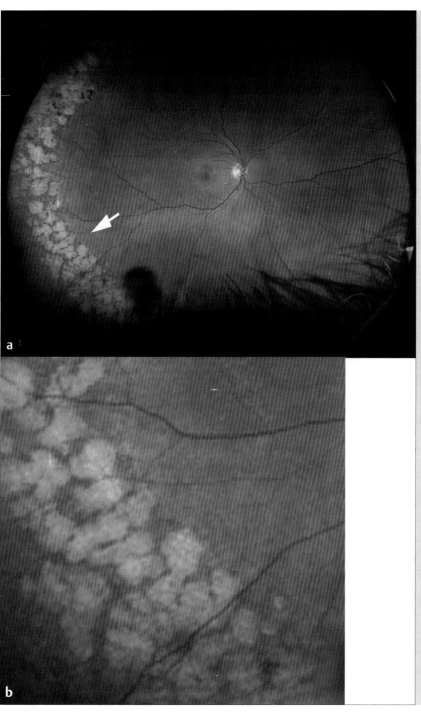

图 44.1 （a）铺路石／鹅卵石样变性的超广角眼底照相显示周边荷叶边形萎缩的白色病灶伴有色素沉着边界（箭头）。（b）高倍放大下所见铺路石／鹅卵石样变性

推荐阅读

［1］O'Malley P, Allen RA, Straatsma BR, O'Malley CC. Paving-stone degeneration of the retina. Arch Ophthalmol. 1965; 73:169–182

45 中心性浆液性脉络膜视网膜病变和肥厚型脉络膜病变

Belinda C.S. Leong, K. Bailey Freund

摘 要

中心性浆液性脉络膜视网膜病变（central serous chorioretinopathy，CSCR）仍然是一种知之甚少的病症，对于这种病症，眼科医生和视网膜专家仍面临着最佳治疗方案的选择问题。2013年，引入了术语"脉络膜肥厚（pachychoroid）"（pachy为希腊语：厚），将CSCR纳入范围更广的条件中，这类疾病均表现出不同程度的内层脉络膜变薄、脉络膜静脉扩张（称为"血管肥厚"）和吲哚菁绿血管造影（ICGA）检查显示出的脉络膜血管高通透性。这些疾病被称为肥厚脉络膜谱系疾病，包括CSCR、脉络膜肥厚性色素上皮病变、脉络膜肥厚性新生血管病变，其中脉络膜肥厚性新生血管病变可能进展为动脉瘤性1型新生血管形成（息肉状脉络膜血管病）、局灶性脉络膜凹陷和视乳头旁脉络膜肥厚综合征。

对于这类疾病的诊断和指导治疗至关重要的影像学检查包括光学相干断层扫描（OCT）、荧光血管造影（FA）、ICGA、眼底自发荧光和OCT血管造成像（OCTA）。肥厚型脉络膜病变中一些疾病的治疗方式包括热激光、光动力疗法、玻璃体内注射抗血管内皮生长因子和使用盐皮质激素受体拮抗剂。

关键词：中心性浆液性脉络膜视网膜病变；皮质类固醇；脉络膜增厚；光动力疗法

45.1 特征

1866年，von Graefe首次将中心性浆液性脉络膜视网膜病变（CSCR）描述为"复发性中央性视网膜炎"，1955年Bennett将其描述为与原发性脉络膜病变相关的"中心性浆液性视网膜病变"。常可引出患者在发病高峰期的精神应激、睡眠剥夺和（或）外源性盐皮质激素暴露史。2013年，将"脉络膜肥厚"一词作为描述性术语，用于描述CSCR的脉络膜形态和肥厚特征，这些特征被认为属于肥厚脉络膜谱系疾病相关的更广泛范围。包括以下疾病：

- 急性CSCR（图45.1，45.2）。
- 慢性CSCR（图45.3，45.4）。
- 脉络膜肥厚性色素上皮病变（PPE）或不完全型CSCR。
- 脉络膜肥厚性新生血管病变（脉络膜肥厚性色素上皮病变的晚期并发症）（图45.5）。
- 局灶性脉络膜凹陷。
- 其他并发症。
  - 大疱性渗出性视网膜脱离：一种罕见的表现，由于控制外层视网膜水合作用的

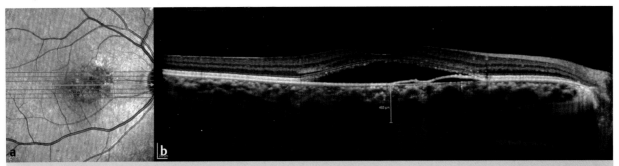

图 45.1　急性中心性浆液性脉络膜视网膜病变。（a）频域光学相干断层扫描（SD-OCT）和（b）增强深度成像 OCT（EDI-OCT）显示黄斑浆液性视网膜脱离与鼻侧浆液性色素上皮脱离相关，在增厚的脉络膜内可见明显的 Haller's 层血管（肥厚血管）。神经上皮脱离区下方的脉络膜内层变薄

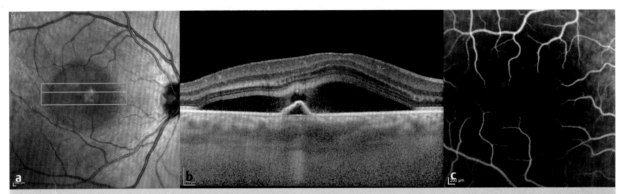

图 45.2　（a，b）急性中心性浆液性脉络膜视网膜病变，表现为色素上皮脱离引起的急性局灶性渗漏点，渗漏点显示为视网膜下纤维蛋白液的中央透亮区。（c）荧光素血管造影证实了这一点。此区域下方有一条增厚血管

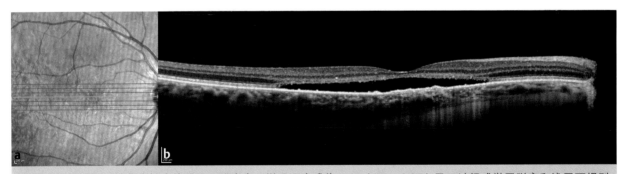

图 45.3　慢性中心性浆液性脉络膜视网膜病变。增强深度成像 OCT（EDI-OCT）显示神经感觉层脱离和浅层不规则色素上皮脱离，脉络膜增厚、内层脉络膜变薄，伴有脉络膜血管增厚。视网膜外层组织的丢失导致上方的黄斑中心凹变薄

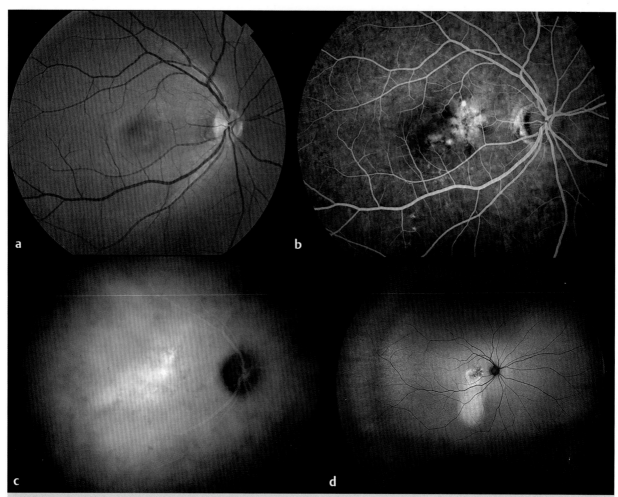

图 45.4 慢性中心性浆液性脉络膜视网膜病变伴复发性浆液性脱离。(a)彩色眼底照片显示后极部脉络膜纹路减少。(b)动静脉相荧光素血管造影显示着染的色素上皮脱离之上有两个局灶性渗漏点。(c)吲哚菁绿血管造影中间期显示中心脉络膜血管高通透性。(d)眼底自发荧光显示斑驳样中心性低自发荧光,以及由慢性向下聚集的视网膜下积液形成的下方高自发荧光

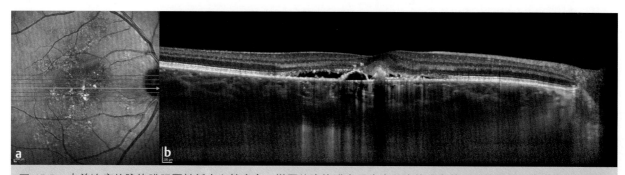

图 45.5 未曾治疗的脉络膜肥厚性新生血管病变。增厚的脉络膜表现为内层脉络膜变薄和血管肥厚。出现不规则色素上皮脱离,伴有高反射性视网膜色素上皮下沉积物。1 型新生血管病变之上可见浅层浆液性脱离并伴有视网膜下高反射性物质

生理机制被破坏，导致超过 10 个视盘直径的神经上皮层脱离。
- 动脉瘤样 1 型新生血管形成（以前称为息肉样脉络膜血管病）。
- 视乳头旁脉络膜肥厚综合征：一种新定义的病症，具有视神经周围脉络膜肥厚的特征。

45.1.1　常见症状

常见症状和检查结果概述见表 45.1。

45.2　诊断相关的主要检查和结果

相关研究和相关结果总结见表 45.2。光学相干断层扫描（OCT）、荧光素血管造影（FA）、眼底自发荧光（FAF）、吲哚菁绿血管造影（ICGA）和 OCT 血管成像（OCTA）在诊断中均具有重要作用。

45.3　重要临床信息

通常不需要进行全身检查。然而，应排除所使用的药物和补充剂为潜在的疾病触发因素。影像学检查结果应根据临床表现进行分析。增强深度 OCT 和（或）扫频源 OCT 可能有助于识别相关脉络膜变化。FAF 和 FA 也可评估 CSCR 的典型特征。在疑似新生血管病例的诊断中，ICGA 和 OCTA 也能提供帮助。

表 45.1　CSCR 和脉络膜肥厚型疾病谱的常见症状和临床表现

疾病	常见症状	检查结果
急性 CSCR	无痛性急性、亚急性中心视力下降，伴有视物变形、视物变小、远视漂移，有自愈性	浆液性视网膜脱离伴或不伴浆液性色素上皮脱离。眼底脉络膜纹路减少
慢性 CSCR	持续和（或）反复发作—缓解的中心视力下降，伴有视物变形、视物变小、6 个月或更长时间的远视漂移	中心凹下或中心凹旁的视网膜下积液实际上多呈纤维素样。RPE 和外层视网膜破坏，包括萎缩和色素聚集。眼底纹路减少
PPE	通常无症状	RPE 的改变与 CSCR 相似，但没有视网膜下积液。病变位于中心或视乳头周围。眼底纹路减少
脉络膜肥厚性 NV	中心或旁中心视力下降和（或）有中央渗出时出现视物变形。渗出在中心凹之外时可以无症状	RPE 的变化与 CSCR 类似。视网膜下、视网膜内和（或）RPE 下积液，不伴有软性玻璃膜疣。罕见出血，除非有动脉瘤。眼底纹路减少
动脉瘤 1 型新生血管生成至脉络膜肥厚性疾病	类似脉络膜肥厚性新生血管，但伴有症状的渗出更常见	类似脉络膜肥厚性 NV，但渗出和出血更常见
大疱性渗出性 RD	与慢性中心性浆液性脉络膜视网膜病变相似，视觉症状比视野改变的比例更大	大疱性 RD 伴混浊的视网膜下积液。多种不同范围的 PEDs。可能出现多角形或新月形视网膜色素上皮撕裂
PPS	与慢性 CSCR 相似，症状始于盲点（视神经），并延伸至注视点	单个或多个 PED。眼底纹路减少。视盘旁视网膜色素上皮发生变化。可能出现脉络膜褶皱

缩略语：CSCR，中心性浆液性脉络膜视网膜病变；NV，新生血管病变；PED，色素上皮脱离；PPE，脉络膜肥厚性色素上皮病变；PPS，视乳头旁脉络膜肥厚综合征；RD，视网膜脱离；RPE，视网膜色素上皮

表45.2 CSCR和肥厚型脉络膜疾病谱诊断相关的主要检查和结果

影像学检查	急性CSCR	慢性CSCR	PPE	脉络膜肥厚性NV	动脉瘤样1型NV形成至慢性CSCR	大疱性渗出性RD	PPS
OCT（EDI模式更为理想）	浆液性视网膜脱离。散在单个或多个浆液性色素上皮脱离。活动性渗漏部位可见中央透光的视网膜下纤维蛋白物质。弥漫性或集中分布的脉络膜肥厚。渗漏点下方的血管肥厚	视网膜下积液伴有高反射物质，有时可见外层视网膜萎缩及视网膜层间积液。脉络膜弥漫性或局部肥厚，常伴视网膜下液、视网膜低反射腔隙、RPE病变及脉络膜变薄、脉络膜血管肥厚	EDI-OCT显示脉络膜全层肥厚，尤其是在有色素上皮病变处。漫性或局部肥厚。在RPE病变下方可见脉络膜血管，脉络膜血管肥厚	由1型新生血管引起的浅的PED，内层脉络膜变薄、血管视网膜肥厚。可见视网膜下液、视网膜（或）RPE下积液及视网膜下积液（纤维蛋白白）。未见软性玻璃膜疣	PED的最高点位于动脉瘤处，伴有由1型新生血管网引起的浅分枝血管网层不规则的脉络膜变。在BVN下方的内层脉络膜变薄、脉络膜血管覆于其上的视网膜下积液、出血（或）纤维蛋白。未见软性玻璃膜疣	多个范围不一的PED，尤其是在后极部多见。视网膜下的高反射物质（纤维蛋白）常见。重力型大疱浆液性RD伴有浑浊液体渗出。在色素上皮脱离的边缘可见视网膜色素上皮撕裂和（或）脉络膜色素上皮撕裂和视网膜内层脉络膜变薄、血管肥厚。脉络膜毛细血管变白、视网膜高反射水平高反射病灶和脉络膜血管壁高反射	视乳头旁脉络膜肥厚伴内层脉络膜变薄、血管肥厚，视网膜内层积液视网膜下积液（或）视网膜下积液从视盘颞侧边缘向外蔓延。需排除视盘腔隙异常和（或）青光眼视杯。视盘边缘RPE和外层视网膜萎缩表现为脉络膜高穿透性
FA	RPE水平的局部渗漏多呈烟囱状或墨迹样，有时可见多个渗漏点	早期视网膜萎缩处呈高荧光，中期高荧光，RPE水平弥漫性荧光渗漏	RPE病变区域呈低-高荧光与RPE窗样缺损及局部RPE肥厚有关	界限不清的脉络膜新生血管图形（隐匿性）	轮廓不清的脉络膜新生血管（隐匿型），晚期高荧光着染，伴或不伴动脉瘤（息肉）渗漏	在PED处可见多个强渗漏点，PED边缘可见视网膜色素上皮破口，部分渗漏向下走行（与典型烟囱样渗漏不一样）。可能显示无灌注区及终末毛细血管扩张，伴有慢性渗出性RD。推荐行超广角FA	颗粒状透见高荧光，无渗漏，晚期在视盘边缘可见环样荧光着染，可能有轻度渗漏见重力性渗漏轨迹

（续表）

影像学检查	急性CSCR	慢性CSCR	PPE	脉络膜肥厚性NV	动脉瘤样1型NV形成至慢性CSCR	大疱性渗出性RD	PPS
ICGA	中期CVH，可能是多灶性的，或者位于FA中显示为渗漏的区域。脉络膜静脉扩张，局部脉络膜血管低灌注。未发病的对侧眼可见相似ICGA异常表现	脉络膜静脉扩张。中期多灶性CVH。局部脉络膜血管低灌注	脉络膜静脉扩张，与RPE异常区域相对应。中期CVH	脉络膜静脉扩张，中期多灶性CVH。晚期斑块状荧光着染对应1型新生血管	脉络膜静脉曲张，中期多灶性CVH。晚期斑块状荧光着染对应1型新生血管（分支血管网）。动脉瘤表现为高荧光，晚期可见"冲刷"现象（非活动性）或高荧光渗漏（活动性）	超广角ICGA显示脉络膜静脉扩张及广泛的多灶性CVH，部分被大疱性RD遮蔽	视乳头旁脉络膜静脉扩张及中期多灶性CVH
FAF	常见细微改变，包括局部区域高或低自发荧光，和（或）轻度颗粒样改变。轻度高自发荧光与浆液性视网膜脱离区域对应	非特异性斑驳样自发荧光与视网膜色素上皮改变对应。低（高）自发荧光重力轨迹。可能出现环形高（或）低自发荧光，区域性高（低）光，轮辐状的高自发荧光，自发荧光见于既往或持续的浆液性脱离区域	RPE病变区域呈局灶样高（低）自发荧光。缺乏与浆液性视网膜脱离相关性的FA改变	非特异性局部高和低自发荧光	非特异性局部高和低自发荧光	融合的或颗粒状的高和（或）低荧光，视网膜撕裂和破裂口呈低自发荧光	颗粒状或斑驳样视乳头旁改变。可能显示色素上皮异常的重力性轨迹
OCTA	非特异性内层脉络膜血流信号改变	区域性内层脉络膜血流信号减弱	非特异性内层脉络膜血流信号改变	交错网络状的新生血管血流信号	树枝状或交错网络状新生血管血流信号，动脉瘤通常位于干病变边缘	区域性内层脉络膜血流信号减弱	非特异性内层脉络膜血流信号改变

缩略语：BVN，分支血管网；CSCR，中心性浆液性脉络膜视网膜病变；CVH，脉络膜血管高通透；EDI，增强深度成像；FA，荧光素血管造影；FAF，眼底自发荧光；ICG，吲哚菁绿；ICGA，吲哚菁绿血管造影；NV，新生血管；OCT，光学相干断层扫描；OCTA，OCT血管成像；PED，色素上皮脱离；PPE，脉络膜肥厚性色素上皮病变；PPS，视乳头旁脉络膜肥厚综合征；RD，视网膜脱离；RPE，视网膜色素上皮

45.4 处理

45.4.1 治疗选择

大多数急性 CSCR 病例可在数周至数月内消退，无需干预或仅接受减少应激源的教育并除去外源性皮质类固醇。在这些病例，首选观察。

热激光

在持续的急性或慢性 CSCR 中，如果视网膜色素上皮（RPE）水平的渗漏部位较小、单发、位于中心凹外，热激光不失为一种选择。热激光在渗漏部位的应用旨在封闭渗漏。然而，潜在的脉络膜病变仍未得到治疗。

光动力疗法

维替泊芬光动力疗法（PDT）用于治疗持续急性或慢性 CSCR 中的脉络膜血管系统异常，并靶向治疗脉络膜肥厚性新生血管和动脉瘤样 1 型新生血管。静脉注射维替泊芬后，非热激光与靶组织中的氧气反应，在靶组织中释放自由基，从而损伤血管内皮。使用 PDT 治疗 CSCR 的常用治疗参数包括半剂量、半照射时长、全剂量和全照射时长。

玻璃体内注射抗血管内皮生长因子

针对血管内皮生长因子（VEGF）进行玻璃体内抗 VEGF 药物注射是治疗新生血管性年龄相关性黄斑变性、与血管生成及血管通透性相关的其他视网膜疾病的一种公认治疗方法。在 CSCR 中尚未确定 VEGF 在降低脉络膜毛细血管和视网膜色素上皮通透性方面的作用；然而，玻璃体内注射抗 VEGF 已被用于治疗继发于慢性 CSCR 和脉络膜肥厚性新生血管病变引起的 1 型新生血管渗出。

盐皮质激素受体拮抗剂

内源性和外源性皮质类固醇（盐皮质激素是其中一种）均为 CSCR 发病的风险因素。盐皮质激素受体存在于视网膜和脉络膜，因此可能是解决该疾病潜在机制的靶点。依普利酮和螺内酯是用于治疗高血压和心力衰竭的盐皮质激素受体的竞争抑制剂。由于是保钾利尿剂，血清钾水平需要密切监测。一些研究报告了治疗后视力和视网膜下积液得到改善，以及中央黄斑和脉络膜厚度的不同程度改善。

45.4.2 随访

根据症状和病情急性加重的严重程度，可每 4~12 周对急性 CSCR 患者进行一次随访。如果临床上无活动性改变，随访间隔可延长至 6~12 个月。其他脉络膜肥厚疾病患者的随访频率取决于临床严重程度。当考虑积极治疗时，根据接诊眼科医生的判断，治疗频率、治疗反应监测和其他附加治疗的考虑都可能存在相当大的差异。

推荐阅读

［1］ Balaratnasingam C, Lee WK, Koizumi H, Dansingani K, Inoue M, Freund KB. Polypoidal choroidal vasculopathy—a distinct disease or manifestation of many? Retina. 2016; 36(1):1–8

［2］ Chung H, Byeon SH, Freund KB. Focal choroidal excavation and its association with pachychoroid spectrum disorders—a review of the literature and multimodal imaging findings. Retina. 2017; 37(2):199–221

［3］ Dansingani KK, Gal-Or O, Sadda SR, Yannuzzi LA, Freund KB. Understanding aneurysmal type 1 neovascularization (polypoidal choroidal vasculopathy): a lesson in the taxonomy of 'expanded spectra'—a review. Clin Exp Ophthalmol. 2018; 46(2):189–200

［4］ Pang CE, Freund KB. Pachychoroid neovasculopathy. Retina. 2015; 35(1):1–9

［5］ Warrow DJ, Hoang QV, Freund KB. Pachychoroid pigment epitheliopathy. Retina. 2013; 33(8):1659–1672

46　低眼压性黄斑病变

Nathan E. Cutler, Justis P. Ehlers

摘　要

低眼压性黄斑病变是一种以眼内压降低和眼底异常为特征的疾病，包括脉络膜褶皱、脉络膜视网膜褶皱、黄斑水肿、视神经水肿和（或）血管迂曲。危险因素包括年龄较小、近视和青光眼滤过术后。视觉症状从无症状到视物变形和中心视力下降。光学相干断层扫描和荧光素血管造影的结果显示出特征性的脉络膜视网膜褶皱。通常如果眼压迅速恢复，视力也会很好的恢复。

关键词：脉络膜视网膜褶皱；低眼压性黄斑病变；眼内压

46.1　特征

1954 年，Dellaporta 首先在临床上描述了青光眼手术或穿孔性眼损伤后的低眼压和视力下降。数年后，Gass 使用术语"低眼压性黄斑病变"来强调有时存在于低眼压眼中的黄斑变化和视觉功能障碍。眼内压降低可引起脉络膜、视网膜神经上皮层和视网膜色素上皮（RPE）折叠，而导致中心视力下降。随着低眼压的发展，巩膜外层出现水肿，导致眼内壁表面积相应减少。内巩膜的压缩或缩小导致脉络膜内层和视网膜层起伏，并造成视力下降（图 46.1）。低眼压的原因可能是房水生成减少，例如重度炎症引起的房水生成减少，或由于许多病症（例如伤口渗漏、青光眼手术后超滤过或睫状体分离术后伤口裂开）导致的房水流出增加。在 10%~20% 的青光眼滤过手术病例中报告了低眼压性黄斑病变，在引入抗代谢药物（尤其是丝裂霉素 C）后发生率增加。除

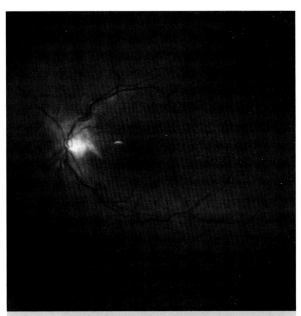

图 46.1　低眼压性黄斑病变的眼底照相显示放射状脉络膜视网膜皱襞、轻度视神经水肿和后极部迂曲的血管

了伤口愈合延迟和伤口渗漏风险较高外，还发现丝裂霉素 C 对睫状体具有毒性，导致房水生成减少。危险因素还包括年龄较小、近视和男性。据报道，年轻人和近视眼巩膜硬度降低使其在低眼压过程中巩膜壁向内塌陷的概率增大。研究发现脉络膜渗漏和糖尿病与低眼压性黄斑病变的风险降低相关。

46.1.1　常见症状

常见中心视力下降和视物变形。脉络膜肥厚和视网膜褶皱导致眼轴缩短，引起相对远视。轻度解剖学改变者可能无症状。

46.1.2 检查结果

低眼压或近期低眼压是诊断的必要条件。对其定义尚无共识，在临床研究中常以 5~9 mmHg 为上限。低眼压的真正定义应该是导致特征性功能和结构改变的任意值。在某些罕见病例中，眼压突然从明显较高水平降至正常低水平后，可观察到低眼压性黄斑病变的特征，为"相对低眼压"。

脉络膜、脉络膜视网膜后极部褶皱是特征性检查结果。褶皱通常较宽，有黄色顶峰，深而窄的凹槽，最常从视盘向外呈放射状分布，通常在中心凹周围呈星状，但有时其方向可能是随机的。在长期低眼压病例中，视网膜色素上皮迁移和增生导致的色素沉着线，可能在低眼压消退后仍持续存在。有时由于筛板的前弯和随后的轴浆转运减少而出现视神经水肿。可见血管迂曲伴或不伴血管充血。囊样黄斑水肿比较罕见。

46.2 关键诊断性检查和结果

46.2.1 光学相干断层扫描

OCT 可显示脉络膜、脉络膜视网膜褶皱，包括细微病变，表现为 Bruch 膜、视网膜色素上皮呈波浪状。此外，有时也会发现视网膜内积液和（或）视网膜下积液。应检查所有放射或立体线扫描，因为脉络膜视网膜褶皱可以在任何轴向上找到（图 46.2）。

46.2.2 荧光素血管造影或超广角荧光素血管造影

FA 可见脉络膜褶皱和交替的高荧光和低荧光条带。高荧光条带对应于视网膜色素上皮相对较薄的脉络膜褶皱的顶点。视神经可见渗漏。

46.2.3 吲哚青绿血管造影

ICGA 可显示与荧光血管造影相似的交替性高荧光和低荧光带。由于潜在的脉络膜充血，吲哚菁绿血管造影术中的高荧光带通常较厚。也可见脉络膜血管扩张和迂曲。

46.2.4 超声检查

B 超检查可显示后极巩膜和脉络膜的扁平化和增厚（图 46.3）。超声生物显微镜检查有助于确定由于睫状体离断或睫状体脱离导致的低眼压。

46.3 重要临床信息

脉络膜视网膜皱襞可见于几种与低眼压无关的疾病。任何导致巩膜内表面积减少的病症均可造成皱襞。简单的助记符 "THIN RPE" 可用于记住一些可导致脉络膜视网膜褶皱的病症［即 Tumors（肿瘤）、Hypotony（低眼压）、Inflammation（炎症）、Idiopathic choroidal Neov-

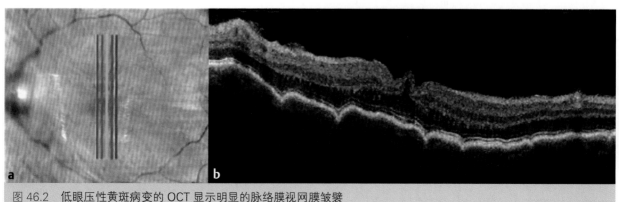

图 46.2 低眼压性黄斑病变的 OCT 显示明显的脉络膜视网膜皱襞

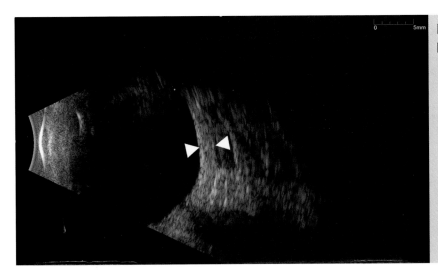

图 46.3　低眼压性黄斑病变的 B 超图像显示后极部扁平、脉络膜增厚（三角箭头表示脉络膜增厚）

ascular membranes（特发性脉络膜新生血管膜）、Retrobulbar mass（眼球后肿块）、Papilledema（乳头水肿）和 Extraocular hardware（眼外肿块）]。发现脉络膜视网膜褶皱后，在眼压正常的情况下，须进行额外检测以排除上述疾病。

46.4　处理

46.4.1　治疗选择

治疗取决于纠正低眼压的潜在原因并恢复正常眼压。及时纠正眼压可防止永久性视力丧失。

在术后低眼压的情况下，小伤口渗漏需要使用角膜绷带接触镜闭合，更大的伤口渗漏或后极部渗漏需要缝线缝合。

青光眼手术后超滤过可能需要在滤过泡内或周围进行自体血液注射，缝合巩膜瓣，或使用补片移植物进行修补。睫状体脱离固定可以通过局部使用散瞳剂、激光或手术治疗等各种方法。在炎性疾病病例中，需要局部或全身使用（更常用）皮质类固醇。在眼压恢复正常但仍存在持续性视网膜皱襞的病例中，一些报告显示无论是否进行内界膜剥离和气体填充，平坦部玻璃体切除术可取得成功。全氟化碳也被用于平复眼内手术后的后极部视网膜。

46.4.2　随访

及时检测并纠正低眼压，视力有良好的预后。长时间的脉络膜视网膜褶皱可能导致黄斑部视网膜发生不可逆的结构改变，此时尽管纠正了低眼压，但视力预后仍然较差。但是，随着低眼压的缓解，即使在低眼压的初始发作后数年，视力也可获得改善。

推荐阅读

[1] Gass JDM. Hypotony maculopathy, Chapter 34. In: Bellows JG, ed. Contemporary Ophthalmology. Honoring Sir Stewart Duke-Elder. Baltimore, MD:Williams & Wilkins, 1972:343–366

[2] Bindlish R, Condon GP, Schlosser JD, D'Antonio J, Lauer KB, Lehrer R. Efficacy and safety of mitomycin-C in primary trabeculectomy: five-year follow-up. Ophthalmology. 2002; 109(7):1336–1341, discussion 1341–1342

[3] Fannin LA, Schiffman JC, Budenz DL. Risk factors for hypotony maculopathy. Ophthalmology. 2003; 110(6):1185–1191

[4] Pederson JE. Ocular hypotony. Trans Ophthalmol Soc U K. 1986; 105(Pt 2): 220–226

[5] Duker JS, Schuman JS. Successful surgical treatment of hypotony maculopathy following trabeculectomy with topical mitomycin C. Ophthalmic Surg. 1994;25(7):463–465

47 囊样黄斑水肿

Nandini Venkateswaran, Jayanth Sridhar

摘　要

囊样黄斑水肿是黄斑增厚伴有多个囊样液体区域和视网膜肿胀。病因各异，可能包括血管疾病（如糖尿病和静脉阻塞）、炎症性疾病、遗传性疾病和药物使用。最常见的病因之一是眼内手术后，尤其是白内障手术后。症状包括视力下降、色觉丧失、对比敏感度下降、视物变形、中央暗点和视物变小。多种影像学检查可以帮助诊断和治疗，以改善视力。

关键词： 黄斑囊样水肿；发病机制；影像学诊断

47.1　临床特征

囊样黄斑水肿（CME）是一种视网膜疾病，表现为黄斑区视网膜内有囊性液体间隙，黄斑增厚。在许多情况下，血管通透性异常会导致血-视网膜屏障破坏，随后细胞内和细胞外液体蓄积。这一过程被认为主要由视网膜缺血和（或）炎症介质增加所导致；玻璃体移位后直接牵拉黄斑也被证实是原因之一。病因各异，可能包括血管疾病（如糖尿病和静脉阻塞）、炎性疾病（如葡萄膜炎）、遗传性疾病（如视网膜色素变性，RP）以及药物使用（包括前列腺素和肾上腺素）。最常见的病因之一是眼内手术后，尤其是白内障手术后（称为 Irvine-Gass 综合征），发生率为0.2%~20%。囊样黄斑水肿也可发生于其他类型的眼内手术后，包括穿透性角膜移植术、青光眼引流植入手术、人工晶状体固定手术、联合或不联合视网膜前膜剥除的玻璃体切割术和巩膜扣带

术。非渗漏性囊样黄斑水肿也可能由非血管通透性增加所致的特定病因（例如青少年视网膜劈裂症、Goldmann-Favre病、烟酸性黄斑病变、视网膜色素变性的某些亚型和抗微管药物的使用）引起。

47.1.1　常见症状

视力下降、视物模糊、色觉或对比度敏感度下降、视物变形、中心暗点和视物变小。

47.1.2　检查结果

临床体征包括检眼镜下正常中心凹反射消失、视网膜增厚和中心凹区域囊性间隙。在某些情况下，也可观察到玻璃体炎和视神经肿胀。潜在的血管疾病可以通过临床表现来确定，例如视网膜渗出、棉絮斑、视网膜出血和视网膜血管迂曲。

47.2　关键诊断性检查和结果

47.2.1　光学相干断层扫描

通过 OCT 可发现视网膜增厚以及外丛状层囊样液体积聚，以及诸如玻璃体黄斑牵拉或黄斑前膜的玻璃体黄斑界面异常，也可能与囊样黄斑水肿的形成相关（图47.1，47.2）。

47.2.2　荧光素血管造影或超广角荧光素血管造影

FA 早期显示中心凹毛细血管扩张，晚期可能在中心凹区域内形成典型的花瓣样渗漏。晚期

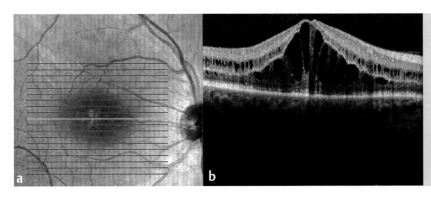

图 47.1 OCT 显示黄斑区外丛状层的视网膜内囊肿与囊样黄斑水肿

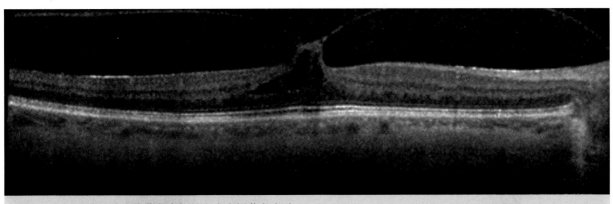

图 47.2 OCT 显示玻璃体黄斑牵拉并产生囊样黄斑水肿

也可能显示视盘渗漏（图 47.3）。FA 也可帮助评估黄斑缺血和其他潜在病因（如糖尿病视网膜病变）。超广角荧光素血管造影可显示外周视网膜渗漏，可能表现为蜂窝状。缺乏 FA 渗漏则从病因上改变了鉴别诊断。

47.2.3 眼底自发荧光

视网膜内囊肿表现为黄斑区的自发高荧光区。

47.2.4 眼底照相

彩色眼底照相可显示正常黄斑中心凹反射消失以及黄斑中心凹区域的放射状囊性空间（图 47.4）。

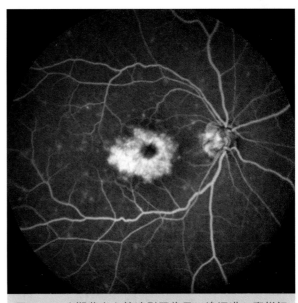

图 47.3 晚期荧光血管造影图像显示渗漏进入囊样间隙，形成典型的中心凹花瓣样渗漏以及视盘染色

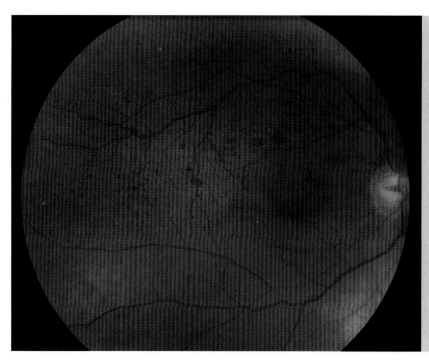

图 47.4　彩色眼底照片显示正常中心凹反射消失，与颞上视网膜内出血有关，提示视网膜分支静脉阻塞伴囊样黄斑水肿

47.3　重要临床信息

应根据患者的基础病因进行检查。全面的病史询问和体格检查至关重要。有糖尿病、高血压、高脂血症、肥胖或青光眼病史使患者易患继发于糖尿病视网膜病变、高血压视网膜病变或视网膜静脉阻塞的囊样黄斑水肿。眼部炎症性疾病，如前葡萄膜炎、后巩膜炎、结节病、弓形体病、鸟枪弹样脉络膜视网膜病变、白塞综合征、Eales 病和 Vogt-Koyanagi-Harada 综合征，及视网膜变性（如 RP）可能与囊样黄斑水肿相关。对药物使用情况的询问，可提示药物的使用（如外用肾上腺素、口服尼古丁酸或烟酸等）对囊样黄斑水肿形成的作用。既往眼部手术，如穿透性角膜移植术、人工晶状体内固定、青光眼引流物植入、巩膜扣带术、平坦部玻璃体切除术等，都可导致囊样黄斑水肿。特别是复杂白内障手术并发后囊膜破裂导致无晶状体眼、严重虹膜损伤、创口玻璃体牵拉、玻璃体丢失，在术后 3~12 周内典型囊样水肿的发生率较高。糖尿病患者无论是否伴有糖尿病性黄斑水肿，行白内障手术常常会加速囊样黄斑水肿形成，从而导致视力预后较差。在鉴别诊断中需要考虑导致囊样黄斑水肿但在 FA 中不显示荧光渗漏的情况（例如青少年视网膜劈裂、Goldmann-Favre 病、烟酸性黄斑病变、RP 的某些亚型以及抗微管制剂的使用）。综合病史、眼部检查、OCT 和 FA 是诊断 CME 的主要方式。

47.4　处理

47.4.1　治疗选择

治疗选择包括药物和手术，取决于其基础病因。选择包括局部使用非甾体抗炎药（NSAID）、皮质类固醇、抗 VEGF 药物、碳酸酐酶抑制剂（CAI）和手术干预治疗严重玻璃体视网膜界面异常。

非甾体抗炎药

局部 NSAID 可抑制环氧化酶，从而减少促炎性因子前列腺素的产生。通常在术后阶段使用。

皮质类固醇

皮质类固醇可抑制炎症介质和白细胞淤滞，

减少纤维蛋白沉积，增强血管内皮紧密连接的屏障功能。可以局部、眼周、玻璃体内和口服给药。皮质类固醇已被证明在术后囊样黄斑水肿和炎症导致的囊样黄斑水肿中最有用。

抗血管内皮生长因子

抗 VEGF 药物主要是在糖尿病视网膜病变发展为囊样黄斑水肿或其他缺血性视网膜病变（如视网膜静脉阻塞）的进程中发挥作用。

碳酸酐酶抑制剂

这类药物改变了视网膜色素上皮中离子转运系统的极性，增加了从视网膜下间隙通过 RPE 的液体转运，以减轻水肿。CAIs 通常用于非渗漏性囊样黄斑水肿，例如由抗微管药物引起的囊样黄斑水肿或与 RP 相关的囊样黄斑水肿。可局部或全身使用。

手术干预

在玻璃体视网膜界面异常的情况下，手术干预可解决对药物治疗无效的囊样黄斑水肿。玻璃体切除术可以松解后玻璃体，消除玻璃体黄斑牵拉，并移除视网膜前膜。

47.4.2　随访

囊样黄斑水肿可能具有自限性，可根据症状和严重程度考虑观察。在早期治疗期间，通常每 1~3 个月进行一次评估，以评估对治疗的反应和所选治疗的任何不良反应（例如，使用类固醇导致眼内压升高）。通常从侵袭性最小到侵袭性更强来逐步选择治疗方法。囊样黄斑水肿发展的最终视力可能受到视网膜结构永久性改变的限制，包括光感受器萎缩、板层孔形成和反应性色素上皮改变，尤其是在慢性病例中更常发生。

推荐阅读

[1] Rotsos TG, Moschos MM. Cystoid macular edema. Clin Ophthalmol. 2008; 2(4):919–930

[2] Scholl S, Kirchhof J, Augustin AJ. Pathophysiology of macular edema. Ophthalmologica. 2010; 224 Suppl 1:8–15

[3] Chu CJ, Johnston RL, Buscombe C, Sallam AB, Mohamed Q, Yang YC, United Kingdom Pseudophakic Macular Edema Study Group. Risk factors and incidence of macular edema after cataract surgery: a database study of 81984 eyes. Ophthalmology. 2016; 123(2):316–323

[4] Staurenghi G, Invernizzi A, de Polo L, Pellegrini M. Macular edema. Diagnosis and detection. Dev Ophthalmol. 2010; 47:27–48

48　脉络膜褶皱

Jaya B. Kumar, Justis P. Ehlers

摘　要

尽管脉络膜（即脉络膜视网膜）褶皱不常见，但它代表了一个重要的独特的临床检查结果，需要进行全面检查，以评估眼、眼眶和潜在的全身性疾病。光学相干断层扫描、荧光素血管造影、吲哚菁绿血管造影和超声检查是重要的诊断方法。治疗因基础病因而异。

关键词：脉络膜褶皱；低眼压；远视；眼球后肿块；葡萄膜渗漏综合征

48.1　特征

脉络膜视网膜褶皱（CRF）的解剖学特征为脉络膜内层、Bruch 膜和视网膜色素上皮的起伏。这种临床表现是由于潜在的脉络膜改变，将上覆的 Bruch 膜推入褶皱。

48.1.1　常见症状

通常无症状；可能出现视物变形或视物模糊，这取决于潜在病因。

48.1.2　检查结果

脉络膜视网膜褶皱通常表现为黄色和暗色交替带，通常由水平方向从视神经向外辐射。以下检查结果有助于确定褶皱的病因，包括存在相对传入性瞳孔障碍（例如视神经疾病、眼球后肿块）、外眼检查异常（例如因甲状腺眼病和眼眶肿块导致的眼球突出）、伤口渗漏时前节检查（例如低眼压）和视神经水肿后节检查、玻璃膜疣、脉络膜脱离、脉络膜肿块和巩膜扣带术。

48.2　关键诊断性眼科检查和结果

48.2.1　光学相干断层扫描

OCT 可能提示从细微到明显的脉络膜视网膜褶皱。罕见情况下，可能存在视网膜内积液。

48.2.2　荧光素血管造影或超广角荧光素血管造影

对于怀疑褶皱但检查结果为轻度或难以识别的病例，尤其有用。典型表现包括早期脉络膜背景荧光增强和高荧光和低荧光交替带，后者对应于脉络膜视网膜褶皱的峰和谷。在葡萄膜渗漏综合征中，荧光素血管造影可显示高和低荧光的豹斑。

48.2.3　吲哚青绿血管造影术

葡萄膜渗漏综合征中可能存在颗粒状脉络膜高荧光。

48.2.4　超声检查

B 超显示巩膜增厚和偶尔变平。有助于识别球后肿块。

48.3　重要临床信息

应详细询问患者病史，包括近期有无任何外伤、手术、头痛、视物模糊、视物变形和药物治疗的情况。除临床检查和关键诊断外，还应考虑做脑和眼眶的磁共振检查，以评估眼球后或颅内情况，以及做全身影像检查（胸部、腹部、骨盆CT）来确定是否有全身转移。有许多鉴别诊断需要考虑：青光眼手术后低眼压、伤口渗漏和睫状体脱离（图48.1）；葡萄膜渗漏综合征（特发性渗出性脉络膜脱离、睫状体和视网膜渗出性脱离，通常与巩膜增厚和远视相关）；眼球后、眼眶肿块病变（良性或恶性肿瘤和眼眶脓肿）（图48.2）；特发性褶皱（排除性诊断，常见于年轻远视患者）（图48.3）；巩膜增厚和炎症引起的炎症（例如后巩膜炎）；Vogt-Koyanagi-Harada综合征；甲状腺眼病，自身免疫性疾病；巩膜扣带；眼内肿瘤（例如脉络膜转移）；脉络膜新生血管伴纤维化收缩；视神经疾病（例如视乳头水肿）；与脉络膜褶皱相关的药物，包括托吡酯和贝美前列素；和航天飞行相关的神经 – 眼综合征（即在长时间太空飞行期间和之后出现的症状，包括视

盘水肿、脉络膜和视网膜褶皱、远视和视网膜神经纤维梗塞）。

48.4 处理

48.4.1 治疗选择

治疗潜在病因，包括手术伤口修复、眼球后肿块切除、口服泼尼松或其他抗炎药物治疗巩膜炎、口服泼尼松或巩膜减薄手术、巩膜开窗治疗葡萄膜渗漏综合征、抗血管内皮生长因子治疗脉络膜新生血管、停用致病药物（托吡酯或贝美前列素），对于特发性褶皱可以观察。

48.4.2 随访

随访取决于潜在病因和该病因的具体管理策略。

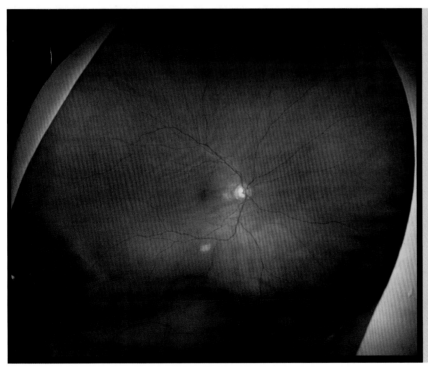

图48.1 广角照相显示小梁切除术后2周出现脉络膜褶皱

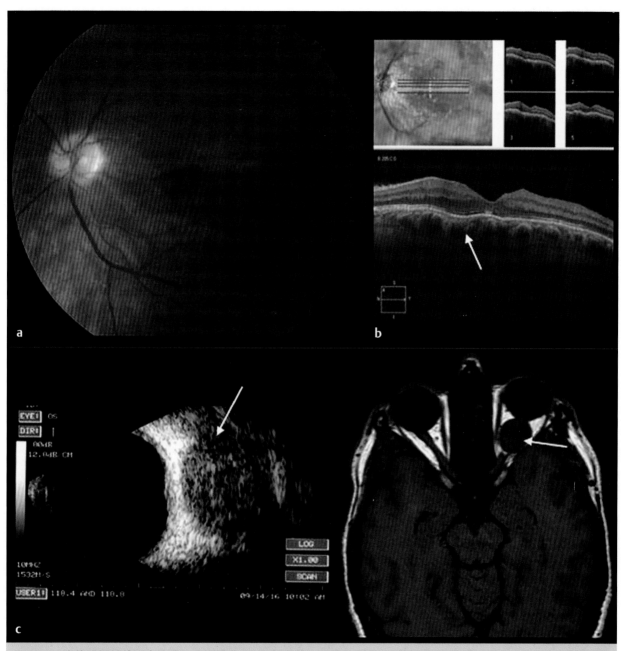

图 48.2 脉络膜褶皱伴视力下降、远视漂移 5D 和相对传入性瞳孔阻滞。眼底照相显示视神经苍白。（a）黄斑视网膜色素上皮凝集和色素减少。（b）OCT 显示脉络膜褶皱（箭头）。（c）进一步的影像学检查，超声显示大的低回声肿块（箭头），MRI T1 轴位扫描显示左侧圆锥内边界清楚的异质性肿块，压迫内、外直肌，并使左侧视神经移位

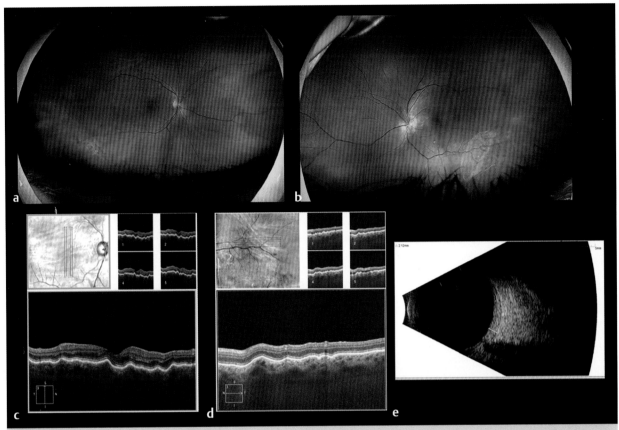

图 48.3　双眼特发性脉络膜褶皱和视网膜劈裂的（a，b）超广角眼底照相和（c，d）OCT 成像。（e）超声检查显示对称性脉络膜增厚 2.12 mm，无眼眶肿块

推荐阅读

［1］Olsen TW, Palejwala NV, Lee LB, Bergstrom CS, Yeh S. Chorioretinal folds: associated disorders and a related maculopathy. Am J Ophthalmol. 2014; 157(5):1038–1047

［2］MW BCaJ. Uveal Effusion Syndrome and Hypotony Maculopathy. In: Schachat AP WC, Hinton DR, Sadda SR, Wiedemann P, ed. Ryan's Retina. Vol. 1. New York: Elsevier; 2018:1484–2495

［3］Freund KB SD, Mieler WF, Yannuzzi LA. Inflammation. In: Freund KB SD, Mieler WF, Yannuzzi LA, ed. The Retina Atlas. 2nd ed. China: Elsevier Health Sciences; 2016:279–398

［4］Kupersmith MJ, Sibony PA, Feldon SE,Wang JK, Garvin M, Kardon R, OCT Sub-Study Group for the NORDIC Idiopathic Intracranial Hypertension Treatment Trial. The effect of treatment of idiopathic intracranial hypertension on prevalence of retinal and choroidal folds. Am J Ophthalmol. 2017; 176:77–86

［5］Gualtieri W, Janula J. Topiramate maculopathy. Int Ophthalmol. 2013; 33(1):103–106

49 视盘小凹相关黄斑病变

Shangjun (Collier) Jiang, Netan Choudhry

摘 要

视盘小凹相关黄斑病变是由视乳头先天性结构缺陷引起的视网膜内和（或）视网膜下积液。在眼底检查中，视盘小凹表现为色素减退或色素沉着过度的椭圆形凹陷。OCT和荧光素血管造影可用于诊断和跟踪治疗反应。激光光凝可暂时缓解液体蓄积，但不能保证远期疗效。玻璃体切除术可成功解决液体积聚的问题并改善长期视力。

关键词：视神经；视盘小凹；光学相干断层扫描；玻璃体切除术

49.1 特征

视盘小凹（ODPs）是一种先天性视盘畸形，对男性和女性的影响相同，患病率为 1/11 000。视乳头结构缺陷导致生理性开口破坏，使得玻璃体腔和蛛网膜下腔相互接触。因此，玻璃体和（或）脑脊液可迁移至视网膜下间隙或视网膜内，并引起视盘小凹相关黄斑病变。

49.1.1 常见症状

通常无症状；偶然发现。当视盘小凹并发黄斑病变，如视网膜内积液、浆液性视网膜脱离和（或）视网膜色素改变时，可能伴有更显著的视力丧失：视物变形、视物变小、视物模糊和（或）中央暗点。也可能出现周边视野缺损。

49.1.2 检查结果

在常规眼底检查中，视盘小凹可能表现为类似于色素减退或色素沉着过度的椭圆形凹陷（图

49.1）。通常这些小凹是孤立的灰色的，但也可观察到黄色或黑色的视盘小凹。

49.2 关键诊断性检查和结果

49.2.1 光学相干断层扫描

由于视盘小凹液体蓄积，视网膜内侧和外侧之间出现裂隙样分离。积液也可能导致浆液性视网膜脱离，其OCT特征为低反射性视网膜下积液（图 49.2）。

49.2.2 荧光素血管造影或超广角荧光素血管造影

FA通常表现出早期低荧光和晚期高荧光，视网膜水肿或脱离区域轻微渗漏（图 49.3）。

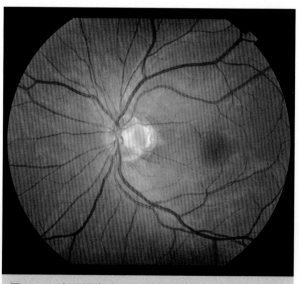

图 49.1 左眼视盘小凹的彩色眼底照片显示视盘色素减少，呈椭圆形凹陷

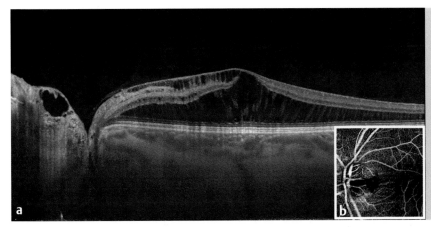

图 49.2　（a）扫频源光学相干断层扫描（SS-OCT）显示左眼视盘小凹相关黄斑病变，表现为劈裂样视网膜内外分离。（b）SS-OCT 血管成像提示左眼视盘小凹区域血管灌注降低

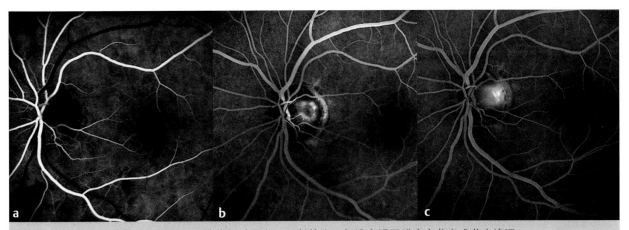

图 49.3　视盘小凹患者的 FA 显示，随造影过程小凹逐渐着染，但没有视网膜内高荧光或荧光渗漏

49.2.3　眼底自发荧光

FAF 不是主要的检查。然而，与周围视盘相比，视盘小凹可能出现轻微的低自发荧光，这种视盘不存在视网膜色素上皮细胞。在继发于视盘小凹的浆液性脱离存在的情况下，黄斑可能显示出高自发荧光（图 49.4）。

49.2.4　光学相干断层扫描血管成像

OCTA 可能显示与视盘小凹相关的血管灌注异常。

49.2.5　视野检查

可能显示视野缺损，例如扩大的盲点和旁中心弓状暗点。

49.3　重要临床信息

需要考虑的鉴别诊断包括视神经缺损、脉络膜和巩膜新月体、视盘倾斜综合征、乳头周葡萄肿、视盘发育不全、牵牛花视盘综合征和青光眼性视神经病变。

49.4　处理

49.4.1　治疗选项

非手术治疗

各种各样的治疗方法已尝试用于视盘小凹继发的浆液性视网膜脱离。口服糖皮质激素尚未发现有效。黄斑部积液最初可能会减少，但这种反应只是暂时的，因为积液的再积累会导致进一步

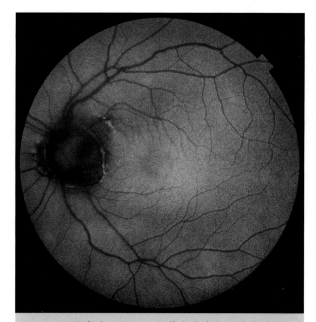

图 49.4 视盘小凹（ODP）黄斑病变的眼底自发荧光图像。与周围视盘相比，由于缺乏视网膜色素上皮细胞，ODP 显示为低自发荧光。因为黄斑部存在视网膜下和视网膜内积液，进而出现高自发荧光

的黄斑病变。单纯激光光凝的疗效也尚未确定。当激光被用作玻璃体切除术和玻璃体内气体注射的辅助手段时，它可以通过建立一个屏障来阻止视网膜内和视网膜下液体的流动以提高治疗效果。

手术治疗

自 20 世纪 80 年代晚期以来，平坦部玻璃体切除术联合激光光凝和气体填充已成为 ODP 的主要治疗方法（图 49.5）。单独玻璃体切除术或联合内界膜剥除及气体注射据报道成功率不一。玻璃体切除术联合使用激光光凝术利用手术产生的瘢痕形成一道屏障，防止积液。手术后的液体吸收速度通常很慢。也有报道将黄斑加固术用于治疗 ODP。在该手术中，将 L 型硅胶扣植入眼球后方，在黄斑下方产生扣带效应，从而在异常视神经和黄斑之间形成屏障。

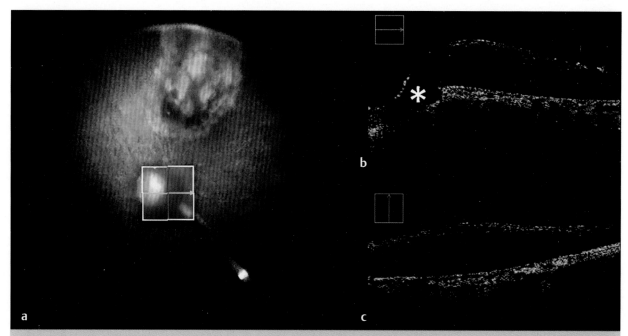

图 49.5 （a）一例视盘小凹（ODP）并周边视网膜脉络膜缺损的术中眼底照。一例 ODP 的术中水平（b）和垂直（c）光学相干断层扫描证实来自 ODP 的黄斑水肿（Rishi Gupta 惠赠）

49.4.2　随访

随访频率基于活动性症状和黄斑积液的存在。OCT 用于监测黄斑并发症，并在手术干预后监测症状缓解情况。对于无黄斑并发症、无症状的视盘小凹，定期随访即可。

推荐阅读

［1］Moisseiev E, Moisseiev J, Loewenstein A. Optic disc pit maculopathy: when and how to treat? A review of the pathogenesis and treatment options. Int J Retina Vitreous. 2015; 1(1):13

［2］Jain N, Johnson MW. Pathogenesis and treatment of maculopathy associated with cavitary optic disc anomalies. Am J Ophthalmol. 2014; 158(3):423–435

［3］Bjornsson HD, Nezgoda JT, Leng T. Optic Pits – EyeWiki. Available at: http://eyewiki.aao.org/Optic_Pits. Published 2014. Accessed September 16, 2017

［4］Shah SD, Yee KK, Fortun JA, Albini T. Optic disc pit maculopathy: a review and update on imaging and treatment. Int Ophthalmol Clin. 2014; 54(2):61–78

第六部分 脉络膜视网膜感染性和炎性疾病

50 细菌性眼内炎

Edmund Tsui, Nitish Mehta, Yasha S. Modi

摘 要

眼内炎是一种罕见但威胁视力的疾病，由外源性或内源性微生物侵袭眼内组织所引起的一系列眼内严重炎症反应。眼内炎可进一步细分为内源性、操作源性/手术源性（如玻璃体腔注射后，白内障术后，滤过泡相关的）、创伤后眼内炎。根据病原体和致病机制的不同，可能出现不同程度的视力下降，眼睛疼痛，发红和不同组合的眼部炎症症状，包括前房细胞、前房积脓、玻璃体炎、脉络膜炎、视网膜下脓肿和视网膜炎。针对这类眼科急症，迅速的诊断、积极的玻璃体切割手术，以及局部玻璃体腔注射及全身应用抗生素，对保持视力至关重要。

关键词：脓肿；滤过泡炎；内源性眼内炎；眼内炎；前房积脓；手术后；视网膜炎；外伤；玻璃体炎

50.1 特征

50.1.1 内源性眼内炎

内源性眼内炎是由远处病灶的微生物（细菌、真菌或分枝杆菌）血行播散至眼内结构所致，占所有眼内炎病例的 2%~8%。

- 风险因素：
  - 最近住院治疗。
  - 糖尿病。
  - 免疫抑制。
  - 静脉注射毒品。
  - 其他：留置导尿管、尿路感染、器官脓肿、心内膜炎。

- 致病微生物：
  - 几个系列的研究（发达国家）已经确定真菌是主要的致病菌。最常见是念珠菌，其次是曲霉菌。
  - 细菌性内源性眼内炎，西方国家以革兰氏阳性菌（葡萄球菌和链球菌）为主，而东亚国家以革兰氏阴性菌株（尤其是克雷伯氏菌）为主。在东亚国家，细菌性内源性眼内炎比真菌更常见。克雷伯氏菌感染导致的眼内炎发展速度快，且视力预后不良。

玻璃体内注射抗血管内皮生长因子（抗VEGF）剂或类固醇后发生眼内炎是罕见的（<1/1 000），通常在手术后急性发作。

- 风险因素：
  - 在注射过程中，应避免说话、咳嗽和打喷嚏。研究表明，潜在的眼部表面污染口腔菌群可能是一个危险因素。

- 建议使用聚维酮碘消毒眼表，作为注射前消毒剂。
- 内窥镜的使用、球周注射、结膜转位、抗 VEGF 药物的类型还没有被明确证明可以改变风险。
- 术后抗生素的使用还没有被证明可降低注射后眼内炎的风险，但会增加抗生素耐药性。

- 致病微生物：
  - 凝固酶阴性的葡萄球菌和链球菌种是注射后眼内炎最常见的分离菌。

50.1.2 无菌眼内炎

非感染性眼内炎，也称为无菌性眼内炎或注射后的玻璃体炎，被认为是一种对药物或药物运载工具产生的炎症反应。尽管前房积脓、前房纤维蛋白渗出、疼痛比较少见，所有玻璃体腔注射后的玻璃体炎必须怀疑为感染性眼内炎。

内眼手术后的眼前节毒性综合征与术后无菌性炎症相似（角膜缘水肿，常出现为无疼痛，与感染性眼内炎相比，较少发生玻璃体炎）；然而，这种炎症通常在术后第 1 天最严重，而感染性眼内炎通常在术后 2 天或更久出现。病因尚不清楚，但据信是由于手术过程中引入的各种因素（如洗涤剂、残余黏弹性材料和防腐剂）引起的严重炎性免疫反应。

50.1.3 白内障术后眼内炎

白内障手术后眼内炎是一种罕见但令人恐惧的并发症。

- 发病率：
  - 全球报告为 0.03%~0.2%。
- 危险因素：
  - 后囊破裂。
  - 白内障囊内和囊外摘除。
  - 透明角膜切口、硅胶人工晶体、男性、

年龄大于 85 岁也被认为是危险因素。

- 致病微生物：
  - 病源可能来源于眼表和（或）皮肤菌群。
  - 凝固酶阴性的葡萄球菌是最常见的分离菌，其次是金黄色葡萄球菌和链球菌。
  - 慢性术后眼内炎罕见，发生在术后 6 周以上。这些感染通常是由于惰性细菌，如痤疮丙酸杆菌、表皮葡萄球菌，或真菌，如念珠菌或曲霉菌。摘除白内障手术后，病人常被误诊为慢性或复发性葡萄膜炎。

50.1.4 滤过泡相关的眼内炎

在滤过性青光眼手术中，会形成一个滤过泡，房水只能通过薄薄的结膜屏障与外部环境分离。当这层屏障被破坏时，细菌就会进入滤过泡并最终进入眼内（与滤过泡相关的眼内炎）。这类型的眼内炎常发生于滤过性青光眼手术后 1 个月内或 1 个月后。

- 发病率：大约 1%。
- 危险因素：鼻侧和下方的滤过泡（增加了暴露于泪膜的机会）、滤过泡渗漏、使用抗代谢物、睑缘炎和滤过泡修正术后。
- 致病微生物：
  - 三分之一的病例致病菌为链球菌，其次是葡萄球菌和革兰氏阴性菌。
  - 早期滤过泡相关的眼内炎主要致病菌为凝固酶阴性葡萄球菌和金黄色葡萄球菌。
  - 迟发性滤过泡相关的眼内炎的致病菌为毒性更强的微生物，如链球菌和嗜血杆菌。

青光眼引流植入物，如 Ahmed 青光眼阀或 Baerveldt 青光眼植入物，也与眼内炎有关；主要的危险因素是引流管表面结膜的磨损。

- 常见的分离菌包括葡萄球菌、肺炎链球菌和铜绿假单胞菌

50.1.5 外伤后眼内炎

穿透性损伤或眼球破裂后，异物侵入眼内组织引起眼内炎的暴发性表现。

- 发病率
  - 0~16.5
- 危险因素
  - 眼内异物、发生于农村地区的损伤、晶状体囊破裂、被有机物污染的损伤、眼球修复延迟、玻璃体脱出
- 致病微生物
  - 凝固酶阴性的葡萄球菌和链球菌种
  - 芽孢杆菌、假单胞菌、克雷白菌和梭状芽孢杆菌均可见，并伴有暴发性快速进展
  - 土壤污染和眼内异物有较高的芽孢杆菌感染率

- 与其他原因的眼内炎相比，多菌感染在穿透性眼球损伤中也更为常见
- 曲霉菌是外伤性眼内炎最常见的病因

50.2 症状

眼内炎可表现为眼外伤、眼部手术、玻璃体腔内注射或全身性疾病（如发热、寒战、恶心、呕吐等与潜在全身性病因相关的症状）引起的眼红、疼痛、畏光、浮肿、视力下降。

50.2.1 眼部表现

各种类型眼内炎的征象包括：玻璃体混浊/细胞、前房炎症、玻璃体渗出物、可见的小动脉脓毒性栓子、葡萄膜组织脓肿（图 50.1）、前房积脓（图 50.2）、苍白的滤过泡伴周边结膜浸润（图 50.3）和坏死性视网膜炎。

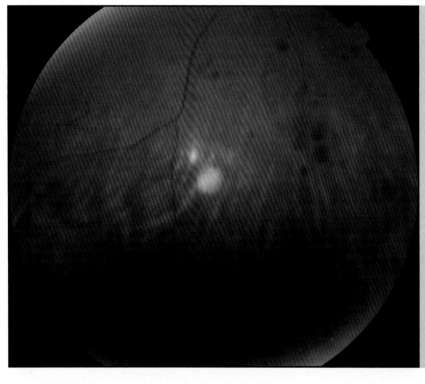

图 50.1 对甲基苯丙胺敏感的金黄色葡萄球菌眼内炎的彩色眼底照相，显示合并化脓性玻璃体炎和持续性黄白色脉络膜脓肿

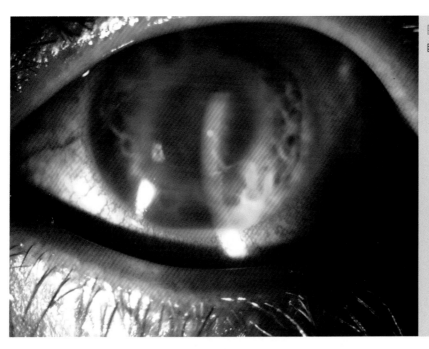

图 50.2　白内障手术后疑似细菌性眼内炎的前房积脓照片

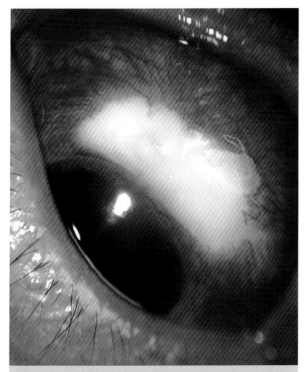

图 50.3　眼内炎伴弥漫性结膜浸润及一个苍白的滤过泡的眼前节照片

50.3　主要诊断性检测和发现

50.3.1　光学相干断层扫描（OCT）

如果能看到后段，OCT 上玻璃体炎可表现为玻璃体腔内的多个离散的高反射灶和后界膜增厚。可以看到聚集在后玻璃体或视网膜表面的高反射团块。视网膜和（或）脉络膜脓肿表现为散在的高反射团块，前者局限于视网膜，后者则位于视网膜色素上皮下（图 50.4）。根据视网膜炎的位置和严重程度，可能存在不同程度的视网膜高反射团和层次模糊。

50.3.2　荧光素血管造影或超广角荧光素血管造影

如果光学介质许可，荧光血管造影可以显示血管炎引起的血管渗漏。

50.3.3 超声检查

超声检查是眼内炎的一种重要检查方式，可在屈光介质浑浊的情况下判断玻璃体炎的程度和膜的形成。玻璃体炎症和渗出物表现为玻璃体腔的弥漫性或分隔性高回声（图50.5）。如果存在脉络膜或视网膜脓肿，将出现圆顶状隆起。脉络膜视网膜增厚也可能存在。

超声是一个有用的辅助手段，可用于检测残留的眼内异物。

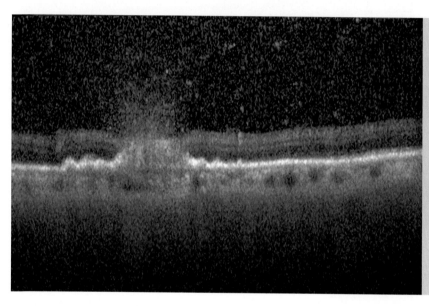

图50.4 OCT表现为高密度的脉络膜视网膜高反射病灶，上覆高反射的玻璃体病灶

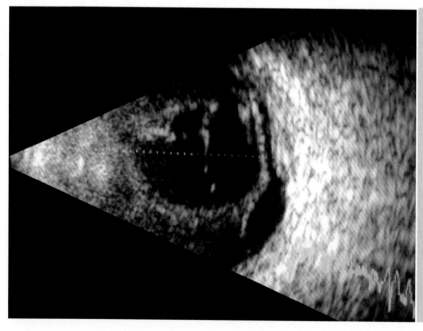

图50.5 B超显示玻璃体内局部高回声，与内源性眼内炎的玻璃体炎症一致

50.4 关键的检查

经玻璃体穿刺或平坦部玻璃体切除术取得的玻璃体作为最佳眼内液标本。房水也可以考虑。可考虑需氧 / 厌氧染色 / 培养，真菌染色 / 培养，以及其他特殊染色 / 培养。实时 PCR 可用于获得更快速的诊断，但不提供抗生素敏感性检测。系统性观察和检测对于疑似内源性眼内炎是至关重要的，进行全面的系统评估，包括全面的身体检查（包括皮肤全面检查）、血液和尿液培养，以及适当的成像。住院病人应尽快完成各项检查，并开始系统性治疗。

50.5 处理

50.5.1 治疗手段

迅速收集玻璃体液进行培养，然后进行玻璃体腔内药物注射是治疗眼内炎的一般方法。常用的广谱抗生素包括万古霉素（1 mg/0.1 mL）联合头孢他啶（2.25 mg/0.1 mL），以及莫西沙星（400 微克 /0.1 mL）单药治疗。常用的广谱抗真菌药物包括两性霉素（5 微克 / 0.1 mL）和伏立康唑（50 微克 /0.1 mL）。如果没有稳定和改善，也可以考虑在初始治疗 36~60 h 后重复注射。

根据视力、临床表现严重程度和对玻璃体腔治疗的反应来考虑行玻璃体切除术。白内障术后眼内炎导致视力下降至光感，应立即行玻璃体切割手术。抗炎措施，如局部类固醇、玻璃体内短效类固醇和（或）全身类固醇，通常被认为有助于减轻炎症的严重程度。眼内炎并发视网膜脱离预示着较差的预后，应采用玻璃体切除术和（或）巩膜扣带联合长效气体或硅油充填。

如果不及时治疗，眼内炎的预后很差，严重者可致完全失明。在脆弱的眼内组织遭受严重破坏前进行积极有效的早期诊断和治疗是保存视力的唯一重要因素。在各类型眼内炎中最终视力与发病初始视力密切相关。正确识别致病微生物是至关重要的，耐甲氧西林金黄色葡萄球菌、克雷伯氏菌或曲霉菌内源性眼内炎患者的最终视力不良且眼球摘除率较高。

推荐阅读

[1] Bhavsar AR, Glassman AR, Stockdale CR, Jampol LM, Diabetic Retinopathy Clinical Research Network. Elimination of topical antibiotics for intravitreous injections and the importance of using povidone-iodine: update from the diabetic retinopathy clinical research network. JAMA Ophthalmol. 2016; 134(10):1181–1183

[2] Cao H, Zhang L, Li L, Lo S. Risk factors for acute endophthalmitis following cataract surgery: a systematic review and meta-analysis. PLoS One. 2013; 8(8):e71731

[3] Zahid S, Musch DC, Niziol LM, Lichter PR, Collaborative Initial Glaucoma Treatment Study Group. Risk of endophthalmitis and other long-term complications of trabeculectomy in the Collaborative Initial Glaucoma Treatment Study (CIGTS). Am J Ophthalmol. 2013; 155(4):674–680, 680.e1

[4] Ahmed Y, Schimel AM, Pathengay A, Colyer MH, Flynn HW, Jr. Endophthalmitis following open-globe injuries. Eye (Lond). 2012; 26(2):212–217

[5] Endophthalmitis Vitrectomy Study Group. Results of the Endophthalmitis Vitrectomy Study. A randomized trial of immediate vitrectomy and of intravenous antibiotics for the treatment of postoperative bacterial endophthalmitis. Arch Ophthalmol. 1995; 113(12):1479–1496

51 真菌性眼内炎

Durga S. Borkar, Sunir J. Garg

摘 要

真菌性眼内炎是由内源性或外源性真菌感染引起的玻璃体和前房的眼内炎症。真菌性眼内炎的临床表现可因病源的不同而不同，特别是内源性和外源性之间以及各种病原体之间都各不相同。与细菌性眼内炎相比，真菌性眼内炎的病程较为缓慢，从而导致诊断和治疗上都面临挑战。治疗包括玻璃体腔和（或）全身应用抗真菌药物，以及经睫状体平坦部玻璃体切除术的手术干预。不论治疗方式如何，视力预后往往较差。

关键词：念珠菌；眼内炎；真菌感染；PCR测试；伏立康唑

51.1 特征

真菌性眼内炎是指因内源性或外源性真菌感染而引起的眼内玻璃体和前房的炎症。真菌性眼内炎的临床表现可能因病源而异，特别是内源性和外源性之间以及各种病原体之间都各不相同。内源性真菌性眼内炎是通过血行播散发生的。危险因素包括静脉用药史、免疫缺陷状态、近期住院、糖尿病、恶性肿瘤、中央静脉输液、近期全身手术、器官移植、肝脏或肾脏疾病，以及持续的肠外营养。外源性真菌性眼内炎通常发生于有眼外伤、白内障或青光眼滤过手术史的免疫功能正常的患者。在某些情况下，真菌性眼内炎可作为眼外感染的后遗症发生，如真菌性角膜炎。真菌性眼内炎在玻璃体腔注射或玻璃体切除术后并不常见。

51.1.1 常见症状

通常表现为眼红，视力下降，疼痛，畏光和飞蚊症；或者通常表现为亚急性，症状在数天至数周内加重。

51.1.2 眼部表现

眼前段检查最初可以发现轻微的病理变化。最后，患者会出现结膜充血、巩膜炎、角膜后沉积物和前房积脓。内源性真菌性眼内炎患者常伴有单发或多发绒毛膜样视网膜病变，并伴有叠加的局灶性玻璃体炎（珍珠串），这与常见的细菌性眼内炎呈现为弥漫性眼内炎症不同（图 51.1，51.2）。

这可能与内源性真菌从脉络膜和（或）视网膜循环扩散到玻璃体有关。外源性真菌性眼内炎患者也有类似的表现；然而，这些临床表现也常与感染原因相关（例如，一个真菌性角膜炎导致的眼内真菌炎患者可出现密集的前房反应，而外伤相关的眼内真菌炎患者可出现更多弥漫性玻璃体炎）。同样，白内障后真菌性眼内炎偶尔也会在人工晶状体的背面出现炎性斑块。

51.2 关键的诊断性检查及结果

51.2.1 B超

B超检查可排除那些因视网膜脱离而导致玻璃体浑浊的患者。

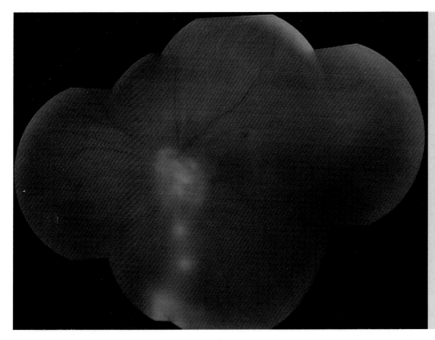

图 51.1　左眼眼底照拼图显示视乳头周围脉络膜视网膜病灶，其表面局灶性玻璃体炎呈典型的"珍珠串"样聚集，这是内源性真菌性眼内炎特有的表现

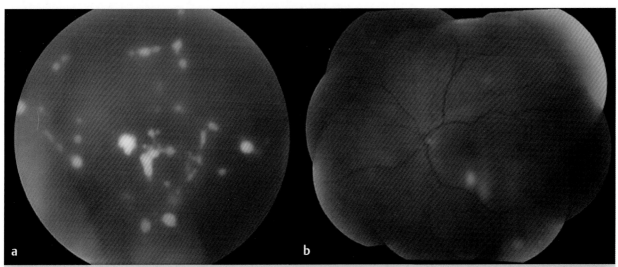

图 51.2　（a）因结肠镜检查感染导致的左眼内源性念珠菌眼内炎眼底照相。给予口服伏立康唑和单次眼内注射伏立康唑注射液（100 μg）。可见弥漫性玻璃体炎伴玻璃体炎症灶性浓缩。（b）治疗后 2 个月左眼的眼底照相显示玻璃体炎得到明显改善

51.2.2　眼内液培养

虽然通常可以通过抽取玻璃体或房水进行培养和钙氟白染色，但真菌在其中可能是低表达的，特别是内源性真菌性眼内炎，主要累及后节段。在这些病例中，通过睫状体平坦部玻璃体切除术获得的玻璃体样本，在获得诊断样本时可以提高真菌的检出率。然而，即使有合适的样本，真菌也很难培养，有时需要数周才能培养成功。真菌性眼内炎最常见的致病微生物为念珠菌属，其次为曲霉菌属（图 51.3）。酵母菌，如念珠菌，通常是内源性来源，而霉菌，如曲霉菌和隐球菌（图 51.4），则更可能与外源性病因有关。

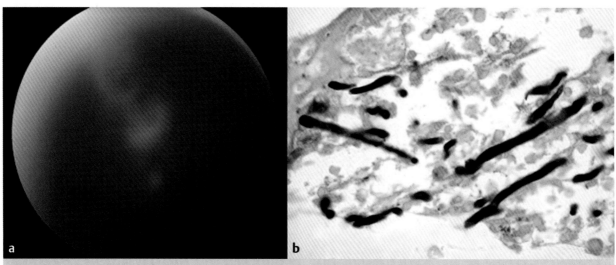

图 51.3 （a）左眼眼底照相。患者有静脉吸毒史，血培养阴性，黄曲霉孢子玻璃体活检阳性。（b）病理示大量分支有隔膜的菌丝

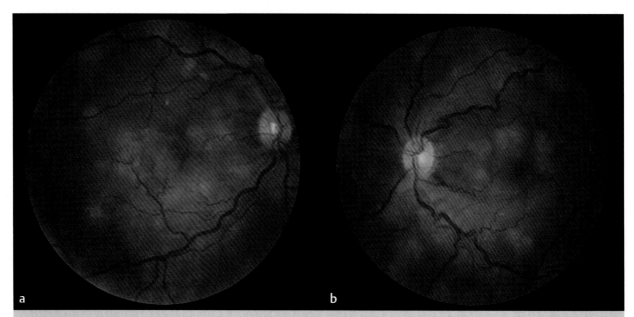

图 51.4 （a）右眼和（b）左眼眼底照相显示双侧播散性隐球菌性眼内炎合并隐球菌性脑膜炎。虽然只有轻微的玻璃炎，但仍可见弥漫性的脉络膜视网膜病变分布在黄斑和周边视网膜

51.2.3 聚合酶链反应

由于真菌菌种培养的困难，人们提出了各种方法来更准确地鉴别真菌性眼内炎。聚合酶链反应（PCR）检测是目前最有效率的方法之一。PCR 可以检测到非常少量的玻璃体液的眼内感染，而且更敏感。然而，此测试耗时且昂贵，也就限制了其在许多医疗中心的使用。

51.3 关键的全身检查

除了眼内液培养外，对疑似内源性真菌性眼内炎的病例还应进行血培养和尿培养。另外，对真菌性眼内炎的检测主要集中在识别病菌属上。

由于真菌性眼内炎通常发病缓慢且表现无特异性，因此诊断有难度，尤其是在临床病程的早期。它可以被误诊为很多其他疾病，包括结膜炎、前葡萄膜炎、神经视网膜炎、全葡萄膜炎、急性视网膜坏死。

51.4　处理

51.4.1　治疗手段

治疗包括玻璃体腔内和（或）全身抗真菌药物，以及平坦部玻璃体切除术和玻璃体腔内抗真菌药物的外科干预。全身治疗，静脉注射两性霉素 B 一直是传统的治疗方法。虽然内源性真菌性眼内炎需要全身治疗才能治愈，但静脉注射两性霉素 B 可产生明显的全身副作用。伏立康唑是一种较新的药物，已被证明是有效的，只需两次球内注射便可达到治疗水平。最常见的内源性真菌性眼内炎病原菌是念珠菌，口服氟康唑对其很有用。对于外源性真菌性眼内炎，应考虑玻璃体内注射两性霉素 B 或伏立康唑。尽管有些病例仅需要靠药物治疗，但睫状体平坦部玻璃体切除术联合使用抗真菌药物可能有助于减轻眼部感染，减

少炎症反应，减轻玻璃体视网膜牵拉。

51.4.2　随访

当患者出现活动性感染时，需要密切关注。即使感染出现静止，也可能复发；因此，持续监测复发仍然很重要。重复的玻璃体内注射抗真菌药物是必要的。只有在开始适当的抗真菌药物治疗后，才能谨慎同时给予类固醇类药物。无论采用何种治疗方式，视力结果往往较差，超过半数的患者最终视力低于 20/400。

推荐阅读

［1］Chakrabarti A, Shivaprakash MR, Singh R, et al. Fungal endophthalmitis: fourteen years' experience from a center in India. Retina. 2008; 28(10):1400–1407

［2］Lingappan A, Wykoff CC, Albini TA, et al. Endogenous fungal endophthalmitis: causative organisms, management strategies, and visual acuity outcomes. Am J Ophthalmol. 2012; 153(1):162–16–6.e1

［3］Chee YE, Eliott D. The Role of Vitrectomy in the Management of Fungal Endophthalmitis. Semin Ophthalmol. 2017; 32(1):29–35

［4］Durand ML. Bacterial and Fungal Endophthalmitis. Clin Microbiol Rev. 2017;30(3):597–613

52 弓形虫病

Akshay S. Thomas, Dilraj Grewal

摘 要

弓形虫视网膜脉络膜炎是由胞内刚地弓形虫感染引起的。眼部弓形虫病可以是先天性，也可以是后天获得性的，在世界范围内，弓形虫病是引起眼后段炎症最常见的原因。光学相干断层扫描、荧光素血管造影、眼底自发荧光和超声是有用的诊断检测方法。症状轻微的病例，不威胁到黄斑，可以密切观察，暂不治疗。对更严重的病例，治疗方案包括抗寄生虫疗法、类固醇和目前正在开发的新疗法。

关键词：脉络膜视网膜视网膜炎；囊肿；病灶；视网膜脉络膜炎；刚地弓形虫；弓形虫病；玻璃体炎

52.1 特征

弓形虫视网膜脉络膜炎是免疫功能正常的人患感染性后葡萄膜炎最常见的原因，是先天性或后天性感染了弓形虫的胞内原虫。弓形虫是一种广泛传播的寄生虫，大约有 25%~30% 的人感染过这种寄生虫。人类可因食用未煮熟的含有包囊的肉制品或是被水、土壤或蔬菜中的孢子卵囊感染。弓形虫在猫的肠道内因性周期而以不同的形态和代谢阶段存在。消化后，包囊（或卵囊）被破坏，并产生裂殖子被释放到肠腔，并迅速进入细胞并繁殖成速殖子。眼弓形体病可以导致肉芽肿性全葡萄膜炎。

52.1.1 常见症状

症状包括眼红、疼痛、畏光、飞蚊症和视物模糊。在某些情况下，弓形虫可引起局灶性视网膜脉络膜炎伴附着其上的玻璃体炎，一些周围病变的患者可能基本无症状。

52.1.2 眼部表现

因受累程度不同而临床表现不同，但可能包括角膜后沉着物（KP）（图 52.1a）、前房细胞、巩膜炎、虹膜后粘连、白内障、玻璃体细胞、玻璃体混浊、脉络膜病变、视网膜前膜、视网膜内出血、神经视网膜炎（图 52.1b）、视网膜血管炎、脉络膜新生血管（CNV）和视网膜脱离。先天性弓形虫病常表现为斜视（通常是由于黄斑病变引起的视力差）、眼球震颤和小眼球。

对活动性脉络膜视网膜病灶最经典的描述是"雾中灯塔"，指的是透过混浊的玻璃体可见坏死性视网膜脉络膜炎的白色病灶（图 52.1c）。陈旧性脉络膜视网膜病变表现为脉络膜视网膜萎缩的色素性斑块（图 52.2）。弓形虫视网膜脉络膜炎在以前的病变附近发生再活化的情况并不少见，在这种情况下，病变的发展程度不同。免疫缺陷患者可能有更不典型的表现，如视网膜脉络膜炎的大面积融合性病灶和同时发生的双侧活动性疾病。病变也可表现为点状视网膜外层弓形体病（特征为多灶性、小的病变，位于视网膜深层和视网膜色素上皮）。先天性弓形虫视网膜脉络膜炎患者更容易出现双侧和黄斑病变。

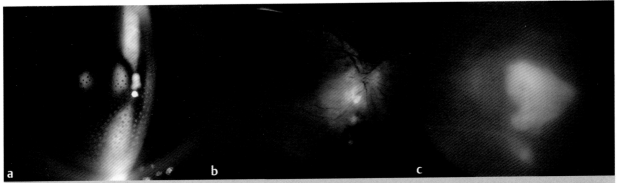

图 52.1　眼部弓形体病的临床表现。(a)肉芽肿性炎症伴角膜内皮附着羊脂状 KP。(b)视神经附近的视网膜脉络膜炎，伴有视盘水肿，有弓形虫感染的证据，脉络膜视网膜病变伴色素沉着，在其边界附近出现新的病变。(c)"雾中灯塔"，透过混浊的玻璃体可见坏死性视网膜脉络膜炎的白色病灶

52.2　主要诊断性检测和发现

52.2.1　光学相干断层扫描（OCT）

活跃的病变可能表现为视网膜结构的紊乱（内层和外层皆有）及邻近玻璃体炎症（图 52.3 a, b）。陈旧性病变典型表现为脉络膜视网膜萎缩。OCT 还可用于检测视网膜内和视网膜下积液，这可能与脉络膜视网膜病变部位的 CNV 有关，并可显示视网膜前膜与视网膜牵拉变形。

52.2.2　荧光素血管造影或超广角荧光素血管造影

可表现为弥漫性或局灶性视网膜血管炎。视网膜血管炎多为静脉周围炎，也有可能是小动脉炎症（图 52.3c）。在脉络膜视网膜瘢痕区或萎缩区伴有色素的堆积。荧光素血管造影还可以帮助诊断与脉络膜视网膜病变相关的 CNV。

52.2.3　眼底自发荧光

最常见的是在萎缩性瘢痕区域的低自发荧光（图 52.2b）。

52.2.4　超声检查

如果有明显的玻璃体炎症，不能充分检查眼底，B 超可以发现病灶上有玻璃体高回声团覆盖（图 52.3d），并对视网膜有牵拉作用，严重时也可表现为牵拉性视网膜脱离。

52.3　关键的检查

应考虑采集水样用于弓形虫聚合酶链反应（PCR）检测，同时采集血浆样品检测弓形虫 IgG 和 IgM 水平用于 Goldmann Witmer 系数分析，特别是在诊断不明确的情况下。Sabin–Feldman dye 试验主要用于检测 IgG 抗体。另一方面，IgM 抗体阳性可能在急性感染后持续 1 年或更长时间。免疫正常的成年人 ELISA 结果显示 IgM 阴性可以排除近期感染。对于先天性弓形体病，对胎儿和新生儿 ELISA 检测 IgA 比 IgM 敏感。其他引起葡萄膜炎的原因，如结节病、肺结核和梅毒，应该用梅毒螺旋体抗体、定量铁蛋白检测、血管紧张素转换酶水平和胸片来排除。在脉络膜视网膜病变的病例中，还需要排除其他引起坏死性视网膜炎的原因，如病毒性视网膜炎，典型的方法是将房水进行单纯疱疹病毒、水痘带状疱疹病毒和巨细胞病毒 PCR 检测。对于不典型的发现，如多发性 / 双侧病变，应进行人体免疫缺陷病毒检测。

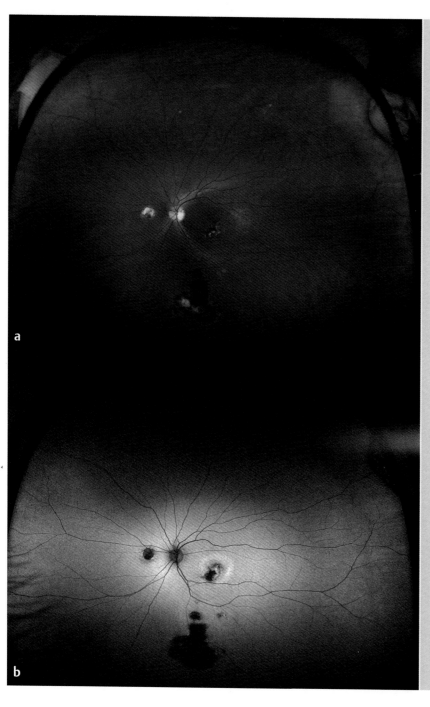

图 52.2 非活动期的弓形虫病超广角眼底照。（a）可见多个愈合的色素沉着的脉络膜视网膜病灶，但未见其表面的玻璃体炎。（b）自发荧光显示由于视网膜色素上皮 (RPE) 丢失使病灶呈低自发荧光。在鼻侧病变和黄斑病变周围有一圈高自发荧光，这可能是由完好 RPE 表面的光感受器丢失所致

52.4 处理

52.4.1 治疗手段

观察

由于该病通常是自限性的，因此对于免疫功能正常的患者，在不进行治疗的情况下，可以观察到不危及视力的微小黄斑外病变。

联合应用抗病毒药物

在弓形虫病的疑似病例中，在房水 PCR 结果前，预防性使用口服的抗病毒药物（例如伐昔洛韦）是适当的。

抗寄生虫治疗方案

在血管弓内的病变，那些接近视盘，或大的病变（>1 视盘直径的大小）和伴有视网膜脉

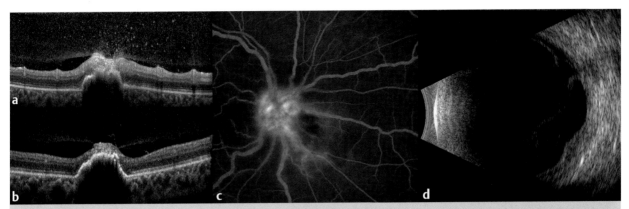

图 52.3　弓形虫视网膜脉络膜炎的多模态影像。（a）活动性弓形虫脉络膜视网膜病变的 OCT 显示视网膜层次紊乱、视网膜增厚、视网膜色素上皮（RPE）增厚/隆起，以及上覆的玻璃体高反射点与上覆的玻璃体炎一致。（b）6 年后同一病变显示视网膜萎缩，RPE 持续隆起，上覆的玻璃体炎消退。（c）荧光素血管造影显示视盘旁一个小的视网膜炎灶呈荧光遮蔽，邻近的视网膜血管和视盘荧光渗漏。（d）B 超显示玻璃体炎的高回声，以及与弓形体脉络膜视网膜病变相对应的脉络膜视网膜局灶性隆起

络膜炎的免疫抑制的病人需要治疗。关于最佳的抗寄生虫治疗方案，目前尚无明确的共识，但在美国，下列各项均已用于治疗眼部弓形体病（表 52.1）。

- 乙胺嘧啶、磺胺嘧啶和叶酸（"三联治疗"）。
- 磺胺甲恶唑/甲氧苄氨嘧啶。
- 阿奇霉素。
- 阿托伐醌。
- 口服或玻璃体内注射克林霉素。

上述每一种抗寄生虫方案通常持续 5~6 周，直到病情得到稳固。

类固醇

视前房炎症和玻璃体炎症程度可分别使用局部和口服类固醇联合抗寄生虫药物。抗寄生虫药物使用数天后再开始口服类固醇药物。眼内/眼周应用类固醇治疗眼部弓形虫病必须极其谨慎。

维持治疗

对于以下情况，建议遵从临床医生的抗寄生虫方案，维持治疗并逐渐减量：

- 免疫功能不全的患者。
- 多次复发的视网膜脉络膜炎患者。
- 合并非活动性弓形虫脉络膜视网膜炎的眼部手术患者。

包囊

由于寄生虫具有形成包囊而生存的能力，有效地避免了宿主的免疫监视，因此治疗具有挑战性。包囊难以被酶消化，因此难以从视网膜组织中将潜伏的包囊消除。

新的治疗手段

目前正在研发的治疗药物有多种，包括青蒿素等小分子抑制剂和阻断钙依赖性蛋白激酶的靶向药物。

52.4.2　随访

对于活动性炎症的患者，随访间隔为几天到 1~2 周，直到出现治疗反应（即病灶的实性化和炎症的改善），然后根据临床表现进一步确定间隔就诊时间。

表 52.1　眼部弓形虫病常用治疗方案

抗寄生虫治疗	常规剂量	优势	缺点
三联疗法： • 乙胺嘧啶 • 磺胺嘧啶 • 叶酸	• 最大剂量为 100 mg，每日 25~50 mg，分 1~2 次服用 • 1 g，每日 4 次 • 5 mg，隔日服用	• 有证据显示其对孕妇的安全性和有效性	• 每周实验室监测有无骨髓抑制
磺胺甲恶唑 / 甲氧苄氨嘧啶	160 mg/800 mg，一天 2 次	• 相对便宜 • 一般耐受性良好	• 可能不如三联疗法有效 • 怀孕期间使用不安全
阿奇霉素	250 mg，每天 1~2 次	• 相对便宜 • 一般耐受性良好 • 怀孕期间使用安全	• 可能不如三联疗法有效 • 不清楚它是否对孕妇的胎儿有保护作用
阿托伐醌	750 mg，每天 3~4 次	对弓形虫速殖子和弓形虫囊肿都有效，因此有可能减少复发	• 价格贵 • 未进行广泛的研究
克林霉素	• 300 mg，一天 4 次（口服） • 2 mg/0.1 mL（玻璃体腔注射）	• 相对便宜 • 一般耐受性良好 • 怀孕期间使用安全	• 可能不如三联疗法有效

推荐阅读

［1］ Holland GN, Lewis KG. An update on current practices in the management of ocular toxoplasmosis. Am J Ophthalmol. 2002; 134(1):102–114

［2］ Kim SJ, Scott IU, Brown GC, et al. Interventions for toxoplasma retinochoroiditis: a report by the American Academy of Ophthalmology. Ophthalmology. 2013; 120(2):371–378

［3］ Fernandes Felix JP, Cavalcanti Lira RP, Cosimo AB, Cardeal da Costa RL, Nascimento MA, Leite Arieta CE. Trimethoprim-Sulfamethoxazole Versus Placebo in Reducing the Risk of Toxoplasmic Retinochoroiditis Recurrences: A Three-Year Follow-up. Am J Ophthalmol. 2016; 170:176–182

［4］ Maenz M, Schlüter D, Liesenfeld O, Schares G, Gross U, Pleyer U. Ocular toxoplasmosis past, present and new aspects of an old disease. Prog Retin Eye Res. 2014; 39:77–106

53　弓蛔虫病

Thuy K. Le, Justis P. Ehlers

摘　要

眼弓蛔虫病是一种蠕虫病，可引起多种眼部并发症。弓蛔虫是世界上最常见的导致视力丧失的寄生虫之一，尤其是儿童。感染通常是由于误食了含有传染性弓蛔虫虫卵的狗或猫的粪便污染的食物。极少数情况下，人们也会因为食用含有弓蛔虫幼虫的未煮熟的肉而被感染。当弓蛔虫幼虫迁移到眼睛时出现症状，包括视力下降、眼部炎症和视网膜损伤。血清和玻璃体免疫球蛋白 G 检测有助于诊断，白瞳症时超声检测对诊断至关重要，有利于鉴别诊断。

关键词： 肉芽肿；视网膜皱襞；弓蛔虫

53.1　特征

眼弓蛔虫病（OT）是一种眼部蠕虫病，可以引起多种眼部并发症。它是世界上最常见的导致视力丧失的寄生虫之一，尤其是儿童。感染通常是由于误食了被含有传染性弓蛔虫虫卵的狗或猫的粪便污染的食物。极少数情况下，人们也会因为食用含有幼虫的未煮熟的肉而被感染。当弓形虫幼虫迁移到眼睛时出现症状，包括视力下降、眼部炎症和视网膜损伤。血清和玻璃体免疫球蛋白 G 检测有助于诊断，白瞳症时超声检测对诊断至关重要，有利于鉴别诊断。

53.1.1　常见症状

常无症状。眼部症状通常是单侧的，包括视力模糊、飞蚊症和其他潜在的炎症症状。

53.1.2　眼部表现

其最常见的形式是眼内炎，累及视网膜和玻璃体，常为黄白色病变伴有玻璃体炎。在严重的病例中可能出现视网膜脱离和白瞳症，并可能发展成前房积脓。周围肉芽肿为白色隆起物，可出现于周边视网膜和（或）睫状体区域，可能伴有镰刀状折叠，晚期可形成视网膜牵拉。另外，急性期可表现为后肉芽肿，边界不清，其上覆有玻璃体炎（图 53.1）。急性炎症消退后，肉芽肿通常变得更加明确和稳固。视神经乳头炎时，视盘会因毛细血管扩张和可能的视网膜下渗出物而抬高。其他眼科表现包括弱视和斜视。

53.2　主要诊断性检查和发现

53.2.1　光学相干断层扫描 （OCT）

光学相干断层扫描可以显示局灶性的脉络膜肉芽肿病变，伴有 Bruch's 膜和视网膜色素上皮破裂。急性炎症期可见视网膜外层受累伴视网膜下及视网膜层间积液（图 53.2）。

53.2.2　血液检测

目前的标准检测是以犬弓蛔虫和猫弓蛔虫的排泄物 – 分泌物抗原为基础的间接酶联免疫吸附试验（ELISA）。然而，缺乏特异性抗体并不能完全排除该疾病，因为检测不到抗体可能是由于体内的寄生虫数量相对较低。在这种情况下，房水中的抗体可以明确诊断。

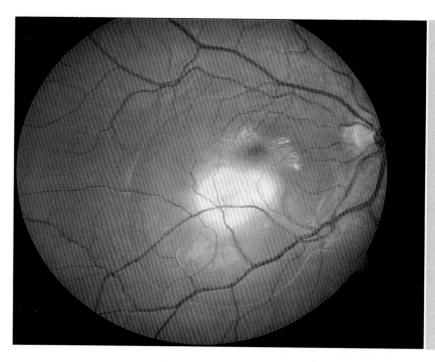

图 53.1 眼底照相示黄斑区有白色视网膜下肉芽肿病变

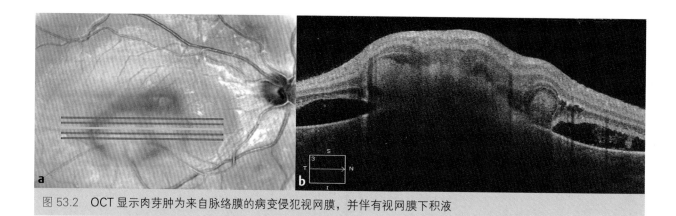

图 53.2 OCT 显示肉芽肿为来自脉络膜的病变侵犯视网膜，并伴有视网膜下积液

53.2.3 超声检查

当因玻璃体混浊而无法进行眼底检查时，超声检查是一种重要的辅助检查手段，可用于与其他疾病相鉴别，鉴别诊断还包括白瞳症[如伴有钙化的视网膜母细胞瘤和原始永存玻璃体增殖症（PHPV）]。严重眼内炎可形成炎性包块及视网膜脱离。

53.3 关键的全身检查

由于 ELISA 敏感性和特异性随选择的效价不同导致阳性率差异很大，因此通过裂隙灯和间接眼底镜观察到的眼底表现才是诊断的关键。鉴别诊断包括 Coats' 病、视网膜母细胞瘤、家族性渗出性玻璃体视网膜病变、视乳头炎、持续性胎儿血管、PHPV 和弓形体病。

53.4 处理

53.4.1 治疗手段

药物治疗

对于活动性眼部炎症，应考虑局部类固醇或

眼部周围注射；对于严重的病例，可考虑口服类固醇激素。睫状肌麻痹剂可能有助于缓解严重的眼前段炎症和防止粘连的形成。驱虫剂的作用还没有被证实。

手术

平坦部玻璃体切除术可获得玻璃体液，以分析病因不明的病例，清除炎性组织，并治疗后遗症（如白内障、视网膜前膜、视网膜脱离和严重的玻璃体视网膜病变）。手术切除视网膜下幼虫也有报道。

激光

激光光凝活动的性视网膜下弓形虫幼虫及脉络膜新生血管也有报道。

53.4.2　预后

根据弱视治疗的需要和疾病的严重程度，咨询玻璃体视网膜专家和（或）儿童眼科医生是有帮助的。未来的预防应包括良好的卫生习惯和减少污染环境的暴露。

推荐阅读

［1］ Ehlers JP. Toxocariasis. In JI Maguire et al. Wills Eye Institute Five Minute Opthalmology Consult. Lippincott. 2011.

［2］ Hashida N, Nakai K, Nishida K. Diagnostic evaluation of ocular toxocariasis using high-penetration optical coherence tomography. Case Rep Ophthalmol. 2014; 5(1):16–21

［3］ Sabrosa NA, Zajdenweber M. Nematode infections of the eye: toxocariasis, onchocerciasis, diffuse unilateral subacute neuroretinitis, and cysticercosis. Ophthalmol Clin North Am. 2002; 15(3):351–356

［4］ Shields JA. Ocular toxocariasis. A review. Surv Ophthalmol. 1984; 28(5):361–381

［5］ Suzuki T, Joko T, Akao N, Ohashi Y. Following the migration of a Toxocara larva in the retina by optical coherence tomography and fluorescein angiography. Jpn J Ophthalmol. 2005; 49(2):159–161

54 急性视网膜坏死

Jawad I. Arshad, Sunil K. Srivastava

摘　要

急性视网膜坏死（Acute retinal necrosis，ARN）是一类由病毒感染引起的闭塞性视网膜炎。该疾病可累及黄斑、造成视网膜脱离和视神经病变，导致视力丧失的风险较高。ARN 最常见的病因是水痘－带状疱疹和单纯疱疹病毒。其临床特征包括前葡萄膜炎、玻璃体炎以及视网膜坏死区域呈现白色或奶白色改变，基于这些特点有助于做出临床诊断。

关键词：急性视网膜坏死；带状疱疹；视网膜血管炎；水痘－带状疱疹

54.1　特征

急性视网膜坏死（ARN）是由病毒感染引起的视网膜炎伴闭塞性血管炎，由于黄斑受累、视网膜脱离和视神经病变导致视力丧失的风险极高。ARN 最常见的病因是水痘－带状疱疹和单纯疱疹病毒。美国葡萄膜炎协会制定了 ARN 临床诊断的标准。其临床诊断基于前葡萄膜炎、玻璃体炎以及视网膜坏死区域白色或奶白色病变这些临床特点。这些区域通常为斑片状，可融合并迅速向视网膜周边和后极部推进。由于弥漫性视网膜变薄和萎缩、视网膜脱离是 ARN 的一种相对常见的并发症，超过三分之二的 ARN 患者可发生视网膜脱离。

54.1.1　常见症状

可能出现视力下降、眼红、畏光、疼痛、飞蚊症和闪光感。偶尔可能出现疱疹感染相关的非眼部症状，例如 V1 区出现带状疱疹。

54.1.2　体征

眼部检查常发现前房炎性细胞、角膜后沉着物及玻璃体炎性细胞。眼底检查显示视网膜多处白色或奶油色斑片状病灶，并常合并视网膜内出血。患者常见玻璃体混浊，尤其是免疫系统正常的患者（图 54.1）。视网膜动脉阻塞常见。在症状出现后数周，视网膜可见萎缩区域。当出现广泛的萎缩时，有较高的视网膜脱离风险。双侧受累较为常见。

54.2　主要辅助检查

54.2.1　光学相干断层扫描

光学相干断层扫描可显示视网膜坏死区域的反射信号增加；后部玻璃体可能出现局灶性高反射灶，提示玻璃体炎区域。

54.2.2　荧光素血管造影或超广角荧光素血管造影

荧光素血管造影／超广角荧光素血管造影有助于判断血管渗漏及无灌注程度，也能有效评估治疗反应或病变进展程度。沿病变视网膜分布的无灌注区可能出现广泛的血管渗漏。

54.2.3　眼底照相

临床上监测早期治疗的反应或疾病进展具有一定挑战性。眼底照相，尤其是广角成像可以观察疾病对治疗干预的反应，也可以随访病情变化

（图 54.2，54.3）。

54.3 重要临床信息

因为该疾病进展迅速，快速诊断至关重要。通常在获得阳性实验室结果之前即开始经验性治疗。通过聚合酶链反应（PCR）检测前房液或玻璃体液有助于识别致病病毒。全身系统排查和针对性实验室检查，对于排除其他感染性病因和确定系统性免疫抑制的潜在病因〔包括人类免疫缺陷病毒（HIV）、化疗或使用系统性免疫抑制剂〕至关重要。

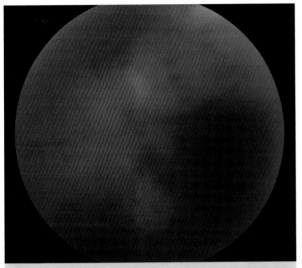

图 54.1 急性视网膜坏死患者的眼底照相。玻璃体浑浊使视网膜辨认不清。可见视网膜白色融合灶伴有视网膜内出血

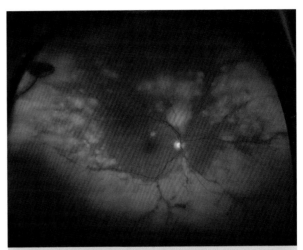

图 54.2 超广角眼底照相显示免疫缺陷患者感染水痘 – 带状疱疹病毒引起的急性视网膜坏死。表现为 360° 弥漫融合的视网膜炎。这种清晰的视野通常提示该患者有免疫缺陷

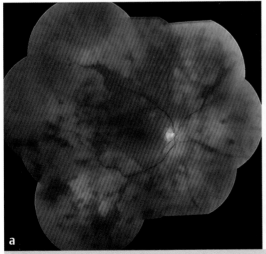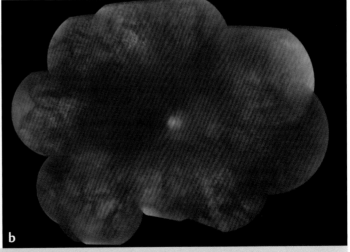

图 54.3 （a）眼底彩照拼图显示水痘 – 带状疱疹病毒相关性急性视网膜坏死患者出现广泛视网膜炎。（b）全身和玻璃体腔抗病毒治疗数月后的眼底彩照拼图，可观察到色素沉着和周边视网膜变薄

54.4 处理

54.4.1 治疗选择

药物治疗

使用全身抗病毒药物（静脉注射阿昔洛韦或口服伐昔洛韦）联合局部玻璃体腔注射抗病毒药物（膦甲酸或更昔洛韦）进行治疗。抗病毒治疗开始后，对于免疫功能正常的患者，可以全身使用皮质类固醇辅助治疗疾病相关的重度炎症。

手术

早期进行平坦部玻璃体切除术存在争议，虽然其治疗的有效性尚不明确，但认为可以降低视网膜脱离的风险。复杂视网膜脱离的手术修复通常需要进行玻璃体切除，可同时进行或不行巩膜扣带术和眼内光凝术。硅油填塞后通常需要延长填充时间。

激光

预防性激光治疗尚存在争议。

54.4.2 随访

就诊后需要进行密切随访观察治疗效果，并检查是否出现视网膜脱离。玻璃体腔给药尽可能一周两次。病程进入非活动期后，长期预后尚不明确。多个病例报道患眼发生病变后数年可出现对侧眼受累。虽然长期预防性使用抗病毒药物的疗效并不明确且存在药物毒性风险，但是对于单眼视力丧失的患者，通过预防性用药保护对侧眼的益处可能超过抗病毒治疗相关的长期风险。对于可能导致复发合并症的患者和反复感染的患者，建议终生预防用药。

推荐阅读

[1] Holland GN. Standard diagnostic criteria for the acute retinal necrosis syndrome. Executive Committee of the American Uveitis Society. Am J Ophthalmol. 1994 May; 117(5):663–667

[2] Donovan CP, Levison AL, Lowder CY, Martin DF, Srivastava SK. Delayed recurrence of acute retinal necrosis (ARN): A case series. J Clin Virol. 2016; 80:68–71

[3] Luu KK, Scott IU, Chaudhry NA, Verm A, Davis JL. Intravitreal antiviral injections as adjunctive therapy in the management of immunocompetent patients with necrotizing herpetic retinopathy. Am J Ophthalmol. 2000; 129(6):811–813

[4] Aizman A, Johnson MW, Elner SG. Treatment of acute retinal necrosis syndrome with oral antiviral medications. Ophthalmology. 2007; 114(2):307–312

[5] Schoenberger SD, Kim SJ, Thorne JE, et al. Diagnosis and treatment of acute retinal necrosis: a report by the American Academy of Ophthalmology. Ophthalmology.2017; 124(3):382–392

55　梅毒性葡萄膜炎

Angela J. Verkade, Christina Y. Weng

摘　要

梅毒常被认为是一个伟大的伪装者，它在眼中的表现很容易被误诊为其他更常见的眼部疾病。然而，梅毒仍然是眼内炎的重要鉴别诊断，尤其是在美国，梅毒感染在 2000 年发病率达到最低，而后一直上升。2013 年，国人一期和二期梅毒的发病率为 5.3/10 万，而且这一数字还在持续上升，尤其是在与同性发生性行为的年轻男性群体中。梅毒性葡萄膜炎可在初次感染后 6 周或潜伏感染数年后发生。许多实验室检查有助于梅毒的诊断，但当眼部梅毒是疾病的首发症状时，需要临床高度怀疑并结合全面系统的检查。虽然诊断主要是基于临床和血清学检查，但影像学对辅助诊断很有帮助。该疾病如果及时发现可治愈，但如果治疗延迟，则可导致永久性视力丧失和全身性并发症。

关键词：脉络膜视网膜炎；神经梅毒；青霉素；视网膜炎；梅毒；梅毒螺旋体；葡萄膜炎

55.1　特征

梅毒性葡萄膜炎是梅毒螺旋体引起的全身性梅毒的表现之一。一期梅毒时患者出现无痛性硬下疳，多位于外生殖器，包含大量螺旋体，一般在感染后 10~90 d 出现，通常持续 1 个月后消退。二期梅毒出现在一期感染后 1~2 个月，表现为多器官受累，患者可能出现发热、头痛、不适、淋巴结病、关节痛、口腔溃疡和手脚掌特征性斑丘疹。这些表现通常无需干预即可消退。第三阶段是潜伏期，此期无症状，可持续很长时期。第三阶段也是最后一个阶段，几乎每一个器官系统都受到影响。患者可能有梅毒瘤，即皮肤、肝脏、骨骼、心脏、脑或许多其他组织中出现肉芽肿样病变。三期梅毒可引起广泛的炎症，导致神经系统（如 Argyll Robertson 瞳孔和脊髓痨）和心血管（如主动脉瘤和二尖瓣关闭不全）并发症。神经梅毒可发生于梅毒感染的任何阶段；任何形式的眼部受累均应考虑到神经梅毒，并进行相应治疗。梅毒性葡萄膜炎有多种表现，包括前葡萄膜炎、后葡萄膜炎、全葡萄膜炎、血管炎和鳞状脉络膜视网膜炎。

55.1.1　常见症状

前葡萄膜炎

视力模糊、畏光、结膜充血、头痛、溢泪和疼痛。

中间葡萄膜炎

症状与下文讨论的梅毒性后葡萄膜炎相似。

后葡萄膜炎

视力模糊、飞蚊症、闪光感和眼痛。

55.1.2　体征

前葡萄膜炎

前段受累最常出现肉芽肿性虹膜睫状体炎，可见于近一半的眼梅毒患者。梅毒性虹膜睫状体炎可表现为肉芽肿性炎症伴较大角膜后沉着物、前房细胞、前房闪辉、虹膜结节或非肉芽肿性前房炎症。还可能观察到虹膜粘连、虹膜萎缩、眼内压升高和罕见的前房积脓。扩张的虹膜血管（虹膜红变）很少发生，但对这种疾病具有相对特异性。

其他前节改变包括浅层巩膜炎、巩膜炎或乳头状结膜炎。间质性角膜炎被认为是一种免疫介导的非感染性非化脓性免疫反应，这可能与前葡萄膜炎机制相似。

中间葡萄膜炎

虽然梅毒性葡萄膜炎可表现为孤立的中间葡萄膜炎，伴平坦部的雪堤征和雪球征，但更常见的是，与视网膜或脉络膜炎症相关的玻璃体炎症，这代表真正的后葡萄膜炎。

后葡萄膜炎

苍白螺旋体是一种特别的病原体，可以感染视网膜和脉络膜各层。与前节受累一样，后葡萄膜炎可为局灶性或弥漫性、单侧或双侧发病。梅毒性后葡萄膜炎可表现为脉络膜视网膜炎、玻璃体炎、视网膜血管炎、渗出性视网膜脱离、全葡萄膜炎，很少表现为坏死性视网膜炎。眼部检查可见多种病变，包括玻璃体细胞和雾状血管鞘、

视网膜变白、视网膜前沉着物、视网膜坏死、脉络膜视网膜炎、渗出性视网膜脱离、视网膜出血和脉络膜视网膜浸润（图55.1）。

脉络膜视网膜炎是梅毒性后葡萄膜炎的常见体征。在融合型病变中，有较大的多灶性视网膜奶油样白色浸润，其大小与病毒性视网膜炎所见相似，但其奶油白色与典型病毒感染的纯白色浸润有所不同。鳞状型病变常被称为急性梅毒性后极部鳞状脉络膜视网膜炎，视网膜外层和脉络膜内层的受累程度相同。在后极部视网膜深层和色素上皮（RPE）层可见单个（图55.2）或多灶性的（图55.3）、大的、环形、黄灰色的炎性病灶；其表面可有玻璃体炎，周边甚至出现渗出性视网膜脱离。

梅毒性视网膜炎常表现为斑片状"毛玻璃样"外观，伴边缘模糊的黄白色病变，且常伴有视网膜血管炎和玻璃体炎。与急性视网膜坏死相比，梅毒性视网膜炎更易影响后极部，其病灶为灰白色，与疱疹性视网膜炎的白色坏死不同，但两者有时仍很难区分。浅表性视网膜前沉着物是该疾病的一种特殊临床体征；这些病变较小，呈

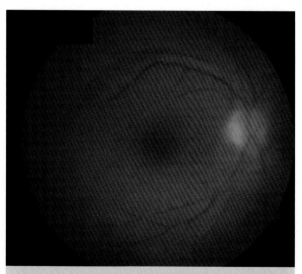

图55.1 眼底彩照显示弥漫性玻璃体炎，伴视网膜前沉着物和视乳头水肿

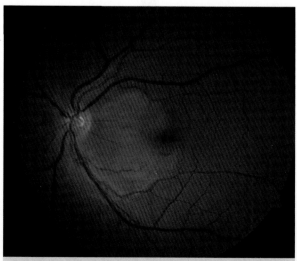

图55.2 眼底彩照重点显示视盘旁脉络膜视网膜一个较大的融合斑块样浸润灶（后极部鳞状脉络膜视网膜炎）继发于梅毒（照片由Petros E Carvounis, MD 提供）

乳白色，可能沿血管分布（图 55.4）。梅毒性视网膜炎中受累视网膜区域愈合后，RPE 极少受到破坏，但如果未治疗，闭塞性血管炎可导致复杂性视网膜脱离。梅毒性闭塞性血管炎可累及动脉、小动脉、毛细血管、静脉和小静脉，最初可能表现为非特异性视网膜静脉阻塞，最终进展为坏死性视网膜炎。

在全葡萄膜炎和其他梅毒性后葡萄膜炎中，视盘常受累；患者可能有相对性瞳孔传入障碍，视神经可能肿胀，伴有视盘边缘模糊。

55.2　重要临床信息

55.2.1　光学相干断层扫描

梅毒性视网膜炎中常可见视网膜前沉着物，后极部鳞状视网膜炎常见囊样黄斑水肿、视网膜外层和 RPE 异常（图 55.5）；并可见渗出性视网膜脱离的视网膜下积液。一旦葡萄膜炎消退，可能会发现椭圆体带区域缺失，这在严重病变中可能会持续存在。

55.2.2　荧光素血管造影或超广角荧光素血管造影

后极部受累可能显示视盘高荧光伴晚期渗漏，如黄斑水肿可显示中心渗漏。血管炎表现为血管鞘和弥漫性血管渗漏。在后极部鳞状脉络膜视网膜炎中，斑块样病灶最初可能表现为弱荧光或轻微强荧光，但随造影时间延长而逐渐增强，晚期出现着染和渗漏（图 55.6a）。病变和晚期 RPE 着染类似豹斑（葡萄膜炎消退后由于斑驳样 RPE 也可见豹斑样改变）。

55.2.3　吲哚菁绿血管造影

鳞状病变的早期和晚期吲哚菁绿造影显示的融合性低荧光被认为与脉络膜炎症相关，推测可能是血管炎区域的充血遮蔽了正常的脉络膜荧光。这个特点有助于将该病变与其他类型的感染性视网膜炎区分开来（图 55.6b）。中周部眼底高荧光热点及由受损脉络膜血管导致的持续荧光渗漏，也可能提示疾病慢性化。

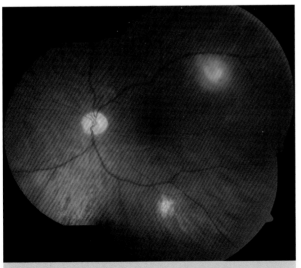

图 55.3　眼底彩照显示梅毒性脉络膜视网膜炎患者的后极部多灶性脉络膜视网膜病变。注意对比颞下方边界清楚的非活动性病灶和颞上方边界模糊的奶油色活动性病灶

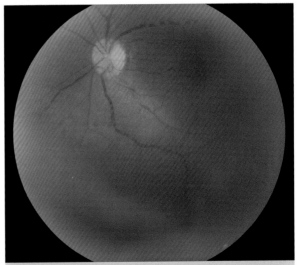

图 55.4　眼底彩照显示梅毒性视网膜炎的视网膜前沉着物，尤其在视网膜血管上明显可见。注意病变视网膜表面玻璃体炎引起的玻璃体混浊（照片由 Thomas A. Albini, MD 提供）

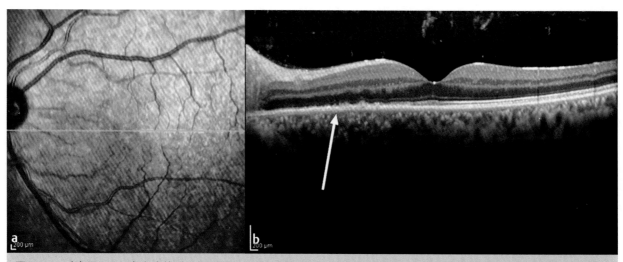

图 55.5 对应图 55.2 患者脉络膜视网膜浸润区域，SD-OCT 扫描显示视网膜外层、椭圆体带和视网膜色素上皮层局灶性萎缩（箭头）（由 Petros E. Carvounis, MD. 提供）

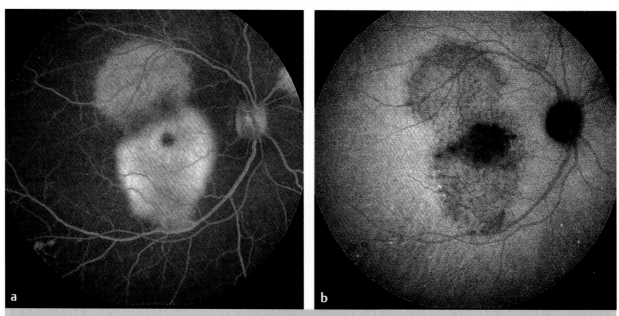

图 55.6 （a）在荧光素血管造影显示，鳞状脉络膜视网膜炎后极部的斑块逐渐变为高荧光，而（b）在吲哚菁绿血管造影中该病灶为低荧光，一直持续到晚期（该图像最初发表在视网膜图库网站上。作者：Annal D. Meleth, MD；图像采集：Kenneth Thompson；标题：梅毒 CR/ 梅毒晚期 FA/ 梅毒晚期 ICG。视网膜图库。发表年份：2017。美国视网膜专家协会）

55.2.4 血清学检查

通过聚合酶链反应（PCR）直接检测房水或玻璃体液不能作为确诊方法。目前，诊断的主要依据为血清学检测。疾病控制和预防中心（CDC）推荐的检测方法是先进行酶联免疫测定和化学 c 发光免疫分析检测梅毒螺旋体的抗原抗体。随后对其中的阳性标本进行非梅毒螺旋体抗原血清学试验，如快速血浆反应素（RPR）。由于人类免疫缺陷病毒（HIV）和梅毒同时感染的概率较大，对于梅毒阳性的患者，需同时检测 HIV 病毒。

非梅毒螺旋体抗原血清学试验

包括 RPR 和性病研究实验室（VDRL）检查等；如果检测为阳性，则可以诊断既往或当前梅毒感染。

梅毒螺旋体抗原血清学试验

包括梅毒螺旋体血球凝集试验（TPHA）、梅毒荧光抗体吸附试验（FTA-ABS）、梅毒螺旋体明胶颗粒凝集试验（TPPA），由于 TPPA 其敏感度和特异度较高基本取代了前两个试验；这些检测结果如果为阳性，则提示梅毒感染。但并不提示为活动性感染。

55.2.5 脑脊液检查

由于考虑梅毒性葡萄膜炎是神经梅毒的一部分，因此所有感染的患者均应接受脑脊液（CSF）定期检查。每 6 个月重复进行腰椎穿刺，直至恢复正常。

55.3 处理

55.3.1 治疗方案选择

青霉素

所有阶段的首选治疗。具有活动性临床表现的眼梅毒应作为神经梅毒进行治疗，由传染病专科医生进行治疗。成人首选水溶性青霉素 G 1 800万~2 400 万 U/d，每 4 h 静脉注射 300 万 ~400 万 U 或连续输注，共 10~14 天。另外一种替代方案是，普鲁卡因青霉素 240 万 U/d，肌肉注射，每日 1 次；加上丙磺舒 500 mg/d，分 4 次口服，同样用药 10~14 d。也可考虑每周肌肉注射苄星青霉素 240万 U，持续 3 周。由于青霉素对梅毒治疗非常有效，如果患者对青霉素过敏，CDC 建议进行青霉素脱敏治疗。如果青霉素过敏危及生命，可以使用多西环素或四环素替代治疗一期或二期梅毒。治疗的常见并发症是 Jarisch-Herxheimer 反应，有大

约 1/3 的患者在开始治疗后出现，认为是治疗后患者对螺旋体抗原产生的 3 型超敏反应即免疫复合物反应。症状包括发热、寒战、头痛、不适、潮红和心动过速，通常通过支持性治疗可以缓解，缓解后可以继续青霉素治疗。

类固醇

目前尚不明确患者使用类固醇是否有益于治疗。眼表滴用类固醇联合睫状肌麻痹剂可能有助于控制前节炎症。很少进行玻璃体腔内注射类固醇。虽然口服和眼周注射类固醇可能对治疗眼底疾病具有一定作用（如黄斑水肿），但需要在控制感染后才可酌情使用。

55.3.2 随访

需要对患者进行密切随访和跟踪治疗，直至同一非梅毒螺旋体抗原血清学试验在复查时较初诊的滴度降低至 1/4。此外，如果脑脊液检查最初为阳性，则应重复检查，直至结果呈阴性。晚期梅毒性葡萄膜炎患者通常合并眼部并发症，如视神经病变、视网膜缺血、囊样黄斑水肿或视网膜脱离，这些都影响视力的恢复。

推荐阅读

[1] Patton ME, Su JR, Nelson R,Weinstock H, Centers for Disease Control and Prevention(CDC). Primary and secondary syphilis—United States, 2005–2013. MMWR Morb Mortal Wkly Rep. 2014; 63(18):402–406

[2] Centers for Disease Control and Prevention. Reverse Sequence Syphilis Screening Webinar. https://www.cdc.gov/STD/Syphilis/RSSS-webinar/Reverse-Sequence-Syphilis-Screening-Webinar.mp4. Accessed October 5, 2017

[3] Davis JL. Ocular syphilis. Curr Opin Ophthalmol. 2014; 25(6):513–518

[4] Workowski KA, Bolan GA, Centers for Disease Control and Prevention. Sexually transmitted diseases treatment guidelines, 2015. MMWR Recomm Rep. 2015; 64 RR-03:1–137

56 眼部结核

Andrea Elizabeth Arriola-López, Thomas A. Albini

摘 要

结核（TB）感染占世界人口的三分之一，超过 80% 的活动性肺结核患者同时发现 HIV 阳性，并且有较高风险发展为活动性病变。在北美和欧洲，眼内 TB 在葡萄膜炎病例中所占比例很小（约0.5%），但在发展中国家所占比例要大得多（印度研究报道超过 30%）。在眼部，TB 可能累及脉络膜、视网膜血管、视网膜色素上皮、视网膜外层和玻璃体，通常同时累及两个或多个结构。临床表现包括肉芽肿性前葡萄膜炎、中间葡萄膜炎、后葡萄膜炎及全葡萄膜炎。既往 TB 常规检测包括结核性皮肤试验、干扰素 – γ 释放试验（如QuantiFERON–TB Gold），以及影像学检查（胸部 X 线或 CT）。眼部多模式成像（包括光学相干断层扫描、荧光素血管造影、眼底自发荧光、吲哚菁绿血管造影和超声检查）可用作眼内 TB 辅助诊断和长期随访的工具。疾病控制和预防中心建议对活动性结核患者采用异烟肼、利福平、乙胺丁醇和吡嗪酰胺四联抗结核治疗方案。

关键词： 肉芽肿；眼内感染；分枝杆菌；QuantiFERON 结核瘤；结核；葡萄膜炎；匐行性

56.1 特征

结核分枝杆菌（MTB）感染全球三分之一的人口。在美国人群中，活动性 TB 的患病率很低，外国出生的人约占这些病例的三分之二，以此作为一个对照组，其发病率比美国出生的人高 13 倍（15.6/100 000 vs.1.2/100 000）。人类免疫缺陷病毒（HIV）阳性患者易发生活动性病变。

文献报道，眼内结核（IOTB）患病率占肺结核患者的 1%，但占肺外结核患者的 20% 以上。在无已知活动性全身性疾病的葡萄膜炎病例中，IOTB 占 0.5%。眼内结核可能存在两种致病机制：活动性分枝杆菌感染［结核血源性扩散至局部眼组织（脉络膜肉芽肿）或结核直接感染局部眼组织（结膜炎 / 巩膜炎 / 角膜炎）］和免疫学应答，后者不是由于感染菌局部复制引起，而是体内其他部位的 TB 导致的迟发型超敏反应（例如结膜粟粒样病变 /Eales 病）。

56.1.1 常见症状

全身

大多数无任何症状，若病变处于活动进展阶段时，可出现以下症状：咳嗽（有时带血）、体质量减轻、盗汗和发热。

眼部

最常见的是视力模糊和对光敏感。

56.1.2 体征

前节

广泛后粘连、坏死性和非坏死性弥漫性或结节性巩膜炎、浅层巩膜炎和周边角膜溃疡。其他罕见病变包括间质性角膜炎、结核疹、虹膜或睫状体肉芽肿和泪腺炎。

后节

后葡萄膜炎最常见；可表现为脉络膜结节、闭塞性视网膜血管炎（累及静脉，包括受累血管附近的脉络膜视网膜）、匐行样脉络膜炎或多灶性匐行性脉络膜炎（MSC）、脉络膜或视盘肉芽肿以及视神经病变（视乳头炎、视神经视网膜炎和球后视神经病变）（图 56.1）。

视网膜周围血管炎和多灶性匐行性脉络膜炎强烈提示眼部结核。

脉络膜结核瘤

患者需诊断有系统性结核（肺/肺外）。脉络膜肉芽肿可能为单灶或多灶；通常为白色、奶油色或黄色，可能与渗出性视网膜脱离有关。

56.2　重要临床信息

56.2.1　光学相干断层扫描

结核性脉络膜肉芽肿表现为视网膜色素上皮（RPE）—脉络膜毛细血管层和其上层的神经视网膜（"接触征象"）之间的局部粘连，周围绕以渗出性视网膜脱离。通过前节 OCT 扫描可显示多种前节病变：虹膜角膜角内边界不清的多形性病变、角膜水肿、虹膜角膜角狭窄粘连、前房渗出物及前房细胞。活动性病变显示为与光感受器和 RPE 相关的视网膜外层高反射带不规则破坏，以及其下方脉络膜的明显增厚。TB 脉络膜肉芽肿

患者光感受器外层的颗粒沉积物和 RPE 细胞增生都表明其下的脉络膜病变处于慢性过程。非活动性病变区域显示视网膜外层和其下脉络膜萎缩。

56.2.2　荧光素血管造影或超广角荧光素血管造影

活动性脉络膜肉芽肿表现为早期低荧光和晚期高荧光（图 56.2a，c）。非活动性结节显示为透见荧光（图 56.2b，d）。较大脉络膜肉芽肿可表现为早期高荧光伴毛细血管扩张，而后高荧光进行性增强，到晚期视网膜下间隙染料积存。匐行性脉络膜炎显示，活动性病灶边缘早期低荧光而晚期高荧光并弥漫性着染。活动性视网膜血管炎显示视网膜血管局部或弥散性着染和渗漏，以静脉为主；并可见视盘高荧光（与局灶性或弥漫性毛细血管渗漏相关），毛细血管无灌注区，以及视网膜（非活动性病变边缘）和（或）视盘新生血管。视乳头炎和视神经视网膜炎显示早期视盘高荧光伴晚期渗漏。荧光素血管造影也有助于识别囊样黄斑水肿，其特征为渗漏逐渐增强和染料积存在中心凹周围的囊性间隙中，具有特征性"花瓣样"形态。超广角荧光素血管造影可显示脉络膜病变的范围、视网膜毛细血管无灌注区、

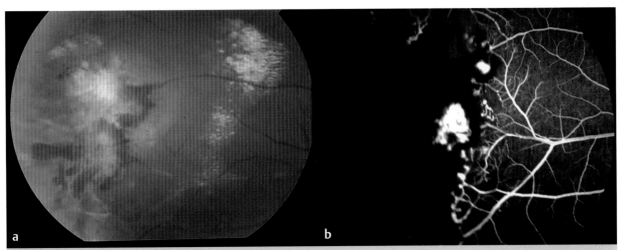

图 56.1　（a）眼底彩照显示颞侧中周部纤维血管增生伴血管硬化。（b）荧光素血管造影显示毛细血管无灌注区和新生血管渗漏出现高荧光（由 J. Fernando Arevalo, MD. 提供）

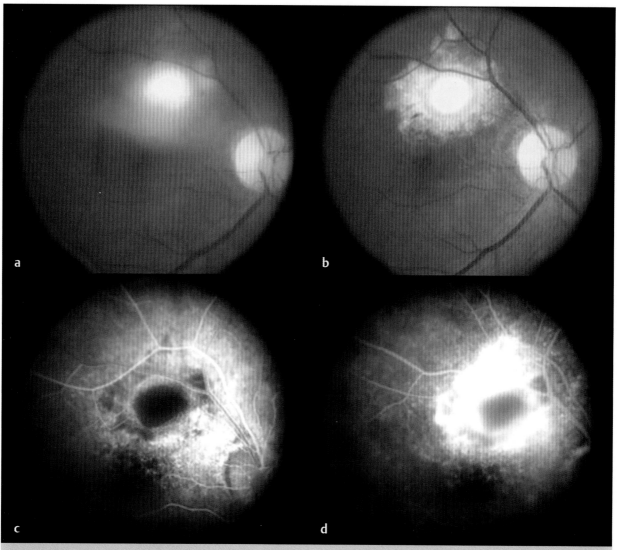

图 56.2　眼结核。（a）眼底彩照显示颞侧血管下活动性白色 / 黄色病变。（b）同一眼病变愈合后，中心凹周围色素改变和放射状褶皱。（c）荧光素血管造影（FA）示活动性病灶出现低荧光。（d）FA 显示愈合后，病灶周围高荧光

周边视网膜新生血管，并可监测疾病的活动度（图 56.1）。

56.2.3　吲哚菁绿血管造影

脉络膜肉芽肿在早期显示为椭圆形或圆形低荧光病变，晚期呈高荧光。如果肉芽肿占据脉络膜基质全层，则在整个造影过程中均为低荧光（>90% 的肉芽肿为全层病变）。结核性匐行性脉络膜炎或 MSC 病变表现为早期和晚期不规则形状的低荧光病变。在愈合阶段，吲哚菁绿血管造影能更好地显示萎缩的脉络膜病变。

56.2.4　眼底自发荧光

结核性匐行性脉络膜炎现分为 4 期：Ⅰ 期为急性病变，特征为弥漫性无定形的高自发荧光晕圈，持续 2~4 周；Ⅱ 期病变具有清晰的低自发荧光边界；Ⅲ 期，病变愈合，主要表现为斑片状自发低荧光伴颗粒样自发高荧光；在 Ⅳ 期，完全愈合的病变/萎缩性区域表现为均匀的自发低荧光。

56.2.5　光学相干断层扫描

血管造影

活动性结核匐行性脉络膜炎显示为脉络膜毛细血管流空征（提示灌注不足或血流缓慢），表现为边界清楚的低反射区，其中心仅存留极少脉络膜毛细血管岛。当病变愈合时，通过 en-face OCT 可以观察到脉络膜毛细血管区的中大脉络膜血管。

56.2.6　眼底彩照

眼底彩照显示脉络膜结节、孤立性脉络膜结核瘤、匐行样脉络膜炎或 MSC、视网膜血管炎和视神经病变。连续眼底照相（从急性期到愈合期）有助于评估病变的形态演变和检测玻璃体混浊情况。

56.2.7　裂隙灯照相

记录其特征性病变，如肉芽肿性前葡萄膜炎、羊脂状角膜后沉着物、广泛后粘连、Koeppe 和（或）Busacca 结节伴轻度至中度炎症、前房积脓和眼内炎样改变。

56.2.8　超声检查

眼部 B 超和超声生物显微镜检查可显示虹膜或睫状体肿块。脉络膜肉芽肿的超声表现为低至中度回声。

56.3　重要临床信息

既往 TB 常规检测包括结核菌素试验、干扰素 - γ 释放试验和胸部 X 线或 CT（阳性预测值超过 90%，暴露不等于活动性感染）。结核分支杆菌（MTB）的微生物学确诊包括培养阳性、抗酸杆菌的组织学鉴定或聚合酶链反应（PCR）扩增出 MTB 脱氧核糖核酸。在眼部的临床表现（包括伴有玻璃体积血的视网膜血管炎和脉络膜炎）高度提示结核感染的病例中，PCR 检测阳性的可

能性更大。眼结核诊断的金标准仍然是结核菌培养阳性。

当 PCR 检查及培养结果为阴性或无结果，但存在活动性葡萄膜炎和 QuantiFERON 试验阳性［或纯化蛋白衍生物（PPD）为阳性］且不像其他类型葡萄膜炎时，可拟诊为眼结核。支持性诊断标准包括与 TB 一致的眼底检查结果（如肉芽肿、匐行性病变、多灶视网膜血管炎、沿血管的脉络膜视网膜萎缩伴色素沉积）、全身检查提示结核感染（如胸部影像学检查和肺外 TB 证据）、已知感染暴露、流行区和 PPD 或 QuantiFERON 试验反应的程度。需要考虑的鉴别诊断包括结节病、梅毒、莱姆病、HIV 感染、Vogt–Koyanagi–Harada 综合征、无色素性恶性黑色素瘤（超声检查显示）和浆液性脉络膜炎。

56.4　处理

56.4.1　治疗方案选择

应与传染科医生会诊进行全身性治疗。对于肺和肺外 TB 患者，抗 TB 治疗（ATT）的金标准是利福平［450 mg/d（体质量 50 kg）或 600 mg/d（体质量 > 50 kg）］、异烟肼（5 mg/kg 体质量）、乙胺丁醇（每日 15 mg/kg 体质量）和吡嗪酰胺（每日 25~30 mg/kg 体质量）。利福平单独用药可导致 MTB 耐药。眼表感染可滴用氟喹诺酮类药物（莫西沙星 / 氧氟沙星）治疗，其耐受性良好，是眼表感染的标准治疗方法。美国疾病控制和预防中心建议四联药物 ATT 治疗方案至少 2 个月（最长 3~4 个月），随后给予 2 种药物治疗（异烟肼和利福平），至少 4 个月（最长 15 个月）。ATT 的一些副作用包括肝损伤、皮疹、性欲减退和全身不适。皮质类固醇常与 ATT 一起使用。

56.4.2　随访

随访频率取决于眼部表现、疾病的严重程度和视力丧失的风险。一般而言，通过连续多模式影像

进行频繁随访，以记录病变进展或消退是至关重要的。

推荐阅读

［1］Cunningham ET, Jr, Rathinam SR, Albini TA, Chee S-P, Zierhut M. Tuberculous uveitis. Ocul Immunol Inflamm. 2015; 23(1)–2–6

［2］Kee AR, Gonzalez-Lopez JJ, Al-Hity A, et al. Anti-tubercular therapy for intraocular tuberculosis: A systematic review and meta-analysis. Surv Ophthalmol. 2016; 61(5):628–653

［3］Yeh S, Sen HN, Colyer M, Zapor M, Wroblewski K. Update on ocular tuberculosis. Curr Opin Ophthalmol. 2012; 23(6):551–556

［4］Agarwal A, Mahajan S, Khairallah M, Mahendradas P, Gupta A, Gupta V. Multimodal Imaging in Ocular Tuberculosis. Ocul Immunol Inflamm. 2017; 25(1):134–145

57　巨细胞病毒视网膜炎

Heather M. Tamez, Stephen J. Kim

摘　要

巨细胞病毒（CMV）视网膜炎是人类免疫缺陷病毒（HIV）感染和获得性免疫缺陷综合征（AIDS）患者中最常见的眼部机会性感染，也可发生于其他免疫系统受损的患者中。多达50%的患者在诊断时无症状，而其他患者通常出现视物模糊、暗点、眼部不适和飞蚊症。CMV视网膜炎需根据HIV/AIDS或免疫抑制的相关病史和眼科检查结果进行临床诊断。视网膜炎包括三种典型类型：暴发型/水肿型、潜伏型/颗粒型和霜样分支血管炎。聚合酶链反应（PCR）检测眼内液中的CMV DNA有助于疑似病例的确诊，并且可监测疾病的复发。巨细胞病毒视网膜炎的主要治疗方法是免疫重建，尤其是对HIV/AIDS患者进行高效抗反转录病毒治疗（HAART），以及全身抗病毒药物治疗。全身性治疗不仅足以治愈眼部病变，还可降低总体死亡率、保护对侧眼，以及降低内脏CMV疾病的风险。在给予充分治疗后，所有患者均需要定期进行眼科随访，因为即使在首次诊断后数年，由于视网膜炎进展，患者仍存在由视网膜脱离或免疫重建葡萄膜炎（IRU）引起视力丧失的风险。

关 键 词：抗病毒治疗；巨细胞病毒；HAART；HIV/AIDS；免疫抑制；免疫重建葡萄膜炎；后葡萄膜炎；视网膜炎

57.1　特征

巨细胞病毒（CMV）视网膜炎最常见于因获得性免疫缺陷综合征（AIDS）导致重度免疫功能低下的患者，是其最常见的眼部机会性感染。也可见于其他形式的免疫抑制的患者，如器官移植后的医源性免疫抑制、血液系统恶性病变和糖尿病。这种情况很少发生在健康人群中。

57.1.1　常见症状

50%的CMV视网膜炎患者可能无症状。可能出现的症状包括视物模糊、眼部不适、暗点和飞蚊症。CMV视网膜炎患者就诊时通常不存在急性葡萄膜炎特征性的主诉，包括疼痛、畏光和眼红。

57.1.2　体征

CMV视网膜炎通常表现为轻度前房炎症，包括角膜后沉着物及轻度的玻璃体炎。经典的活动性视网膜病变有三种类型。非典型病变包括严重的眼内炎症、眼内压升高、视网膜动脉炎。急性视网膜坏死样病变更多见于非HIV感染的CMV视网膜炎患者。

爆发型

暴发性出血性视网膜炎伴视网膜坏死（图57.1）。

非坏死性

通常发展缓慢，颗粒状卫星灶，很少或没有出血。这种类型为CMV视网膜炎的特异性表现（图57.2）。

渗出/霜样分支血管炎

广泛的血管（主要是静脉）鞘（图57.3）。

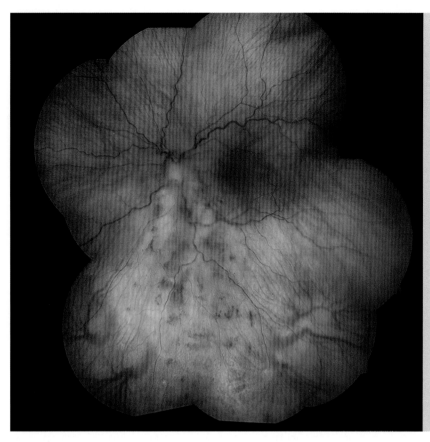

图 57.1 眼底彩照显示 CMV 视网膜炎患者出现出血性视网膜炎累及视神经，该患者同时感染 HIV

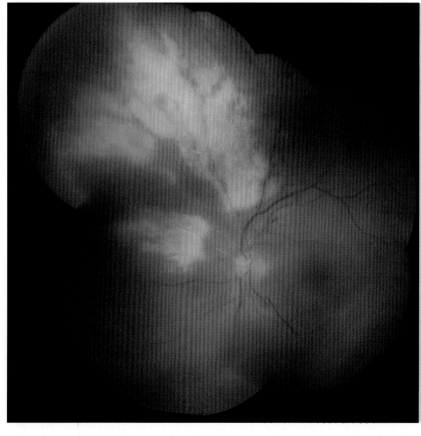

图 57.2 眼底彩照显示经典颗粒型视网膜炎，表现为左眼非出血性视网膜炎伴卫星灶。该 CMV 患者处于免疫抑制状态

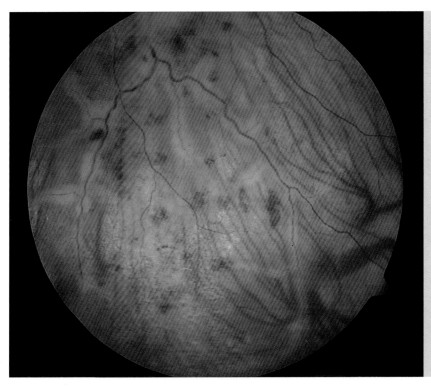

图 57.3 眼底彩照显示出血性视网膜炎伴静脉鞘

57.2 主要辅助诊断

57.2.1 眼底照相

CMV 视网膜炎主要根据相关患者病史（HIV/AIDS 状态或其他免疫抑制状态）和标准眼科检查进行临床诊断。眼底照相尤其是超广角成像，可以进行仔细记录，通过观察活动性病灶的变化或发现新发病灶以帮助监测治疗反应、复发情况及病变进展。

57.2.2 病毒检测

采用聚合酶链反应（PCR）检测眼内液中的 CMV DNA 有助于确诊非典型病例。眼内液的 PCR 分析也有助于监测最初根据临床表现诊断病例的治疗反应。

57.3 处理

57.3.1 治疗方案的选择

CMV 视网膜炎治疗的基础是解决潜在的免疫缺陷。对于 HIV/AIDS 患者，如果未接受过高效抗反转录病毒治疗（HAART）治疗，需进行 HAART；对于 CD4 计数较低的患者，在进行适当 HAART 治疗的同时，还需要解决抗病毒药物耐药性问题。对于医源性免疫抑制患者，在保证原疾病可控的情况下，应尽可能减少免疫抑制的治疗。

CMV 视网膜炎的抗病毒治疗应是全身性的（联合或不联合眼内治疗）。与仅接受眼内治疗的 CMV 视网膜炎患者相比，接受全身治疗的患者死亡率降低 50%，第二眼疾病发生率降低 80%，内脏 CMV 疾病发生率降低 90%。全身性治疗的选择包括更昔洛韦、缬更昔洛韦、膦甲酸和西多福韦。当进行免疫重建时，可停止全身治疗；在 HIV/AIDS 患者中，判断标准为 CD4+T 细胞计数大于 100 个细胞 /μL 且超过 6 个月。在即将危及视力的视网膜炎病例中，由主治医师决定是否进行玻璃体腔注射抗病毒药物治疗；然而，眼内治疗并不代替全身治疗。

57.3.2 随访

根据患者是否能实现免疫重建，其视力和总体预后存在显著差异。患者定期进行眼科随访非常重要，通过随访以监测视网膜炎进展和其他并发症的发生，包括累及对侧眼、视网膜前膜、视网膜新生血管、白内障、视神经萎缩、视网膜脱离和免疫重建葡萄膜炎（IRU）。在最近的一项研究中，视网膜炎进展和导致视力丧失的并发症均发生在某些 CD4 计数大于 200 个细胞 /μL 的患者中，免疫重建似乎没有起到完全保护的作用。即使及时治疗，CMV 视网膜炎也可导致高达 30% 的患者发生孔源性视网膜脱离。视网膜裂孔发生在视网膜变薄、坏死的区域，当疾病不再活动时也有可能发生。与 CMV 视网膜炎相关的视网膜脱离通常难以修复，因为病变导致组织变薄、坏死和多发裂孔；通常需要使用巩膜扣带术和硅油治疗，视力结果可能较差。免疫系统功能恢复后，CMV 视网膜炎患者可能发生 IRU。IRU 的发病风险包括 CMV 视网膜炎的严重程度和使用西多福韦治疗。IRU 的并发症包括视网膜前膜、囊样黄斑水肿、视网膜新生血管、白内障和增殖性玻璃体视网膜病变，所有这些均可导致继发性视力丧失。

推荐阅读

[1] Jabs DA, Ahuja A, Van Natta M, Lyon A, Srivastava S, Gangaputra S, Studies of the Ocular Complications of AIDS Research Group. Course of cytomegalovirus retinitis in the era of highly active antiretroviral therapy: five-year outcomes. Ophthalmology. 2010; 117(11):2152–61.e1, 2

[2] Jabs DA, Ahuja A, Van Natta M, Dunn JP, Yeh S, Studies of the Ocular Complications of AIDS Research Group. Comparison of treatment regimens for cytomegalovirus retinitis in patients with AIDS in the era of highly active antiretroviral therapy. Ophthalmology. 2013; 120(6):1262–1270

[3] Lee JH, Agarwal A, Mahendradas P, et al. Viral posterior uveitis. Surv Ophthalmol. 2017; 62(4):404–445

[4] Pathanapitoon K, Tesavibul N, Choopong P, et al. Clinical manifestations of cytomegalovirus-associated posterior uveitis and panuveitis in patients without human immunodeficiency virus infection. JAMA Ophthalmol. 2013; 131(5):638–645

58　人类免疫缺陷病毒视网膜病变

Waseem H. Ansari, Justis P. Ehlers

摘　要

人类免疫缺陷病毒（HIV）感染的眼部特征于 20 世纪 80 年代首次被报道。HIV 最常见的眼部表现是非感染性闭塞性微血管病（称为 HIV 视网膜病变）。HIV 视网膜病变的病理基础是视网膜神经纤维层的缺血性改变，后者可导致视网膜内出血和棉绒斑。约 50% 的获得性免疫缺陷综合征患者和 3% 的无症状 HIV 感染患者有 HIV 视网膜病变。由于眼部可能不表现出症状，HIV 视网膜病变的真实发病率很难估计。HIV 视网膜病变的致病原因尚不清楚；主要病因可能为病毒直接感染血管内皮细胞；次要病因可能是免疫复合物沉积或高凝状态加重。

关键词：棉绒斑；HIV 视网膜病变；毛细血管扩张

58.1　特征

人类免疫缺陷病毒（HIV）感染的眼部特征于 20 世纪 80 年代首次被确定。HIV 最常见的眼部表现是非感染性闭塞性微血管病变（称为 HIV 视网膜病变）。HIV 视网膜病变的病理基础是视网膜神经纤维层的缺血性改变，可导致视网膜内出血和棉绒斑。近 58% 的获得性免疫缺陷综合征患者和 3% 的无症状 HIV 感染患者有 HIV 视网膜病变。由于眼部可能不表现出症状，HIV 视网膜病变的真实发病率很难估计。HIV 视网膜病变的原因尚不清楚；主要病因可能为病毒直接感染血管内皮细胞；次要病因可能是免疫复合物沉积或高凝状态加重。

58.1.1　常见症状

大多无症状；潜在症状包括轻微的色觉和（或）对比敏感度丧失、视野缺损和视网膜神经纤维层微缺血性梗死引起的电生理反应降低，可引起主观视力改变。

58.1.2　检查结果

常见眼底表现与其他闭塞性血管病相似，包括棉绒斑、微血管瘤、毛细血管扩张性血管改变或视网膜内出血。白色绒毛样病灶的棉绒斑，是最具特征性的表现，是由视网膜血管疾病引起的神经纤维层缺血性病变（图 58.1）。棉绒斑是 HIV 视网膜病变最早出现的体征，在约一半的晚期 HIV 患者中可见。一些研究还发现，与正常健康受试者相比，HIV 视网膜病变患者的视网膜小动脉迂曲度增加，视网膜小动脉口径减小。在无任何其他危险因素的 HIV 患者中可罕见视网膜血管闭塞。

58.2　关键诊断检测和结果

58.2.1　光学相干断层扫描

显示与其他动脉闭塞性疾病相似的结果。内层视网膜高反射信号，导致外层视网膜被遮蔽，受累区域无法观察到细节（图 58.2）。这些高反射信号部位常与视网膜检查中所见的棉绒斑相关。随着时间的推移，由于慢性视网膜血管疾病，内层视网膜可萎缩并变薄，极少数情况下光感受器视锥细胞密度会降低伴随椭圆体带中断。

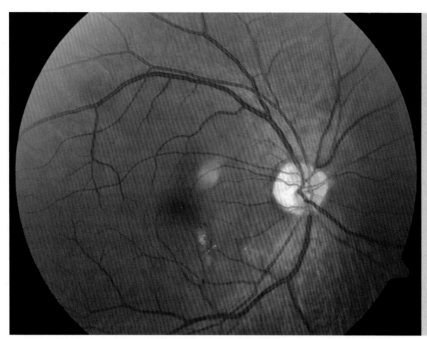

图 58.1 人免疫缺陷病毒视网膜病变的眼底照相显示视网膜变白和毛细血管扩张性血管改变

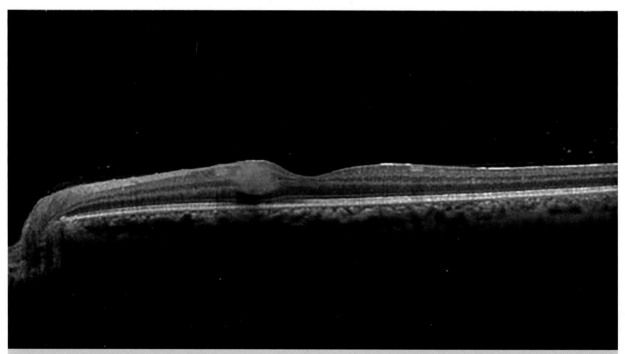

图 58.2 视网膜的光学相干断层扫描显示内层视网膜的局部增厚,伴有高反射信号遮蔽外层视网膜。与人类免疫缺陷病毒视网膜病变引起的缺血性改变部位相对应

58.2.2 荧光素血管造影或超广角视野荧光素血管造影

显示微血管变化，最常见的是广泛的微血管瘤，其次是毛细血管扩张（图 58.3）。少数病例中可见视网膜动脉和静脉闭塞。存在视网膜渗漏或血管炎的体征时应高度怀疑感染性病因。

58.2.3 光学相干断层扫描血管造影术（Optical Coherence Tomography Angiography，OCTA）

新近研究发现，有 HIV 视网膜病变临床表现的患者中，OCTA 显示视网膜小血管扩张、毛细血管环、视网膜血流密度降低和中心凹无血管区扩大。脉络膜血管未受影响。

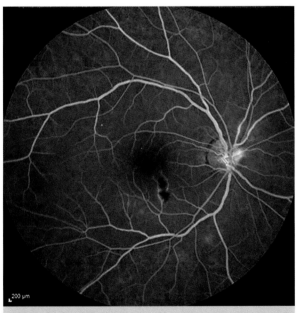

图 58.3 人免疫缺陷病毒视网膜病变患者右眼荧光素血管造影。棉纹斑和无灌注区导致黄斑中心凹下方低荧光

58.3 重要临床信息

HIV 视网膜病变通常为良性；但必须排除感染性因素导致的视网膜病变。检查时，可通过外观将棉绒斑与由巨细胞病毒或弓形体病等导致的感染性视网膜变白相鉴别。感染性视网膜炎可迅速进展，并通过视网膜坏死或严重的并发症（如视网膜脱离）导致视力丧失。非感染性视网膜病中的棉绒斑往往更表浅，边界清晰，无进展性，且往往在无治疗情况下数周至数月内消退。感染性视网膜病中的病变往往较大，可伴有炎性体征，如玻璃体细胞和血管鞘。如果怀疑存在感染性因素，应根据需要注射抗感染药物。此外，应根据需要将患者转诊进行 HIV 治疗。

58.4 处理

58.4.1 治疗选择

HIV 视网膜病变不需要治疗。需要密切监测病变是否消退。

此外，HIV 微血管病的存在与死亡率增加相关。CD4 计数是 HIV 疾病的重要预测因子；因此，高活性抗反转录病毒治疗（HAART）可降低 HIV 相关眼部并发症的发病率。

58.4.2 随访

有棉绒斑的患者应进行密切随访，以确认消退。棉绒斑和视网膜内出血通常会消退，不留下严重并发症。任何有进展体征或新发或侵袭性病变的患者均应进行检查，以排除危及视力的感染性视网膜炎。一些证据表明，进行性视觉改变可能与慢性视网膜微血管变化引起的视网膜色素上皮改变有关，但这些变化并不常见。大多数患者可恢复，无任何永久性视力改变。

推荐阅读

[1] Lai TY,Wong RL, Luk FO, Chow VW, Chan CK, Lam DS. Ophthalmic manifestations and risk factors for mortality of HIV patients in the post-highly active anti-retroviral therapy era. Clin Exp Ophthalmol. 2011; 39(2):99–104

[2] Mowatt L. Ophthalmic manifestations of HIV in the highly active anti-retroviral therapy era.West Indian Med J. 2013; 62(4):305–312

[3] Plummer DJ, Sample PA, Arévalo JF, et al. Visual field loss in HIV-positive patients without infectious retinopathy. Am J Ophthalmol. 1996; 122(4):542–549

[4] Arcinue CA, Bartsch DU, El-Emam SY, et al. Retinal Thickening and Photoreceptor Loss in HIV Eyes without Retinitis. PLoS One. 2015; 10(8):e0132996

[5] Riva AAIA, Agrawal R, Jain S, et al. Analysis of Retinochoroidal Vasculature in Human Immunodeficiency Virus Infection Using Spectral-Domain OCT Angiography. Ophthalmol Retina. 2017; 1(6):545–554

59 西尼罗河视网膜病变

Ijeoma S. Chinwuba, Yasha S. Modi

摘 要

西尼罗河视网膜病变是一种相对较新的疾病，具有独特的眼部表现。频域光学相干断层扫描和超广角血管造影术等新一代成像技术有助于对西尼罗河相关脉络膜视网膜炎的形态进行更详细的分析，以研究其发病机制。虽然一些一过性表现可通过对症治疗处理，但缺血性视网膜病变和视神经病变等并发症，没有特殊治疗方法，且视力预后不佳。

关键词：脉络膜视网膜炎；闭塞性血管炎；后葡萄膜炎；西尼罗河病毒

59.1 特征

西尼罗河病毒（WNV）是一种由与日本脑炎、圣路易斯脑炎和黄热病同一家族的单链 RNA 黄热病毒引起的人畜共患病。WNV 于 1937 年在乌干达首次报道，西半球的首例病例于 1999 年在纽约市报道。2003 年首次报道眼部受累。研究发现 24% 的 WNV 患者患有 WNV 视网膜病变。

59.1.1 常见症状

眼部症状

视力模糊、畏光、眼前漂浮物和复视。视力正常至中重度损害，通常可恢复至接近基线。已报道的西尼罗河病毒眼部病变有视神经病变、脉络膜新生血管形成和闭塞性视网膜血管病变导致的视力丧失。

全身症状

大多数无症状（80%），而约 20% 发生西尼罗河热，可出现高热、淋巴结肿大、头痛、不适、肌痛、恶心和呕吐等症状和（或）胃肠道疾病。WN 脑膜脑炎可能导致精神状态改变和无菌性脑膜炎表现。WNV 脑膜脑炎患者发生 WNV 视网膜病变风险较高，前者的发病风险与高龄或糖尿病相关，伴有神经侵袭性疾病患者的死亡率为 5%~10%。此外，眼部表现的严重程度也与糖尿病相关。

59.1.2 眼部检查

双侧较单侧视网膜病变更常见，通常为自限性。糖尿病是多灶性脉络膜视网膜炎的潜在危险因素，高龄与预后延迟相关。已报道的 WNV 眼部表现包括脉络膜视网膜炎、不伴局灶性病变的前葡萄膜炎、闭塞性视网膜血管炎和视网膜出血（可导致永久性视野缺损和视力丧失）、既往被感染的母亲所生的儿童先天性脉络膜视网膜瘢痕、视盘水肿或视神经萎缩（可能由单核细胞血管周围炎和继发的睫状后血管闭塞所致）和第六颅神经麻痹。

脉络膜视网膜炎分期如下：

- 急性期：深部、黄色奶油状，多灶性钱币状脉络膜视网膜病变，分散或呈环形分布，平均直径为 250 μm（100~1 500 μm）；通常位于中周部，可能与玻璃体炎有关。

脉络膜视网膜条纹可呈环形分布，但脉络膜视网膜条纹也可见于多灶性脉络膜炎和眼组织胞浆菌病综合征。眼前节检查可见自限性葡萄膜炎。

- 亚急性期：开始出现色素沉着，可能会留下奶油样晕环。
- 恢复期：边界清晰的萎缩性病变（图59.1，59.2）。

59.2　重要临床信息和结果

59.2.1　光学相干断层扫描

光学相干断层扫描显示深层高反射病变，从外核层延伸至视网膜色素上皮（RPE）层，伴活动性病变区域椭圆体带破坏。内核层和外核层的颗粒状高反射性斑点可在感染后最初几周内消退。可能存在黄斑水肿。既往病变区域可能会出现外层视网膜萎缩和RPE萎缩（图59.3）。

59.2.2　荧光素血管造影或超广角荧光素血管造影

结果取决于病变分期：急性期早期低荧光，晚期着染；亚急性期"靶形"病变（中心低荧光伴周边高荧光）；恢复期均匀窗样缺损伴着染。血管造影显示的病变可能比在眼底检查中的表现

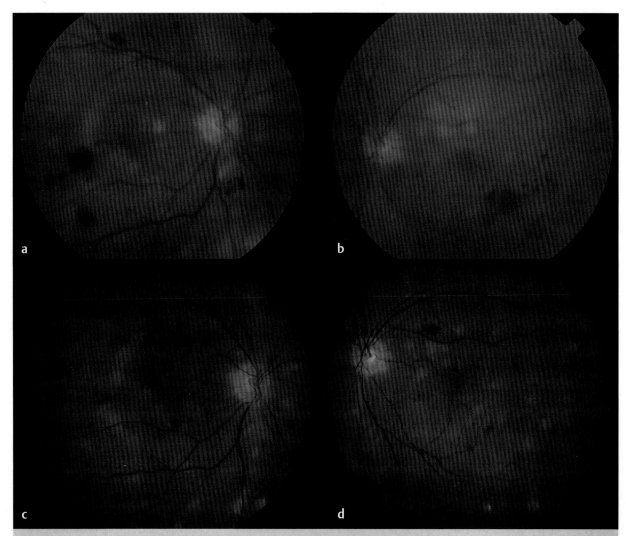

图 59.1　（a，b）急性期西尼罗河脉络膜视网膜炎双眼彩色眼底照相，显示黄色脉络膜视网膜病变、视网膜出血和玻璃体炎。（c，d）疾病活动期过后，脉络膜视网膜病变更明显，部分病灶色素沉积，部分病灶脱色素。玻璃体炎有所改善

更明显，常呈放射状或线性排列，甚至可表现为"激光斑样"病灶（图 59.2，59.4，59.5）。

59.2.3　吲哚菁绿血管造影

急性期病灶在造影早期和晚期均表现为明显的低荧光，提示 RPE/ 外层视网膜的病灶可能遮蔽了吲哚菁绿荧光，而不是最初假定的脉络膜低灌注理论。吲哚菁绿血管造影可识别大量 RPE/脉络膜低灌注区，这些低灌注区与眼底镜检查或荧光素血管造影中所见的明显奶油白色斑点不一定相对应。

59.3　诊断要点

鉴别诊断包括多灶性脉络膜炎、眼组织胞浆菌病、结节病、结核和梅毒性脉络膜视网膜炎。病史问询和实验室检测可有助于鉴别诊断。应通过 WNV 特异性免疫球蛋白 M（IgM）和 IgG 血清学检测确诊 WNV 感染，对于脑膜脑炎病例，可使用腰椎穿刺并检测脑脊液中 WNV IgM 确诊。既往接种过黄热病或日本脑炎疫苗的个体和感染过其他黄热病毒的个体可能存在抗体交叉反应。无法确诊的病例，尤其是怀疑存在与其他黄热病

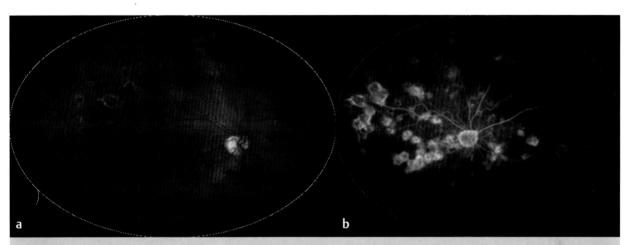

图 59.2　（a）西尼罗河视网膜病变恢复期的超广角眼底照相和（b）超广角荧光素眼底血管造影显示与脉络膜视网膜病变相关的着染和窗样缺损

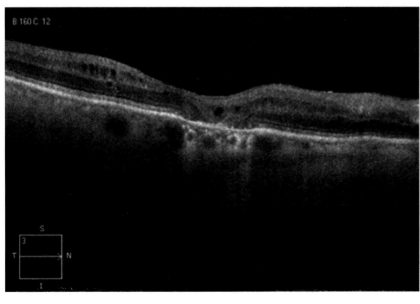

图 59.3　西尼罗河视网膜病变恢复期的频域 OCT B 扫描，显示轻微黄斑水肿。既往活动性病灶上可见外层视网膜和视网膜色素上皮萎缩

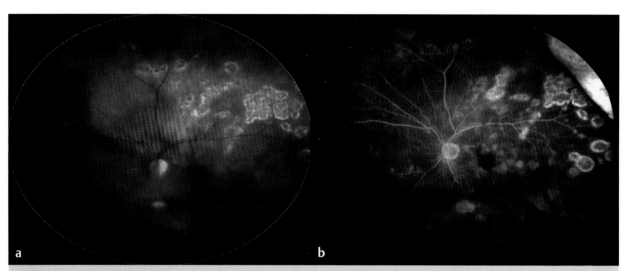

图 59.4 （a）西尼罗河视网膜病变恢复期的超广角眼底照相可见散在的色素沉积的"激光斑"样病灶。（b）西尼罗河视网膜病变恢复期的超广角荧光素血管造影显示与脉络膜视网膜病灶相关的着染和窗样缺损

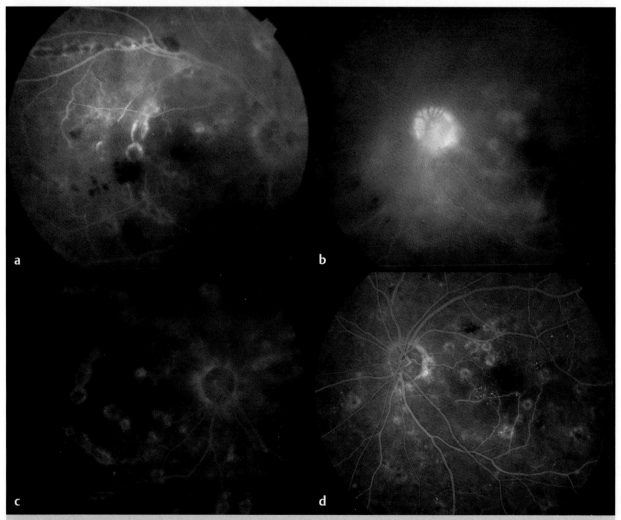

图 59.5 西尼罗河脉络膜视网膜炎急性期右眼和左眼的荧光素血管造影，显示激光斑样病灶和血管闭塞部位的渗漏/着染，及血管渗漏区域。（a，b）左眼可见广泛的视神经高荧光。（c，d）疾病活动期过后，脉络膜视网膜病灶的窗样缺损和着染，伴血管渗漏和视神经高荧光消退

毒交叉反应导致的假阳性时，应行蚀斑减少中和试验确诊。

59.4　处理

处理目的在于通过减少暴露风险（例如，灭蚊和使用驱虫剂）和对症护理来进行预防。

59.4.1　治疗选择

支持性治疗是 WNV 和 WNV 视网膜病变的主要治疗方法。病例报告曾报道过的有不同治疗反应的试验性治疗方案包括利巴韦林、干扰素α–2b 和静脉注射免疫球蛋白。局部使用类固醇激素可用于治疗急性前葡萄膜炎。极少数情况下，迟发性并发症（包括发生于既往脉络膜视网膜瘢痕形成部位附近的脉络膜新生血管形成）可通过玻璃体内抗血管内皮生长因子治疗。

59.4.2　随访

目前尚无确定的随访指南，因此医生可根据疾病活动程度和已采取的干预措施（例如急性期已局部使用类固醇皮质激素治疗）确定随访检查的间隔时间。

推荐阅读

［1］Garg S, Jampol LM. Systemic and intraocular manifestations ofWest Nile virus infection. Surv Ophthalmol. 2005; 50(1):3–13

［2］Chan CK, Limstrom SA, Tarasewicz DG, Lin SG. Ocular features of west nile virus infection in North America: a study of 14 eyes. Ophthalmology. 2006; 113(9):1539–1546

［3］Wang R, Wykoff CC, Brown DM. Granular Hyperreflective Specks by Spectral Domain Optical Coherence Tomography as Signs of West Nile Virus Infection: The Stardust Sign. Retin Cases Brief Rep. 2016; 10(4):349–353

［4］Learned D, Nudleman E, Robinson J, et al. Multimodal imaging of west nile virus chorioretinitis. Retina. 2014; 34(11):2269–2274

［5］Seth RK, Stoessel KM, Adelman RA. Choroidal neovascularization associated withWest Nile virus chorioretinitis. Semin Ophthalmol. 2007; 22(2):81–84

60 埃博拉病毒

Jessica G. Shantha, Steven Yeh

摘 要

世界卫生组织已将埃博拉病毒（EBOV）等疾病确定为高度优先级别，并正在邀请国家和国际合作伙伴为这些病原体制定研究策略、全球关注和预防健康政策。第一次 EBOV 暴发于 1976 年，在过去的 42 年中共计暴发了 30 多次，最近一次于 2018 年 8 月在刚果民主共和国暴发。此外，2013—2016 年西非发生了最严重的大暴发，超过 28 000 人感染，11 000 人死亡，塞拉利昂、利比里亚和几内亚的传播率最高。本章将概述 EBOV 的全身和眼部表现，并讨论可能的治疗方案和预防性疫苗。

关键词：埃博拉病毒；埃博拉病毒病；全葡萄膜炎；葡萄膜炎；病毒持续性

60.1 特征

埃博拉病毒是一种有包膜的、负极性的单链 RNA 病毒，通过直接接触人体或动物媒介（例如蝙蝠、黑猩猩、大猩猩和麂羚）的体液/组织（例如血液、分泌物、精液、唾液、尿液和乳汁）传播。巨噬细胞感染会导致细胞因子活化和释放，而树突细胞活化会导致细胞因子释放和 T 细胞活化减少，使对病毒的天然免疫应答中的关键组分下调。这些反应会导致血管通透性增加、低血容量性休克、多系统衰竭、弥散性血管内凝血、出血、皮疹和高病死率。鉴于最近一次埃博拉病毒暴发中存活者的数量，目前正在对这一出血热性疾病的长期生存结局进行新的观察。针对先前刚果民主共和国和乌干达疫情中及新近西非疫情中的存活者，已总结了其急性临床症状，并持续跟踪随访监测了其症状和体征。眼部后遗症可包括多种炎症表现。

60.1.1 常见症状

急性眼部症状

急性期可有结膜下出血、视力丧失（由于不能立即进行眼科检查而病因不明）和结膜充血，据报道发生于 48%~58% 的活动性感染患者中。

急性全身症状

最初为流感样症状，表现为发热、头痛、乏力和腹泻。埃博拉病毒（EBOV）可引起"病毒性出血热"。

长期后遗症

关节痛（可包括关节痛或无肿胀的疼痛）；腱鞘炎（罕见）、疲乏、头痛、腹痛、听觉症状（耳鸣、耳胀和主观听力丧失）、焦虑、抑郁、失眠、脱发，免疫豁免部位（生殖器官、中枢神经系统和眼部液体）中埃博拉病毒持续存在状态。

60.1.2 检查结果

检查结果包括前葡萄膜炎、中间葡萄膜炎、伴脉络膜视网膜瘢痕的后葡萄膜炎、全葡萄膜炎和后粘连。作为继发性并发症的白内障，可表现为葡萄膜炎性全白白内障、后囊下白内障和前囊纤维化斑块（图 60.1~60.3）。

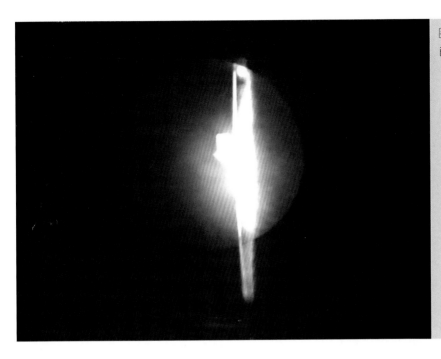

图 60.1　葡萄膜炎性白内障是一种已知的埃博拉病毒病后遗症

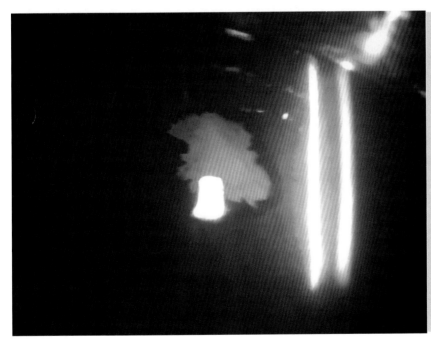

图 60.2　埃博拉病毒病幸存者的裂隙灯照片显示葡萄膜炎性白内障伴虹膜后粘连

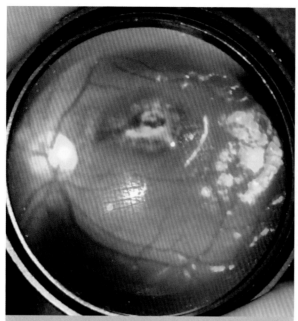

图 60.3 在埃博拉病毒病幸存者中观察到伴脉络膜视网膜瘢痕的后葡萄膜炎。需要进一步研究证实这些瘢痕形成是否由埃博拉病毒所致还是由其他在西非流行的感染所致（如弓形虫病）

60.2 关键诊断性检测和结果

60.2.1 聚合酶链反应

实时逆转录聚合酶链反应（RT-PCR）可检测病毒抗原或病毒 RNA。检测结果在症状出现后 3 天内可呈阳性。

60.2.2 GeneXpert 埃博拉病毒检测

基于自动笔芯式系统进行的一种快速检测，能对 EBOV、核蛋白和糖蛋白（GP）靶点进行 RNA 提取和 RT-PCR 检测。

其优势包括可减少培训和降低对操作者技术专业知识的要求、使检测结果更快和对操作环境生物安全性的要求更低。

60.2.3 血清学

EBOV 免疫球蛋白 IgM 和 IgG 的血清学检测。

60.2.4 体液分析

在生物安全 4 级（BSL-4）实验室对一名 EBOV 幸存者的眼部液体进行的 RT-PCR 和 EBOV 培养呈阳性结果。请注意，迄今为止，使用 RT-PCR 检测眼部液体的 EBOV RNA 尚未通过系统验证。

60.3 诊断要点

对疑似 EBOV 阳性的样本检测需要在生物安全 4 级实验室进行。

60.4 处理

60.4.1 治疗选择

治疗

出于对恐怖分子将 EBOV 作为生化武器的担心极大地推动了针对 EBOV 的药物研发。已有医学研究报道了几种治疗和预防急性 EVD 的方案。治疗策略包括直接病毒靶向治疗、宿主因子调节、免疫应答调节和以支持治疗为主的针对患者的疾病临床管理。抗 EBOV 药物的类别包括以下：小分子［如核苷类似物 BCX 44 30、GS-5734 和法匹拉韦（T-705）］、反义治疗［如小干扰 RNA（siRNAs）］和免疫治疗（如 ZMapp 鸡尾酒疗法，由三种具有靶向中和 EBOV GP 活性的单克隆嵌合抗体组成）。

疫苗

已经开发了几种基于疫苗的方案，包括常规疫苗（即使用加热或福尔马林灭活 EBOV）、亚单位疫苗（非病毒）、病毒样颗粒和基于载体的疫苗。在基于载体的疫苗中，备选疫苗类型包括基于牛痘病毒载体、基于腺病毒载体和基于水疱病毒［水疱性口炎病毒（VSV）］载体的疫苗，所有这些疫苗均已在啮齿类动物模型和非人灵长类动物中进行了研究。一项开放标签的群组随机试验显示，重组 VSV–Zaire EBOV 对 EVD 具有显著的保护作用，接种后 10 d 在接种疫苗的个体中无新发病例。环状疫苗免疫策略可有效控制塞拉利昂和几内亚地区的疾病发展，将来或可进一步应用推广。

推荐阅读

[1] Vine V, Scott DP, Feldmann H. Ebolavirus: An Overview of Molecular and Clinical Pathogenesis. Methods Mol Biol. 2017; 1628:39–50

[2] Mattia JG, Vandy MJ, Chang JC, et al. Early clinical sequelae of Ebola virus disease in Sierra Leone: a cross-sectional study. Lancet Infect Dis. 2016; 16(3):331–338

[3] Shantha JG, Crozier I, Hayek BR, et al. Ophthalmic manifestations and causes of vision impairment in Ebola virus disease survivors in Monrovia, Liberia. Ophthalmology. 2017; 124(2):170–177

[4] Tiffany A, Vetter P, Mattia J, et al. Ebola virus disease complications as experienced by survivors in Sierra Leone. Clin Infect Dis. 2016; 62(11):1360–1366

[5] Henao-Restrepo AM, Camacho A, Longini IM, et al. Efficacy and effectiveness of an rVSV-vectored vaccine in preventing Ebola virus disease: final results from the Guinea ring vaccination, open-label, cluster-randomised trial (Ebola Ça Suffit!). Lancet. 2017; 389(10068):505–518

61 寨卡病毒和视网膜

Peter H. Tang, Darius M. Moshfeghi

摘 要

寨卡病毒过去曾被认为仅对非洲和亚洲偏远地区产生威胁，2015 年寨卡病毒传播至南美洲，随后在全球传播。1947 年，研究人员首先在乌干达寨卡森林的一只恒河猴身上发现了这种病毒。随后不到 10 年，尼日利亚报告了首例人类感染病例。寨卡病毒感染首次暴发于 2007 年密克罗尼西亚联邦雅浦群岛，随后于 2013 年在法属波利尼西亚再次暴发。2015 年已扩散至巴西，成为全球卫生紧急事件。虽然寨卡病毒感染在成人中仅产生轻度流感样前驱症状，但其最严重的并发症是在先天性寨卡病毒感染（CZI）者中发生小头畸形。2016 年首次报告了与 CZI 相关的眼部表现，随后又发现了包括色素斑块、脉络膜视网膜萎缩、视神经异常、虹膜缺损和晶状体半脱位在内的眼部异常。随着新发感染的报道和缺乏有效的治疗，寨卡病毒在全球仍然是一个流行病学和医学挑战。

关键词：脉络膜视网膜病变；黄斑病变；视网膜病变；病毒；寨卡病毒

61.1 特征

寨卡病毒属于黄病毒科黄病毒属，这一属病毒也包括西尼罗河病毒、登革病毒和黄热病毒。这些病毒由包裹在二十面体核壳中的阳极单链 RNA 组成。最常见的传播方式是被受感染的节肢动物（如埃及伊蚊和白纹伊蚊种）叮咬，这些节肢动物常见于热带和温带地区。性传播、先天性传播以及通过输血和器官移植传播的病例也有报道。此外，最近在其他体液中也检测到该病毒，从而增加了通过非性接触传播的潜在可能性。

研究发现，妊娠前三个月感染寨卡病毒与胎儿小头畸形的发生存在相关性。虽然对先天性寨卡病毒感染（CZI）相关小头畸形的病理生理学机制的研究已取得巨大进展，但 CZI 与脉络膜视网膜黄斑病变的关联尚不清楚。虽然有些人认为寨卡病毒是直接原因，但这些眼部异常表现也可能是寨卡病毒导致的小头畸形的后遗症。小头畸形本身与脉络膜视网膜变性、色素改变和血管异常相关。因此，研究这些眼部表现的发病机制十分重要，有利于我们正确地理解其病理生理学病因。

61.1.1 常见症状

眼部症状

CZI 患儿可发生威胁视力的眼底异常。成人可有眼红症状。

全身症状

从无症状到轻度症状，包括发热、皮疹和关节疼痛。

61.1.2 检查结果

可能出现脉络膜视网膜萎缩和色素斑块。

61.2 关键诊断性检查和结果

61.2.1 血清学

最近开发的针对病毒免疫球蛋白 M（IgM）抗体的血清学检测已改善了筛查过程。IgM 抗体在感染后 1 周内出现，并可在感染后 12 周内保持阳性。该方法已被推荐作为疑似 CZI 新生儿的筛查方法；但这一方法的特异性低且对其他黄热病毒的交叉反应性高，对新生儿的筛查工作提出了极大挑战。阳性结果需要在疾病控制和预防中心（CDC）行蚀斑减少中和试验进行确诊。此外，小头畸形不再是新生儿筛查的必要标准。

61.2.2　眼底照相

可能存在局灶性色素斑块和脉络膜视网膜萎缩（图 61.1）。迄今为止，光学相干断层扫描和血管造影术对视网膜发现的诊断能力是非常有限的，其原因归结于与检查相关的挑战性问题，即频繁地在麻醉下进行检查的必要性。

61.3　诊断要点

由于临床症状的表现无特异性，因此诊断非常困难。最近，对局灶性色素斑块和脉络膜视网膜萎缩的认识已经扩展到包括出血性视网膜病变以及血管异常和鱼雷样黄斑病变。其他黄病毒（如登革病毒）可产生类似的视网膜表现；因此，进行正确的血清学确诊寨卡病毒至关重要。

61.4　处理

61.4.1　治疗选择

预防

目前，主要关注的是通过流行病学措施教育易感人群尽量减少寨卡病毒在人与人之间的传播，并增加对流行地区尤其是针对育龄妇女蚊虫叮咬的预防。政府主导的主要项目是通过喷洒杀虫剂和其他措施来减少伊蚊数量。目前正在努力开发寨卡病毒疫苗。

管理

症状管理（如卧床休息和口服补液）仍然是唯一的干预措施。据估计，只有一小部分感染者出现症状。氯硝柳胺可减少寨卡病毒的传播和其他寨卡病毒相关并发症的发生，因此已被确定为男性和非妊娠女性的可能治疗药物。对于 CZI 婴儿，早期诊断和监测很重要。由于目前尚无针对 CZI 视网膜和神经系统病变的有效治疗或疫苗，因此对在宫内暴露于病毒的新生儿进行全面和常规的眼科检查和全身评估至关重要。

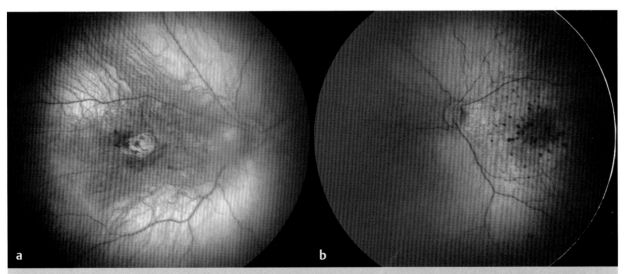

图 61.1　（a，b）先天性寨卡病毒感染儿童的眼底照相显示右眼脉络膜视网膜萎缩（a），及双眼黄斑部色素沉着

61.4.2 随访

为了评估疑似CZI新生儿的视网膜受累情况，这些儿童最好在出生后 1 个月内进行评估，无论初始检查结果是否正常，CDC 建议在 3 个月龄时进行眼科随访检查。

推荐阅读

［1］Ventura CV, Maia M, Bravo-Filho V, Góis AL, Belfort R, Jr. Zika virus in Brazil and macular atrophy in a child with microcephaly. Lancet. 2016; 387(10015):228

［2］de Paula Freitas B, de Oliveira Dias JR, Prazeres J, et al. Ocular findings in infants with microcephaly associated with presumed Zika virus congenital infection in Salvador, Brazil. JAMA Ophthalmol. 2016; 134(5):529–535

［3］Williamson PC, Linnen JM, Kessler DA, et al. First cases of Zika virus-infected US blood donors outside states with areas of active transmission. Transfusion. 2017; 57 3pt2:770–778

［4］Swaminathan S, Schlaberg R, Lewis J, Hanson KE, Couturier MR. Fatal Zika virus infection with secondary nonsexual transmission. N Engl J Med. 2016; 375(19):1907–1909

62　拟眼组织胞浆菌病综合征

Joseph Daniel Boss, Justis P. Ehlers

摘　要

拟眼组织胞浆菌病综合征（Presumed ocular histoplasmosis syndrome，POHS）是一种多灶性脉络膜视网膜炎，其病原学来源于组织胞浆菌包囊。POHS是一种传统的临床诊断，其依据是无炎症反应，在以下三联征中有两个或两个以上表现：小的"穿凿样"脉络膜视网膜萎缩病灶、视盘周围脉络膜视网膜萎缩和黄斑部脉络膜新生血管（CNV）或相关后遗症。POHS通常无症状；然而，当黄斑受累时，可能导致从视物变形到中心视力丧失的不同程度的症状。其治疗主要限于玻璃体内采用抗血管内皮生长因子积极治疗CNV。

关键词：脉络膜视网膜炎；脉络膜新生血管；组织胞浆菌斑；组织胞浆菌病；眼组织胞浆菌病综合征；拟眼组织胞浆菌病综合征

62.1　特征

拟眼组织胞浆菌病综合征（POHS）最早于1941年被定义，也被称为眼组织胞浆菌病或眼组织胞浆菌病综合征，被认为是一种独立于多灶性脉络膜视网膜炎和点状内层脉络膜病变的疾病，由一种拟前体真菌感染引起。荚膜组织胞浆菌是一种理论上的强传染源，通过对受感染个体进行组织胞浆菌素的皮肤检测，增加了原生动物流行区的POHS报道，并且在被感染而导致眼球摘除的眼睛中发现了组织胞浆菌脱氧核糖核酸。眼部疾病被认为是在孢子被吸入肺部后发生的，最终导致血行播散。POHS与美国流行地区包括俄亥俄州和密西西比州（"histo带"）的联系尚存争议，但在美国和欧洲均有报道。关于POHS发病机制有多种学说。其中一种理论包括在初次全身性感染时通过血行传播累及脉络膜。当局灶性脉络膜视网膜炎消退时，会出现萎缩性脉络膜视网膜瘢痕。视网膜色素上皮（RPE）和Bruch膜的缺失可能导致脉络膜新生血管（CNV）。脆弱的脉络膜新生血管缺乏正常功能的紧密连接，可导致液体、脂质渗出和出血渗漏。随后可发生纤维血管瘢痕的慢性重塑，当中心凹受累时，会导致严重的中心视力丧失。CNV发生过程中患者间差异的原因尚不清楚，基于人白细胞抗原（HLA）–DRw2分型，可能存在潜在的遗传易感性。CNV易感性的其他理论包括超敏反应、再次感染或较大的初始真菌接种。

62.1.1　常见症状

眼部症状

通常无症状；可在常规眼科检查中偶然诊断。临床表现可因脉络膜视网膜病变的严重程度和位置而多样化。累及黄斑中心凹的病变可能导致视物变形和中心视力丧失。

全身症状

取决于暴露的严重程度和宿主的免疫状态。在免疫功能正常的患者中，最常见轻度流感样呼吸道症状，但这些患者通常未被诊断出来。

62.1.2 检查结果

临床诊断依据是有以下三联征中两个或两个以上的表现：小的萎缩的、"穿凿样"脉络膜视网膜病变（组织胞浆菌斑），视盘周围脉络膜视网膜萎缩或色素改变，以及 CNV 引起的黄斑病变（图 62.1，62.2）。无玻璃体炎或玻璃体细胞。萎缩性病变往往小于视盘，位于黄斑或周边视网膜，不对称，通常无症状。CNV 后遗症包括视网膜下和视网膜内出血、视网膜下积液和晚期纤维血管盘状瘢痕。

62.2 关键诊断性检查和结果

62.2.1 光学相干断层扫描

在累及黄斑的病变中，OCT 有助于评估萎缩病变的萎缩情况及 CNV 和纤维瘢痕随时间的变化。萎缩性病灶可见视网膜外层萎缩。非活动性 CNV 可能表现为合并视网膜下或 RPE 下高反射病变。除了可能存在的视网膜内或视网膜下积液外，活动性 CNV 可能与椭圆体带破坏增加和外层视网膜反射增加有关（图 62.3）。

62.2.2 荧光素血管造影或超广角荧光素血管造影

有助于评估 CNV 的活动性（图 62.1）。

62.2.3 眼底照相

用于对无症状性周围脉络膜视网膜病变患者进行随访。当病变发生在周边视网膜时，首选超广角眼底照相（图 62.2）。

62.2.4 光学相干断层扫描血管成像

与荧光素血管造影术相似，光学相干断层扫描血管成像可通过识别与 CNV 一致的异常血流网而提供更多的信息。

62.3 关键的检查

POHS 仍是一种临床性诊断。由于缺乏显著的阴性和阳性预测值，通常不建议进行常规 HLA 分型和组织胞浆菌病皮肤或血清检测。

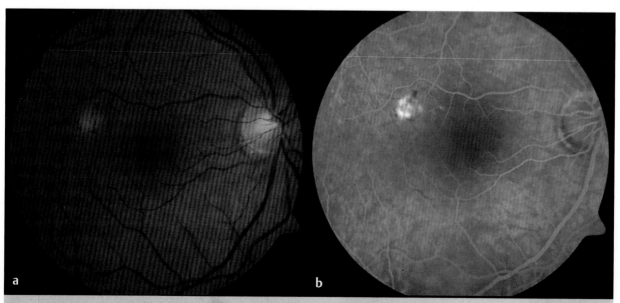

图 62.1 拟眼组织胞浆菌病。（a）周围视神经颞侧轻度萎缩，伴有黄斑活动性脉络膜新生血管形成（黄色病变区）。（b）黄斑病变区的荧光素血管造影静脉晚期相

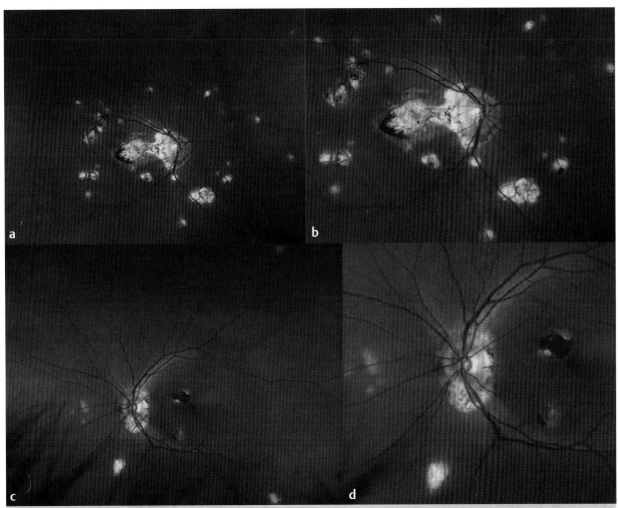

图 62.2　拟眼组织胞浆菌病的超广角眼底照相显示右眼（a，b）及左眼（c，d）后极部视盘周围萎缩，散在周边脉络膜视网膜瘢痕，并累及黄斑区

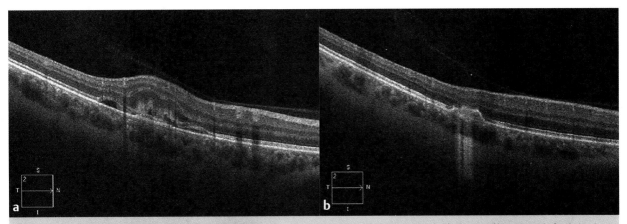

图 62.3　拟眼组织胞浆菌病。OCT 显示黄斑区视网膜下活动性脉络膜新生血管治疗前（a）及抗 VEGF 治疗后（b）

62.4 处理

62.4.1 治疗选择

POHS 治疗的重点是 CNV 的管理。目前尚无预防 CNV 发展的常规治疗方法。

对于活动性 CNV 的管理，抗血管内皮生长因子（VEGF）治疗已成为常见疗法。CNV 可能对抗 VEGF 治疗特别敏感，PHOS 相关 CNV 需要的治疗次数少于新生血管性年龄相关性黄斑变性通常的治疗次数。以往，CNV 的治疗方法还有激光光凝和光动力疗法（PDT）。对于距离中心凹中心至少 200 μm 的病变，仍可考虑使用激光。PDT 也可用于 CNV，包括中心凹下病变。针对可能潜在的炎症发病机制，玻璃腔体内曲安奈德的使用也有报道。

62.4.2 随访

非活动性 POHS 可每 6~12 个月随访一次。

对于有活动性 CNV 或活动性 CNV 病史的患者，应密切随访，并根据需要进行治疗，因为如果未接受治疗或治疗不足，可能会出现严重的视力并发症。

推荐阅读

［1］Krause AC, Hopkins WG. Ocular manifestation of histoplasmosis. Am J Ophthalmol. 1951; 34(4):564–566

［2］Spencer WH, Chan C-C, Shen DF, Rao NA. Detection of Histoplasma capsulatum DNA in lesions of chronic ocular histoplasmosis syndrome. Arch Ophthalmol. 2003; 121(11):1551–1555

［3］Meredith TA, Smith RE, Duquesnoy RJ. Association of HLA-DRw2 antigen with presumed ocular histoplasmosis. Am J Ophthalmol. 1980; 89(1):70–76

［4］Macular Photocoagulation Study Group. Krypton laser photocoagulation for neovascular lesions of ocular histoplasmosis. Results of a randomized clinical trial. Arch Ophthalmol. 1987; 105(11):1499–1507

63 弥漫性单眼亚急性视神经视网膜炎

Sruthi Arepalli, Arthi Venkat, Sunil K. Srivastava

摘 要

弥漫性单眼亚急性视神经视网膜炎继发于一种视网膜下的线/蠕虫感染，从而对其上的视网膜和视神经产生毒性。由于疾病早期的症状轻微，患者通常直到晚期才会就诊。眼底检查通常表现为包括多种旋转的一过性眼底病变，晚期表现包括视网膜色素上皮瘢痕形成和视神经萎缩。治疗包括对线虫进行光凝或口服抗蠕虫药物治疗。但尽管采取了这些措施，视力恢复通常是有限的。

关键词：囊样黄斑水肿；弥漫性单侧亚急性视网膜炎；视网膜电图；荧光素血管造影；线虫；光学相干断层扫描；视神经萎缩；葡萄膜炎

63.1 特征

弥漫性单眼亚急性视神经视网膜炎（diffuse unilateral subacute neuroretinitis，DUSN），是一种典型的由多种视网膜下线虫感染引起的单眼炎性疾病。DUSN 倾向于感染年轻个体，并被分为早期和晚期，每期都有特征性的表现。疾病早期通常不会导致明显的视力丧失，主要表现为复发性、一过性的灰白色或黄白色眼底簇状病变，在眼底不同部位消失和再现。疾病晚期视力严重下降，表现为视网膜小动脉狭窄、视盘萎缩和视网膜色素上皮（RPE）退行性病变。

该病在美国东南部、北部以及中西部地区发病率最高。在东南部，大多数病例与较小的线虫有关，而较大的线虫通常见于美国北部和中西部。

该疾病的确切发病机制尚不清楚。目前的假设理论是基于眼部病理结果，显示病变是由视网膜和视神经对视网膜下生物体的有害反应所致。确切地说，较小的线虫犬钩口线虫（长度为 400~1 000 μm）和较大的线虫浣熊拜林蛔线虫（长度为 1 500~2 000 μm）均可导致该疾病，并可在眼中存活多年。犬钩口线虫也与皮肤幼虫移行症有关，一部分患者的皮肤幼虫移行可早于 DUSN 的发生。浣熊拜林蛔线虫是在浣熊和松鼠中发现的一种寄生虫，可引起中枢神经系统疾病。此外，已有与 DUSN 相关的神经幼虫移行的报告，血清学研究已证实在一些患者中存在该病原体。通过动物接触暴露被认为是感染的机制。

63.1.1 常见症状

在早期阶段，患者可能无症状或出现轻度视力下降、暗点或漂浮物感。在晚期，视力大幅度下降，包括可能恶化的暗点和漂浮物感。

63.1.2 检查结果

在早期疾病中，检查结果主要包括与线虫路径平行出现的漩涡状灰白色或黄白色视网膜病灶。这些病变通常持续长达 2 周才消失，可导致疾病晚期瘢痕形成。患者可能出现视神经损伤，导致传入性瞳孔障碍和视神经肿胀、玻璃体炎和视网膜小动脉狭窄（图 63.1）。较少见的表现包括渗出性改变、脉络膜新生血管膜以及视网膜内和视网膜下出血。罕见情况下，可能会出现黄斑星芒样改变。

在晚期阶段，检查结果包括上述相同区域更严重的损伤，RPE 退行性病变和瘢痕形成，可以与单侧视网膜色素变性、眼组织胞浆菌病或继发于视网膜血管阻塞的长期萎缩混淆（图 63.1）。最常见的临床体征（不考虑就诊时间）包括视网膜下轨迹和 RPE 的局灶性改变（各 90%）以及小白点和视神经萎缩（各 80%）。

在疾病的任一阶段，通过仔细的眼底检查均可能发现视网膜下活动的线虫。

63.2 关键诊断性检查和结果

63.2.1 光学相干断层扫描

受累区域普遍性视网膜萎缩，疾病缓解后视网膜内层厚度显著降低（图 63.2）。有趣的是，即使检查时眼睛未显示视网膜萎缩体征，在光学相干断层扫描中，内核层仍比正常对侧眼薄。

63.2.2 荧光素血管造影或超广角荧光素血管造影

在早期，DUSN 病变表现为早期低荧光和晚期荧光着染，也可见视网膜血管渗漏和视盘高荧光。这些发现与其他炎性或"白点"综合征相似，导致早期准确诊断困难。晚期主要表现为弥漫性 RPE 损伤导致的窗样缺损。

63.2.3 吲哚菁绿血管造影

表现为整个眼底的多个低荧光，类似于许多炎症性疾病。

63.2.4 视网膜电图

视网膜电图（ERG）与正常值的偏差是有所不同，但在大多数患者中，b 波的降低程度大于 a 波，表明视网膜内层丢失。在某些病例中，线虫

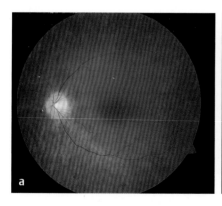
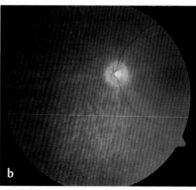

图 63.1 （a）弥漫性单眼亚急性视神经视网膜炎的眼底照相显示血管减少和视神经苍白。（b）周边视网膜广泛的色素改变和血管减少，鼻下方可见可疑线虫

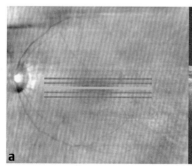
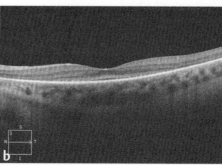

图 63.2 弥漫性单侧亚急性视神经视网膜炎的光谱域 OCT 显示广泛外层视网膜萎缩伴有黄斑区中心凹豁免

死亡导致 ERG 有所改善。多焦 ERG 显示视网膜和 RPE 病变的反应减弱区域具有特异性。

63.3　关键全身检查

在疑似 DUSN 病例中，尝试通过仔细检查确定线虫位置并尽可能进行光凝治疗非常重要。值得注意的是，检眼镜检查中的光线可能会导致线虫移动。在某些情况下，可以通过高倍放大眼底照相进行定位。即使仔细检查，也可能无法发现线虫。虽然少数报道显示 DUSN 患者的血清学检查呈阳性，但大多数人认为获取血液涂片或粪便检查效用有限。

63.4　处理

63.4.1　治疗选择

已有光凝成功治疗线虫的报道；但是，在光凝术后需要仔细观察，因为有报道证明即使在光凝有效终止线虫后，病变仍可持续存在。在症状持续或不能光凝治疗的线虫病例中，驱虫剂治疗有益。视力恢复的差异较大，但有些患者在治疗后得到了适度的改善。

63.4.2　随访

对早期的病例，重要的是监测患者晚期特征的发展，这意味着即使在治疗后可能仍存在持续的感染。在接受光凝的病例中，务必重复行眼底检查，以确保线虫死亡。

推荐阅读

［1］Ávila M, Isaac D. Chapter 86—Helminthic Disease A2—Ryan, Stephen J. In: Sadda SR, Hinton DR, Schachat AP, et al, eds. Retina. 5th ed. London: W.B. Saunders; 2013:1500–1514

［2］Gass JD, Braunstein RA. Further observations concerning the diffuse unilateral subacute neuroretinitis syndrome. Arch Ophthalmol. 1983; 101(11):1689–1697

［3］de Amorim Garcia Filho CA, Gomes AH, de A Garcia Soares AC, de Amorim Garcia CA. Clinical features of 121 patients with diffuse unilateral subacute neuroretinitis. Am J Ophthalmol. 2012; 153(4):743–749

［4］Vezzola D, Kisma N, Robson AG, Holder GE, Pavesio C. Structural and functional retinal changes in eyes with DUSN. Retina. 2014; 34(8):1675–1682

64 多灶性脉络膜炎和全葡萄膜炎

Rajinder S. Nirwan, Angela P. Bessette

摘 要

多灶性脉络膜炎和全葡萄膜炎（MCP）是一种罕见的慢性反复发作的特发性疾病，主要累及年轻健康的近视女性。典型症状包括中心视力下降、眼前漂浮物、眼前闪光感和视野缺损。检查时可见呈多灶性的小病灶，与前后节炎症相关。病灶可为单侧或双侧，但通常存在显著的不对称性。包括频域光学相干断层扫描、荧光素血管造影、吲哚菁绿血管造影和眼底自发荧光在内的多种成像技术，均可观察到这一特征性发现。MCP 的诊断是排除性诊断，应进行完整全面的检查。治疗旨在逆转/控制可能出现的炎症和后遗症。

关键词：FA；ICGA；多灶性脉络膜炎和全葡萄膜炎；OCT；后葡萄膜炎

64.1 特征

1973 年，两名表现类似拟眼组织胞浆菌病综合征（POHS）病变的脉络膜视网膜病变患者被首次报道为多灶性脉络膜炎和全葡萄膜炎（MCP）。然而，与 POHS 不同，这些患者存在相应的双侧前房和玻璃体炎症。虽然 MCP 通常是全葡萄膜炎，但由于其特征性检眼镜下表现，因此被归类为白点综合征。这是一种罕见的慢性复发性炎性眼病，好发于健康个体，尤其是年轻的近视女性。虽然是特发性疾病，但推测其为自身免疫性疾病；但有关其病因机制尚无共识。据报道，该病的发病年龄范围为 6~69 岁，最常见于 30~50 岁。虽然 MCP 是双眼发病，但可为不对称性表现，其特征是既往炎症部位周围反复出现临床可见的炎症。复发可呈单侧、双侧，单独或同时发生。

64.1.1 常见症状

临床上，大多数患者为亚急性表现，主诉包括中心视力（VA）下降、眼前漂浮物、眼前闪光感和视野缺损在内的后葡萄膜炎症状。前节症状如畏光也可能发生。初诊视力从 20/20 至光感不等。视力丧失通常由炎症或脉络膜新生血管（CNV）引起。

64.1.2 检查结果

在活动期，检查显示存在前房和玻璃体炎症，这是与 POHS 鉴别的一个重要特征。与 MCP 相关的前葡萄膜炎是非肉芽肿性的，可能包括虹膜后粘连，严重程度可从轻度到中度不等。玻璃体炎表现为可不对称的一定程度的炎症。活动性病变的典型检眼镜下检查结果是在视网膜色素上皮（RPE）和脉络膜毛细血管水平上出现的绒毛状、边界色素沉着的黄灰色脉络膜视网膜病灶（图64.1）。病灶直径 50~350 μm，甚至更大，可分布于视网膜后极、中周或周边部。病灶可单独存在，排列成簇，或呈线性条纹。活动性疾病可能与视网膜下积液、视神经充血和水肿、囊样黄斑水肿（CME），以及黄斑和视盘周围 CNV 相关。最终，陈旧性的非活动性病变演变为圆形、穿凿状、萎缩性的黄白色病灶，伴有不同程度的色素沉着。进一步导致视盘周围瘢痕形成和广泛的视网膜下纤维化。视盘周围瘢痕类似于 POHS。反

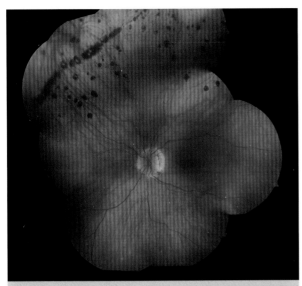

图 64.1　左眼非活动性多灶性脉络膜炎和全葡萄膜炎的拼接彩色眼底照相显示多个陈旧性的边界清晰的穿凿样病灶，周边有不同程度的色素沉着

复发作的炎症使患者更易发生白内障、CME 和视网膜前膜。

64.2　关键诊断性检查和结果

64.2.1　光学相干断层扫描

活动性病变表现为玻璃膜疣样均匀物质沉积，RPE 抬高。这些急性病灶显示为中度反射性，位于 RPE 下和视网膜下（图 64.2）。受累范围更广时，可能累及椭圆体带，并扩展至 RPE 抬高区域之外。在某些病例中，陈旧性的病灶表现为瘢痕和组织损失，而另一些病例中，病变可在消退后不遗留任何解剖学改变。光学相干断层扫描（OCT）显示，急性期病程的脉络膜不会持续受累。然而，新近的脉络膜成像技术，如增强深部成像 OCT（EDI-OCT）和扫频源 OCT（SS-OCT）可显示活动区域脉络膜厚度轻微增加。

64.2.2　荧光素血管造影或超广角荧光素血管造影

活动性病变表现为造影早期低荧光，造影晚期持续染色和渗漏（图 64.3）。RPE 裂开部位渗漏更明显。治疗后，荧光素血管造影（FA）的表现可呈现多样性：早期轻微高荧光和晚期染色的白色小瘢痕，呈窗样缺损的无 RPE 组织的穿凿样病灶，或无明显变化（在眼底检查或 FA 上）。此外，新发 CNV 的部位将出现造影早期荧光和晚期渗漏。同样，消退的 CNV 也显示早期高荧光，但晚期着染。MCP 的非活动性病灶表现为窗样缺损，伴有早期低荧光，边界清晰。

64.2.3　吲哚菁绿血管造影

吲哚菁绿血管造影术可提供更多的诊断信息，可明显观察到表现为低荧光的病灶，数量多于眼底检查或 FA，代表脉络膜毛细血管无灌注区域（图 64.4）。

64.2.4　眼底自发荧光

反映 RPE 结构变化的眼底自发荧光特征性显示在活动性脉络膜视网膜炎部位呈高自发荧光（图 64.5）。高自发荧光病变经免疫抑制治疗后消失，被脉络膜视网膜萎缩部位的点状自发低荧光替代。

64.3　诊断要点

MCP 的诊断是一种排除性诊断，除实验室和诊断性检测外，还可通过完整的病史进行诊断。在开始免疫抑制治疗前，应谨慎排除感染性病因。检查应包括梅毒（非密螺旋体和密螺旋体）血清学检查、结核（结核菌素试验或干扰素－γ释放试验和胸部 X 线平片）和结节病（血清血管紧张素转换酶、溶菌酶和胸部 X 线平片或胸部螺旋计算机断层扫描）的检测。人白细胞抗原 A29 检测结合临床可确诊鸟枪弹样视网膜脉络膜病。

如在相关流行病地区或临床病史和（或）症状提示感染其中一种病原体，应检测莱姆病和西尼罗河病毒滴度。

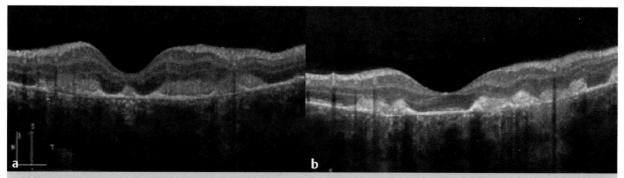

图 64.2　（a）多灶性脉络膜炎和全葡萄膜炎患者的基线水平左眼光学相干断层扫描（OCT），显示累及外层视网膜的圆锥形病灶，伴有视网膜色素上皮（RPE）破裂和 RPE 上方和下方的高反射信号。（b）60 mg 泼尼松治疗 1 个月后的 OCT。注意到病灶变得更加清晰，以及类固醇治疗后中心凹下的改善（由 Sunil Srivastava 医生提供）

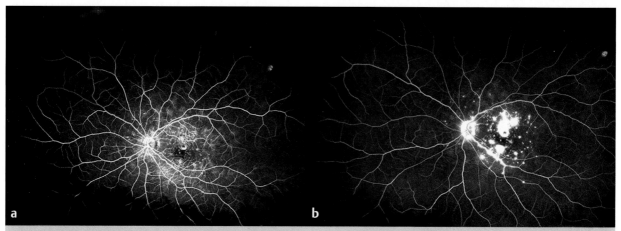

图 64.3　多灶性脉络膜炎和全葡萄膜炎患者的早期（a）和晚期（b）超广角荧光素血管造影可见染色和渗漏（由 Sunil Srivastava 医生提供）

64.4　处理

64.4.1　治疗选择

目前尚无统一的治疗标准共识。但一旦排除感染性病因即可开始治疗前后节炎症及其后遗症。全身使用类固醇皮质激素（如泼尼松）被认为是治疗活动性眼后节炎症的一线治疗方法，并可与局部类固醇激素联合用药治疗前房炎症。炎症有改善迹象时，口服泼尼松可以逐渐减量。该方案可补充以更积极的局部治疗，包括后 Tenon's 囊下注射曲安奈德（商品名 Kenalog）或玻璃体腔内注射曲安奈德或地塞米松植入物。同样，在给予眼周或眼内类固醇激素治疗之前，必须排除感染性病因。如患者对类固醇皮质激素用药不敏感，或在泼尼松逐渐减量炎症就复发的情况下，可使用免疫抑制药物，如抗代谢药物和抗肿瘤坏死因子药物帮助维持更长期的稳定性。

既往采用热激光和光动力疗法治疗 CNV（如果存在）。随着抗血管内皮生长因子（anti-VEGF）治疗的出现，玻璃体腔内抗 VEGF 治疗已成为 CNV 的一线治疗方法。在某些病例中，CNV 活动度主要反映了炎症活动度，可使用眼内或全身类固醇激素治疗，与抗 VEGF 疗法联合使用。

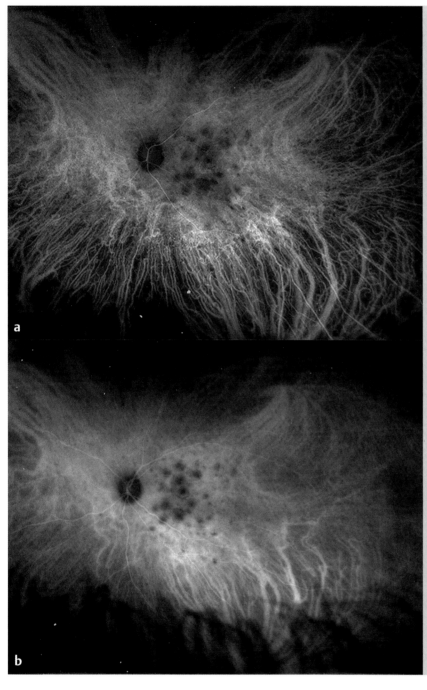

图 64.4 多灶性脉络膜炎和全葡萄膜炎患者的早期（a）和晚期（b）超广角 ICGA，显示病程中持续存在的多发性低荧光病灶（由 Sunil Srivastava 医生提供）

64.4.2 随访

MCP 是一种慢性疾病，可持续数月至数年，炎症反复发作。CNV 和 CME 可在初诊时，或在随访晚期出现。接受泼尼松和（或）免疫调节治疗的患者应监测可能会危及生命的副作用。出现盘状黄斑瘢痕、萎缩或慢性 CME 的患者，视力预后较差。基于这些原因，密切的长期随访以及良好的依从性对控制该疾病至关重要。需要全身免疫调节治疗的患者也可与风湿病专家协作随访，以持续监测全身问题。

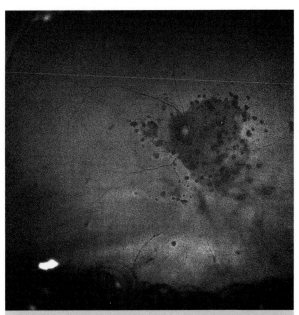

图 64.5　非活动性多灶性脉络膜炎和全葡萄膜炎患者的右眼超广角眼底自发荧光，显示既往炎症部位多发性自发低荧光病灶（由 Sunil Srivastava 医生提供）

推荐阅读

［1］Spaide RF, Goldberg N, Freund KB. Redefining multifocal choroiditis and panuveitis and punctate inner choroidopathy through multimodal imaging. Retina. 2013; 33(7):1315–1324

［2］Raven ML, Ringeisen AL, Yonekawa Y, Stem MS, Faia LJ, Gottlieb JL. Multimodal imaging and anatomic classification of the white dot syndromes. Int J Retina Vitreous. 2017; 3:12

［3］Tavallali A, Yannuzzi LA. Idiopathic multifocal choroiditis. J Ophthalmic Vis Res. 2016; 11(4):429–432

［4］Mirza RG, Jampol LM. White Spot Syndromes and Related Diseases. In: Ryan S, Schachat A, Hinton D, Wilkinson C, Sadda S, Wiedemann P, eds. Ryan's retina. 6th ed. London: Elsevier; 2018:1535–1541

65 眼结节病

Sruthi Arepalli, Careen Lowder

摘 要

结节病是一种多系统性特发性肉芽肿性炎性疾病，无法治愈。有趣的是，眼部表现是全身结节病的一种表现，有时也是唯一的症状，需要仔细诊断和治疗。眼结节病通常表现为双侧慢性葡萄膜炎，但可累及任何眼或眼附属器结构，并可表现为其他眼病的症状。虽然活检是诊断的金标准，但很难实现，依靠临床体征和实验室检查结果可支持诊断。通常通过类固醇皮质激素和（或）免疫抑制治疗可维持疾病静止状态并保持视力。

关键词：囊样黄斑水肿；荧光素血管造影；肉芽肿；吲哚菁绿血管造影；光学相干断层扫描；结节病；葡萄膜炎

65.1 特征

结节病是一种病因不明的肉芽肿性炎性疾病，可累及包括眼部在内的几乎每一个器官。眼部受累症状可为结节病的发病表现，需要谨慎仔细的眼科诊断和治疗。确诊需要在受累组织活检中发现非干酪样肉芽肿，但临床上可能难以实现，其他临床和实验室检查结果可支持诊断。

眼结节病可累及任何眼部结构，包括眼眶、眼附属器、眼内结构和视神经。很大一部分患者发展为双侧慢性肉芽肿性葡萄膜炎。由于诊断标准不同，眼结节病的患病率不得而知。种族易感性各不相同；一些研究显示非洲裔美国人更有可能出现眼部表现，而其他一些研究认为日本患者的发病率较高。少数研究显示性别之间的发病率无差异，而另一些研究则认为女性的发病率更

高。眼结节病可出现于任何年龄人群中，甚至包括幼儿。发病年龄段通常呈双峰型，二三十岁或五六十岁发病率最高。最近，有报道描述了全身和眼部结节病的发展，以及文身导致的肉芽肿性炎之间的相关性。但结节病的病因仍然存疑。

65.1.1 常见症状

症状通常反映了有哪些组织被累及。泪腺、眼睑或结膜的炎症会导致眼部刺激症状和眼干涩感。眼内炎症会出现畏光、疼痛和视力下降。眼眶炎症会导致复视、眼球突出和疼痛。神经系统受累可导致颅神经麻痹和脑膜炎。

65.1.2 检查结果

眼睑、泪腺系统、眼眶、结膜和巩膜

肉芽肿的局灶性浸润可导致丘疹或类似于肿瘤的较大结节。结节病可浸润整个眼睑，形成假性蜂窝织炎。泪腺是最常受累的眼眶结构，病灶可扩大发展为可触及的肿块。眼眶炎症可累及脂肪和肌肉，导致眼球突出、复视和视力丧失。肉芽肿可累及眼睑结膜，慢性炎症可造成瘢痕改变。如果存在结膜肉芽肿，最好进行确诊性活检。巩膜受累较少见，但可发展为巩膜炎。

眼内炎症

前房炎是结节性葡萄膜炎最常见的表现；但前房积脓少见。患者可出现羊脂状角膜后沉着物（KP）或虹膜/小梁网（TM）肉芽肿。中间葡萄膜炎包括玻璃体混浊、雪球、平坦部渗出或囊样黄斑水肿（CME）。在后葡萄膜炎中，视网

膜和脉络膜病变可能表现为较小的结节（Dalen-Fuchs 样结节）或表现为类似脉络膜肿瘤的较大结节（肉芽肿）（图 65.1）。小的脉络膜病灶可能表现类似于多灶性脉络膜炎或鸟枪弹样脉络膜视网膜病变，伴有视网膜色素上皮萎缩。渗出性视网膜脱离可能位于较大的脉络膜肉芽肿上（图 65.2）。罕见情况下，视盘或周边视网膜会有新生血管形成，可能导致视网膜内或玻璃体积血。可能会出现血管鞘。极少数情况下，严重病例会发展为静脉周围炎，表现为黄白色渗出物或"蜡滴样"渗出沿视网膜静脉发展。已有报道罕见情况下会发生视网膜静脉闭塞。

高眼压和葡萄膜炎性青光眼

青光眼可能继发于白细胞阻塞小梁网、小梁网结节形成或炎性粘连。肿块压迫也会增加眼内压。慢性炎症会加速白内障和视网膜前膜（ERM）的形成。

视神经和神经眼部表现

肉芽肿或炎症均可发生视神经水肿，或在没有眼内受累的情况下出现球后炎症（图 65.3）。结节病可表现出一系列神经系统症状，包括颅神经麻痹和无菌性脑膜炎。

65.2　关键诊断性检查和结果

65.2.1　光学相干断层扫描

可检测和监测 CME 和 ERM，评估脉络膜肉芽肿的位置（例如深度）和大小，以及病灶部位的炎症或新生血管改变。玻璃体后部扫描可预测玻璃体细胞数量。

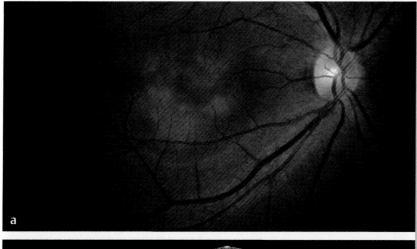
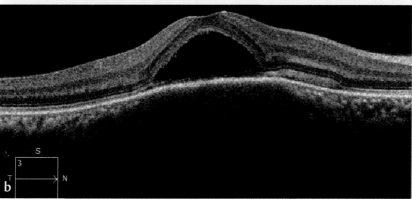

图 65.1　（a）眼底照相显示黄斑部大的脉络膜肉芽肿。（b）肉芽肿部位的光学相干断层扫描显示脉络膜隆起，脉络膜血管丢失，其上视网膜下积液伴椭圆体带破坏

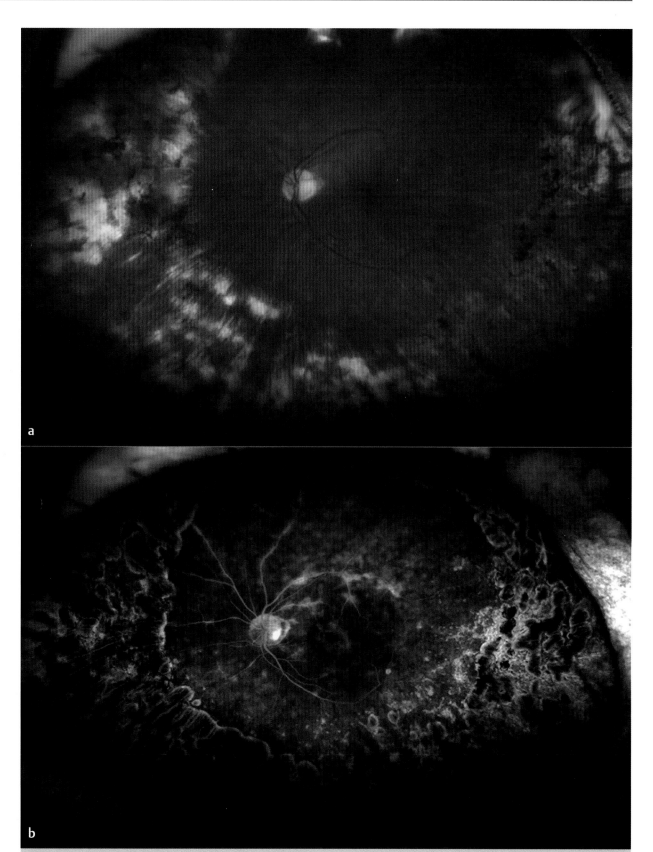

图 65.2 （a）超广角眼底照相显示结节病中广泛的融合性周边脉络膜视网膜病灶伴瘢痕形成。（b）荧光素血管造影显示与脉络膜视网膜瘢痕相对应的明显窗样缺损及后极部渗漏

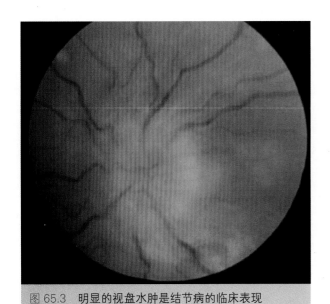

图 65.3 明显的视盘水肿是结节病的临床表现

65.2.2 荧光素血管造影或超广角荧光素血管造影

检测 CME 和视网膜周边部渗漏，可提示疾病活动度，并显示闭塞性血管炎和新生血管形成的区域（图 65.4）。此外，可识别继发于血管闭塞的无灌注区。

65.2.3 吲哚菁绿血管造影

低荧光区域对应脉络膜肉芽肿部位。低荧光区域总量的增加可提示疾病进展。有趣的是，这些低荧光区域并不总是与眼底检查所见结果相一致（图 65.5）。

65.3 诊断要点

诊断的金标准需要对非干酪性肉芽肿进行活检。然而，鉴于难以对有眼内表现的结节病患者进行活检，眼结节病国际协作组建立了一组基于临床和实验室数据的诊断标准，这一诊断标准中将患者分为四类：眼结节病确诊（definite）、拟眼结节病（presumed）、可能结节病（probable）、结节病不除外（possible）。确诊眼结节病需要活检阳性并伴有葡萄膜炎。拟眼结节病不需要活检，但要求存在双侧肺门淋巴结肿大（BHL）伴葡萄膜炎。可能结节病不需要活检，但要求存在 BHL、三种临床体征和两种阳性实验室结果。结节病不除外的活检结果为阴性，但要求有 4 个临床体征和 2 个阳性实验室结果。临床体征包括羊脂状 KP 和（或）虹膜结节、小梁网结节和（或）帐篷状虹膜周边前粘连、玻璃体雪球和（或）玻璃体混浊、脉络膜病变、静脉周围炎和（或）大动脉瘤、视盘和（或）脉络膜肉芽肿或双侧葡萄膜炎。实验室检查结果包括既往皮肤试验阳性或有卡介苗疫苗接种史的患者的结核菌素皮肤试验呈阴性、胸部 X 线或 CT 显示 BHL，血管紧张素转换酶和（或）血清溶菌酶水平升高，碱性磷酸酶、谷草转氨酶、谷丙转氨酶、乳酸脱氢酶或 γ-谷氨酰转移酶等碱性磷酸酶比正常值上限高 3 倍，或至少比正常值上限高 2 倍。

此外，胸部 CT 在对伴葡萄膜炎的老年患者诊断时可能有用。即使在 X 线呈阴性的伴有眼部炎症的患者中，胸部 CT 仍能显示肺实质和纵隔的病灶或肺门淋巴结肿大。在一项针对 30 例表现有慢性虹膜炎、玻璃体炎或脉络膜炎的老年女性患者（年龄 61~83 岁）的回顾研究中，17 例胸部 CT 结果显示与结节病表现一致，其中 14 例患者最终经活检确诊。

65.4 处理

65.4.1 治疗选项

治疗的目的在于保持视力并维持疾病静止状态。如果炎症位于前房，可局部使用类固醇皮质激素和睫状肌麻痹剂。如果炎症累及眼后节结构，可采用球周注射、玻璃体腔注射或全身使用激素。全身使用激素也可对累及双侧或眼眶的结节病起效。需要长期治疗的患者，可使用免疫抑制剂治疗。

65.4.2　随访

密切随访患者直至疾病静止是很重要的。如果对诊断有任何疑问或治疗反应不充分，则需要转诊至葡萄膜炎专科医生。在达到疾病静止状态后，进行持续间歇性随访监测非常重要，有利于监测任何复发。

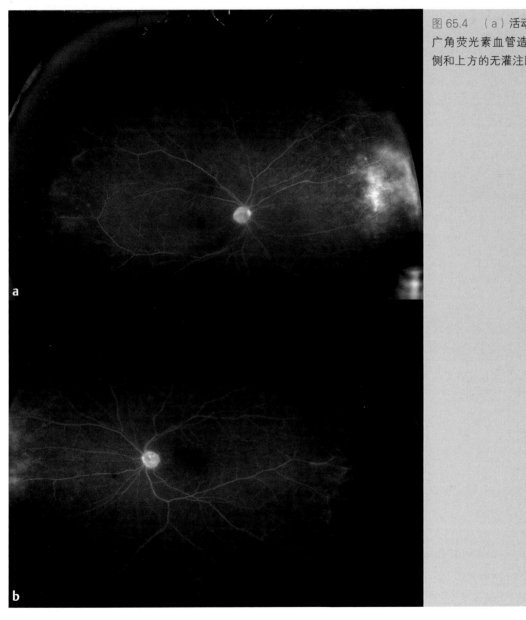

图 65.4　（a）活动性眼结节病的超广角荧光素血管造影晚期相显示颞侧和上方的无灌注区

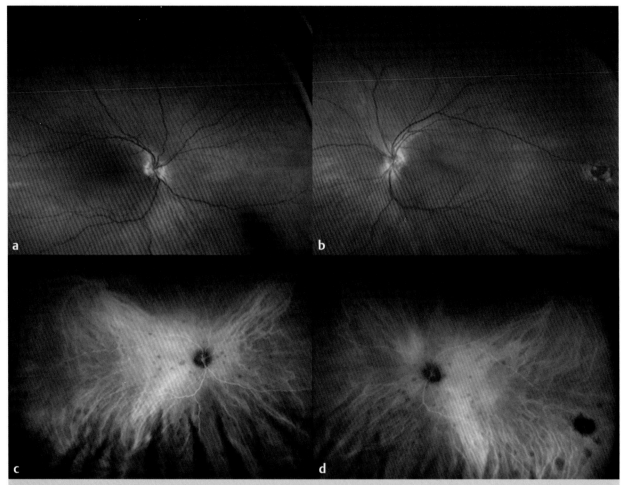

图 65.5 （a）无明显肉芽肿的文身相关性结节病的右眼超广角眼底照相。（b）左眼眼底照相显示非活动性周边脉络膜视网膜瘢痕，无临床可见的肉芽肿。（c，d）双眼超广角吲哚菁绿血管造影显示，在眼底检查中未显示的脉络膜肉芽肿可在造影图像中表现为低荧光

推荐阅读

［1］Whitcup SM. Sarcoidosis. In Nussenblatt RB, Whitcup SM, (Eds). Uveitis Fundamentals and Clinical Practice. Philadelphia, PA: Mosby 2010:278-288

［2］Acharya NR, Browne EN, Rao N, Mochizuki M. Distinguishing features of ocular sarcoidosis in an international cohort of uveitis patients. Ophthalmology. 2018; 125(1):119–126

［3］Pasadhika S, Rosenbaum JT. Ocular sarcoidosis. Clin Chest Med. 2015; 36(4): 669–683

［4］Herbort CP, Rao NA, Mochizuki M, members of Scientific Committee of First International Workshop on Ocular Sarcoidosis. International criteria for the diagnosis of ocular sarcoidosis: results of the first International Workshop on Ocular Sarcoidosis (IWOS). Ocul Immunol Inflamm. 2009; 17(3):160–169

［5］Kaiser PK, Lowder CY, Sullivan P, et al. Chest computerized tomography in the evaluation of uveitis in elderly women. Am J Ophthalmol. 2002; 133(4):499–505

66　匐行性脉络膜炎

Sarina Amin, Ashleigh Levison

摘　要

匐行性脉络膜炎是一种罕见的白点综合征，伴有炎症，累及脉络膜毛细血管、视网膜色素上皮层和外层视网膜。患者通常表现为单侧视力下降，但常有双侧眼底变化。症状复发很常见，通常发生在初次发作后数月至数年后。基于本病病程发生发展的特点，治疗不仅需要针对活动性病变，还应着重于疾病复发的预防。

关键词：螺旋状；地图样脉络膜病变；视乳头周；匐行性脉络膜炎；白点综合征

66.1　特征

66.1.1　常见症状

患者通常在 30~70 岁发病，常先表现为单眼视力下降，但通常双眼均存在眼底病变；旁中心或中心暗点；病变累及黄斑中心凹时有视力下降（随着病程进展，75% 的患者至少一眼出现中心视力受损）。症状复发很常见，通常发生在初次发作后数月至数年。

66.1.2　体征

经典活动型

可见视乳头周围灰白色或黄色病灶，螺旋状或蛇形外观，呈离心性进展。可伴有轻度玻璃体炎（约占 33%）。

黄斑型

病变与经典型类似；但是病变始发于黄斑区，预后较差。

非活动型 / 慢性型

可见地图状脉络膜视网膜萎缩、视网膜下纤维化和成簇的视网膜色素上皮增生（图 66.1）。

复发

可见新发的黄色鳞状活动性病灶位于萎缩性陈旧疤痕病灶边缘（图 66.2）。

结核相关的匐行性脉络膜炎

可伴随玻璃体炎和更多的周边病灶。

其他可能出现的眼部表现包括脉络膜新生血管形成（多达 20% 的患者可发生）、视盘水肿或视盘新生血管形成、视网膜血管炎（潜在的炎症所致）、血管闭塞（炎症相关血管阻塞所致）和囊样黄斑水肿。

66.2　关键诊断性检查及结果

66.2.1　光学相干断层扫描（OCT）

外层视网膜萎缩、椭圆体带断裂 / 缺失及对应的脉络膜血管层高反射。活动性病变可表现为外层视网膜高反射。

66.2.2　荧光素血管造影或超广角荧光血管造影（FFA 或广角 FFA）

活动期、急性期

由于视网膜外层水肿遮蔽及脉络膜毛细血管低灌注，呈现早期低荧光，晚期病灶边缘荧光着染。

慢性期

可见由视网膜色素上皮萎缩所致的早期窗样缺损呈现的高荧光，或者由脉络膜毛细血管低灌注所致的早期低荧光，晚期可见由于脉络膜毛细血管损伤引起的病灶边缘荧光素渗漏（图66.3）。

脉络膜新生血管表现为病灶边缘晚期荧光渗漏。

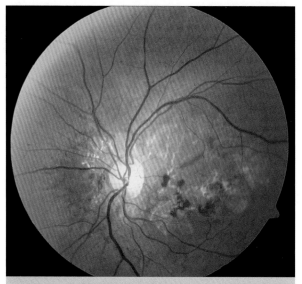

图 66.1　非活动性匐行性脉络膜炎眼底彩照显示地图状萎缩区域呈螺旋状分布，视网膜色素上皮增生聚集，伴纤维化

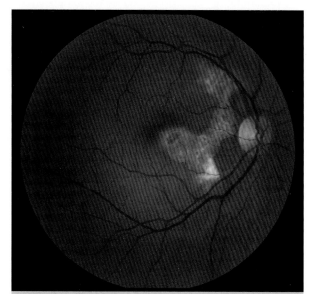

图 66.2　复发性匐行性脉络膜炎眼底彩照显示黄斑中心凹及脉络膜视网膜萎缩区域下缘的活动性病灶

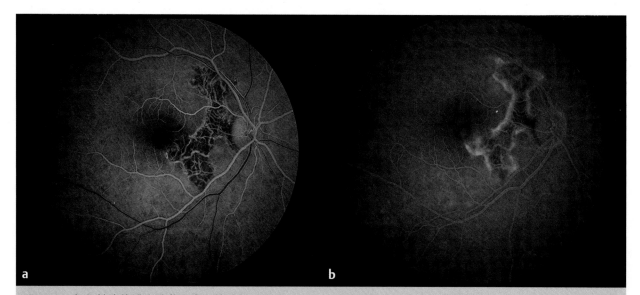

图 66.3　匐行性脉络膜炎的荧光素血管造影（FFA）。（a）动脉期显示萎缩病灶区域因脉络膜毛细血管无灌注而引起的低荧光。（b）晚期显示萎缩区域中央呈现低荧光，而边缘呈现由于脉络膜毛细血管损伤引起的高荧光和荧光着染

66.2.3　吲哚菁绿血管造影（ICGA）

由于本病主要机制为脉络膜毛细血管炎症，因此与 FFA 相比，ICGA 在评估疾病活动度方面更有优势。

因脉络膜低灌注，ICGA 表现为病灶早期及晚期的低荧光，由于脉络膜的延迟灌注及通透性增加，在 ICGA 更晚期可观察到轻度的荧光增强。

66.2.4　眼底自发荧光（FAF）

慢性非活动性病变因视网膜色素上皮脱失呈现低荧光。活动性病变表现为高荧光。FAF 可较好地鉴别匐行性脉络膜炎与结核（TB）相关性匐行性脉络膜炎（TB 相关病损可观察到更多斑点状低荧光）。

66.2.5　光学相干断层扫描血管成像（OCTA）

与未受累区域相比，病变边界内区域脉络膜毛细血管血流降低，OCTA 检查有助于区分匐行性脉络膜炎和脉络膜新生血管。

66.3　重要检查

66.3.1　实验室评估

需考虑行 TB 检测（结核菌纯化蛋白衍生物皮试和 QuantiFERON Gold 检测）、血管紧张素转换酶和溶菌酶检测、快速血浆反应素试验或荧光螺旋体抗体吸收法梅毒免疫球蛋白 G 检测、弓形体滴度检测、病毒检测（如存在前房细胞或病毒性视网膜炎可能，建议行房水病毒 DNA PCR 扩增）和全血细胞计数检测。

66.3.2　全身影像学检查

用于 TB 评估的胸部 X 线检查。

66.4　处理

66.4.1　治疗选择

治疗不仅要针对活动性病变，还应着手于对疾病复发的预防。

急性期使用类固醇皮质激素治疗（口服、静脉注射、球周和眼内注射）。排除感染性因素后，不能耐受全身激素治疗的患者，应进行眼内或眼周类固醇激素注射治疗。对于威胁黄斑区的病变，应联合全身及局部球周 / 眼内激素注射进行积极处理。

免疫抑制剂的使用是一种预防复发的维持治疗。可选择氨甲蝶呤、麦考酚酯、环孢素、阿达木单抗和英夫利昔单抗。对于脉络膜新生血管，可使用玻璃体腔注射抗血管内皮生长因子或光动力疗法（尽管光动力疗法可能会加重炎症）进行治疗。囊样黄斑水肿的治疗包括玻璃体腔内注射类固醇皮质激素。

66.4.2　随访

对急性活动期的病例进行密切随访，以监测患者对治疗的反应，并使用 Amsler 表格进行家庭监测以评估复发情况。应与风湿免疫科专家合作共同监测病情发展，警惕发生免疫抑制治疗副作用。

推荐阅读

［1］　Mirza R, Jampol L. White spot syndromes and related diseases. In: Ryan S, Schachat A, Wilkinson C, et al, eds. Retina. London: Elsevier; 2018:1346–1350

［2］　Freund K, Sarraf D, Mieler W, Yannuzzi L. Inflammation. In: Freund K, Sarraf D, Mieler W, Yannuzzi L, eds. The Retinal Atlas. Philadelphia, PA: Elsevier; 2017:279–398

［3］　Montorio D, Guiffrè C, Miserocchi E, et al. Swept-source optical coherence tomography angiography in serpiginous choroiditis. Br J Ophthalmol. 2018;1; 0; 2(7):991–995

67 鸟枪弹样视网膜脉络膜炎

Akshay S. Thomas, Glenn Jaffe

摘 要

鸟枪弹样视网膜脉络膜炎（BRC）也称为鸟枪弹样脉络膜视网膜病变，是一种后葡萄膜炎，主要累及视网膜和脉络膜，具有特征性色素脱失病灶。典型病例可出现奶油状卵圆形病灶，随着时间的推移，可融合成线性条纹状。单一的影像学检查无法完全反映 BRC 的疾病活动度，除了患者症状及眼部体征外，需要联合影像学检查和功能检查来评价疾病状态。BRC 通常需要全身类固醇皮质激素、免疫调节疗法和局部类固醇皮质激素联合治疗。

关键词：鸟枪弹样脉络膜视网膜病变；脉络膜新生血管；囊样黄斑水肿；鸟枪弹样视网膜脉络膜炎

67.1 特征

鸟枪弹样视网膜脉络膜炎（BRC）也称为鸟枪弹样脉络膜视网膜病变，是一种累及视网膜、视网膜色素上皮（RPE）和脉络膜的慢性葡萄膜炎。其病因尚不清楚，但与人白细胞抗原－A29（HLA-A29）密切相关，超过 95% 的 BRC 患者显示 HLA-A29 阳性。

67.1.1 常见症状

眼前漂浮物、闪光感、视物模糊、夜盲、色觉障碍、伴或不伴畏光。

67.1.2 检查所见

BRC 的诊断标准见表 67.1。常可见表现多样的低度前房炎症，如存在角膜后沉着物（KP）或虹膜后粘连等，应不能除外其他诊断。其他体征包括前段玻璃体细胞、轻至中度玻璃体混浊，以及双侧边缘模糊的乳白色卵圆形脉络膜病变（图 67.1）。脉络膜病变的直径通常为 500~1 500 μm，其长轴自视乳头呈放射状走向。脉络膜病变最常见于视乳头周围区域，多分布于鼻侧和下方。随着时间的推移，这些病灶可能发生融合，并沿着视网膜静脉呈线性分布。本病尚有其他多样的表现形式，如视神经水肿、视网膜前膜（ERM）形成、囊样黄斑水肿（CME）、脉络膜新生血管（CNV）、静脉鞘和视网膜新生血管。

表 67.1 鸟枪弹样脉络膜视网膜病变诊断标准（2006 UCLA 国际工作组）

需要的特征	· 双眼疾病 · 至少一只眼的视盘鼻侧或下方有 3 个以上视盘周围鸟枪弹样病灶 · 前房细胞 1+ 以下 · 玻璃体浑浊 2+ 以下
支持的结果	· HLA-A29+ · 视网膜血管炎 · 黄斑囊样水肿
排除诊断	· KP · 后粘连 · 存在感染、新生物或其他炎症性疾病会导致多个脉络膜病灶
缩略语：HLA，人类白细胞抗原；UCLA，加利福尼亚大学洛杉矶分校	

晚期变化包括视神经萎缩、视网膜血管变细、黄斑瘢痕形成和脉络膜视网膜萎缩（图 67.2）。患者可能在典型的鸟枪弹样病灶形成之前数年已经出现症状。在这种情况下，辅助检查对 BRC 的诊断至关重要。

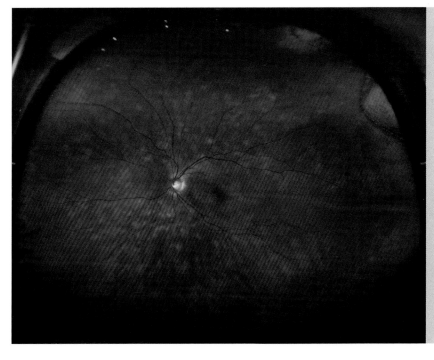

图 67.1　广角眼底照相显示鸟枪弹样视网膜脉络膜炎广泛分布的色素脱失病灶

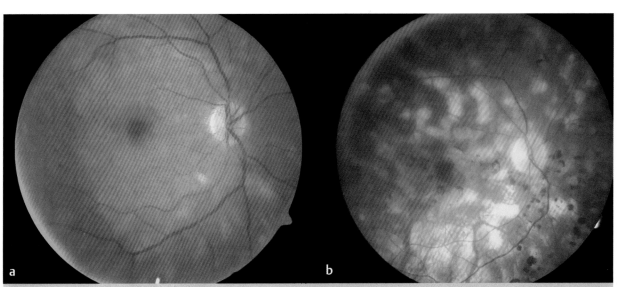

图 67.2　鸟枪弹样视网膜脉络膜炎眼底彩照。（a）初诊所见。（b）8 年后，与初诊所见相比，在黄斑区以及视盘鼻侧脉络膜视网膜萎缩区发现大量色素脱失病灶

67.2 关键诊断性检查和结果

67.2.1 OCT

OCT 所见包括 CME、ERM 和（或）与 CNV 形成相关的改变，如视网膜层间积液、视网膜下积液和视网膜下高反射物质。晚期病例可能显示视网膜外层破坏和（或）脉络膜视网膜萎缩。增强深度 OCT 成像（EDI-OCT）有助于识别脉络膜病变，这些病变可能表现为局灶性或弥散性低反射病灶。

67.2.2 FFA 或超广角 FFA

根据荧光素渗漏的形态，FFA 可鉴别静脉渗漏、视乳头炎、CME、CNV 和罕见的视网膜新生血管（图 67.3）。鸟枪弹样病灶在 FFA 中不一定显影，晚期病变可能因窗样缺损或荧光素着染而显示高荧光。当荧光素染料在视网膜血循环中消退速度较正常明显加快时，就可能出现"荧光淬灭"现象。

67.2.3 ICGA 和超广角 ICGA

ICGA 检查通常可发现比检眼镜下所见更多的鸟枪弹样病灶，表现为低荧光斑（图 67.4）。这些低荧光斑在治疗后可消退或者缓解。

67.2.4 眼底自发荧光（FAF）

FAF 可显示比临床检眼镜检查所见更多的病变。其表现多样，包括融合的视乳头周围融合性自发低荧光病灶、黄斑和（或）周边视网膜高和低自发荧光，以及血管周围的高和低自发荧光。低自发荧光病灶在疾病早期可能呈现为点状外观，在疾病进展过程中，随着 RPE 脱失可融合成斑片状。

67.2.5 全视野视网膜电图（ff-ERG）

30 Hz 闪烁光 ERG 显示潜伏期延迟，反映视网膜功能异常，是诊断 BRC 一个早期而灵敏的指标。暗适应 ERG b 波振幅改变与疾病活动度和夜

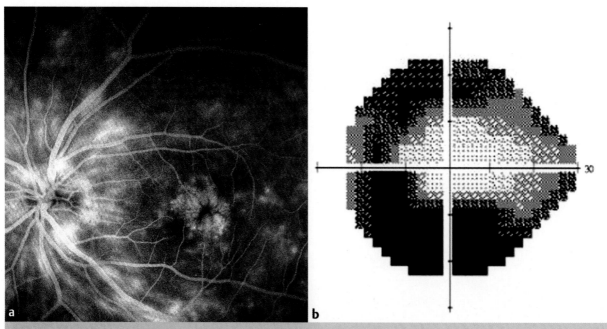

图 67.3 运用多模式成像和视功能检测评估鸟枪弹样视网膜脉络膜炎（BRC）的疾病活动度。（a）左眼 BRC 荧光素血管造影显示视盘或沿血管分布的高荧光及荧光渗漏，黄斑区可见花瓣样荧光积存。（b）左眼 BRC Humphrey 视野检查显示周边视野缺损

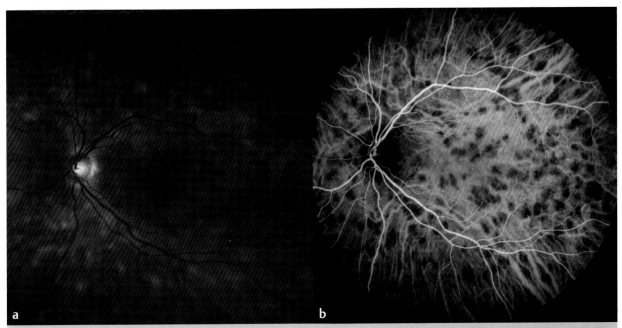

图 67.4　（a）鸟枪弹样视网膜脉络膜炎（BRC）广角眼底照相。（b）对应的 ICGA 表现。鸟枪弹样病灶对应于 ICGA 的低荧光区域，对眼底照相相比，ICGA 可显示更多的病灶

盲密切相关。ERG 参数下降提示需要立刻加强治疗。通常每 6~12 个月进行一次 ERG 检查。

67.2.6　视野

视野检查可显示斑片状周边暗点，通常每 6~12 个月进行一次视野检查，用于评估中周边视觉功能。需要特别注意全自动 Humphrey 视野计所显示的平均偏差值（MD）和模式标准偏差值（PSD），以动态评估疾病进展。

67.2.7　光学相干断层扫描血管成像（OCTA）

可观察到血管异常病灶，如脉络膜毛细血管低灌注、毛细血管扩张和中心凹周围毛细血管间隙增加。

67.3　重要的全身检查

应行抗密螺旋体抗体检测、QuantiFERON Gold 检测及 X 线胸部平片检查，以排查具有脱色素眼底改变的其他后葡萄膜炎，如结节

病、肺结核和梅毒等。当临床高度怀疑 BRC 时，HLA-A29 的检测具有重要意义。人群中 HLA-A29 阳性率约为 6%~8%。因此，HLA-A29 阴性有助于排除 BRC 诊断，HLA-A29 阳性但不伴有特征性 BRC 眼底改变的病例不能诊断为 BRC。

67.4　处理

67.4.1　治疗选择

BRC 通常采用全身类固醇皮质激素、免疫调节治疗（IMT）和局部类固醇皮质激素联合治疗。

全身类固醇皮质激素治疗

全身类固醇皮质激素常用作为初始治疗以及在疾病急性恶化时过渡到 IMT 治疗的"桥接"治疗。全身类固醇皮质激素的应用通常并不作为单一治疗方法。初始治疗时，激素减量期应适当延长，当口服激素无法减量到合理剂量（≤ 5.0~7.5 mg/d）时，应启动 IMT 或局部皮质类固醇治疗。

免疫调节治疗

抗代谢药物和生物制剂可有效控制疾病活动。通常使用麦考酚酸酯、硫唑嘌呤和阿达木单抗（单独或联合使用）。尽管通过 IMT 治疗后，ERG、视野及 ICGA 检查均显示病情稳定，但是其对葡萄膜炎相关的 CME 效果不稳定，相比抗代谢药物，生物治疗药物在这方面治疗效果更好。使用 IMT 时，必须行相关实验室检查，以排查其相关的副作用。

局部类固醇皮质激素治疗

BRC 中视力下降最常见原因为 CME，球周注射和玻璃体腔内类固醇皮质激素注射对 CME 治疗效果较好。对于局部激素注射及口服激素治疗有效的病例，可考虑玻璃体腔内植入长效氟氢松缓释剂或稍短效的地塞米松缓释剂。眼内缓释剂对复发性或顽固性 CME、不能有效进行口服激素减量的患者或者不能耐受免疫抑制剂治疗的患者，治疗优势更为明显。

67.4.2　随访

BRC 患者在疾病得到良好控制之前，每 2~3 个月复查一次，病情稳定后可延长复查间隔时间。

推荐阅读

［1］Böni C, Thorne JE, Spaide RF, et al. Fundus autofluorescence findings in eyes with birdshot chorioretinitis. Invest Ophthalmol Vis Sci. 2017; 58(10):4015–4025

［2］Böni C, Thorne JE, Spaide RF, et al. Choroidal findings in eyes with birdshot chorioretinitis using enhanced-depth optical coherence tomography. Invest Ophthalmol Vis Sci. 2016; 57(9):OCT591–OCT599

［3］Pichi F, Sarraf D, Arepalli S, et al. The application of optical coherence tomography angiography in uveitis and inflammatory eye diseases. Prog Retin Eye Res. 2017; 59:178–201

［4］Calvo-Río V, Blanco R, Santos-Gómez M, et al. Efficacy of anti-IL6-receptor tocilizumab in refractory cystoid macular edema of birdshot retinochoroidopathy report of two cases and literature review. Ocul Immunol Inflamm. 2017; 25(5):604–609

68 多发性一过性白点综合征

Geraldine R. Slean, Rahul N. Khurana

摘 要

多发性一过性白点综合征（MEWDS）是一种罕见病症，首次报道于1984年。患者通常为年轻女性，常患近视，表现为急性单侧无痛性视物模糊，患者还可出现闪光感和生理盲点扩大。眼底后极部和中周部可见白色斑点病灶，黄斑中心凹可呈颗粒状改变。FFA显示早期点状高荧光和晚期染色。与FFA或检眼镜检查相比，FAF可显示更多的高荧光病灶。MEWDS通常具有自限性，在数周至数月内恢复。

关键词：白点综合征；闪光感；色觉障碍

68.1 特征

MEWDS是一种单侧发病的多灶性视网膜炎，多累及年轻女性，患者多患近视，发病年龄为12~57岁，平均发病年龄为27岁。女性的患病概率是男性的3~5倍。极少数病例为双侧或者不对称病变。无明显的种族差异。

68.1.1 常见症状

常为急性发病，无痛性单侧视力模糊常见；常伴有闪光感、色觉异常、生理盲点扩大或中心/旁中心暗点。约1/3~1/2的患者在发病前1~2周有流感样前驱症状。

68.1.2 体征

可见散布于后极部及中周部视网膜的多发圆形斑点状白色病灶，直径约为100~750 μm，位于外层视网膜、视网膜色素上皮层和内层脉络膜（图

68.1）。每个斑点实际上由更小的病灶聚集而成。黄斑中心凹可呈颗粒状，伴有白色、黄色或橙色斑点。其他不常见的体征包括轻度玻璃体炎、视网膜血管炎、视盘水肿和充血，以及相对传入性瞳孔障碍（RAPD）。外眼和眼前段检查通常无明显异常发现。眼底镜检查通常可以确诊，但其他眼部影像学检查可支持诊断。

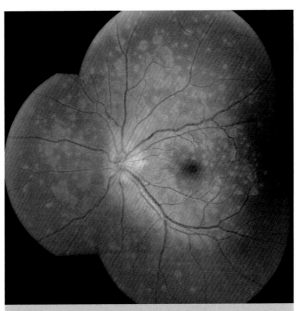

图68.1 多发性一过性白点综合征眼底可见多发白色病灶位于外层视网膜和视网膜色素上皮层水平，分布于眼底后极部和中周部

68.2 关键诊断性检查及结果

68.2.1 光学相干断层扫描（OCT）

视网膜下间隙可见圆顶状高反射性病灶伴脉

络膜反射增强,与白点相对应。常见椭圆体带破坏,且多见于双眼。

68.2.2 荧光素血管造影(FFA)或广角荧光素血管造影(UWFFA)

白斑病灶显示早期点状高荧光,呈花环样外观。晚期可见相应病灶荧光着染及视乳头荧光渗漏(图68.2)。黄斑区颗粒改变表现为窗样缺损。在斑点达到临床痊愈后,FFA仍可见病灶。

68.2.3 吲哚菁绿荧光造影(ICGA)

可见与白点对应多个低荧光灶,且与FFA及眼底镜所见相比,ICGA显示更多斑点。围绕视乳头的低荧光环与生理盲点扩大相关。在视觉症状和局部炎症消退后数月,ICGA检查仍可观察到低荧光病灶。在无症状的对侧眼有时可观察到类似病灶。

68.2.4 FAF

FAF更易观察到对应于白点的高自发荧光灶。(图68.3)。在眼底镜检查未发现白点改变处,FAF也可观察到病变存在。在FFA和ICGA显示

病变消退后,FAF显示的病变仍可能持续存在。

68.2.5 视网膜电图(ERG)

ERG显示a波和早期感受器电位振幅降低。多焦ERG显示与暗点及扩大的生理盲点相对应的振幅降低。这些变化通常在6周后恢复。

68.3 重要的全身检查

MEWDS的鉴别诊断包括急性后极部多灶性鳞状色素上皮病变、急性区域性隐匿外层视网膜病变(AZOOR)、鸟枪弹样脉络膜视网膜病变、淋巴瘤眼部浸润、多灶性脉络膜炎、结节病和眼梅毒病等。若疑为MEWDS但表现不典型或延迟恢复,应对其进行进一步鉴别诊断,行相应的实验室检查以进行评估。Humphrey视野24-2检查可更好地评估暗点情况。

68.4 处理

68.4.1 治疗

MEWDS具有自限性,视力一般在3~10周内恢复(表68.1)。然而亦可发生后遗症,如脉

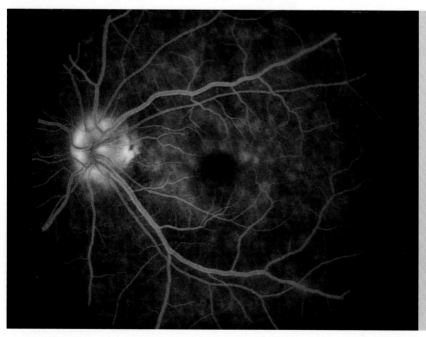

图68.2 荧光素血管造影晚期相显示视盘荧光渗漏和轻度血管染色,以及后极部白色病灶呈花环样染色

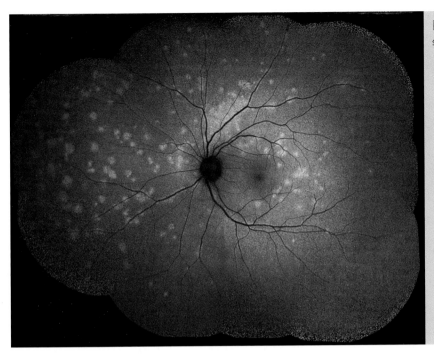

图 68.3 眼底自发荧光显示与检眼镜所见白点相对应的高自发荧光病灶

表 68.1 MEWDS 症状、体征和治疗总结

MEWDS	症状	体征	OCT	FA	ICGA 类	治疗
	• 急性，单侧视力模糊 • 闪光感 • 生理盲点扩大	• 中周部圆形白色斑点病灶 • 黄斑呈颗粒状	• 椭圆体带中断 • 视网膜下高反射病灶	• 早期高荧光，晚期荧光着染	• 与眼底镜检查相比，可见更多的低荧光斑点样病灶	• 具有自限性

缩写语：FFA，荧光素血管造影术；ICGA，吲哚青绿血管造影术； MEWDS，多发性一过性白点综合征；OCT，光学相干断层扫描

络膜视网膜瘢痕、视乳头周围视网膜脉络膜萎缩和脉络膜新生血管等。

68.4.2 随访

MEWDS 在罕见情况下可复发或进展为双眼受累。患者亦可出现继发性炎症，如多灶性脉络膜炎、全葡萄膜炎、急性黄斑神经视网膜病变（AMN）、AZOOR 和自身免疫性视网膜病等，因此应长期对患者进行定期随访。

推荐阅读

[1] Mirza RG, Jampol LM. White Spot Syndromes and Related Diseases. In: Ryan SJ, ed. Retina. 5th ed. Philadelphia, PA: Elsevier; 2013: 1337–1380

[2] dell'Omo R, Pavesio CE. Multiple evanescent white dot syndrome (MEWDS). Int Ophthalmol Clin. 2012; 52(4):221–228

[3] Jampol LM, Wiredu A. MEWDS, MFC, PIC, AMN, AIBSE, and AZOOR: one disease or many? Retina. 1995; 15(5):373–378

[4] Barile GR, Harmon SA. Multiple evanescent white dot syndrome with central visual loss. Retin Cases Brief Rep. 2017; 11 Suppl 1:S219–S225

69 急性后极部多灶性鳞状色素上皮病变

David Xu, David Sarraf

摘 要

急性后极部多灶性鳞状色素上皮病变（APMPPE）是一种特发性双侧炎性疾病，表现为无痛性急性视力下降，约半数患者起病前有流感样前驱症状。视力预后较好，尽管部分报道有残余视力缺陷或存在持续暗点，大部分患者仍可保留近乎正常的中心视力。在某些病例可能会出现严重的视力下降。APMPPE 的诊断和治疗需借助多模式成像。应注意询问患者是否存在神经系统症状，若出现则应及时转诊神经病科行专科评估。

关键词：APMPPE；中枢神经系统血管炎；视网膜色素上皮

69.1 特征

APMPPE 是一种特发性双侧炎性疾病，多发于 20~40 岁的年轻患者，无性别差异。患者出现无痛性急性视力下降，视力下降明显，约半数患者起病前有流感样症状。在少数情况下可发生中枢神经系统（CNS）血管炎，合并严重并发症，比如脑实质和基底神经节卒中、颅内出血和小血管病变等。虽然 APMPPE 是一种自限性疾病，但仍可表现为其他发展及预后不良的形式。持续性鳞状黄斑病变存在严重的持续性脉络膜缺血，可持续数周或数月，常可并发脉络膜新生血管。持续性鳞状脉络膜视网膜炎可能与后极部和周边部的多发性复发性病灶相关。匐行性脉络膜视网膜病变也呈现为这种随着病程进展病灶持续发展的特点，病灶自视乳头至黄斑区呈螺旋状扩张。这些亚型有时很难进行特异性分类。

APMPPE 的确切发病机制尚不清楚，已经有人提出其属于一种累及脉络膜毛细血管或者视网膜色素上皮细胞的炎性病变。近年来，OCT 血管成像（OCTA）和 ICGA 检查提示患者的脉络膜毛细血管血流减少，提示此层为疾病主要发病部位。潜在病因可能与病毒或者疫苗继发的免疫反应相关，而非直接感染所致。APMPPE 亦可在 C 群脑膜炎球菌、流行性腮腺炎、流感和乙型肝炎疫苗接种后的病例中出现。该疾病已与 VKH 综合征、Susac 综合征和 Eales 病一起，并入葡萄膜大脑血管炎综合征。闭塞性脉络膜血管炎以及系统性血管炎和神经系统并发症可能相关。研究发现其与感染和迟发型过敏反应引起的炎症状态相关，如结节病、肺结核（TB）、溃疡性结肠炎和 A 型链球菌感染。在抗中性粒细胞胞浆抗体（ANCA）相关血管炎和梅毒患者中也可观察到 APMPPE 的发生。约 40%~50% 的患者人白细胞抗原（HLA）DR2 和 HLA-B7 阳性，这表明对异常免疫激活的具有易感性。

69.1.1 常见症状

眼部症状

患者通常出现急性发作的严重视力下降、视物变形和暗点；至少 75% 的患者为双眼发病或在数天或数周内双眼相继发病。

全身（非神经性）症状

约 50% 的患者发病前出现流感样症状。其他可能出现的症状包括结节性红斑、甲状腺炎、肾炎和系统性血管炎等。

神经系统症状

头痛常见。患者可出现听力下降、癫痫发作、卒中、颅神经麻痹、脑膜脑炎和海绵窦血栓形成。神经系统并发症的排查非常重要，因为 APMPPE 相关的中枢神经系统血管炎可能会产生严重后果，罕见病例出现死亡。

69.1.2 体征

在急性期，RPE 层可见多灶性、斑块状、奶油状黄色病灶，可掩盖其下深层的脉络膜病变（图 69.1），病变多位于后极部，可延伸至中周部。可存在轻至中度玻璃体炎症，但前房通常无明显活动性表现。新病灶可在数天或数周内出现，现有病灶可继续扩大。短时存在的病灶分离具有特征性。急性期和慢性期的眼底表现不同。

69.2 关键诊断性检查及结果

69.2.1 OCT

急性期

多灶性、散在的高反射性病灶沿着 Henle 纤维层从椭圆体带（EZ）延至外丛状层（图 69.2）。有时可观察到 EZ 和 RPE 呈现圆顶状分离，以及视网膜层间或视网膜下积液。脉络膜毛细血管光带的增厚和增宽提示内层脉络膜在该疾病中的重要地位。

慢性期

可观察到 EZ 断裂、外界膜层缺失和 RPE 萎缩。

69.2.2 FFA 或广角 FFA

早期低荧光（脉络膜缺血所致）和晚期荧光着染是 APMPPE 和其他鳞状相关病变的 FFA 特征（图 69.3）。利用广角 FFA 常可观察到分布于视网膜中周部的亚临床视网膜病灶，表现为早期荧光遮蔽而晚期荧光着染。

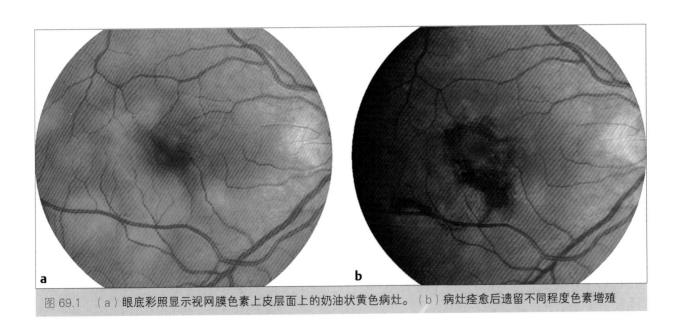

图 69.1 （a）眼底彩照显示视网膜色素上皮层面上的奶油状黄色病灶。（b）病灶痊愈后遗留不同程度色素增殖

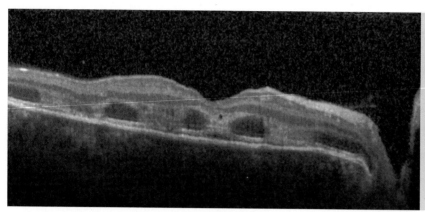

图 69.2 光学相干断层扫描显示急性后极部多灶性鳞状色素上皮病变特征性改变。高反射病灶横跨外核层并沿着 Henle 纤维分布

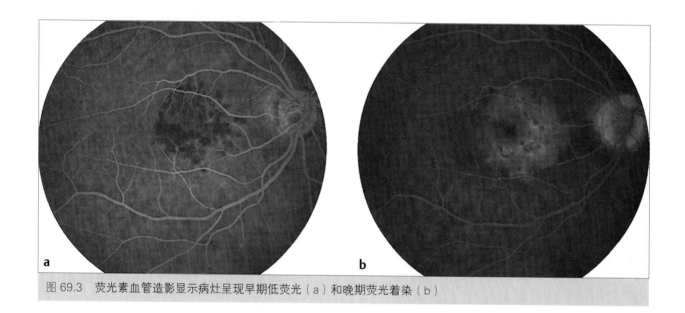

图 69.3 荧光素血管造影显示病灶呈现早期低荧光（a）和晚期荧光着染（b）

69.2.3 ICGA

早期可观察到多灶性低荧光区（比眼底镜检查可见的病灶更多），可能与脉络膜充盈延迟和脉络膜无灌注相关（图 69.4）。

69.2.4 FAF

急性病变常因 RPE 破坏而呈现高自发荧光，而慢性病变则因 RPE 萎缩而呈现低自发荧光。FAF 检查可作为疾病评估的一种简单无创的方法。

69.2.5 OCTA

OCTA 能清楚地显示脉络膜毛细血管层和内层脉络膜的斑片状低灌注和无灌注区域，与 FA

和 ICGA 上的表现相一致。OCTA 作为一种简单、快速和无创的工具，可用于诊断脉络膜缺血及评估病变的进展和治疗效果。

69.3 重要的全身检查

APMPPE 的诊断及处理需借助多模式成像。前述的 FFA 及 ICGA 的典型影像学特征，结合特征性 OCT 及 OCTA 表现通常具有诊断意义。在当今视网膜成像技术发展日新月异的时代，有条件情况下，OCT 和 OCTA 可用于监测鳞状病灶的恢复情况及对治疗的反应。与 APMPPE 和其他白点综合征相似的感染性及炎性疾病，包括 VKH 综合征、结节病、眼梅毒和眼结核病。必须对系

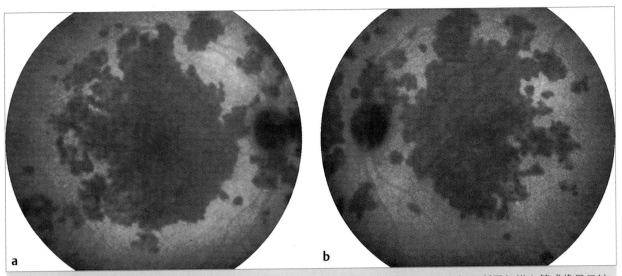

图 69.4　（a）吲哚菁绿血管造影显示弥漫分布的多灶性脉络膜灌注不良。（b）光学相干断层扫描血管成像显示缺血区位于脉络膜毛细血管层

统性血管炎进行排查，包括红细胞沉降率、C 反应蛋白、ANCA 检测，以及结节病、梅毒和 TB 检查等。

　　更重要的是，眼科医师必须询问患者是否有神经系统症状。如出现神经系统受累的体征，应紧急评估中枢神经系统血管炎或卒中等可能威胁生命的情况。虽然 APMPPE 发病无性别差异，但大多数 CNS 血管炎患者为男性。中枢神经系统检查包括磁共振成像（MRI）、脑血管造影术、计算机断层扫描血管造影术和腰椎穿刺术（怀疑 CNS 血管炎时）。MRI 可显示脑白质梗死、脑实质或基底节卒中或脑出血。脑血管造影可能显示小血管炎或脑动脉闭塞。腰椎穿刺可显示脑脊液细胞增多。

69.4　处理

　　病变在数周或数月内消退，常从病灶中央开始，并呈渐进性脱色素改变，在慢性期遗留斑片状色素脱失及增生灶。大部分病例视力预后良好，尽管大多数病例有残留视力缺陷或持续性暗点，但患者大多能保留接近正常的中心视力。在少数病例中，由于黄斑萎缩和（或）瘢痕可造成严重视力下降。APMPPE 复发少见，仅见于少数伴有新发鳞状病灶的病例。有学者报告复发性 CNS 血管炎及复发性卒中，可能与初发病例使用激素治疗时减量过快有关。晚期并发症如 CNV 等可出现在急性期病灶恢复后数年。

69.4.1　治疗

　　APMPPE 通常是一种自限性疾病，无需特殊治疗，观察即可。累及黄斑的病例或复发病例可使用类固醇皮质激素治疗。中枢神经系统血管炎应使用大剂量类固醇皮质激素冲击治疗后逐渐减量，或联合免疫抑制剂治疗，如硫唑嘌呤、麦考酚酸酯或环磷酰胺，常需多学科合作处理。

69.4.2　随访

　　急性期应严密观察病变缓解及恢复情况，随后每隔一段时间进行随访，以检查视网膜脉络膜萎缩性改变和眼底色素改变，以及 CNV 的发生情况。一旦患者出现神经系统症状，应紧急转诊进行神经系统评估。

推荐阅读

[1] Case D, Seinfeld J, Kumpe D, et al. Acute posterior multifocal placoid pigment epitheliopathy associated with stroke: a case report and review of the literature. J Stroke Cerebrovasc Dis. 2015; 24(10):e295–e302

[2] Raven ML, Ringeisen AL, Yonekawa Y, Stem MS, Faia LJ, Gottlieb JL. Multimodal imaging and anatomic classification of the white dot syndromes. Int J Retina Vitreous. 2017; 3:12

[3] Mrejen S, Sarraf D, Chexal S, Wald K, Freund KB. Choroidal involvement in acute posterior multifocal placoid pigment epitheliopathy. Ophthalmic Surg Lasers Imaging Retina. 2016; 47(1):20–26

[4] Klufas S, Phasukkijwatana D, Iafe S, et al. Optical Coherence Tomography Angiography Reveals Choriocapillaris Flow Reduction in Placoid Chorioretinitis. Ophthalmol Retina. 2017 Jan-Feb; 1(1):77–91

70　白塞病

Sarina Amin, Ashleigh Levison

摘　要

白塞病是一种慢性复发性疾病，以累及多器官系统的闭塞性血管炎为特征。视力预后与葡萄膜炎的部位和严重程度有关，严重的后极部闭塞性血管炎导致预后较差。如果存在中枢神经系统受累，则死亡率较高。各种影像学检查在评估疾病活动水平、监测疾病进展和评价治疗反应方面是有用的。

关键词： 白塞病；虹膜睫状体炎；全葡萄膜炎；葡萄膜炎

70.1　特征

70.1.1　常见症状

眼部主诉（多达 50% 的白塞病患者）通常为双眼；症状包括畏光、眼痛、视力下降、眼红和漂浮物。全身性表现包括口腔和生殖器溃疡，通常在眼部表现之前出现（表 70.1）。

70.1.2　临床表现

患者出现复发性、非肉芽肿性葡萄膜炎（前葡萄膜炎、中间葡萄膜炎、后葡萄膜炎或最常见的全葡萄膜炎）。前节表现包括细胞、闪辉、角膜后沉着物、睫状体炎性假膜、后粘连和（或）前粘连。其他可能的前节发现包括前房积脓（12%）伴或不伴结膜充血、白内障（皮质型继发于炎症，后囊下层型继发于类固醇皮质激素治疗）、浅层巩膜炎或睫状充血、虹膜新生血管形成、瞳孔闭锁（伴有继发性瞳孔阻滞性青光眼的相关风险）、不常见的结膜溃疡。后节表现各不相同（表

表 70.1　日本白塞病研究委员会诊断标准（敏感性 92%，特异性 89%）。诊断完全型白塞病需要符合所有四个主要标准。不完全型诊断包括存在三个主要标准、两个主要标准和两个次要标准、眼病加一个主要标准或眼病加两个次要标准

基于 OCT 的国际 VMT	黄斑裂孔的历史分期 1-4 期 Gass 分期
主要标准	次要标准
·复发性口腔阿弗他溃疡（几乎所有患者；12 个月内至少 3 次复发） ·皮肤病变（见于高达 80% 的患者；结节样红斑样病变、毛囊炎、痤疮样病变、血栓性静脉炎和皮肤过敏） ·生殖器溃疡 ·眼病（虹膜睫状体炎和后葡萄膜炎）	·关节炎（50%；累及膝关节、踝关节、腕关节和肘关节） ·附睾炎 ·归因于回盲部溃疡的肠道症状 ·血管症状 ·神经症状（头痛、颅神经麻痹、癫痫发作、中风、脑膜炎等）

来源：改编自 Lehner 等。1979 年；日本白塞病研究委员会，1987 年。

70.2），但通常包括玻璃体炎、视网膜血管炎、视网膜出血和视网膜炎区域（图 70.1，70.2）。终末期可见眼球痨。

70.2　关键诊断性检查和结果

70.2.1　光学相干断层扫描

光学相干断层扫描（OCT）结果包括闭塞性血管炎区域的视网膜内高反射、既往血管阻塞区域的变薄／萎缩、囊样黄斑水肿和（或）视网膜前膜（图 70.1）。OCT 有助于对黄斑病变的诊断和治疗反应的监测。

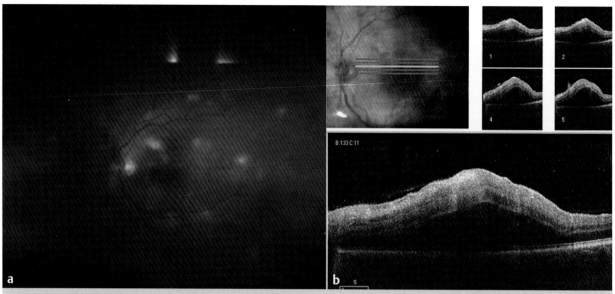

图 70.1　活动性白塞病的（a）超宽视野眼底照相和（b）光学相干断层扫描（OCT）。眼底照相显示多个活动期的棉绒斑。右侧相应的 OCT 显示内层视网膜高反射和视网膜增厚与视网膜缺血和持续炎症一致

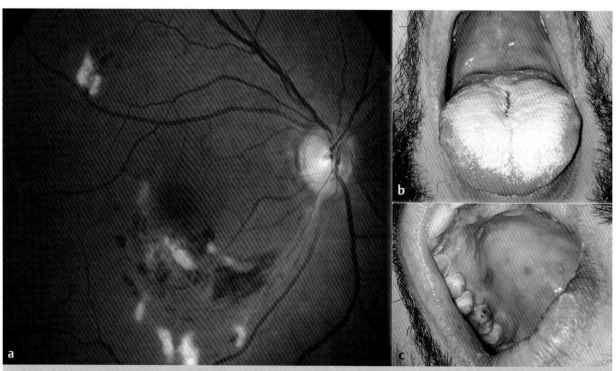

图 70.2　急性血管闭塞伴白塞病全身表现。（a）右眼眼底照相显示与白塞病血管闭塞一致的视网膜出血及视网膜缺血。（b，c）外部照片显示口腔受累，包括经典口腔顶部口疮性溃疡

表 70.2	白塞病的后节发现
玻璃体	· 玻璃体细胞或混浊
	· 玻璃体积血
	· 玻璃体雪球状混浊
视神经	· 视盘水肿
	· 视盘新生血管形成（图 70.1）
	· 视盘苍白
	· 视盘充血
视网膜	· 视网膜血管炎（累及小动脉和小静脉）
	· 视网膜炎
	· 囊样黄斑水肿
	· 视网膜内出血
	· 新生血管形成
	· 脉络膜视网膜炎
	· 视网膜前膜
	· 黄斑裂孔
	· 视网膜血管阻塞（继发于闭塞性血管炎）
	· 渗出性或牵拉性视网膜脱离
	· 视网膜色素上皮萎缩

70.2.2　荧光素血管造影或超广角荧光素血管造影

荧光素血管造影（FA）通常在视网膜血管炎病例中发现视网膜血管渗漏，在囊样黄斑水肿患者中发现黄斑中有花瓣样渗漏。低荧光区域可能提示毛细血管无灌注。视盘或视网膜新生血管形成可能表现为 FA 早期至晚期高荧光增强和扩张。FA 有助于评估疾病活动水平和治疗反应，尽管缺乏临床检查结果，但多达 6% 的患者可能显示出视网膜血管改变。

70.2.3　吲哚青绿血管造影术

可能会注意到脉络膜高通透性继发的高荧光或脉络膜灌注不足继发的低荧光。通常不用于监测疾病进展，因为白塞病的病理生理学主要涉及视网膜及其血管的炎症。

70.2.4　光学相干断层扫描血管造影术

是可以提供与血管血流相关的深度编码信息

的新兴技术。可显示代表无灌注区和缺血的视网膜血流空隙。当前技术主要用于黄斑评估；然而，扫频源 OCT 等更快的扫描系统可实现更宽视野的可视化。

70.3　重要临床信息

实验室评估包括 HLA-B51（阴性结果不能排除诊断）、结核（TB）检测（纯化蛋白衍生物皮肤试验，QuantiFERON Gold）、血管紧张素转换酶、梅毒免疫球蛋白 G［含快速血浆反应素（RPR）或 RPR 和荧光密螺旋体抗体吸收］、抗中性粒细胞胞浆抗体、狼疮检测（ANA，抗双链 DNA），以及病毒筛查（如果存在前房细胞且考虑病毒性视网膜炎的诊断，建议做房水的聚合酶链反应检查）。影像学检查应包括胸部 X 线检查以评估结节病和 TB。视力预后与葡萄膜炎的部位和严重程度相关；严重的后极部闭塞性血管炎提示预后较差。如果存在中枢神经系统受累，则死亡率较高。

70.4　处理

70.4.1　治疗选择

急性期

使用类固醇皮质激素（口服、静脉注射、眼周和眼内）。局部使用睫状肌麻痹剂和局部使用类固醇皮质激素进行孤立的前段炎症治疗。眼内或眼周类固醇皮质激素治疗可用于后节炎症，可能与全身性类固醇皮质激素联合使用。

维持以防止复发

可以考虑免疫抑制治疗，如麦考酚酯、硫唑嘌呤、环孢素或他克莫司、英夫利昔单抗和阿达木单抗。如果存在重度闭塞性血管炎，患者通常开始接受抗肿瘤坏死因子治疗。环磷酰胺或苯丁酸氮芥通常用于更严重的病例和有神经系统表现的病例。

囊样黄斑水肿

玻璃体内注射皮质类固醇。

视盘或视网膜新生血管形成

外周毛细血管无灌注区的激光光凝和抗血管内皮生长因子药物治疗。

手术干预

根据需要用于白内障、瞳孔阻滞、葡萄膜炎性青光眼、黄斑裂孔、视网膜前膜、未消退的玻璃体积血或牵拉性视网膜脱离。

70.4.2　随访

在急性期密切随访，以监测治疗反应，并与风湿病专家一起监测免疫抑制治疗的副作用。

推荐阅读

［1］Atmaca-Somez P, Atmaca L. Posterior pole manifestations of Behçet's disease. In: Arevalo, JF, ed. Retinal and choroidal manifestations of selected systemic diseases. New York, NY: Springer; 2013:225–245

［2］Özyazgan Y, Bodaghi B. Eye disease in Behçet's syndrome. In: Yazici Y and Yazici H, eds. Behçet's syndrome. New York, NY: Springer; 2010:73–9

71　睫状体平坦部炎

Aniruddha Agarwal, Peter H. Tang, Kanika Aggarwal, Quan Dong Nguyen

摘　要

睫状体平坦部炎是中间葡萄膜炎的一个子集，而病因是特发性。根据玻璃体炎症的严重程度，一些患者可能会出现致盲性后遗症和并发症，如牵拉性视网膜脱离和视盘水肿。考虑到平坦部炎的潜在严重和致盲性，应对患者进行全面评估，以确定是否存在其他病因，如多发性硬化，并在有指征时立即开始皮质类固醇、免疫抑制剂或生物制剂治疗。多模式影像用于这些患者的管理，以了解并确定患眼组织损伤的确切程度。一般而言，年轻患者预后更差。虽然平坦部炎的自然病程和预后各不相同，但大多数病例在缺乏治疗的情况下表现为炎症和组织损伤的进行性恶化。因此，基于临床结果和疾病反应，有必要战略性地启动一个使用 / 不使用免疫抑制剂的抗感染治疗系统。

关键词：中间葡萄膜炎；睫状体平坦部炎；雪球；雪堤

71.1　特征

中间葡萄膜炎是炎症的通用术语，主要分布于玻璃体、睫状体和周边视网膜，可与感染性病原体或全身性疾病相关或不相关。睫状体平坦部炎是一种中间葡萄膜炎，其病因是特发性，临床表现包括雪堤或雪球状混浊形成。这种命名是一个重要的区别，因为平坦部炎是一种排除性诊断，仅在对潜在的感染性或自身免疫性病因进行全面排查后才能做出诊断。睫状体平坦部炎是一种非肉芽肿性双侧葡萄膜炎，常在年轻个体（例如 15~35 岁）发生。由于大多数葡萄膜炎儿童患者的病因不明，因此在该患者人群中最常诊断为睫状体平坦部炎。由于临床表现多样，该疾病的发病率和患病率差异很大，发病率为每 10 万人中 1.5~2.0 例。研究表明该病为遗传易感性，多种单倍型（如 HLA-DR2、- DR 15、- B51 和 - DRB1*0802）与该疾病相关。在睫状体平坦部炎患者中，多发性硬化症的发生与 HLA-DR2 或 - DR 15 单倍型之间的相关性最高。

71.1.1　常见症状

大多数患者在诊断时可能出现视力模糊（74%）和漂浮物（61%）。其他不常见症状包括疼痛（6.5%）、畏光（6.5%）和红眼（4.3%）。

71.1.2　检查结果

这种疾病通常发生在双侧；然而，可能不对称。通常，炎症可能仅限于少数前玻璃体细胞，伴或不伴囊样黄斑水肿（CME）。常见的临床表现包括玻璃体炎、雪球状混浊、雪堤（即下方融合性雪球状混浊沉积，表现为白色增厚区域）、周边视网膜血管炎和 CME。周边视网膜血管炎可表现为 360°。此外，还可能存在相关的视乳头炎。与成人相比，前节炎症、带状角膜病变、周边角膜混浊和后粘连在儿童中更常见。

玻璃体雪球状混浊和雪堤形成在睫状体平坦部炎中常见，分别占 65% 和 95% 以上（图 71.1，71.2）。玻璃体雪球状混浊是黄白色炎性聚集体，通常见于中下周边玻璃体。视网膜血管炎

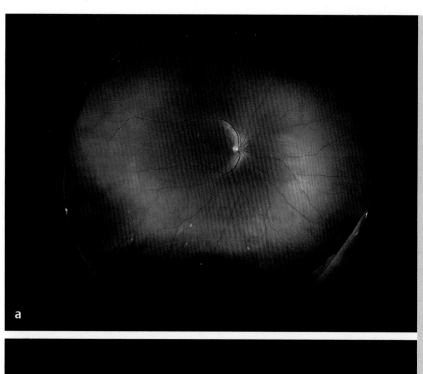

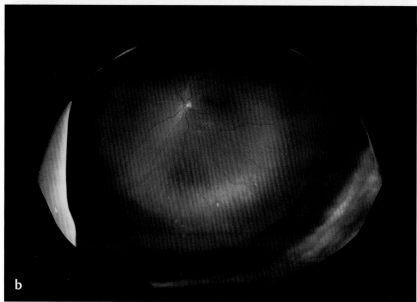

图 71.1 双侧睫状体平坦部炎。超广角眼底照相显示双眼下方雪球状混浊

的发生率各不相同。在超过 50% 的病例中，视盘水肿是常见的表现。视网膜脉络膜病变排除了睫状体平坦部炎的诊断。

71.2 关键诊断试验和结果

71.2.1 光学相干断层扫描

光学相干断层扫描（OCT）在检测 CME 和视网膜前膜（ERM）、黄斑裂孔和萎缩等其他后遗症方面具有重要价值（图 71.3）。它有助于追踪治疗反应，并可提供基于黄斑中心凹厚度以及视网膜外层和光感受器异常等其他因素的预后信息。OCT 显示椭圆体带异常的眼睛可能预后不良，并可能存在不可逆性视力丧失。

71.2.2 荧光素血管造影或超广角荧光素血管造影

超广角荧光素血管造影（UWFA）和荧光素

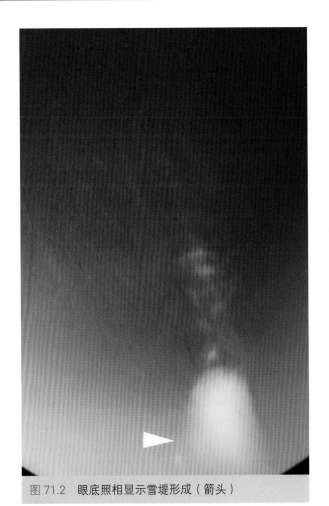

图 71.2　眼底照相显示雪堤形成（箭头）

璃体视网膜异常。超声生物显微镜（UBM）在检测睫状体炎性假膜和睫状体萎缩中尤其有用。UBM 还可以检测周边雪球状混浊和周边玻璃体牵拉。

71.2.5　眼底照相

彩色眼底照相可记录玻璃体混浊、玻璃体雪球和与血管炎一致的血管变化。通过超广角成像，也可看到雪堤样改变（图 71.1，图 71.2）。

71.3　重要临床信息

在无其他中间葡萄膜炎病因的情况下，可确定睫状体平坦部炎的诊断，并且在患者的病程中必须进行重新评估，因为其临床表现可能早于系统性疾病的其他临床表现。有必要排除其他病因，如多发性硬化，后者在疾病晚期才能确诊。基线神经影像学检查用于排除中枢神经系统白质的病变。排除中间葡萄膜炎其他常见病因（如结节病）和感染性病因（如肺结核）也很重要。评估可通过以下方式进行：实验室检查（如血管紧张素转换酶水平、干扰素 γ 试验）和影像学检查（如胸部 X 线检查或胸部计算机断层扫描）。慢性眼部炎症的其他原因，如幼年特发性关节炎必须进行鉴别诊断。在老年人中，眼内淋巴瘤可能表现为中间葡萄膜炎。这些疾病中的大多数可以根据全面的临床病史和实验室检查而做出鉴别诊断。

血管造影（FA）可能显示视网膜血管炎症、视乳头炎和 CME。在有活动性炎症的雪堤区，存在早期高荧光伴晚期渗漏，表明存在炎症（图 71.4）。UWFA 可通过识别外周血管渗漏来检测亚临床疾病的活动性。渗漏可作为 UWFA 随访时观察疾病活动性和治疗反应的一个标志物。

71.2.3　光学相干断层扫描血管成像

光学相干断层扫描血管成像可提供患眼的黄斑灌注状态。

71.2.4　超声检查

对于屈光介质混浊影响后节检查的患眼，超声检查有助于检测玻璃体炎、后节并发症，如视网膜脱离（RD）、玻璃体积血（VH）和其他玻

71.4　处理

71.4.1　治疗选择

观察

只要症状轻微且无明显的黄斑/视神经受累，许多平坦部炎患者可只进行观察。由于既往活动性炎症造成的致密玻璃体导致的漂浮物可能会持续存在，因此有必要评估利用成像技术评估炎症水平，例如 UWFA 可以提供信息并更好地衡量干预的需要。

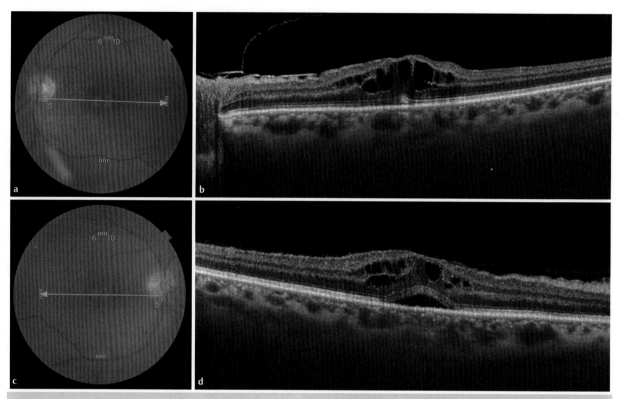

图 71.3　同一患者（a，b）右眼和（c，d）左眼的光学相干断层扫描和相应的眼底图像，显示双眼多囊样间隙，右眼黄斑中心凹下浆液性脱离提示囊样黄斑水肿

药物治疗

一线治疗通常包括局部（Tenon 囊下）、眼周皮质类固醇治疗，如曲安奈德。玻璃体腔内注射类固醇皮质激素也可用于睫状体平坦部炎患者；然而，与眼周类固醇治疗相比，玻璃体腔内使用类固醇可能有更高的白内障和眼压升高的发生率。在严重的睫状体平坦部炎病例或双侧明显受累的患者中，可能需要使用全身性类固醇和（或）免疫抑制剂。各种免疫抑制药物（如硫唑嘌呤、吗替麦考酚酯）和生物制剂［如抗肿瘤坏死因子（抗 TNF）- α］已被用于严重或难治性睫状体平坦部炎病例。

手术

睫状体平坦部玻璃体切除术（PPV）仅适用于严重眼部并发症（如 VH、广泛玻璃体混浊、RD 和 ERM）的患者。在罕见情况下，可进行PPV 清除所有炎症介质，以减轻玻璃体腔内的炎症负担。然而，由于 PPV 可能有其自身的一系列并发症，如脉络膜出血、白内障形成和视网膜撕裂或 RD，因此应慎重仔细选择病例。

71.4.2　随访

长期未得到控制的平坦部炎可导致严重的眼部并发症（例如白内障、CME、VH），尤其是在诊断和治疗普遍延迟的儿科人群中，如果早期诊断和治疗不及时，这些眼部并发症使患平坦部炎的儿童出现弱视的风险非常高。患者在病情活动时应密切随访，并调整治疗方案。一旦炎症消退，随访间期可延长，但对复发的持续随访很重要。

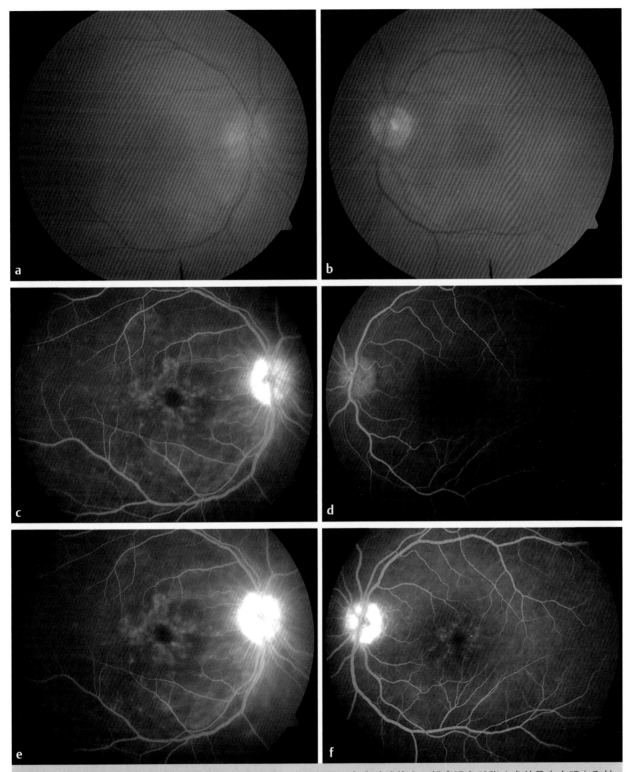

图 71.4　双侧平坦部炎。（a）右眼及（b）左眼的眼底照相显示存在玻璃体炎、轻度视盘肿胀（尤其是在右眼）和钝性黄斑中心凹反光。（c，d）早期荧光血管造影显示早期视盘高荧光和中心凹周围高荧光，尤其是右眼提示囊样黄斑水肿。（e，f）晚期显示存在显著的双眼视盘高荧光和黄斑渗漏，提示双眼囊样黄斑水肿

推荐阅读

［1］de Boer J, Berendschot TT, van der Does P, Rothova A. Long-term follow-up of intermediate uveitis in children. Am J Ophthalmol. 2006; 141(4):616–621

［2］Donaldson MJ, Pulido JS, Herman DC, Diehl N, Hodge D. Pars planitis: a 20-year study of incidence, clinical features, and outcomes. Am J Ophthalmol. 2007; 144(6):812–817

［3］Smith JA, Mackensen F, Sen HN, et al. Epidemiology and course of disease in childhood uveitis. Ophthalmology. 2009; 116(8):1544–1551, 1551.e1

［4］Smith JA, Mackensen F, Sen HN, et al. Epidemiology and course of disease in childhood uveitis. Ophthalmology. 2009; 116(8):1544–1551, 1551.e1

［5］Ozdal PC, Berker N, Tugal-Tutkun I. Pars planitis: epidemiology, clinical characteristics, management and visual prognosis. J Ophthalmic Vis Res. 2015; 10(4):469–480

［6］Lai WW, Pulido JS. Intermediate uveitis. Ophthalmol Clin North Am. 2002; 15(3):309–317

［7］Campbell JP, Leder HA, Sepah YJ, et al. Wide-field retinal imaging in the management of noninfectious posterior uveitis. Am J Ophthalmol. 2012; 154(5):908–911.e2

［8］Thomas AS, Redd T, Campbell JP, et al. The impact and implication of peripheral vascular leakage on ultra-widefield fluorescein angiography in uveitis. Ocul Immunol Inflamm. 2017 Oct; 16:1–7. doi: 10.1080/09273948.2017.1367406. [Epub ahead of print]

［9］Agarwal A, Afridi R, Agrawal R, Do DV, Gupta V, Nguyen QD. Multimodal imaging in retinal vasculitis. Ocul Immunol Inflamm. 2017; 25(3):424–433

［10］Quinones K, Choi JY, Yilmaz T, Kafkala C, Letko E, Foster CS. Pars plana vitrectomy versus immunomodulatory therapy for intermediate uveitis: a prospective, randomized pilot study. Ocul Immunol Inflamm. 2010; 18(5):411–417

72 Vogt–Koyanagi–Harada 综合征

Nima Justin Bencohen, Benjamin Kambiz Ghiam, Pouya Nachshon Dayani

摘 要

Vogt-Koyanagi-Harada（VKH）综合征是一种与浆液性视网膜脱离相关的侵袭性双侧肉芽肿性全葡萄膜炎。该病的眼外表现多种多样，可包括头痛、脑膜炎样改变、听力损失、脱发、脊髓灰质炎和白癜风。及时采用大剂量皮质类固醇进行全身治疗很重要，以减少继发性并发症，避免视力丧失。为了减少疾病复发和类固醇相关的副作用，长期治疗通常需要采用非皮质类固醇的免疫抑制疗法。

关键词：全葡萄膜炎；晚霞状眼底；浆液性视网膜脱离；Vogt-Koyanagi-Harada 综合征

72.1 特征

Vogt-Koyanagi-Harada（VKH）综合征是一种影响眼睛、皮肤、内耳和脑膜的多系统炎症性疾病。该病症的特征为眼部炎症伴皮肤斑片状色素脱失（图 72.1）、斑片状脱发和白发（尤其是睫毛）。VKH 综合征更常累及有色皮肤和某些遗传易感性的患者。患病率有所不同，在亚洲、拉丁美洲和中东更常见。在美国，VKH 综合征约占葡萄膜炎转诊病例的 3%~7%，西班牙裔最常受累。就诊时的平均年龄为 32~35 岁，但亦可见于 3 岁的儿童。

免疫学和组织病理学研究表明，靶向黑素细胞的 CD4+T 细胞可能是启动 VKH 综合征中炎症过程的主要因素。在表达 HLA DRB1*0405 的患者中，遗传易感性也可能使一些患者易感，可能与病毒触发因素联合作用。

VKH 综合征是一种全身性疾病，眼外表现在诊断中至关重要。修订后的 VKH 综合征诊断标准将疾病分类为明确的（完全和不完全）和很可能的诊断。该综合征经历了四个不同的阶段，包括前驱期、葡萄膜炎性期、恢复期和慢性复发期。

72.1.1 常见症状

前驱期

非特异性症状，通常持续 3~5 天；最常见的症状是头痛和脑膜炎。经常表现为畏光、眼眶疼痛、眩晕、恶心、虚弱和流感症状（包括发热）。常见听力障碍，如耳鸣和感觉听力损失（通常涉及较高的频率）。构音障碍可能持续数年；局灶性神经功能缺损，包括颅神经麻痹和视神经炎；超过 80% 的患者可见脑脊液细胞增多，可持续长达 8 周；一些患者头发和皮肤对触摸敏感。

葡萄膜炎性期

这一阶段持续数周；虽然一些患者可能会在第二只眼出现症状前出现延迟，但大多数患者表现为双侧视力丧失，这是最常见的主要症状。

72.1.2 检查结果

葡萄膜炎期

眼部表现为急性双侧肉芽肿性全葡萄膜炎，多达 70% 的患者表现为弥漫性脉络膜增厚、神经视网膜多灶性脱离和视神经水肿（图 72.2~72.5）。可见视网膜下积液。疾病早期，前房变浅，眼内压升高，可能是由睫状突水肿所致。

前段检查结果可能包括羊脂状角膜后沉着物、虹膜结节、瞳孔膜或弥漫性虹膜增厚。

恢复期

第三阶段被称为"恢复期"，持续数月至数年，其特征为葡萄膜和皮肤色素脱失。Sugiura 征，周围型白癜风是此阶段的最早发现。虽然这一发现在日本患者中很常见（高达 85% 的患者），但在北美很少见。22% 的患者可出现白癜风，通常呈对称分布（图 72.1）。"晚霞"状眼底描述了特征性明亮的、橘红色眼底，与脉络膜和视网膜色素上皮脱色相关（RPE；图 72.6，72.7）。多个边界清楚的脉络膜视网膜萎缩区域可见于周边。

慢性复发期

最后阶段表现为肉芽肿性前葡萄膜炎，通常是由于治疗效果不佳所致。该阶段通常在初次就诊后 6~9 个月出现。后段炎症和浆液性脱离不常见。在此阶段可观察到脉络膜新生血管、视网膜下纤维化和反应性 RPE 增殖（图 72.7）。视网膜前膜、白内障形成和继发性青光眼也很常见。

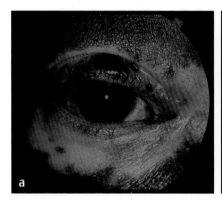
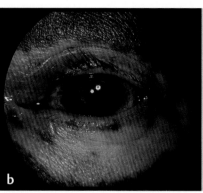

图 72.1　对称性分布的白癜风

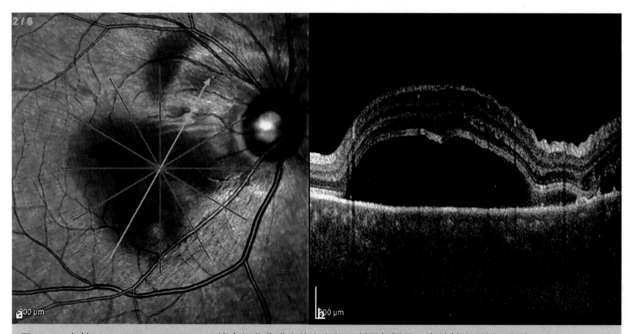

图 72.2　急性 Vogt–Koyanagi–Harada 综合征葡萄膜炎的光学相干断层扫描显示多灶性视网膜下积液

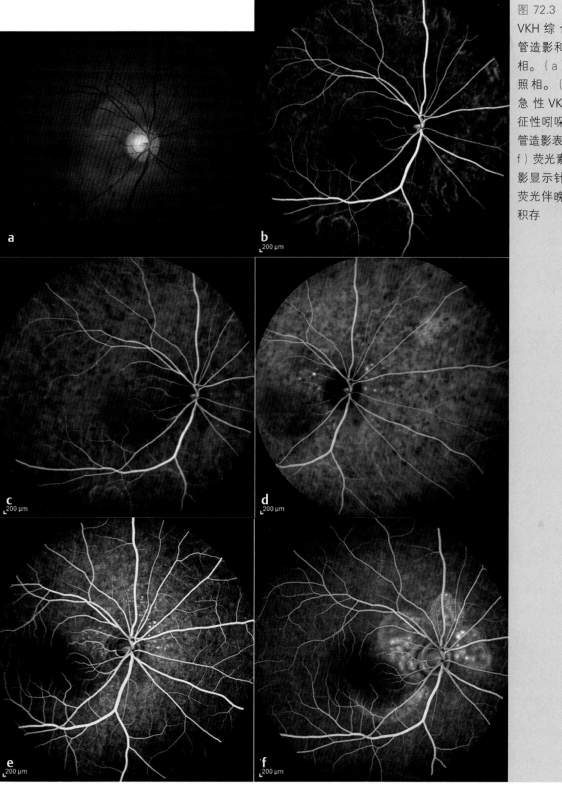

图 72.3 急性 VKH 综合征血管造影和眼底照相。(a) 眼底照相。(b~d) 急性 VKH 的特征性吲哚菁绿血管造影表现。(e,f) 荧光素血管造影显示针尖样高荧光伴晚期荧光积存

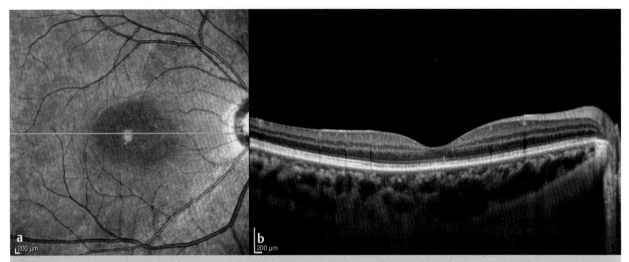

图72.4 Vogt-Koyanagi-Harada综合征增强深度成像光学相干断层扫描（EDI-OCT）。影像学检查证实在慢性复发性亚临床疾病中，EDI-OCT显示脉络膜增厚且不伴视网膜下积液

72.2 关键诊断性检查和结果

72.2.1 光学相干断层扫描

在急性期，光学相干断层扫描（OCT）最有助于检测脉络膜增厚和视网膜下积液。常见发现包括与浆液性视网膜脱离相关的视网膜下隔膜、视网膜下纤维蛋白样沉积物、高反射点、脉络膜血管腔隙消失，以及脉络膜视网膜和视网膜皱襞（图72.2，72.5）。在疾病的慢性复发阶段，增强深度OCT成像（EDI-OCT）可检测出以脉络膜增厚为主要表现的亚临床疾病复发，来指导治疗（图72.4）。在疾病恢复期，OCT可检测脉络膜变薄（图72.6）。

72.2.2 荧光素血管造影或超广角荧光素血管造影

在疾病的急性期，荧光素血管造影（FA）显示RPE水平的多灶性针尖样高荧光渗漏，晚期合并视网膜下染料积存（图72.3）。视盘和盘周高荧光、脉络膜充盈延迟和脉络膜高荧光区域也比较常见（图72.3，72.5）。在慢性疾病患者中，

FA表现为"虫蚀样"外观，即大量RPE缺失所致的窗样缺损和色素迁移所致的荧光遮蔽区域（图72.7）。

72.2.3 吲哚菁绿血管造影术

在疾病的急性期吲哚菁绿（ICG）血管造影术可显示脉络膜毛细血管灌注延迟和早期脉络膜基质高荧光。低荧光暗斑和脉络膜间质大血管影模糊或形态缺失（图72.3）。随后可观察到弥漫性脉络膜和视盘高荧光。脉络膜血管炎症往往对治疗反应迅速，而低荧光暗斑往往反应不确定，并且恢复更慢。ICG血管造影术也可有效监测治疗反应，并检测亚临床治疗。

72.2.4 眼底自发荧光

眼底自发荧光（FAF），尤其是广角FAF，有助于评估RPE的早期损害。在急性期，弥漫性高自发荧光可见于视网膜下积液的遮蔽区域。在慢性阶段，可观察到高自发荧光区和低自发荧光区混合存在（图72.6）。还观察到与萎缩区域相对应的钱币状和盘周自发低荧光区。

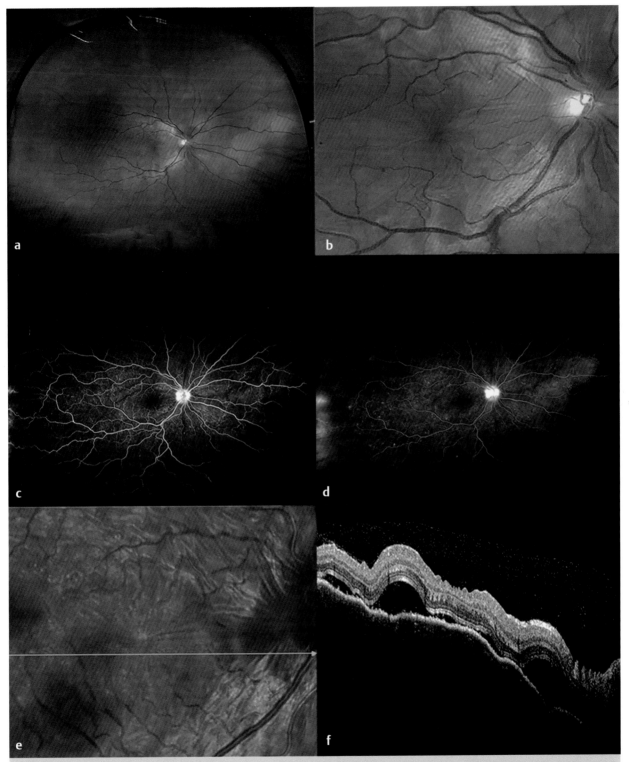

图 72.5 活动性 Vogt-Koyanagi-Harada（VKH）综合征的多模式成像。（a）超广角成像显示脉络膜视网膜褶皱、浆液性脱离和下方视网膜积液伴浆液性脱离。（b）脉络膜视网膜褶皱在黄斑视图中更明显。（c，d）广角荧光素血管造影显示急性 VKH 综合征大量针尖样荧光渗漏伴晚期多灶性视网膜下染料积存——"星空"样表现。（e，f）光学相干断层扫描显示视网膜下积液和脉络膜视网膜褶皱

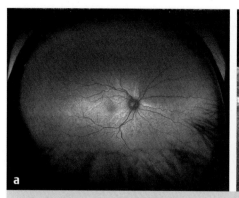
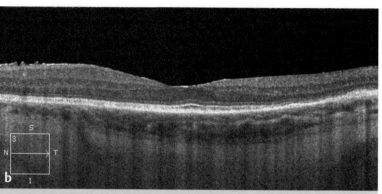

图 72.6 慢性 Vogt–Koyanagi–Harada（VKH）综合期的眼底自发荧光和光学相干断层扫描（OCT）。（a）VKH 眼底自发荧光成像和（b）OCT 显示无活动性视网膜下积液的慢性恢复期 VKH 综合期

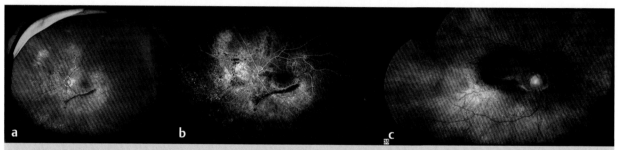

图 72.7 慢性 Vogt–Koyanagi–Harada（VKH）综合征影像。（a）晚霞状眼底伴周边色素脱失灶和视网膜下纤维化。（b）超广角血管造影显示色素萎缩和迁移导致的窗样缺损。（c）累及黄斑的致密视网膜下纤维化

72.2.5 超声检查

对于屈光介质混浊和后节视野模糊的患者尤其有用。典型表现包括弥漫性低至中等反射的脉络膜增厚、浆液性视网膜脱离（下方最明显）和玻璃体混浊。

72.3 重要临床信息

VKH 综合征是一种基于一系列体征和症状的临床诊断，目前尚无确证性检测方法。鉴别诊断包括交感性眼炎、结节病、后巩膜炎、中心性浆液性脉络膜视网膜病变、葡萄膜渗漏综合征、子痫、原发性眼内淋巴瘤、弥漫性葡萄膜淋巴样增生、转移性脉络膜癌，以及感染性病因，如结核病和梅毒。应强烈考虑感染性和其他炎性病因的实验室检查，尤其是排除梅毒、结节病和结核。

可根据临床表现进行其他实验室检查。

72.4 处理

72.4.1 治疗选择

初始药物治疗通常采用大剂量全身性皮质类固醇。通常使用 1 mg/kg 的初始剂量，一些侵袭性较强的患者可能会从静脉高剂量类固醇冲击治疗中获益。全身性皮质类固醇治疗后，视网膜下积液在第一周内改善约 50%，并在第 2~4 周完全改善。同样，脉络膜厚度可在 4 周内恢复正常水平。早期和积极地采取适当的治疗措施可减少复发、减少色素变性，并降低晚霞状眼底的发生率。随着皮质类固醇治疗持续时间的延长，观察到临床病程改善，持续时间超过 6 个月。考虑到疾病的慢性性质，美国葡萄膜炎学会和国际葡萄膜炎

研究小组建议使用非类固醇类药物，以尽量减少与长期皮质类固醇治疗相关的副作用，并降低复发风险。抗代谢药物、烷化剂、钙调磷酸酶抑制剂和生物制剂均显示出治疗VKH综合征的疗效。

在疾病的急性期使用外用皮质类固醇和睫状体麻痹剂来管理前段炎症。在急性期，眼周或眼内皮质类固醇注射可用作全身治疗疗效不理想患者的辅助治疗，也可用于不耐受全身治疗的慢性VKH综合征患者。然而，在急性期，考虑到需要控制疾病的眼外表现，不建议单独进行局部治疗。VKH综合征的眼部并发症包括白内障形成、青光眼、虹膜粘连、视网膜下纤维化和脉络膜新生血管形成。对于有提示性症状的患者，建议进行正规的听觉测试。

72.4.2 随访

随访基于疾病活动水平。急性加重期间和稳定治疗方案期间需要更频繁的随访。

阅读推荐

［1］O'Keefe GA, Rao NA. Vogt-Koyanagi-Harada disease. Surv Ophthalmol. 2017; 62(1):1–25

［2］Baltmr A, Lightman S, Tomkins-Netzer O. Vogt-Koyanagi-Harada syndrome-current perspectives. Clin Ophthalmol. 2016; 10:2345–2361

［3］Read RW, Holland GN, Rao NA, et al. Revised diagnostic criteria for Vogt-Koyanagi-Harada disease: report of an international committee on nomenclature. Am J Ophthalmol. 2001; 131(5):647–652

［4］Bouchenaki N, Herbort CP. The contribution of indocyanine green angiography to the appraisal and management of Vogt-Koyanagi-Harada disease. Ophthalmology. 2001; 108(1):54–64

73 交感性眼炎

Rahul Kapoor, Jayanth Sridhar

摘 要

交感性眼炎（SO）是一种罕见的双侧弥漫性肉芽肿性葡萄膜炎，通常在一只眼穿通伤或外伤后数月出现。尽管90%的病例在创伤后1年内就诊，但就诊时间范围可以从几天到几十年，差异很大。SO的诊断主要基于病史和临床检查。此外，通过几种影像学检查方法显示的临床特征有助于确诊SO。

关键词：眼内手术；眼外伤；全葡萄膜炎；交感性眼炎

73.1 特征

73.1.1 常见症状

临床症状通常与葡萄膜炎一致，包括视力模糊、结膜充血和眼部刺激征。交感神经性眼炎（SO）的其他症状包括交感性（非外伤）眼畏光、溢泪、漂浮物、调节障碍、双侧眼痛和视力下降。罕见情况下，患者可能出现眼外症状，如听力损失、头痛、白癜风和脑膜刺激征。

73.1.2 检查结果

前节检查可显示角膜内皮上的羊脂状角膜后沉着物（图73.1），结膜充血，虹膜增厚，可能导致虹膜后粘连。由于小梁网阻塞或睫状体功能受损，眼内压可能会升高。后节的炎症程度有所不同。患者可能出现玻璃体炎、视网膜血管炎和脉络膜炎。浆液性视网膜脱离、视乳头水肿和典型Dalen-Fuchs结节，其特征为淡黄色白色脉络膜病变，也可在后节检查中出现（图73.2）。

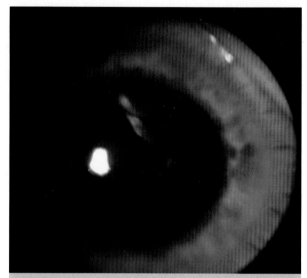

图73.1 交感性眼炎可在角膜内皮上发现羊脂状角膜后沉着物（由 Courtesy of Derek Kunimoto 提供）

73.2 关键诊断性检查和结果

73.2.1 光学相干断层扫描

光学相干断层扫描（OCT）经常显示为脉络膜和视网膜色素上皮（RPE）增厚；还可能显示为视网膜脱离、视网膜内水肿、RPE和脉络膜毛细血管的破坏，以及内层视网膜变薄和紊乱（图73.3）。

73.2.2 荧光素血管造影或超广角荧光素血管造影

血管造影术通常显示静脉期RPE水平的多个高荧光渗漏部位（图73.4）。低荧光区域可能对应于Dalen-Fuchs结节。在慢性期，结节会萎缩，

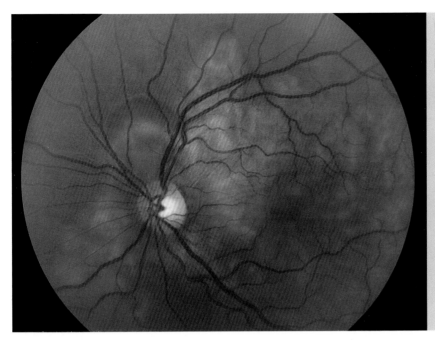

图 73.2 交感神经眼底检查可显示多灶性浆液性视网膜脱离（由 Michael Dollin 和 Rajiv Shah 提供）

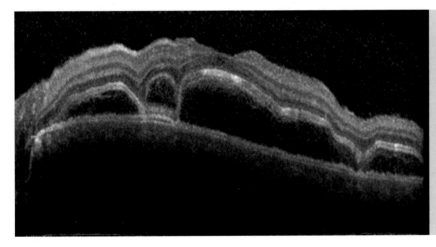

图 73.3 光学相干断层扫描可显示多灶性视网膜脱离，伴视网膜外层增厚和视网膜内积液。视网膜外层也可见反射增强（由 Michael Dollin 和 Rajiv Shah 提供）

表现为窗样缺损。视网膜血管炎也可表现为晚期着染。

73.2.3 吲哚菁绿血管造影术

可作为荧光素血管造影（FA）的辅助检查，用于诊断和评估 SO 对治疗的反应。在研究的中后期，低荧光区域对应于 FA 上的高荧光，可能与脉络膜萎缩相关（图 73.4）。然而，吲哚菁绿血管造影中仅在中期出现的低荧光区域可能代表活动性脉络膜炎的区域。

73.2.4 眼底自发荧光

可用于区分 SO 的急性期和慢性期。在急性期，眼底自发荧光（FAF）可能观察到玻璃体炎、Dalen-Fuchs 结节、视乳头水肿、脉络膜病变、黄斑水肿、视网膜脱离、视网膜下出血和血管炎（图73.5）。在慢性期，FAF 可能观察到视网膜、脉络膜、视盘萎缩，视网膜下纤维化，脉络膜视网膜瘢痕。

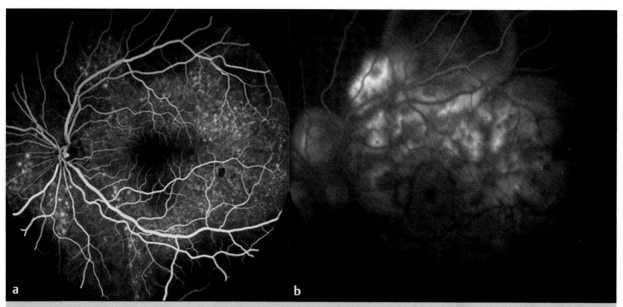

图 73.4 活动性交感神经性眼炎。（a）荧光素血管造影早期可显示多灶性高荧光，伴较大的低荧光区域。（b）荧光素血管造影晚期可显示渗漏和积存（由 Michael Dollin 和 Rajiv Shah 提供）

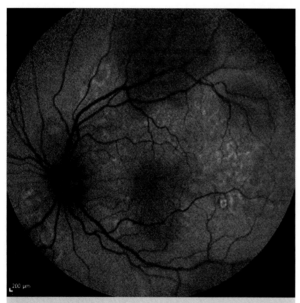

图 73.5 眼底自发荧光可显示低自发荧光区域与 Dalen–Fuchs 结节对应，高自发荧光斑对应于荧光素血管造影的渗漏区域（由 Michael Dollin 和 Rajiv Shah 提供）

73.2.5 超声检查

B 超可显示脉络膜增厚和视网膜脱离。因此，B 超可用于区分 SO 和双侧晶状体过敏性葡萄膜炎，后者缺乏这些表现。

73.3 重要临床信息

SO 的诊断主要基于病史和临床检查。由于 SO 不能根据任何特定的实验室检查进行诊断，所以 SO 的鉴别诊断包括表现为全葡萄膜炎的疾病。因此，除病史询问排除既往眼外伤或眼内手术，还需进行相应的影像学检查以明确诊断。Vogt-Koyanagi-Harada（VKH）综合征是一种双侧肉芽肿性全葡萄膜炎，表现与 SO 非常相似。然而，VKH 患者表现为明显的脉络膜受累（这不是 SO 的特征），并伴有视神经受累和浆液性视网膜脱离，这些在 SO 中不常见。VKH 患者的脑脊液检查可发现脑脊液细胞增多，这是 VKH 的另一个特征，可将其与 SO 区分开来。

梅毒也可能引起双侧肉芽肿性全葡萄膜炎，应使用血清快速纤溶酶反应素（RPR）和荧光密螺旋体抗体吸收试验来排除。应排除肺结核和结节病，需要进行纯化蛋白衍生物（PPD）皮肤试验、胸部 X 线平片检查和血清血管紧张素转换酶水平检测。最后，如果怀疑淋巴瘤，可能需要进行全身检查和神经系统检查。如果淋巴瘤的诊断仍不明确，还需获取玻璃体样本。

73.4　处理

73.4.1　治疗选择

预防

认为在 2 周内摘除诱发眼（创伤性）可防止交感（非创伤性）眼出现 SO。在眼球摘除和眼内容物剜除之间的争议仍然存在，但根据文献报道，摘除是首选的预防形式，因为在内容物清除过程中葡萄膜组织可能会残留在巩膜导管中，最终仍可能导致 SO。

免疫调节治疗

SO 发生后眼球摘除仍是一个有争议的话题。免疫调节治疗是主要治疗方法。在后续治疗中，使用全身性皮质类固醇联合皮质类固醇减量药物进行初始治疗是常见方案。皮质类固醇可局部、眼周或全身使用。大剂量口服泼尼松（每日 1~2 mg/kg 体质量）是最常用的初始治疗，并在 3~4 个月内缓慢减量。甲基泼尼松龙静脉治疗可用于重度病例。在大多数情况下，需要至少一年的给药方案才能控制 SO。一旦发现炎症明显减轻，口服皮质类固醇剂量可以逐渐减少。与 SO 相关的急性前葡萄膜炎可使用外用皮质类固醇联合睫状体麻痹剂或散瞳剂进行治疗。其他免疫抑制药物如苯丁酸氮芥、环磷酰胺和硫唑嘌呤也可用于治疗 SO。麦考酚酯建议用于治疗对高剂量类固醇（>15 mg/d）无反应的难治性葡萄膜炎，或发生类固醇明显毒性作用的患者。此外，环孢素（每日 5 mg/kg 体质量）可用作长期免疫调节剂，尤其是当患者对类固醇耐药或出现毒副作用时。疾病缓解至少 3 个月后，可考虑缓慢减量（每日 0.5 mg/kg 体质量）。

73.4.2　随访

极少自发消退，并且由于其复发的性质以及治疗方式的潜在毒性，需要对 SO 患者进行仔细随访。最初应每隔几天对患者进行一次随访，以监测治疗的有效性和副作用（例如眼内压）。病情改善后，可延长随访间隔时间。当所有炎症体征消退后，皮质类固醇应再维持 3~6 个月，以防止复发。然后，需要定期检查以观察 SO 是否复发。

推荐阅读

［1］Arevalo JF, Garcia RA, Al-Dhibi HA, Sanchez JG, Suarez-Tata L. Update on sympathetic ophthalmia. Middle East Afr J Ophthalmol. 2012; 19(1):13–21

［2］Chu XK, Chan C-C. Sympathetic ophthalmia: to the twenty-first century and beyond. J Ophthalmic Inflamm Infect. 2013; 3(1):49

［3］Castiblanco C, Adelman RA. Imaging for sympathetic ophthalmia: impact on the diagnosis and management. Int Ophthalmol Clin. 2012; 52(4):173–181

［4］Aziz HA, Flynn HW, Jr, Young RC, Davis JL, Dubovy SR. SYMPATHETIC OPHTHALMIA: Clinicopathologic correlation in a consecutive case series. Retina. 2015; 35(8):1696–1703

74 Susac 综合征

Jawad I. Arshad, Sunil K. Srivastava

摘 要

Susac 综合征是一种免疫介导的脑、视网膜和内耳疾病，可引起缺血、轻微炎症和闭塞性微血管内皮病。Susac 综合征的三种常见表现为脑病、视网膜分支动脉阻塞和低至中频感音神经性听力损失。MRI 的典型表现包括中央胼胝体幕上"雪球"病变。Susac 综合征常累及女性多于男性（比例为 3∶1），年龄 20~40 岁。不到 20% 的患者会出现上述所有三联征的临床症状。最初可能仅出现一种症状，其他可能在数周或数月后出现。这反过来会延误疾病的诊断和后续治疗。

关键词：视网膜分支动脉阻塞；脑病；听力损失；Susac 综合征

74.1 特征

Susac 综合征是一种免疫介导的脑、视网膜和内耳疾病，可引起缺血、轻微炎症和闭塞性微血管内皮病。

Susac 综合征的三种常见表现为脑病、视网膜分支动脉阻塞（BRAO）和低至中频感音神经性听力损失。MRI 的典型表现包括中央胼胝体幕上"雪球"病变。Susac 综合征常累及女性多于男性（比例为 3∶1），年龄 20~40 岁。不到 20% 的患者会出现上述所有三联征的临床症状。最初只有一种症状，其他症状可能在数周或数月后出现。这反过来会延误疾病的诊断和后续治疗。

74.1.1 症状

可能出现周边视力丧失和（或）中央暗点。

系统回顾可发现包括耳鸣和听力损失在内的听觉受累体征。提示脑病的神经系统症状包括情绪变化、头痛、情绪不稳定，以及运动和感觉缺失。

74.1.2 检查结果

Susac 综合征的眼科检查结果是急性 BRAO 或既往闭塞的证据。急性期，临床检查可见视网膜分支动脉变薄、棉絮斑和视网膜变白。在既往出现过 BRAO 的患者中，可见硬化和变薄的血管。还可观察到视网膜毛细血管重构的其他证据，如毛细血管扩张和微动脉瘤。

74.2 关键诊断性检查和结果

74.2.1 光学相干断层扫描

可见既往 BRAO 区域内视网膜变薄（图 74.1）。在急性 BRAO 中，可见视网膜内高反射。更轻度的缺血区域可能显示为视网膜中等高反射（例如，PAMM 样病变）。

74.2.2 荧光素血管造影或超广角荧光素血管造影

超广角荧光素血管造影（UWFA）是 Susac 综合征的关键诊断方法。单眼或双眼可见与 BRAO 一致的视网膜动脉无灌注和相关毛细血管无灌注。通常，既往 BRAO 的证据可能为多灶性周边毛细血管无灌注和（或）后极部毛细血管重建。在急性期，可见节段性视网膜血管壁高荧光（图 74.2）。

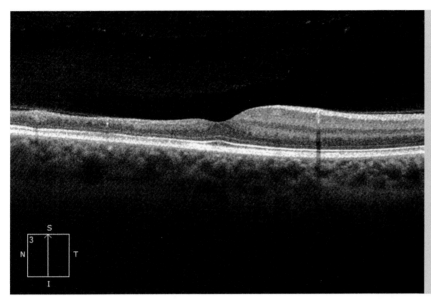

图 74.1　光学相干断层扫描 B 扫描显示局灶性视网膜内层萎缩与既往视网膜分支动脉一致闭塞

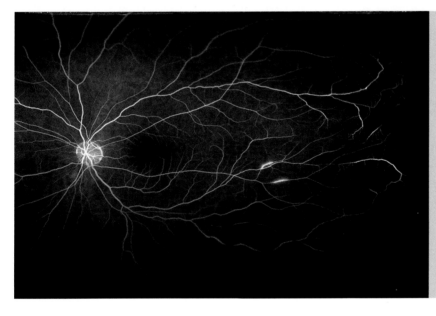

图 74.2　超广角荧光素血管造影显示节段性血管渗漏，以及多灶性区域的无灌注

74.2.3　光学相干断层扫描血管成像

光学相干断层扫描血管成像在识别既往动脉闭塞伴视网膜内无灌注的病例中有用（图 74.3）。

74.3　重要临床信息

疑似 Susac 综合征的检查可能很广泛。标准眼科特征为 BRAO 或多个 BRAO。BRAO 或多个 BRAO 与脑病和中低频率感音神经性听力损失同时出现，可确诊 Susac 综合征。需要进行听觉测试，并发现低至中频感音神经性听力损失。脑部 MRI 显示在胼胝体中央出现多个高信号病变。在复发性 BRAO 和听力损失的背景下，这被认为是病理性的。需要排除其他全身性炎症性疾病；因此，实验室检查通常在对全身系统回顾时需要获取的。

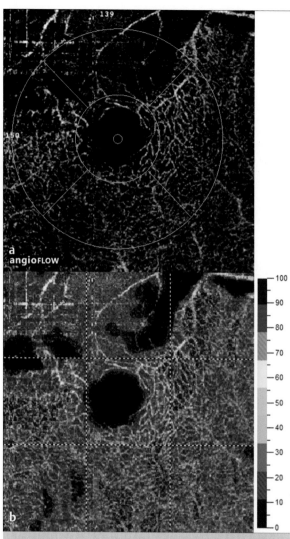

图 74.3 （a）光学相干断层扫描血管成像显示视网膜循环中明显的流空效应和无灌注。（b）灌注密度图证实黄斑区的血流密度显著降低

74.4 处理

74.4.1 治疗选项

在 Susac 综合征中，视网膜血管病变可发生于中枢神经系统（CNS）病变之前、之后，或同时发生。应优先治疗中枢神经系统症状。与中枢神经系统疾病相比，对于主要的眼部表现，治疗方案更有针对性，并且侵袭性小。

药物治疗

非 CNS-Susac 综合征的推荐药物治疗包括静脉注射免疫球蛋白（IVIG）、吗替麦考酚酯和类固醇冲击治疗。应连续进行 UWFA 检查，以指导后续治疗决策和提示亚临床血管疾病活动。监测新发或恶化的脑和内耳受累也很重要。有时脑部受累发展迅速，应优先处理中枢神经系统疾病。在无累及脑和内耳的情况下，在无活动性视网膜疾病复发数月的情况下，可逐渐减量并停止 IVIG 治疗。吗替麦考酚酯可在 6~12 个月后停用。

74.4.2 随访

除了提供适当积极、持续和预期的免疫抑制治疗外，按需监测患者状态至关重要。应定期行 MRI、UWFA 和听力图检查，以提供对疾病活动度的最佳监测。

推荐阅读

[1] Rennebohm RM, Asdaghi N, Srivastava S, Gertner E. Guidelines for treatment of Susac syndrome-an update. Int J Stroke. 2018:1747493017751737

[2] Dörr J, Krautwald S, Wildemann B, et al. Characteristics of Susac syndrome: a review of all reported cases. Nat Rev Neurol. 2013; 9(6):307–316

[3] Rennebohm R, Susac JO, Egan RA, Daroff RB. Susac's syndrome–update. J Neurol Sci. 2010; 299(1–2):86–91

[4] Jarius S, Kleffner I, Dörr JM, et al. Clinical, paraclinical and serological findings in Susac syndrome: an international multicenter study. J Neuroinflammation. 2014; 11:46

[5] Kleffner I, Dörr J, Ringelstein M, et al. European Susac Consortium (EuSaC). Diagnostic criteria for Susac syndrome. J Neurol Neurosurg Psychiatry. 2016; 87(12):1287–1295

75　外伤性黄斑裂孔

Robert B. Garoon, Jorge Fortun

摘　要

黄斑裂孔是视网膜神经感觉层的全层缺损，通常位于中心凹，可导致视力下降和中心视力扭曲。外伤性黄斑裂孔最常发生在眼部钝性外伤后，但其形成机制尚不清楚。光学相干断层扫描是诊断创伤性黄斑裂孔的重要成像技术，有助于指导治疗。需评估并发的外伤性眼损伤，包括视网膜震荡。经平坦部玻璃体切除术联合去除后部玻璃体和 ILM 组织以及眼内气体填塞，是持续性外伤性黄斑裂孔的首选治疗方法，虽然自发性消退并不少见，但应仔细观察所选病例。

关键词：钝性外伤；黄斑裂孔；外伤性黄斑裂孔

75.1　特征

黄斑裂孔是视网膜的全层缺损，通常位于中心凹，可导致视力下降和中心视力扭曲。玻璃体牵拉引起的特发性黄斑裂孔比创伤性黄斑裂孔更常见，但两种类型都可能导致显著视力丧失。与特发性黄斑裂孔相比，外伤性黄斑裂孔更常见于年轻男性患者，并且在就诊时视力可能较差。外伤性黄斑裂孔最常发生在眼部钝性外伤后，但其形成机制尚不清楚。其中一个可能假说是：可观察到钝性眼外伤导致的角膜扁平，随后眼球向前后方向扩张；眼球后退时，后极快速后移，导致动态水平力和中心凹视网膜层分裂。另一种理

论围绕玻璃体在创伤性黄斑裂孔中的作用进行阐述，即钝性创伤引起的突发性玻璃体分离，导致玻璃体过度牵拉和中心凹裂孔形成。最后一个潜在机制是创伤性打击本身的能量通过眼球传递，导致中心凹破裂。尽管创伤性黄斑裂孔的发病机制还不确定，但在创伤性黄斑裂孔检查中存在一些常见特征，并可根据临床情况进行治疗选择。

75.1.1　常见症状

患者通常在创伤事件发生后即刻出现突发性视力丧失，尽管有报道称在创伤后数天内出现延迟视力丧失。

75.1.2　检查结果

在检查时，患者表现为黄斑裂孔，比特发性黄斑裂孔更椭圆，后者通常呈圆形，边缘呈轻度升高。此外，可能存在其他严重钝性创伤后遗症，包括玻璃体积血、视网膜下出血、脉络膜破裂和视网膜震荡（图 75.1~75.3）。

75.2　关键诊断性检查和结果

75.2.1　光学相干断层扫描

光学相干断层扫描（OCT）可显示中心凹解剖结构并确认是全层裂孔。OCT 还识别出任何其他的主要解剖学改变，包括光感受器丢失、脉络膜破裂，以及玻璃体视网膜关系的任何改变（图

341

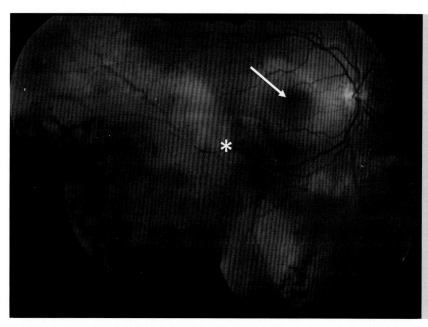

图 75.1 彩弹造成的高速射弹伤的拼接眼底照片。检查显示玻璃体积血，脉络膜破裂（＊）和全层黄斑裂孔（箭头）

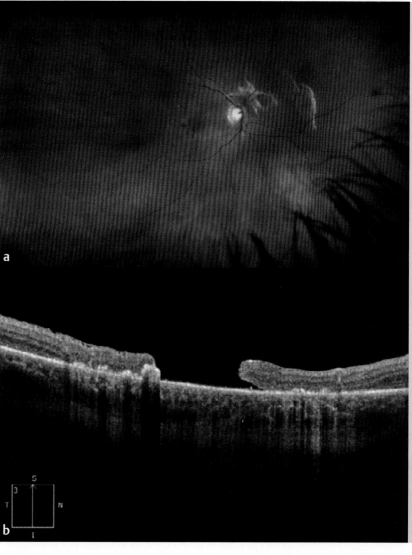

图 75.2 超广角眼底照相显示慢性大黄斑裂孔。（a）鼻侧视网膜下纤维化，伴多处脉络膜破裂。光学相干断层扫描显示大的持续性全层黄斑裂孔、不伴有视网膜水肿或视网膜下积液。（b）广泛的视网膜色素上皮异常，外层视网膜萎缩显著越过了黄斑裂孔的边缘

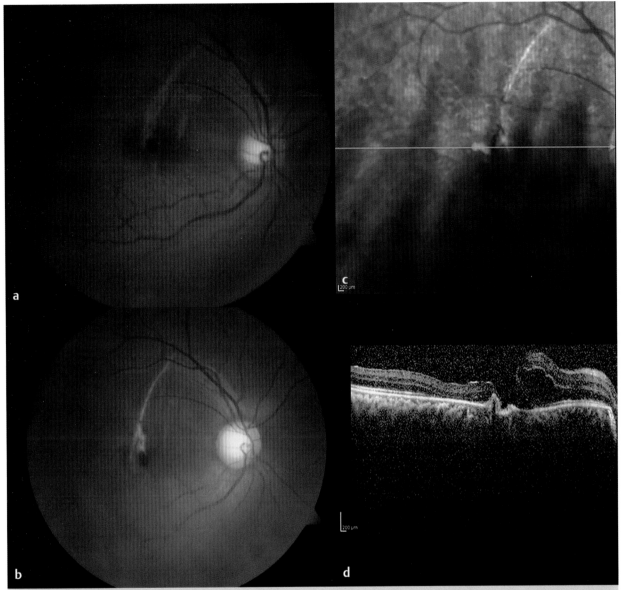

图 75.3 （a）眼底照相显示外伤性黄斑裂孔伴黄斑下出血和相关脉络膜破裂的亚急性表现。（b）8 周后眼底照相显示在破裂区域观察到更广泛的视网膜下纤维化。存在持续性全层黄斑裂孔脉络膜破裂在中心凹分叉，由于形成白内障，存在介质混浊。（c，d）光学相干断层扫描显示持续创伤性全层黄斑裂孔，伴脉络膜破裂引起的中心凹下视网膜色素上皮破坏

75.2~75.4）。

75.2.2 眼底照相

　　彩色眼底照片可用于记录黄斑裂孔和其他并发损伤（图 75.1~75.3）。

75.3 重要临床信息

　　全面的眼科检查至关重要，因为外伤后患者可能会出现各种临床表现，包括眼前房出血、玻璃体积血、视网膜震荡、脉络膜破裂、视网膜裂孔 / 锯齿缘裂离、光感受器或 RPE 损伤，甚至是开放性眼球损伤。

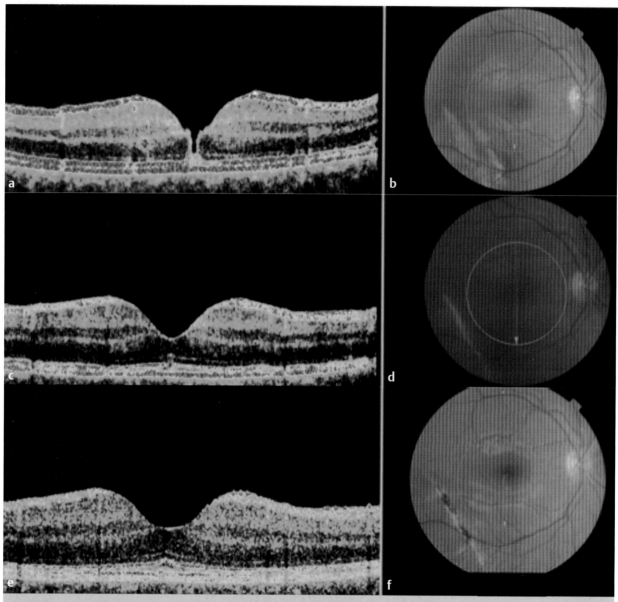

图 75.4 （a，b）OCT 经黄斑中心扫描显示初诊时小的全层黄斑裂孔。（c，d）初诊后 10 d，黄斑裂孔几乎完全消退，残留小的外层视网膜中断 / 分离。（e，f）初诊后 7 个月，黄斑裂孔完全消退

75.4 处理

75.4.1 治疗选择

观察

已有关于视力改善和自发性闭合的报道，出现在最初外伤后 2 周至 12 个月。自发性闭合率显著高于原发性全层黄斑裂孔（FTMH），并且最初短期的（例如 2~4 周）观察通常是合理的。

平坦部玻璃体切除术

平坦部玻璃体切除术的解剖学成功率较高，通常与原发性 FTMH 做法相似，抬高 / 移除后部玻璃体、剥除内界膜和气体填塞。对于既往玻璃体切除术失败的特别大的黄斑裂孔或创伤性黄斑裂孔，为帮助裂孔封闭，可在术中掀起 ILM 瓣，然后将其覆盖在黄斑裂孔上。这种 ILM 支架有助于将胶质细胞迁移到中心凹，以促进裂孔闭合。

不同浓度的六氟化硫和全氟化碳气体可提供足够的表面张力,在孔的部位起到密封作用,以防止在孔闭合期间液体再聚集。在选择眼内填充物时,必须考虑到患者在这类手术后是否有保持面朝下姿势的能力。在玻璃体切除术中,必须小心,减少周边视网膜牵拉,因为在该人群中视网膜裂孔可能会导致严重的增殖性玻璃体视网膜病变,从而影响长期的视力预后。

75.4.2 随访

根据治疗计划和其他同时发生的创伤性损伤确定随访。如果选择观察,通常在第 1 个月每 2~4 周对患者进行一次随访。如果未发生自发性闭合,通常需要进行玻璃体切除术,除非由于同时发生的其他创伤性损伤导致即使在裂孔闭合,视力仍难以恢复的情况,例如视网膜外层萎缩、外伤性视神经病变、中心凹下脉络膜破裂。如果患者接受玻璃体切除术,随访方案通常由外科医生的标准术后方案决定。一旦气泡半月面超过黄斑中心水平,应使用 OCT 确认是否出现孔闭合。

推荐阅读

［1］Liu W, Grzybowski A. Current management of traumatic macular hole. J Ophthalmol. 2017; 2017:1748135

［2］Johnson RN, McDonald HR, Lewis H, et al. Traumatic macular hole: observations, pathogenesis, and results of vitrectomy surgery. Ophthalmology. 2001; 108(5):853–857

［3］Miller JB, Yonekawa Y, Eliott D, Vavvas DG. A review of traumatic macular hole: diagnosis and treatment. Int Ophthalmol Clin. 2013; 53(4):59–67

［4］Chen H, Chen W, Zheng K, Peng K, Xia H, Zhu L. Prediction of spontaneous closure of traumatic macular hole with spectral domain optical coherence tomography. Sci Rep. 2015; 5:12343

76 视网膜震荡

Alexander C. Barnes, Justis P. Ehlers

摘 要

视网膜震荡（当局限于后极时也称为 Berlin 水肿）是一种常见疾病，涉及钝性眼外伤后视网膜外层的损伤。视力下降程度与病程长度和受伤程度有关。光学相干断层扫描可用于检测视网膜高反射，并预测视觉和解剖学预后。尽管病例通常是自愈的，但继续观察对于评估其他创伤性后遗症很重要。

关键词：Berlin 水肿；视网膜震颤；后遗症

76.1 特征

76.1.1 常见症状

无症状。如果累及黄斑，可能会出现视力下降。轻度短暂至重度永久性视力下降取决于光感受器损伤的程度或位置，与钝性外伤或对冲伤相关。

76.1.2 检查结果

损伤后快速出现视网膜变白/混浊（图76.1，76.2）。视网膜震荡与外层视网膜和 RPE 的破坏相关，并可能与其他创伤性后遗症（视网膜出血、黄斑裂孔、脉络膜破裂等）相关。重度病例与色素改变和视网膜萎缩相关，局限于后极的病例称为 Berlin 水肿。

76.2 关键诊断性检查和结果

76.2.1 光学相干断层扫描

在轻度病例中，外层视网膜出现一过性高反射性改变；严重病例中可出现椭圆体带的急性破坏，表面反射增强（图 76.1，76.2）。其他创伤性后遗症的表现包括由于脉络膜破裂出血或 RPE 破坏导致的 OCT 反射增强或阴影增加。

76.3 重要临床信息

进行全面眼科检查，包括散瞳眼底检查，除非另有禁忌，可以辅以巩膜加压。光学相干断层扫描（OCT）可能有助于评估解剖结构破坏的程度。

76.4 处理

76.4.1 治疗选择

观察。尚无已知的治疗方法。许多病例可以自愈，不伴有长期的视网膜缺损。

76.4.2 随访

在初诊后数周内进行随访，以评估其他创伤性后遗症。随访间期通常由其他相关损伤（如眼前房出血）决定。检查可能包括前房角镜检查，以评估房角塌陷，以及散瞳眼底检查，以监测视网膜震荡的进程、萎缩或色素改变的进展，以及是否存在其他视网膜病变（例如视网膜脱离、渗出）。连续 OCT 检查也可能有助于评估光感受器的重生率和对视力情况的预测。

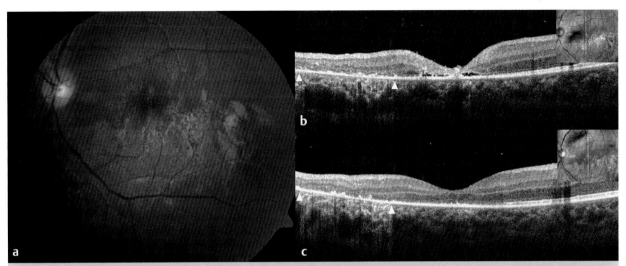

图 76.1　钝性外伤后黄斑下方视网膜震荡。（a）眼底照相显示黄斑下方视网膜震荡正在消退。其他值得注意的表现包括黄斑板层孔愈合和颞侧视网膜内／视网膜下出血的消退。（b）光学相干断层扫描（OCT）图像显示彩照视网膜震荡区域椭圆体带破坏（三角箭头），伴黄斑中心凹下积液和中心凹变薄。（c）两周后，OCT 显示中心凹下积液和中心凹结构有明显改善，外层视网膜损伤仍存在

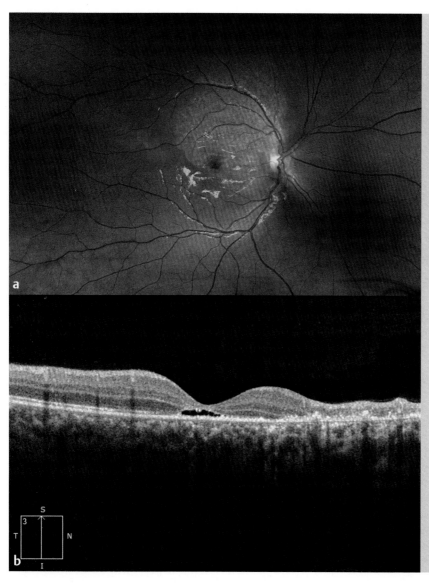

图 76.2　足球造成的钝挫伤引起的视网膜震颤。（a）眼底照相显示受伤后约 6 d 黄斑上部圆形区域视网膜变白，与视网膜震荡区域一致。（b）光学相干断层扫描确认了外层视网膜损伤和椭圆体带的丢失（箭头），证实了视网膜损伤的严重程度

推荐阅读

[1] Ahn SJ, Woo SJ, Kim KE, Jo DH, Ahn J, Park KH. Optical coherence tomography morphologic grading of macular commotio retinae and its association with anatomic and visual outcomes. Am J Ophthalmol. 2013; 156(5):994–1001.e1

[2] Souza-Santos F, Lavinsky D, Moraes NS, Castro AR, Cardillo JA, Farah ME. Spectral-domain optical coherence tomography in patients with commotio retinae. Retina. 2012; 32(4):711–718

[3] Mansour AM, Green WR, Hogge C. Histopathology of commotio retinae. Retina. 1992; 12(1):24–28

[4] Sipperley JO, Quigley HA, Gass DM. Traumatic retinopathy in primates. The explanation of commotio retinae. Arch Ophthalmol. 1978; 96(12): 2267–2273

77　脉络膜破裂

Lucy T. Xu, Alex Yuan

摘　要

脉络膜破裂是由钝性外伤引起的对冲伤所致，导致脉络膜毛细血管、Bruch 膜和视网膜色素上皮细胞的破裂。临床上表现为与视神经同心的黄色新月形病变。最初，脉络膜破裂可被视网膜下出血遮蔽。脉络膜新生血管（CNV）是脉络膜破裂的晚期并发症。玻璃体内注射抗血管内皮生长因子药物可治疗 CNV。

关键词：脉络膜破裂；钝挫伤；视网膜下出血；脉络膜新生血管形成；Bruch 膜；视网膜色素上皮

77.1　特征

脉络膜破裂定义为脉络膜毛细血管、Bruch 膜和视网膜色素上皮破裂。脉络膜破裂发生在 5%~10% 的钝性外伤后。它们可能是在撞击部位即眼前段直接破裂，或者更常见的是在远离撞击部位的眼球后部发生的间接破裂（对冲力）。

间接脉络膜破裂常见于非穿透性闭合性钝性创伤后，该创伤可导致眼球前后向挤压。视网膜的弹性和巩膜的抗张强度可保护这些结构免受破裂，而 Bruch 膜最容易破裂（图 77.1）。破裂机制也解释了为什么 Bruch 膜弹性较弱的患者（如血管样条纹患者）更容易发生脉络膜破裂。

脉络膜破裂不同于巩膜裂孔，Sclopetaria 定义为冲击波穿过眼球壁后引起脉络膜和视网膜的破裂。Sclopetaria 通常发生在高速震荡型非穿透性损伤后（例如，眼眶内的子弹）。如果巩膜完整，损伤愈合后，病变部位会留有白色增生性瘢痕组织。

77.1.1　常见症状

大多数情况下出现视力下降、暗点或有漂浮物；如果破裂部位和相关出血不累及黄斑，则可能完全无症状。

77.1.2　检查结果

脉络膜破裂常与脉络膜毛细血管损伤引起的视网膜下出血有关。通常在初次就诊时，这种视网膜下出血可能掩盖脉络膜破裂，因此应怀疑脉络膜破裂与外伤后出现的视网膜下出血有关（图 77.2）。脉络膜破裂表现为与视盘呈同心圆的黄色曲线（图 77.3）。脉络膜新生血管膜也可在 Bruch 膜破裂后发生。CNV 发展速度为 11%~37.5%。与脉络膜破裂相关的 CNV 通常出现较晚（一项研究中的平均时间为外伤 8 个月后），强调了对这些患者随访的重要性。

77.2　关键诊断性检查和结果

77.2.1　光学相干断层扫描

Bruch 膜和视网膜色素上皮（RPE）的破坏/断裂可在光学相干断层扫描（OCT）上观察到。此外，OCT 可能有助于确认急性期的出血部位。OCT 也有助于检测继发性 CNV（图 77.4）。

77.2.2　荧光素血管造影或超广角荧光素血管造影

脉络膜和底层脉络膜毛细血管的破坏通常会

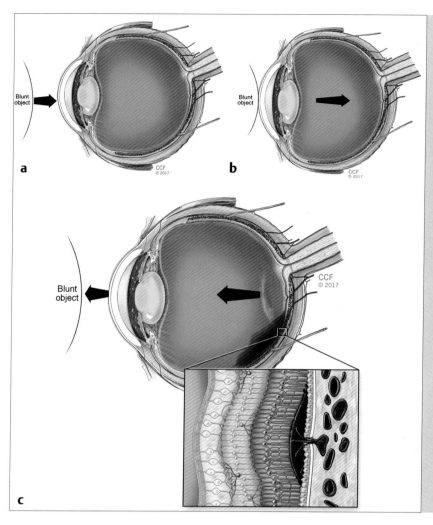

图 77.1　脉络膜破裂的机制。（a，b）对眼球的突然压迫导致钝性伤。（c）当眼球突然放松时，出现脉络膜毛细血管、Bruch 膜和视网膜色素上皮的牵拉，形成脉络膜破裂，常导致视网膜下出血（图片重印得到克利夫兰诊所中心的许可，并保留所有权利）

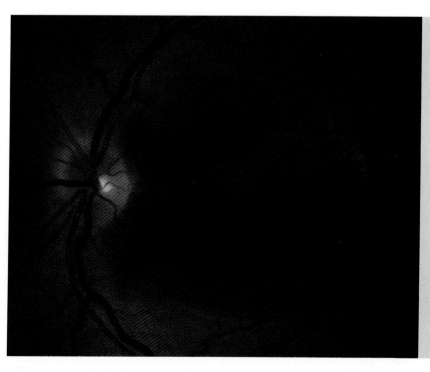

图 77.2　眼底图像显示视网膜下出血，看不清下方的脉络膜破裂，外伤后视网膜下出血应怀疑伴有脉络膜破裂

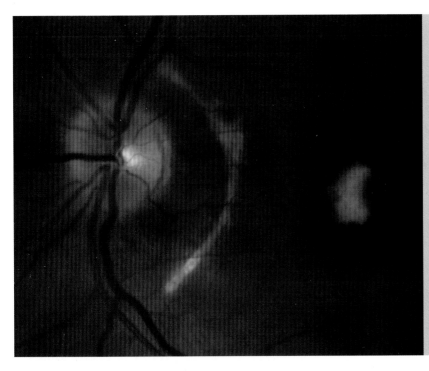

图 77.3　图 77.2 的同一名患者，显示视网膜下出血消失。可见与视盘同心的黄色新月形线状病变（脉络膜破裂）。中心凹残留少量去血红蛋白的血液

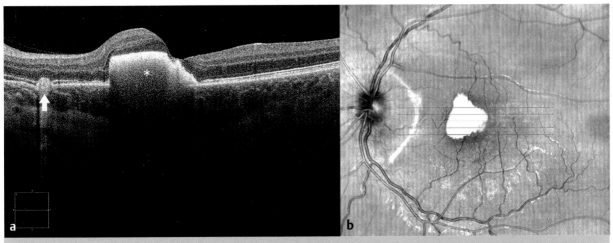

图 77.4　（a）脉络膜破裂光学相干断层扫描显示 Bruch 膜和视网膜色素上皮断裂（箭头），两者之间有视网膜下高反光物质。同时有视网膜下出血（*）。（b）En face 图像

导致早期低荧光；相邻的脉络膜毛细血管可能会渗入破裂部位，并因着染而显示高荧光。

77.2.3　吲哚菁绿血管造影术

与荧光素血管造影相比，ICG 能更清晰的显示脉络膜破裂，因为邻近脉络膜毛细血管的染料渗漏较少，并且上层出血造成的阻挡较少，所以在吲哚菁绿造影的所有阶段，脉络膜破裂均表现为低荧光。

77.2.4　眼底自体荧光

破裂边缘由于 RPE 增生显示为高自发荧光。

77.3 重要临床信息

由于脉络膜破裂的创伤性病因，应排除与创伤相关的其他损伤，包括眼球破裂、前房积血、视网膜震荡、震荡伤（sclopetaria）、虹膜撕裂、房角后退、角膜擦伤、晶状体半脱位或脱位、视网膜裂离和玻璃体积血。应进行全面检查，以寻找这些相关眼病的证据。早期前房出血或浓稠的玻璃体积血可能会阻挡视线，难以看到脉络膜破裂。

77.4 处理

77.4.1 治疗选择

单独的脉络膜破裂没有治疗方法。在与脉络膜破裂相关的视网膜下出血病例中，出血通常可以自行清除。在某些病例中，广泛的黄斑下出血可以通过玻璃体切除术和气动移位进行治疗，但通过观察，这种治疗的益处还未能得到确定。脉络膜破裂导致的 CNV 可采用抗血管内皮生长因子治疗。

77.4.2 随访

对于疑似脉络膜破裂的视网膜下出血患者，应每 1~2 周进行一次密切随访，以记录出血的清除和脉络膜破裂的可见度。急性期后，应每 6~12 个月对患者进行一次随访，以确定是否发生 CNV。因为存在与脉络膜破裂相关的房角退缩风险，所以患者应进行房角镜检查，如果怀疑房角退缩，则需要持续监测眼内压升高。脉络膜破裂后视力预后不一，预后不良与黄斑破裂及基础视力低于 20/40 有关。

推荐阅读

［1］Patel MM, Chee YE, Eliott D. Choroidal rupture: a review. Int Ophthalmol Clin. 2013; 53(4):69–78

［2］Raman SV, Desai UR, Anderson S, Samuel MA. Visual prognosis in patients with traumatic choroidal rupture. Can J Ophthalmol. 2004; 39(3):260–266

［3］Ament CS, Zacks DN, Lane AM, et al. Predictors of visual outcome and choroidal neovascular membrane formation after traumatic choroidal rupture. Arch Ophthalmol. 2006; 124(7):957–966

［4］Williams DF, Mieler WF, Williams GA. Posterior segment manifestations of ocular trauma. Retina. 1990; 10 Suppl 1:S35–S44

［5］Doi S, Kimura S, Morizane Y, et al. Successful displacement of a traumatic submacular hemorrhage in a 13-year-old boy treated by vitrectomy, subretinal injection of tissue plasminogen activator and intravitreal air tamponade: a case report. BMC Ophthalmol. 2015; 15:94

78　冲击伤脉络膜视网膜炎

Nitish Mehta, Yasha S. Modi

摘　要

冲击伤脉络膜视网膜炎是一种罕见但具有特征性的脉络膜和视网膜同时发生的破裂。可见于高速导弹或子弹损伤的情况下，没有导致巩膜破裂。损伤被认为是由高速进入眼眶的子弹对眼球的直接及间接冲击波损伤造成的。由于修复性神经胶质增生和脉络膜视网膜缺损边缘致密的脉络膜视网膜粘连，视网膜脱离较为罕见，建议观察。

关键词：脉络膜；脉络膜视网膜炎；导弹；投射物；视网膜；巩膜瓣；创伤

78.1　特征

78.1.1　常见症状

眼眶子弹外伤病史，伴有眼眶外伤的相关体征和症状。根据是否存在相关创伤［包括黄斑病和（或）神经损伤］，视力受到不同程度的影响。视野缺损出现在脉络膜视网膜破裂区域。有远期外伤史的患者在常规检查时可能偶然发现病理改变。

78.1.2　检查结果

急性期检查通常有广泛分布的脉络膜和视网膜出血斑块。晚期检查显示全层脉络膜视网膜缺损，伴白色纤维增生和周围色素改变（图78.1）。一般与早期视网膜脱离无关。

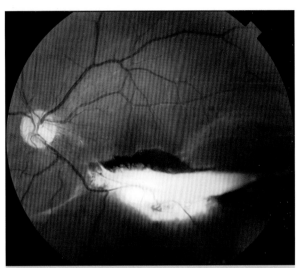

图78.1　左眼彩色眼底照相，有眼眶子弹损伤史，显示黄斑拱环下方有一块黄斑纤维化区域，其上的色素与冲击伤脉络膜视网膜炎相一致

78.2　关键诊断性检查和结果

78.2.1　光学相干断层扫描

光学相干断层扫描显示全层高反射和结构紊乱，与脉络膜视网膜破坏和随后的修复性胶质增生一致。

78.2.2　荧光素血管造影或超广角荧光血管造影

早期冲击伤脉络膜视网膜炎因纤维增生和脉络膜视网膜组织缺失而表现出低荧光。晚期影像学检查显示病变边缘和巩膜床存在高荧光着染（图78.2）。

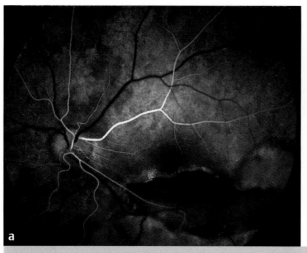
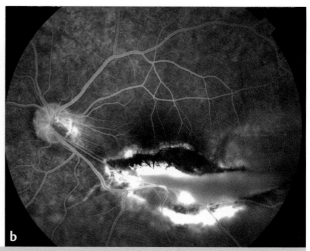

图 78.2　（a）早期荧光血管造影显示由于组织丢失导致脉络膜循环障碍。（b）晚期荧光素血管造影显示病变边缘处巩膜染色

78.2.3　吲哚菁绿血管造影或超广角吲哚菁绿血管造影

在整个造影过程中，病变内脉络膜血流不足。

78.2.4　眼底自发荧光

由于缺乏任何脉络膜视网膜结构，病变呈完全低荧光。

78.2.5　计算机断层扫描

可能显示残留的眶内异物和（或）骨缺损。

78.3　重要临床信息

全面眼科和神经系统检查，以评估眼球外伤、视神经损伤和中枢神经系统损伤。计算机断层扫描（CT）可评估眼球完整性、视神经状态、骨损伤、颅损伤和损伤部位。

78.4　处理

78.4.1　治疗选择

视情况观察和处理相关的眼眶和（或）眼外伤。

78.4.2　随访

每周进行眼底检查，直至确定纤维修复稳定化，然后进行常规检查。尽管病变边缘存在较强的纤维性脉络膜视网膜粘连，造成全层视网膜缺损，但后期视网膜脱离的可能性较低。

推荐阅读

［1］Martin DF, Awh CC, McCuen BW, II, Jaffe GJ, Slott JH, Machemer R. Treatment and pathogenesis of traumatic chorioretinal rupture (sclopetaria). Am J Ophthalmol. 1994; 117(2):190–200

［2］Papakostas TD, Yonekawa Y, Wu D, et al. Retinal detachment associated with traumatic chorioretinal rupture. Ophthalmic Surg Lasers Imaging Retina. 2014; 45(5):451–455

［3］Rayess N, Rahimy E, Ho AC. Spectral-domain optical coherence tomography features of bilateral chorioretinitis sclopetaria. Ophthalmic Surg Lasers Imaging Retina. 2015; 46(2):253–255

［4］Richards RD, West CE, Meisels AA. Chorioretinitis sclopetaria. Am J Ophthalmol. 1968; 66(5):852–860

79 晶状体脱位

Katherine E. Talcott, Omesh P. Gupta

摘 要

晶状体脱位，包括晶体和人工晶状体（IOL）脱位，与晶状体囊支持物的弱化或损伤相关。通常与复杂的手术、创伤或内在原因引起的悬韧带无力有关。在晶状体摘除／修复和植入二次 IOL 方面，手术者同时面临着挑战性和趣味性。虽然之前手术选择仅限于前房型 IOL，但目前已出现了多种新技术，包括虹膜固定、巩膜缝合和无缝线巩膜固定。这些技术展示了最大限度减少并发症的前景，这些并发症包括角膜失代偿、色素弥散、光学像差，以及缝线腐蚀和断裂。需要进一步的研究来阐明长期结果。

关键词：前房型人工晶状体；晶状体脱位；晶状体半脱位；人工晶状体植入；巩膜固定

79.1 特征

包括晶状体和人工晶状体（IOL）在内的晶状体脱位，可被证明是有各种手术方式选择的有趣病例。通常由囊袋支持减弱引起，尤其是悬韧带无力／丧失或后囊缺损。晶状体脱位可能是由于白内障手术后或外伤后晶状体囊带支撑不足所致。其他诱发因素包括视网膜手术史、高度近视、假性剥脱综合征、过熟白内障和葡萄膜炎（图 79.1）。晶体半脱位也可能是由于伴系统性疾病的遗传病（如马方综合征、高胱氨酸尿症、Weill-Marchesani 综合征、Ehlers-Danlos 综合征）和不伴系统性疾病的遗传病（如晶状体脱位家系、晶状体脱位及瞳孔异位综合征，以及无虹膜症；图 79.2，79.3）所致。与微纤维重排相关的基因

缺陷被认为是造成这些与晶状体半脱位和脱位相关的综合征的主要原因。

79.1.1 常见症状

对视力的影响取决于晶状体脱位的严重程度；可能造成视力下降、单眼复视、眩光和晶状体植入体边缘可见。根据晶状体或人工晶状体的移动性，症状可能是间歇性的。

79.1.2 检查结果

在晶状体半脱位和脱位的情况下，评估囊膜的支撑力和结构完整性很重要，因为这有助于指导手术治疗。解决手术方法影响决策的关键问题包括：（1）晶状体或 IOL 位于何处？（2）IOL 为何种类型以及由何种材料制成？（3）前后囊是否完好？应注意是否存在晶状体震颤。可以通过让患者向两侧来回注视或摆动裂隙灯方向来检测是否存在晶状体震颤。还应注意前房或任何手术伤口中是否存在玻璃体。

晶状体脱位也可能与其他眼部并发症有关：瞳孔阻滞性青光眼、葡萄膜炎、晶状体－角膜接触导致的角膜失代偿、玻璃体积血、视网膜裂孔和儿童弱视。在检查时应对这些情况进行评估。

79.2 关键诊断性检查和结果

79.2.1 超声检查

如果存在玻璃体积血、白内障、角膜水肿或其他病变，B 超有助于评估视网膜病变。在某些情况下，脱位的 IOL 会处于视轴上并影响眼底视野。

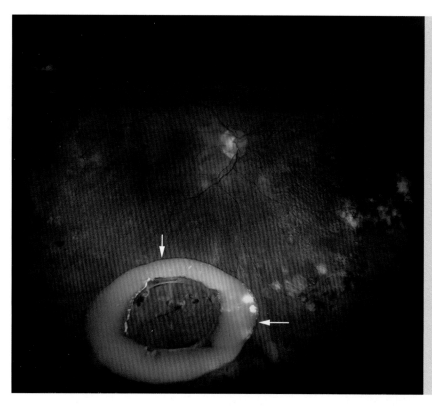

图 79.1 超广角眼底照相显示囊膜内脱位的人工晶状体植入体（箭头），可能与既往玻璃体切除术有关

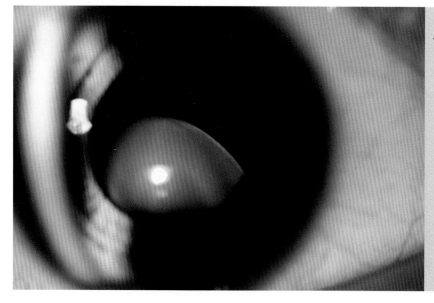

图 79.2 马凡氏综合征患者的半脱位晶状体

79.2.2 角膜曲率测量

如果计划进行手术治疗，获得高质量的 IOL 测量结果至关重要，需进行角膜曲率测量和 A 超检查。

79.3 重要临床信息

除了以上所述，还有必要考虑相关系统性疾病，尤其是当怀疑遗传性病因时。结缔组织疾病（如马方综合征）可与危及生命的并发症（包括

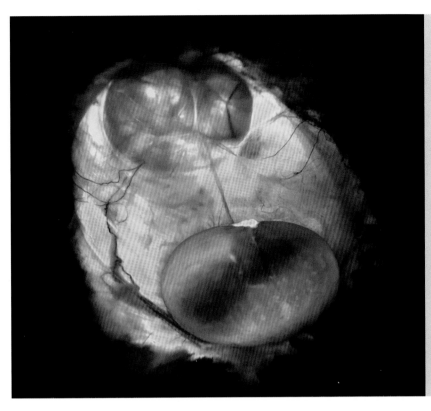

图 79.3　视神经缺损患者的晶状体半脱位（由 William Benson 提供）

主动脉根部动脉瘤）相关。这些患者应转诊至相应的专科进行进一步评估和监测。

79.4　处理

79.4.1　治疗选择

有许多手术方法可用于治疗晶状体脱位。在权衡对特定患者使用何种手术方法时，应考虑相应的手术风险。

非手术治疗

如果晶状体脱位极轻微或症状轻微，没有相关并发症（包括青光眼或角膜水肿），可以先观察。如果晶状体脱位在视轴以外，可考虑非手术矫正（通常使用接触镜）。对于儿科患者或那些玻璃体视网膜手术可能增加并发症风险的患者（如马方综合征患者），这可能是一个更好的选择。

摘除晶状体

如果需要进行手术切除，则必须通过前部或后部玻璃体切除术避免产生玻璃体牵拉。对于晶状体不稳定性极小的患者，可谨慎使用传统超声乳化技术，以避免牵拉囊膜，也可以使用辅助设备（如囊状张力环）。如果囊膜有足够的力量支持，可考虑睫状沟 IOL。同样，也可使用钩子、剪刀或镊子通过透明角膜伤口去除极轻微脱位的 IOL。睫状体平坦部入路的晶状体摘除术可更完整地切除玻璃体，并降低与角膜缘入路相关的玻璃体视网膜风险。如有必要，应首先使用玻切头去除玻璃体牵拉和牵引带，在尝试摘除晶状体前使其向后脱位。在儿童和年轻人中，可用玻切头进行晶状体切除术，但致密的晶状体则需要通过超声乳化术将其乳化。在通过角膜伤口取出前，可使用镊子向前取出脱位 IOL。

前房型人工晶状体

如果晶状体囊膜不能够对再次植入的 IOL 提供足够的支撑，可以考虑使用前房型人工晶状体（ACIOL）。传统闭环 ACIOL 与人工晶状体大疱性角膜病变、色素播散和慢性虹膜炎的高发生率相关。然而，新一代开环 ACIOL 与眼组织的接触减少，接触侵蚀房角的概率更低，对角膜内皮损伤更少。据美国眼科学会的一篇综述报道，开环 ACIOL 是安全和有效的，没有足够的证据证明巩膜缝合或虹膜缝合 IOL 相较于开环 ACIOL 更具优越性。与巩膜固定 IOL 相比，植入开环 ACIOL 相对容易，使其成为一种有吸引力的选择。

虹膜固定型人工晶状体

无缝线虹膜爪式固定人工晶状体通过一小片虹膜组织固定于虹膜两侧，可用于瞳孔前或后植入。缝合式虹膜固定方法也见于以往报道，包括直接将人工晶状体缝合到虹膜上，方法多种多样，包括 McCannel 缝合、Siepser 结和 girth-hitch 结。虹膜固定的潜在并发症包括瞳孔变形、粘连、色素播散和慢性虹膜炎。

巩膜缝合型人工晶状体

巩膜缝合人工晶状体（SSIOL）是治疗人工晶状体脱位的一种广泛使用的方法。可用于眼前节结构异常或囊袋支撑力不足的眼，放置在正确的解剖位置，减少与色素播散和瞳孔运动异常相关的光学像差和并发症。IOL 置入术中的玻璃体处理可通过前后路入路进行。SSIOL 的潜在并发症包括缝线断裂、侵蚀和暴露，可能导致出血或眼内炎。已经有不同的技术方法来尽量减少这些并发症，包括创建三角形巩膜瓣或囊袋，以及将缝线结理入眼内。

最近，使用了可延伸聚四氟乙烯（Gore-Tex；WL Gore&Associates, Inc. Elkton, MD）的缝线用于 Bausch 和 Lomb Akreos AO 60 或 Alcon CZ7OBD IOL 的巩膜固定，因为这些缝线降解或随时间断裂的风险较小。AO 60 晶状体的可折叠性、简化的手术技术以及良好的手术效果使其具备显著的吸引力（图 79.4）。然而，AO 60 晶状体是亲水性的，并且 IOL 混浊与使用空气或气体填充有关（图 79.5）。Bausch 和 Lomb EnVista MX 60 疏水性丙烯酸镜片与 Gore-Tex 缝线联合使用，不会使 IOL 产生与空气或气体填充物相关的混浊，但尚未得到长期数据的支持（图 79.6）。

无缝线巩膜固定人工晶状体

为了避免使用缝线及其产生的并发症，无缝线技术已被开发应用，包括使用套管创建巩膜切开隧道，通过隧道将三片式 IOL 拉出。其他包括使用眼后节手术工具和使用经结膜套管。术中使用镊子通过套管夹住人工晶状体襻，拔出襻之前拔出套管，可最大限度地减少包括术中人工晶状体襻断裂等并发症。这些技术似乎可以减少与缝线降解相关的特定并发症，可能对年轻患者有用。

使用纤维蛋白胶进行无缝线巩膜固定

另一种避免缝合的方法是使用纤维蛋白胶进行巩膜固定。已有一种使用纤维蛋白胶一次性同时挽救脱位的三片式 IOL，并使用纤维蛋白胶进行无缝线巩膜内固定的方法。有些方法采用厚度基于角膜缘的巩膜瓣，并且在使用纤维蛋白胶固定和闭合瓣之前，使用针施行巩膜切开术。它避免了切开巩膜来进行 IOL 植入，但仅用于脱位的三片式 IOL。

眼内缝合挽救

在某些情况下，脱位的人工晶状体可以不取出而得到挽救，这些技术包括 IOL 或 IOL 囊袋复合体的巩膜固定、三片式 IOL 的虹膜固定或如前所述的无缝线巩膜固定。这些手术在技术上可能具有挑战性，但可避免从角膜切口取出 IOL。

79.4.2 随访

术后需要密切随访，以监测潜在的并发症，包括眼内压升高、张力减退、角膜水肿、前房积血、玻璃体积血、缝线断裂、暴露和感染。由于其他因素导致的晶状体脱位，这些眼睛往往有其他可能增加这些风险的病理改变。一般来说，人工晶

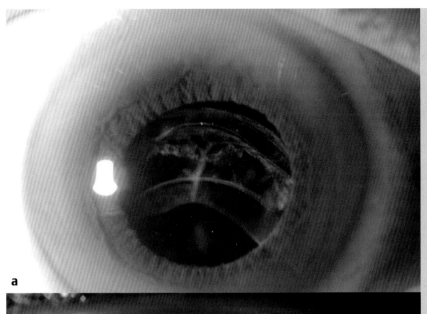

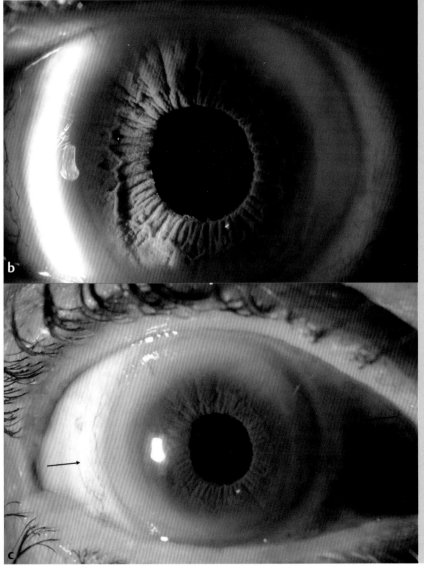

图 79.4 （a）术前裂隙灯照片显示单片式丙烯酸晶状体囊袋内半脱位，位于视轴上。（b，c）术后裂隙灯照片显示 Akreos AO 60 植入物放置的位置极佳。结膜下可见 Gore-Tex 缝线（黑色箭头）

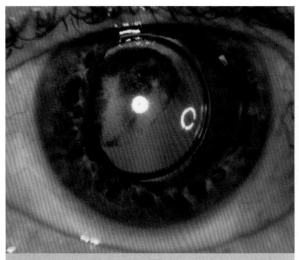

图 79.5　浑浊的亲水性 Akreos AO 60 丙烯酸人工晶体植入物

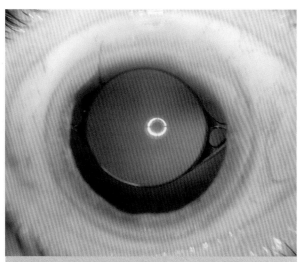

图 79.6　位置居中的 Gore-Tex 巩膜缝合的 EnVista MX 60 疏水性丙烯酸人工晶体

体脱位囊外 IOL 固定的患者，视力可以得到改善。然而，原发因素通常会限制最佳矫正视力和结果。虽然许多研究描述了与该技术相关的特定手术技术或结局，但对这些技术的直接比较了解较少。需要进一步的研究来阐明长期结果及技术参数的比较。

推荐阅读

[1] Sadiq MA, Vanderveen D. Genetics of ectopia lentis. Semin Ophthalmol. 2013; 28(5–6):313–320

[2] Wagoner MD, Cox TA, Ariyasu RG, Jacobs DS, Karp CL, American Academy of Ophthalmology. Intraocular lens implantation in the absence of capsular support: a report by the American Academy of Ophthalmology. Ophthalmology. 2003; 110(4):840–859

[3] Dajee KP, Abbey AM, Williams GA. Management of dislocated intraocular lenses in eyes with insufficient capsular support. Curr Opin Ophthalmol. 2016; 27(3):191–195

[4] Khan MA, Samara WA, Gerstenblith AT, et al. Combined pars plana vitrectomy and scleral fixation of an intraocular lens using gore-text suture: oneyear outcomes. Retina. 2018; 38(7):1377–1384

80 眼内异物

Rahul Kapoor, Jayanth Sridhar

摘　要

眼内异物（IOFB）的诊断和治疗较为复杂，取决于异物的大小、形状、位置、材料、性质和动量。患者对受伤机制的了解有助于识别 IOFB 的性质和位置。然而，如果创伤发生时间较早，患者可能无法回忆起创伤病史。因此，诊断成像方式，以及适当的病史和临床检查对于 IOFB 的诊断和管理至关重要。

关键词：白内障；眼内炎；金属沉着；眼球铁质沉着症；创伤；玻璃体切除术

80.1　特征

80.1.1　常见症状

临床表现多变，取决于眼内异物（IOFB）的性质、大小和位置。患者可能无症状或主诉视力下降、疼痛、飞蚊症和复视。

80.1.2　检查结果

眼前节检查可能显示结膜充血、结膜下出血、巩膜裂伤、局灶性晶状体混浊 / 囊膜缺损、自闭的角膜或巩膜伤口，以及葡萄膜脱出。还可见虹膜透照缺损和异色、瞳孔不等大和 Seidel 试验阳性。尤其是慢性含铁 IOFB，可能会引起角膜沉积物、前囊下白内障、晶状体脱位和视神经萎缩。前房角镜检查可显示前房角内隐匿性 IOFB，压陷巩膜可查看到睫状体平坦部及前部视网膜的隐匿性 IOFB。隐匿性 IOFB 和进展期眼内炎的患者可出现前房细胞、前房积脓和玻璃体炎（图 80.1）。后节检查可发现视网膜撕裂或脱离、视网膜色素沉着、脉络膜破裂或脱离、巩膜炎、玻璃体积血或后路出口伤口。

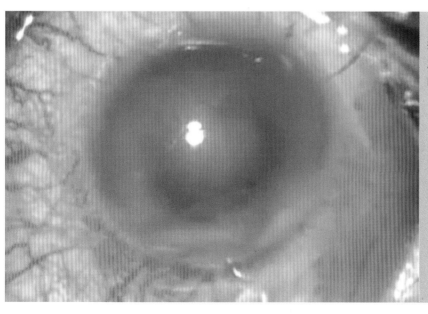

图 80.1　一未受保护眼遭锤击后眼痛，可见眼内混合性前房积脓和前房积血，怀疑有隐匿性眼内异物及眼内炎

80.2 关键的诊断性检查和结果

80.2.1 X 线平片

平片是一种快速有效的筛查工具，用于检测和定位不透射线的异物（图 80.2）。平片可显示 CT 扫描时遗漏的小 IOFB。

80.2.2 超声检查

可从多个角度实时可视化 IOFB。超声检查可显示 CT 扫描未见的射线可透过的异物。高分辨率超声生物显微镜可用于定位房角、睫状体、睫状体通道和晶状体后间隙中的小的非金属体（图 80.3，80.4）。使用超声探头时应格外小心，以防止眼球破裂时眼内物质被挤出。

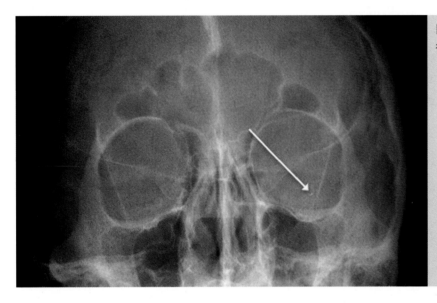

图 80.2　X 线平片甚至可以检测到很小的金属眼内异物（箭头）

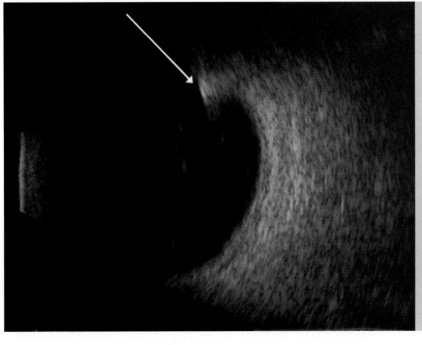

图 80.3　B 超显示局灶性高回声物质伴阴影（箭头）是眼内金属异物的特征

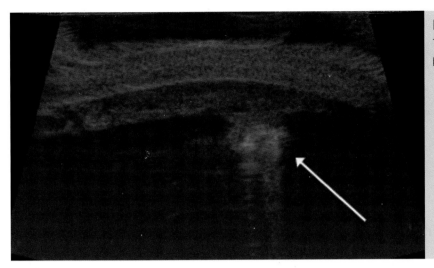

图 80.4 高分辨率超声生物显微镜可检测虹膜后隐藏于虹膜隐窝内的眼内异物（箭头）

80.2.3 计算机断层扫描

在疑似 IOFB 病例中，对眼眶进行计算机断层扫描（CT）是检查眼球、眼眶骨质和眼球后间隙的主要方式（图 80.5）。此外，衰减量有助于确定异物的类型。然而，CT 扫描可能会漏掉由塑料、玻璃、木材和陶瓷等材料的 IOFB。螺旋 CT 多平面重建是眼内玻璃异物可视化的最有效方法。

80.2.4 磁共振成像

磁共振成像（MRI）可用于观察非金属 IOFB，如木头，但对金属 IOFB 禁用，因为金属物体上的磁力可能导致进一步的眼内损伤。MRI 还可以检测到 CT、超声和平片遗漏的小 IOFB。

80.3 重要临床信息

最终的治疗包括手术切除 IOFB。因此，患者通常被收入院并保留 NPO 以准备手术。在患眼上放置保护罩。静脉注射广谱抗生素，如万古霉素和头孢他啶，并根据需要给予破伤风免疫球蛋白或类毒素。IOFB 的位置、大小和性质决定了取出 IOFB 的紧迫性和手术方法。植物性物质引起眼内炎的风险较高，应紧急清除。惰性物质可在初始伤口闭合后择期去除。

80.4 处理

80.4.1 治疗选择

IOFB 的位置（虹膜前方或后方）和晶状体受累与否决定了取出 IOFB 所需的手术入路。不累及晶状体的眼前节 IOFB 一般使用镊子通过角膜缘切口取出，并使用粘弹剂维持前房深度、保护角膜内皮和晶状体。晶状体 IOFB 通常需要通过超声乳化术去除 IOFB，如果累及后囊膜，则需要进行睫状体平坦部晶状体切除术和玻璃体切除术。后节 IOFB 通常需要进行睫状体平坦部玻璃体切除术，并通过角膜或巩膜伤口取出 IOFB（图 80.6）。如果在平坦部附近有小的磁性 IOFB，可以在巩膜切开部位放置电磁铁，以帮助取出 IOFB。玻璃体内应用抗生素（如万古霉素和头孢他啶）可预防眼内炎。

80.4.2 随访

随访取决于损伤的性质和程度。如果怀疑只移除了部分眼内异物，术后影像学检查很重要。观察感染和炎症的临床症状是必要的，患者应常规随访一年。如果怀疑残留的金属性 IOFB 导致了慢性中毒，应进行视网膜电图（ERG）检查，以寻找金属沉积症（眼内金属体引起的毒性反应）

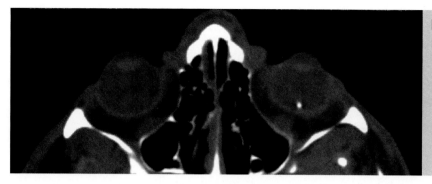

图 80.5　CT 扫描可见左眼金属性眼内异物

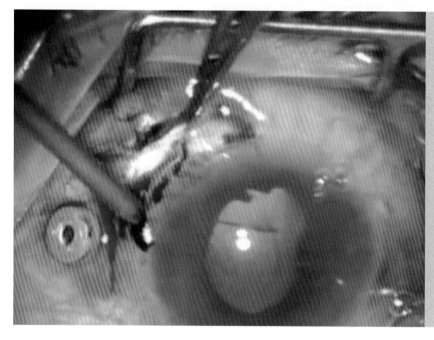

图 80.6　当晶状体后囊和（或）后段受累时，可通过睫状体平坦部入路进行最终的眼内异物清除

的体征。具体而言，铁沉积导致眼球铁质沉着症，可引起虹膜异色、瞳孔散大、青光眼、白内障和视网膜色素变性。铜中毒是由含铜的 IOFB 引起的毒性反应，可能通过自由基形成引起眼内损伤。连续 ERG 随访可用于跟踪取出 IOFB 后的金属沉积症状的缓解。

推荐阅读

[1] Loporchio D, Mukkamala L, Gorukanti K, Zarbin M, Langer P, Bhagat N. Intraocular foreign bodies: a review. Surv Ophthalmol. 2016; 61(5):582–596

[2] Yeh S, Colyer MH, Weichel ED. Current trends in the management of intraocular foreign bodies. Curr Opin Ophthalmol. 2008; 19(3):225–233

[3] Mahmoud A, Messaoud R, Abid F, Ksiaa I, Bouzayene M, Khairallah M. Anterior segment optical coherence tomography and retained vegetal intraocular foreign body masquerading as chronic anterior uveitis. J Ophthalmic Inflamm Infect. 2017; 7(1):13

[4] Greven CM, Engelbrecht NE, Slusher MM, Nagy SS. Intraocular foreign bodies: management, prognostic factors, and visual outcomes. Ophthalmology. 2000;107(3):608–612

81 Terson 综合征

Atsuro Uchida, Justis P. Ehlers

摘 要

Terson 综合征是指由脑病患者颅内压升高导致的任何眼内出血，通常为蛛网膜下腔出血。眼内出血可能发生在视网膜的不同部位和各个层面，玻璃体积血和内界膜下出血较常见。眼内出血的机制仍有争议。最普遍接受的假说是，颅内压快速升高，并沿视神经鞘（即蛛网膜下腔）传播，导致视网膜中央静脉在筛板水平充血，引起视网膜血管破裂。视觉症状包括视力下降、飞蚊症和视野缺损，通常在脑外科手术后或患者恢复意识时发现。对于未涉及中心凹的少量眼内出血，首选仔细观察。对于持续性眼内出血，玻璃体切除术可促进视力恢复，还可防止严重并发症导致的永久性视力丧失。对于双侧视力受损且无自发性再吸收、康复不利的患者，在全身情况稳定的情况下，应考虑对至少一只眼进行玻璃体切除术。

关键词：Terson 综合征；蛛网膜下腔出血；内界膜下出血；玻璃体积血；玻璃体切除术

81.1 特征

Terson 综合征通常定义为脑病患者颅内压升高发生的任何眼内出血，通常为蛛网膜下腔出血（SAH）。通常在 SAH 发作后几小时内出现，偶尔可在发病后第 6 周出现。少数情况下可由脑出血、硬膜外 / 硬膜下血肿、严重脑损伤、脊髓性蛛网膜下腔出血、脑室内出血或内镜下第三脑室造口术引起。Terson 综合征可发生于任何年龄，但最常见于 30~60 岁的成人。Glasgow 昏迷量表（GCS）评分较低和 Hunt&Hess 量表（H&H）评分较高的 SAH 患者，Terson 综合征的发生率较高。SAH 后出现 Terson 综合征患者相关死亡率高达 50%~60%。

81.1.1 常见症状

常见症状为视力下降、飞蚊症、视野缺损或失明，有 SAH 病史。眼内出血累及黄斑或视轴，对视力有显著影响。伴随疾病，如视网膜前膜形成、继发性黄斑裂孔、视网膜脱离、视网膜含铁血黄素沉着症或视神经病变，可能会加重视力损害和最终视力结果。

通常在脑外科手术后或患者恢复意识时出现视觉症状。

81.1.2 检查结果

在急性动脉瘤性蛛网膜下腔出血（SAH）患者中，Terson 综合征的发生率为 20%~40%，玻璃体积血（VH）的发生率为 3%~5%，但由于早期死亡率高，妨碍了准确诊断，实际发病率可能更高。约 60% 的病例为双侧发病。眼内出血可能累及视网膜的不同部位和多个层面。这些包括玻璃体、玻璃体下、内界膜下（ILM）、视网膜内和视网膜下间隙。

81.2 关键诊断性检查和结果

81.2.1 光学相干断层扫描

在可行的情况下，光学相干断层扫描（OCT）有助于确定黄斑前、黄斑下和视网膜内出血的精确位置（图81.1，81.2）。

81.2.2　眼底照相

玻璃体、内界膜下、玻璃体下、视网膜内和（或）视网膜下出血可通过眼底照相记录（图81.3）。

81.2.3　B超检查

在VH病例中，可以看到玻璃体内的高回声物质增加。视网膜前出血表现为视网膜表面的圆顶形结构（图81.4）。视网膜下出血也可能被发现。

81.2.4　计算机断层扫描

计算机断层扫描可显示视网膜前出血，表现为视神经邻近视网膜表面的新月形或结节状高密度影（图81.5）。在罕见的情况下，患者在被诊断为SAH之前可能会因为出现的视觉症状而前往眼科就诊。出现Tenson综合征和相关神经系统症状的患者，应立即进行神经影像学检查和评估。

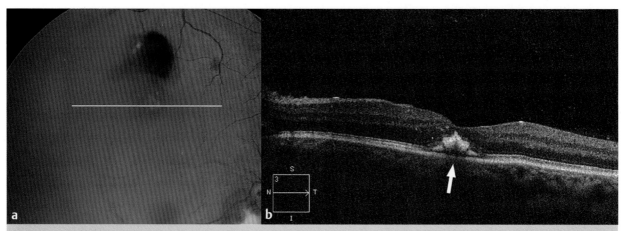

图81.1　在蛛网膜下腔出血发作后2周进行（a）眼底照相和（b）光学相干断层扫描，显示中心凹视网膜下少量出血（箭头）

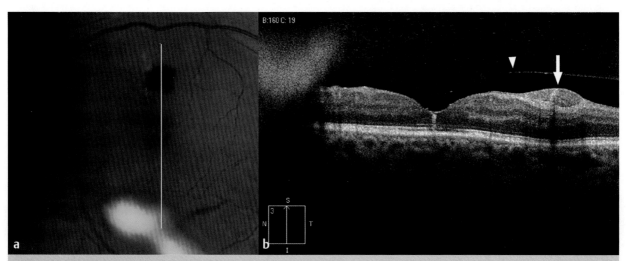

图81.2　在蛛网膜下腔出血发作后2个月进行（a）眼底照相和（b）光学相干断层扫描，显示存在内界膜下出血和后玻璃体不完全分离（箭头）。OCT光束被玻璃体积血部分遮蔽

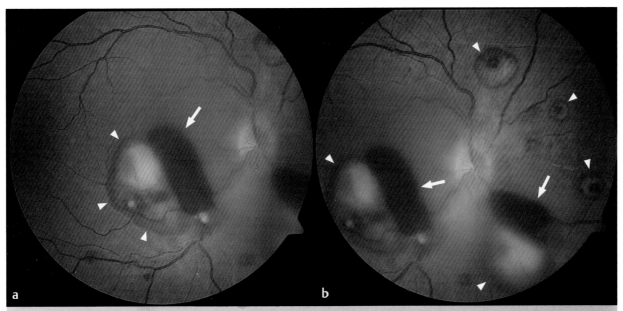

图 81.3　右眼彩色眼底图像，摄于脑前交叉动脉瘤破裂导致蛛网膜下腔出血 2 周后，显示位于不同部位和视网膜不同层面的眼内出血。轻度玻璃体积血使视盘及周围区域模糊不清。同时可见黄斑部（a）和周边（b）视网膜前出血（箭头）和视网膜下出血（三角箭头）

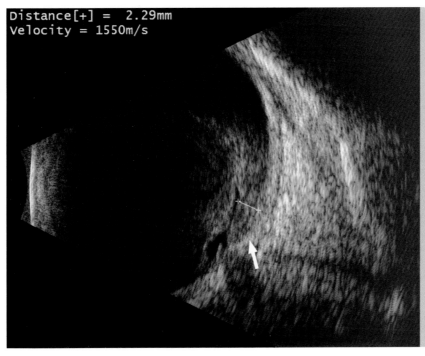

图 81.4　眼部 B 超显示玻璃体信号增强，提示玻璃体积血和黄斑增厚（箭头）。黄斑增厚据推测是由视网膜前出血导致，发生于蛛网膜下腔出血 3 周后，无后部玻璃体脱离。B 超扫描确认无视网膜撕裂或脱离

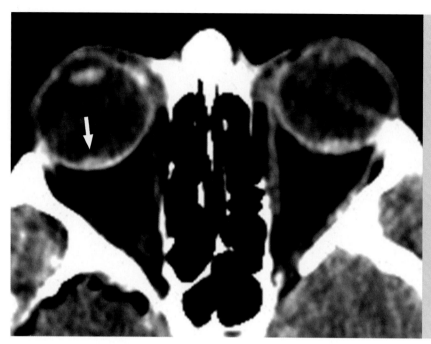

图 81.5　计算机断层扫描摄于颅内出血后 2 d，显示为中央视网膜表面的高密度新月形影（箭头），提示眼内出血

81.3　重要临床信息

脑病和出血以及新发症状的同时存在，通常可以直接确诊。

81.4　处理

对于少量眼内出血但不累及黄斑中心凹的眼睛，建议仔细观察，无需积极治疗。少量局限性视网膜出血可在数周内自行清除。黄斑前出血（玻璃体下或内界膜下）的患者，自行吸收过程可能缓慢并导致长期视力损害。玻璃体积血的患者，自行吸收过程可能需要几个月的时间，具体取决于出血量。

81.4.1　治疗选择

非清除性玻璃体 / 黄斑前出血

玻璃体切除术可促进视力迅速恢复。关于眼科手术干预的时机，尚无共识指南。然而，对双侧视力受损且无自行再吸收、妨碍康复的患者，一旦病情稳定，应考虑至少对一只眼进行玻璃体切除术。

黄斑前出血

大的黄斑前出血，使用钕：钇铝石榴石（Nd-YAG）激光破坏玻璃体后界膜或 ILM 可能是一种替代性玻璃体切除术。

81.4.2　随访

应密切随访患者，直至出血消退。

推荐阅读

[1] Skevas C, Czorlich P, Knospe V, et al. Terson's syndrome–rate and surgical approach in patients with subarachnoid hemorrhage: a prospective interdisciplinary study. Ophthalmology. 2014; 121(8):1628–1633

[2] Bäuerle J, Gross NJ, Egger K, et al. Terson's syndrome: diagnostic comparison of ocular sonography and CT. J Neuroimaging. 2016; 26(2):247–252

[3] Sung W, Arnaldo B, Sergio C, Juliana S, Michel F. Terson's syndrome as a prognostic factor for mortality of spontaneous subarachnoid haemorrhage. Acta Ophthalmol. 2011; 89(6):544–547

[4] Garweg JG, Koerner F. Outcome indicators for vitrectomy in Terson syndrome. Acta Ophthalmol. 2009; 87(2):222–226

82 Purtscher 和 Purtscher 样视网膜病变

Charles C. Wykoff, Harris Sultan

摘　要

Purtscher 和 Purtscher 样视网膜病变是一组继发于创伤或其他疾病过程的视网膜血管疾病，具有特征性视网膜表现，包括多边形视网膜内层白色灶、棉絮斑和视网膜内出血。最常见的原因是外伤；然而，已有继发于许多其他病理改变的病例报道，包括急性胰腺炎、咽鼓管炎、血栓性血小板减少性紫癜、溶血性尿毒症、冷球蛋白血症、妊娠和结缔组织疾病。对视力的影响可以从无症状到手动视觉，并可能在诱发事件后 24~48 h 延迟出现。Purtscher 视网膜病变最常见于双侧，但也可见单侧发病。光学相干断层扫描可显示视网膜内反射增强，与棉絮斑、视网膜下和视网膜内积液一致。荧光素血管造影可显示视网膜无灌注、灌注延迟和视乳头周围渗漏。约一半的患者视力改善达两行。

关键词：Purtscher；Purtscher 样；视网膜血管疾病

82.1　特征

Purtscher 和 Purtscher 样视网膜病变是一组继发于创伤或其他疾病过程的视网膜血管疾病，具有特征性视网膜表现，包括多边形视网膜内层白色灶、棉絮斑和视网膜内出血。最常见的原因是外伤；然而，已有继发于许多其他病理的病例报道，包括急性胰腺炎、咽鼓管炎、血栓性血小板减少性紫癜、溶血性尿毒综合征、冷球蛋白血症、妊娠和结缔组织疾病。对视力的影响可以从无症状到手动视觉，并可能在激发事件后 24~48 h 延迟发生。Purtscher 视网膜病变最常见于双侧，但也有单侧病例的报道。

82.1.1　常见症状

视力症状可以从无症状到手动视觉。视力丧失可在诱发事件后 24~48 h 延迟出现。可能存在中央暗点、旁中央暗点或弓状暗点，并残留周边视野。

82.1.2　检查结果

最常见的发现是棉絮斑、视网膜出血和 Purtscher 斑［即浅表视网膜、内层视网膜中的多边形视网膜白色灶，具有清晰的分界线，受累视网膜与视网膜血管之间有 50 μm 的距离（图 82.1）］。这些通常出现在视网膜后极部和紧邻视盘的鼻侧区域。可能出现假性樱桃红点伴周围视网膜变白和视盘水肿。大多数病例为双侧。视网膜血管无改变。

82.2　关键诊断性检查和结果

82.2.1　光学相干断层扫描

大多数病例的视网膜下和视网膜内的积液在 1 个月后消退（图 82.2）。视网膜内反射增强，对应于棉絮斑和视网膜白斑区域。重度水肿病例可能导致视网膜萎缩。

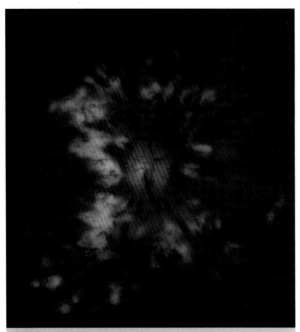

图 82.1 寻常型天疱疮病情加重后出现的 Purtscher 样表现。视神经和视乳头周围视网膜的眼底照相显示广泛的棉絮斑，伴有视网膜出血

82.2.2 荧光素血管造影或超广角荧光素血管造影

血管造影结果包括无灌注和视网膜缺血、不同程度的早期低荧光和晚期渗漏、动静脉灌注延迟和视乳头周围染色（图 82.3）。

82.3 重要临床信息

Purtscher 视网膜病变继发于严重头部外伤或挤压伤。Purtscher 样视网膜病变包括相似的视网膜发现但无外伤史。如果没有外伤史，应评估患者是否存在与眼部检查结果相关的全身性疾病。Purtscher 或 Purtscher 样视网膜病的相关性疾病包括长骨骨折、骨科手术、胸外按压、摇晃婴儿综合征、急性胰腺炎、慢性肾衰竭、血栓形成性血小板紫癜、溶血性尿毒综合征、结缔组织病（狼疮、硬皮病和皮肌炎）、冷沉球蛋白血症、空气栓塞和羊水栓塞。

82.4 处理

82.4.1 治疗选项

尚无明确的循证数据确认常规治疗的益处。如果是非创伤性病因导致，应对基础疾病进行适当处理。约一半的患者视力可以改善。已对大剂量全身应用类固醇进行了评估，无明确证据表明其疗效的确切性。类固醇药物在病因可能为炎症的患者中可能有更明确的作用。

82.4.2 随访

建议定期随访，确认预期的视网膜检查结果，记录视力情况。视网膜通常能恢复正常外观，也常会出现视神经萎缩和视网膜色素上皮色素沉着。

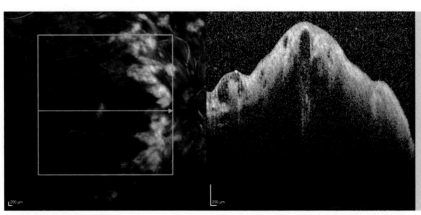

图 82.2 同一只眼的光学相干断层扫描显示视网膜下和视网膜内积液显著增加以及与缺血相关的视网膜内层反射明显增强

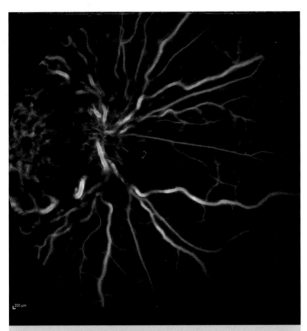

图 82.3　荧光素血管造影显示视网膜缺血、广泛的视网膜无灌注和毛细血管渗漏

推荐阅读

［1］Eliott D, Papakostas T. In: Ryan SJ, Sadda SR, Hinton DR, et al., eds. Retina. Sixth Edition. London: W.B. Saunders; 2018

［2］Agrawal A, McKibbin MA. Purtscher's and Purtscher-like retinopathies: a review. Surv Ophthalmol. 2006; 51(2):129–136

［3］Miguel AI, Henriques F, Azevedo LF, Loureiro AJ, Maberley DA. Systematic review of Purtscher's and Purtscher-like retinopathies. Eye (Lond). 2013; 27(1):1–13

［4］Agrawal A, McKibbin M. Purtscher's retinopathy: epidemiology, clinical features and outcome. Br J Ophthalmol. 2007; 91(11):1456–1459

83 激光性黄斑病变

Dilsher S. Dhoot, John D. Pitcher, III

摘 要

激光通常用于各种用途，包括娱乐、医学、研究、工业和军事用途。视网膜激光暴露是一种罕见但可能致盲的损伤，文献中记录了许多病例。意外或恶意暴露于激光可导致视网膜即刻损伤，通常是不可逆的。负责任地使用激光有助于预防此类损伤。激光损伤的临床表现各不相同，取决于激光的类型和功率，以及暴露时间和位置。

关键词： 脉络膜视网膜瘢痕；激光性黄斑病变；光凝

83.1 特征

在美国，食品药品监督管理局（FDA）对激光产品进行监管。FDA 根据发出的光类型及其危害将激光分为 1~4 类。1 类激光中的激光辐射通常限于产品，被视为低危害，例如激光打印机或 CD 播放器。2 类产品发射的可见激光功率小于 1 mW，例如条码扫描仪。大多数市售激光笔等级低于 3a 类，功率限制为小于 5 mW。2 类和 3a 类激激光都被认为是相对安全的，因为眼睛暴露在激光下会产生眨眼反射，这种反射通过限制激光的暴露时间为 0.15~0.25 s 来防止损伤。然而，值得注意的是，当这些激光没有以负责任的方式被使用时也可导致 3 a 类激光的损伤。3b 类（最大输出功率 5~500 mW）和 4 类（最大输出功率 >500 mW）激光装置可用于工业或特殊用途，是极其危险的，因为它们可在最短时间内造成严重伤害。在使用此类激光时，眨眼反射对于预防视网膜损伤是无效的。此外，角膜和晶状体将激光辐射聚焦到视网膜上的一个小点上，增加了暴露风险。高功率激光器用于研究、工业和医疗。激光安全预防措施（包括激光眼镜、防护罩和安全培训）有助于限制职业暴露。尽管如此，仍有许多关于非专业人员、未经适当培训的操作员和恶意使用者使用有害激光的报告。据报告，在灯光秀中使用激光会导致眼部伤害。儿童是一个特别脆弱的人群，是激光事故的潜在受害者，因为他们不知道激光不安全，并且对激光笔充满好奇（图 83.1a）。近年来，低成本、高功率激光（高达 1 200 mW）变得很流行，并且通过互联网相对容易获得；这些激光有可能造成视网膜损伤，已有此类病例的报道。光凝、光破坏和光化学作用都是视网膜损伤的可能机制。损伤取决于波长、曝光时间、功率和曝光位置。尽管视网膜损伤和破坏可发生在所有波长光下，蓝光激光被认为比绿光或红光激光相对更危险，因为其波长更短，更容易被视网膜色素上皮细胞（RPE）吸收。

83.1.1 常见症状

通常会导致突发性、无痛性视力丧失，在某些情况下会出现"砰砰"声。视力为 20/200 或更差，可能存在视野缺损。值得注意的是，在大多数情况下，眼前节不受影响。在许多情况下，随着出血和炎症消退，视力会有所改善，但根据损伤部位和暴露程度，也可能会出现持续性视力丧失。脉络膜视网膜瘢痕是激光照射最常见的并发症，可导致持续性视力丧失。

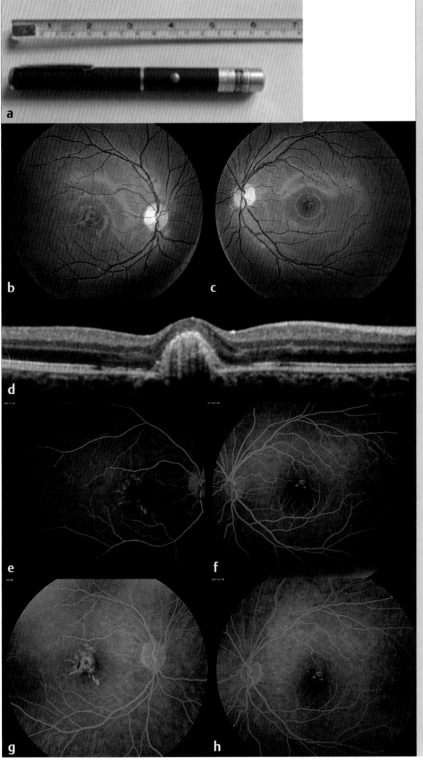

图 83.1　激光性黄斑病变。（a）手持式激光笔通过镜子反射后造成眼部损伤。（b~c）彩色眼底照相显示双眼中心凹处黄色病变，右眼病灶周围有环状视网膜下出血。（d）右眼光学相干断层扫描显示中心凹下隆起的高反射病变，视网膜外层被破坏，而左眼可见局灶性小片光感受器 - 视网膜色素上皮复合体的变薄区域。（e~h）荧光素血管造影显示双眼中心凹早期局灶性高荧光，晚期荧光着染

83.1.2　检查结果

激光视网膜暴露的临床表现通常即刻发生，并可导致永久性改变。激光引起的视网膜损伤会不可避免地导致视网膜或玻璃体积血，伴有单处或多处视网膜水肿、穿孔或烧伤病变，最常见于黄斑（图83.1b，c）。激光照射后还可出现黄斑裂孔、视网膜前膜和黄斑囊肿。最后，在意外激光暴露的情况下，还可出现脉络膜新生血管（CNV），这是一种治疗各种疾病的视网膜光凝术的已知并发症。

83.2　关键诊断性检查和结果

83.2.1　光学相干断层扫描

谱域光学相干断层扫描已被用于辅助诊断激光性黄斑病变。检查结果取决于损伤的严重程度。轻度急性病例可能出现极轻微的局灶性光感受器椭圆体带和（或）视网膜色素上皮的断裂，而重度急性病例可能出现明显的外层视网膜破裂、视网膜下出血、黄斑水肿甚至全层黄斑裂孔（图83.1d）。在临床病程晚期，轻度病例可能会自行愈合，而更广泛的损伤可能会出现永久性萎缩或纤维化。

83.2.2　荧光素血管造影或超广角荧光素血管造影

荧光素血管造影早期可能显示窗样缺损（RPE异常）或者低荧光（出血荧光遮蔽）。晚期显示荧光着染（瘢痕）或明显的荧光渗漏（CNV形成）（图83.1e~h）。

83.3　处理

83.3.1　治疗选择

治疗

对激光照射的治疗可以采用药物或手术方式，具体取决于损伤类型。尽管缺乏临床随机试验，全身皮质类固醇已被用于临床治疗，但报道显示结果不一。血管扩张药物和抗氧化剂也被用于激光损伤，但仅限于个案报道。玻璃体切除术在玻璃体或视网膜前出血以及激光导致的黄斑裂孔修复病例中可见报道。

预防

使用特定波长的滤镜可防止激光损伤，滤镜可阻止特定波长的光，同时允许其他波长的未滤过光穿透。特定波长的滤过眼镜广泛用于研究和医疗领域，以防止职业暴露。使用这些滤镜需要知道待屏蔽激光的特定波长。在某些特定环境（如战场）中，这些滤镜护目镜的用途有限，因为敌人激光的波长可能未知，并且同时阻挡多个波长是不切实际的，因为这会限制视力。有文献报道偶然的激光暴露。已有研究发现，工业或研究人员的意外损伤与既往激光损伤最为一致；在许多病例中，由于这些损伤的部位偏离中心和典型的无症状特点，患者也不记得损伤病史。因此，考虑到可能的漏报，很难估计这些个体中激光损伤的总体发生率。

推荐阅读

[1] FDA. Available at: https://www.fda.gov/radiation-emittingproducts/radiationemittingproductsandprocedures/homebusinessandentertainment/laserproductsandinstruments/ucm116373.html. Accessed April 12, 2019

[2] Ajudua S, Mello MJ. Shedding some light on laser pointer eye injuries. Pediatr Emerg Care. 2007; 23(9):669–672

[3] Barkana Y, Belkin M. Laser eye injuries. Surv Ophthalmol. 2000; 44(6):459–478

[4] Marshall J. Lasers in ophthalmology: the basic principles. Eye (Lond). 1988; 2 Suppl:S98–S112

[5] Ham WT, Jr, Ruffolo JJ, Jr, Mueller HA, Clarke AM, Moon ME. Histologic analysis of photochemical lesions produced in rhesus retina by short-wave-length light. Invest Ophthalmol Vis Sci. 1978; 17(10):1029–1035

84 日光性视网膜病变

Alexander R. Bottini, Michael A. Klufas, Yasha S. Modi

摘 要

日光性视网膜病变是一种光照性黄斑病变，在强光下暴露后会导致中心性黄斑（即黄斑中心凹）损伤。其特征性表现为直视日光病史，通常为观测日食。症状包括视物模糊、暗点和视物变形。损伤程度与光照的强度和持续时间相关。眼底检查显示局灶性黄斑病变或多处病变。光学相干断层扫描成像显示椭圆体带区域的局部不连续，伴或不伴视网膜色素上皮传导缺损。虽然尚无有效的治疗方法，但许多病例视力预后良好。

关键词：日食；日食性视网膜病变；日光性视网膜炎；日光性视网膜病变；日光凝视

84.1 特征

日光性视网膜病变描述了在强光暴露情况下发生的局灶性视网膜损伤，其特征与日光凝视相关。它也被称为日食性视网膜病变、日食性烧伤、日光性视网膜炎和日光性脉络膜视网膜灼伤。将直视日光与眼损伤联系起来的历史可追溯到柏拉图时代。病例报道始于 17 世纪，首次眼底检查结果描述出现于 20 世纪初检眼镜检查出现时。

日光性视网膜病变的主要机制是强光照射引起的光化学性视网膜损伤。早期的研究报告了光暴露导致的热损伤引起热吸收和随后的蛋白变性。后来的研究已经阐明了光化学损伤促进自由基形成、DNA 损伤和代谢损伤的作用。

日光性视网膜病变的损伤程度取决于光暴露的强度和持续时间。由于光线聚焦于黄斑上，斜视和低度远视患者的风险增加。曝光时瞳孔越大，视网膜损伤的风险越大。无晶状体眼和年轻患者的风险也更大，因为与年龄相关的晶状体改变可对未经角膜过滤的紫外线（UV）光产生渐进性保护性吸收。由于凝视太阳时非主视眼有眯眼的倾向，主视眼的风险也更大。因此，虽然日光性视网膜病变是一个双眼的病变，但损伤可能不对称。

84.1.1 常见症状

常见症状为视物模糊（通常为 20/30 至 20/100）、中央或旁中央暗点、色觉障碍、视物变形、畏光和头痛。日光性视网膜病发病前的事件包括不带防护眼镜观察日食和长时间的日光凝视。危险因素包括精神易感性（如精神分裂症）、致幻药物使用或宗教仪式。曾有日光浴者和航空军事人员发病的报道。直接暴露于可见光激光笔的患者可能出现类似症状。患者可能不会将暴露事件与后续症状联系起来。

84.1.2 检查结果

在急性期（例如，暴露后 1~7 d），眼底检查显示中心凹或中心凹附近出现一个或多个黄灰色斑点（图 84.1，84.2）。暴露约 2 周后，中心凹或近中心凹区域出现明显的椭圆形外层缺损。如果累及视网膜色素上皮（RPE），可能存在相关的色素改变。在慢性期，色素改变可能会减轻，但囊样改变或空洞仍然存在（图 84.3，84.4）。

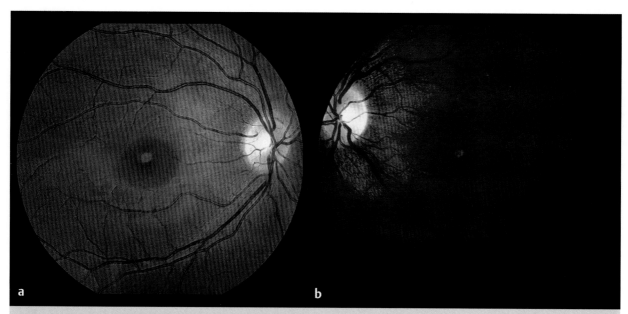

图 84.1 急性日光性视网膜病变的眼底照相显示伴特征性黄灰色中心凹病变

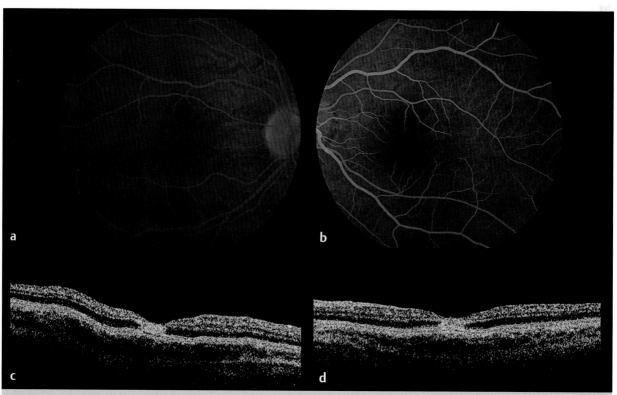

图 84.2 与图 84.1 同一患者荧光素血管造影（FA）和光学相干断层扫描（OCT）成像显示相同的急性表现。晚期 FA 在双侧均无明显异常。OCT 显示中心凹全层高反射

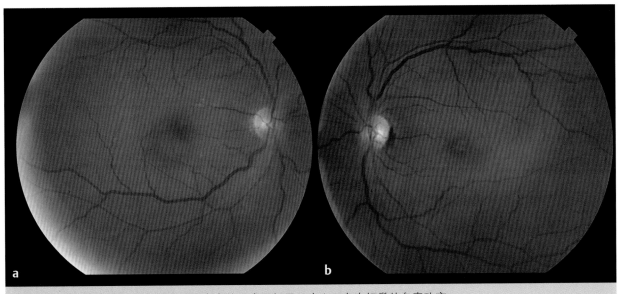

图 84.3　损伤数年后的日光性视网膜病变的眼底照相显示中心凹存在细微的色素改变

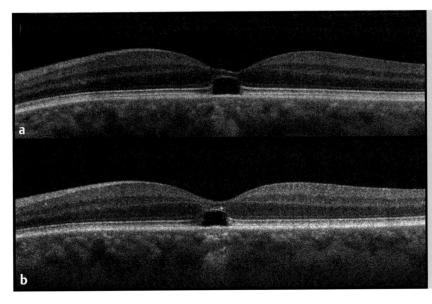

图 84.4　纵向光谱域光学相干断层扫描检查显示慢性日光性视网膜病变患者稳定的中心凹病变伴局灶性视网膜色素上皮和外层视网膜不连续，6 年保持稳定。（a）比（b）所示时间早 6 年

84.2　关键诊断性检查和结果

84.2.1　光学相干断层扫描

光学相干断层扫描可显示急性期的视网膜外或全层局灶性高反射（图 84.2）。

无论是否有 RPE 传导缺损，均可在中心凹水平观察到椭圆体带的局部不连续（图 84.4）。更严重的病例可能会出现累及外层视网膜的空洞性病变。如果初次就诊时已经发现 RPE 受损，则晚期可能发现 RPE 迁移到外层视网膜。中心凹轮廓通常保持不变。

84.2.2　荧光素血管造影或超广角荧光素血管造影

荧光素血管造影可显示 RPE 损伤病例中的早期高荧光（即窗样缺陷）；然而，在无 RPE 损伤的情况下，这一点不显著（图 84.1b）。

84.2.3 眼底自发荧光

眼底自发荧光可显示急性期较大的低自发荧光和慢性期残留的低自发荧光（取决于热损伤引起的 RPE 衰减和损失）背景下被高自发荧光环包围的低自发荧光斑。

84.3 处理

84.3.1 治疗选择

尚无行之有效的治疗。大多数患者预后良好。在大多数情况下，视力可能在暴露后 3~9 个月内恢复至 20/20 至 20/30。小的中央暗点和（或）视物变形可能持续存在。预防（包括安全的日食观察）至关重要。国际标准化组织制定了一项标准 ISO 12312-2，适用于所有用于观测太阳的非聚焦（平面非聚焦）产品。

推荐阅读

［1］Yannuzzi LA, Fisher YL, Krueger A, Slakter J. Solar retinopathy: a photobiological and geophysical analysis. Trans Am Ophthalmol Soc. 1987; 85:120–158

［2］Jain A, Desai RU, Charalel RA, Quiram P, Yannuzzi L, Sarraf D. Solar retinopathy: comparison of optical coherence tomography (OCT) and fluorescein angiography (FA). Retina. 2009; 29(9):1340–1345

［3］Michaelides M, Rajendram R, Marshall J, Keightley S. Eclipse retinopathy. Eye (Lond). 2001; 15(Pt 2):148–151

85　脉络膜脱离

Ankur Mehra, Nathan Steinle

摘　要

脉络膜脱离是脉络膜和巩膜之间脉络膜上腔积液的结果。浆液性脉络膜脱离可能无症状并自行消退。出血性脉络膜脱离通常具有破坏性，可能导致严重视力丧失。脉络膜出血最常见于外伤或眼内手术期间或之后。通常根据临床病史、眼底检查和超声检查进行诊断。治疗方法包括观察、去除诱发因素、药物治疗（主要是抗炎，如类固醇）或手术引流。

关键词： 脉络膜脱离；脉络膜渗漏；驱逐性出血；低眼压；巩膜切开术；超声

85.1　特征

脉络膜脱离是浆液或血液在脉络膜上腔聚集，使脉络膜和巩膜之间形成间隙的一种疾病。脉络膜脱离的其他常见术语包括脉络膜积液、睫状体脉络膜积液、睫状体脉络膜脱离、脉络膜出血、脉络膜上腔出血、葡萄膜积液和口语化术语"脉络膜脱离"。尽管脉络膜脱离可能无症状，但随时间变化，也可能变得很严重，导致患眼视力发生显著和（或）永久性变化。脉络膜脱离（由脉络膜上腔出血引起或导致）尤其如此，脉络膜上腔出血往往预后较差。

最常见的原因是青光眼手术，尤其是术后过度滤过或渗漏，导致低眼压。然而，所有形式的眼内手术均可能与低眼压和炎症相关。已知激光手术也可导致脉络膜脱离，包括视网膜手术和眼前节手术。高龄、高血压、既往玻璃体切除术、真性小眼球和某些疾病（如 Sturge-Weber 综合征）

与术后脉络膜脱离的风险增加相关。如果脉络膜血管瘤伴 Sturge-Weber 综合征，风险会进一步增加。

特发性慢性脱离，葡萄膜渗出综合征（UES），很罕见，但通常为慢性，可导致严重视力丧失。与经典脉络膜脱离相比，UES 是一种排除性诊断，通常在眼内压正常范围内发生。

出血性脉络膜脱离（即所谓的脉络膜上腔出血）是由于穿过该间隙的脉络膜血管破裂所致。虽然这种情况偶尔可能在无刺激因素的情况下发生，但是它们更常在与创伤或其他原因导致的脉络膜脱离引起的急性低眼压期间发生，这些原因通常是眼内手术，在此种情况下可能会导致这些血管的拉伸和破裂。随后的脉络膜上腔出血可导致脉络膜脱离迅速发展或恶化。眼内手术期间脉络膜上腔出血一个可怕的潜在并发症是爆发性出血，因为快速扩大的出血性脱离导致眼内容物从手术伤口中排出。既往眼科手术是自发性脉络膜上腔出血的危险因素，青光眼、高龄和眼轴极长也同样是危险因素。

85.1.1　常见症状

临床症状取决于脉络膜脱离的大小、位置和性质。浆液性脉络膜脱离的临床症状可能不明显；大多数术后脉络膜脱离的面积较小，具有外周性、自限性的特征，通常为亚临床性，伴有极轻微的疼痛至无疼痛或无视力改变。较大或更多的后极部脉络膜渗液可能影响视力；脉络膜脱离区域对应的视力降低或暗点是由于晶状体和虹膜的压力和位移导致屈光变化引起的。与浆液性脱离相比，出血性脱离最常表现为患眼急性严重疼痛；更可能引起视力改变。

85.1.2 检查结果

脉络膜脱离最常见于体格检查，但外观和视力结果可能有所不同。它们通常表现为平滑、橙色或浅棕色、圆顶状隆起。由于脉络膜和涡静脉之间的纤维附着穿过巩膜，隆起可能呈现分叶状外观。如果脱离部位较大，则分叶可彼此贴合接触（"脉络膜接吻"征）。在严重病例中，它们甚至可能接触到晶状体的后表面。随着 UES 的慢性复发—缓解的脉络膜脱离进程，可出现弥漫性色素性斑点，通常被称为"豹皮"斑点。脉络膜脱离可能导致周边前房变窄和角度变窄，裂隙灯检查时可发现整个前房变浅和（或）睫状体前旋。眼内手术过程中快速进展的急性脉络膜脱离有可能导致爆发性出血，在手术过程中可能首先表现为红光反射消失。

85.2 关键诊断性检查和结果

85.2.1 光学相干断层扫描

当检查有限时，光学相干断层扫描也可用于鉴别脉络膜脱离和术后后极隆起的其他原因（例如视网膜脱离）。

85.2.2 超声检查

眼部 B 超检查对识别和鉴别脉络膜脱离有一定价值（表 85.1），可定位临床检查中不可见或未观察到的脱离，并可区分出出血性脉络膜脱离（脉络膜上腔充满高回声血液）和浆液性脉络膜脱离（脉络膜上腔充满低回声渗出物）。超声检查对于脉络膜引流的术前计划至关重要。

85.3 重要临床信息

区分脉络膜脱离与其他类似的症状，尤其是

表 85.1 脉络膜脱离与视网膜脱离的声学鉴别标准

超声	脉络膜脱离	视网膜脱离
地形图	光滑、圆顶或扁平形态，脱离位置在睫状体部位，视盘无连接	波纹状、开口或闭合状漏斗，与视盘及锯齿缘相连。慢性视网膜脱离可能伴有囊肿
动力学	轻度至无	中度至无

视网膜脱离（表 85.1）。与视网膜脱离相比，脉络膜脱离超声表现更稳定，呈分叶状或沙漏状。脉络膜肿块在鉴别诊断中也很常见，但其急性表现较少。

85.4 处理

85.4.1 治疗选择

观察

大多数脉络膜脱离是自限性的，并随着时间的推移缓慢消失；较小的、不明显可见的脱离可以选择观察，尤其是任何潜在或诱发因素已经得到缓解时。解决诱发因素（例如低眼压）至关重要。

药物

如果认为脉络膜脱离与药物相关，则可根据耐受情况减少或停止这些药物，以促进缓解。局部或口服类固醇疗法也常用于治疗潜在的炎症。为了抵消睫状体的前旋，以及加深前房的深度，常开始使用睫状肌麻痹剂。随着脱离的进展，偶尔可能会出现眼压升高，这可能需要暂时使用药物来降低眼压。

外科治疗

手术引流常被用于大的脉络膜脱离和"脉络膜接吻"征的病例中。对于出血性脱离，通常需要等待 7~14 d 才能使血液液化，这通常是通过超声来评估的。虽然确切的技术可能有所不同，但手术引流通常在维持前房的情况下行一个或多个的巩膜切开术，以在后巩膜切开处引流液体 / 血液。巩膜切口可保持开放以便于手术后继续引流。是否使用玻璃体切除术和（或）气体交换也可根据具体情况而定。

预防

有助于预防脉络膜脱离发展的措施包括围手术期和术后减少使用降压药物、避免过度过滤或渗漏、围手术期停用抗凝剂，以及明智地使用抗代谢药物。

85.4.2　随访

有必要在脉络膜脱离发展阶段的急性期进行密切监测。连续的超声检查或宽角眼底照相（如果介质清晰）检查有助于监测疾病进展过程（图85.1，85.2）。

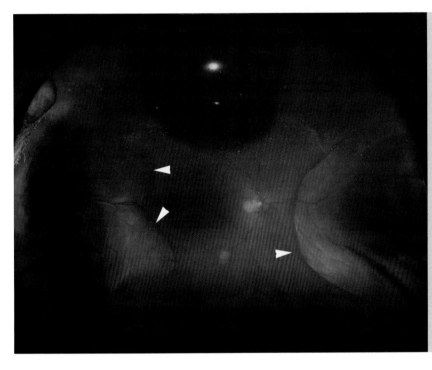

图 85.1　玻璃体切除术后脉络膜脱离（箭头）的超广角眼底摄影

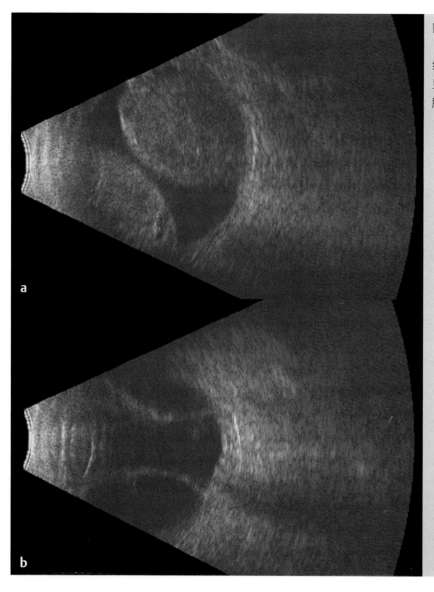

图 85.2　B超显示脉络膜脱离。（a）显示出血性脉络膜脱离（脉络膜上腔充满高回声血液），而（b）显示浆液性脉络膜脱离（脉络膜上腔充满低回声渗出液）

推荐阅读

［1］Reddy AC, Salim S. Diagnosis and management of choroidal effusions. Eyenet 2012:47–49

［2］Kahook MY, Noecker RJ. Why do choroidals form, and how do you treat them? Glaucoma Today 2007:36–38

［3］Elagouz M, Stanescu-Segall D, Jackson TL. Uveal effusion syndrome. Surv Ophthalmol. 2010; 55(2):134–145

［4］Bakir B, Pasquale LR. Causes and treatment of choroidal effusion after glaucoma surgery. Semin Ophthalmol. 2014; 29(5–6):409–413

第八部分 中毒性及药物相关性视网膜病变

86 羟氯喹性视网膜病变

Vishal S. Parikh, Rishi P. Singh

摘 要

羟氯喹性视网膜病变（HCQ）可导致永久性视力丧失。该病最主要受每日剂量、服药周期及随时间累积剂量影响。早期患者常无症状，视力良好。OCT及视野检查应作为对该病基线筛查的主要手段。目前未证实有食物、药物能在预防、治疗及降低羟氯喹性视网膜病变的风险方面有效，停止服用羟氯喹也无法防止羟氯喹性视网膜病变的进展。

关键词：羟氯喹；光学相干断层扫描；视力丧失

86.1 特征

86.1.1 常见症状

在筛查时可发现患者视力实际上有明显的下降，但患者通常无自觉症状，是由于患者使用旁中心视野补偿。患者在视近物时，由于减少了旁中心视野代偿，有时可能会注意到视觉异常。

当羟氯喹性视网膜病变病情严重时，患者可出现明显视力下降，并出现旁中心视野缺损进展至中心暗点。有报道在病程晚期患者可出现闪光感、视物变形、色觉减退及周边视野缺损。

86.1.2 检查

病变早期可出现视网膜色素上皮点状改变及黄斑中心凹反光消失。

病变晚期黄斑区出现"牛眼"征伴有RPE脱色素改变（图86.1）。

86.2 关键诊断性检查及结果

86.2.1 OCT

早期

最初可见视网膜内层变薄，伴随中心凹旁光感受器内节/外节丢失，导致中心凹旁外核层变薄，以及视网膜内层结构被靠近RPE的外层结构取代、移位，在SD-OCT上显示为"飞碟"征（图86.2）。

晚期

SD-OCT上可见外层视网膜萎缩伴中心凹旁RPE不规则改变（图86.2）。En face影像显示外层视网膜丢失，可有助于发现微小的环状/旁中心凹组织丢失。有时也可发现视网膜层间积液。

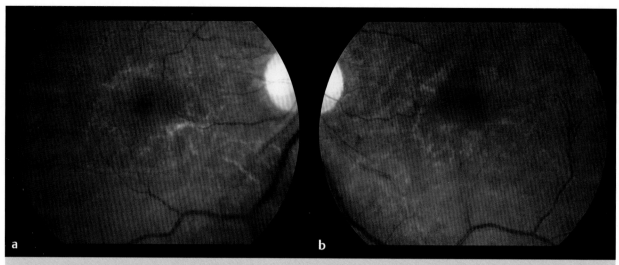

图 86.1　羟氯喹性视网膜病变的眼底照相示双侧牛眼样黄斑病变，伴中心凹旁视网膜色素上皮脱色素改变

86.2.2　眼底自发荧光检查

早期

光感受器丢失导致中心凹旁环状自发荧光增强（图 86.3）。

晚期

广泛的色素上皮丢失，显示为自发荧光缺失。

86.2.3　荧光素血管造影 / 超广角荧光素血管造影

在一些严重病例中，黄斑区可见窗样缺损，偶见黄斑水肿但不伴荧光渗漏。

86.2.4　Humphrey 视野计 10-2 白光刺激程序

可出现旁中心暗点（图 86.5）。

86.3　重要临床信息

对羟氯喹性视网膜病变（HCG）患者的筛查应包括基线检查，随后每年一次的随访检查，及用药 5 年后的检查，随访检查需有 SD-OCT 及 Humphrey 视野计 10-2 白光刺激模式（非亚裔）及 24-2 白光刺激模式（亚裔）。眼底自发荧光检查或多焦 ERG 可作为辅助检查。如病人有主要的危险因素，如每日服用量超过 5.0 mg/kg 体质量、肾脏疾病、他莫昔芬片服药史，或合并与 HCQ 相似的黄斑疾病等，建议在开始使用 HCQ 时，即开始每年一次的随访检查。

86.4　处理

86.4.1　治疗选择

目前，羟氯喹性视网膜病变没有饮食、药物能有效阻止、治疗或降低发病风险。一旦确诊羟氯喹性视网膜病变，眼科医师及风湿免疫科医师应会诊，讨论患者停用羟氯喹后所面临的风险和获益，以期获得最佳治疗效果。

86.4.2　随访

即使终止服用羟氯喹也无法防止视网膜病变进展。早期发现病情可延缓病情进展。然而，一旦"牛眼"样黄斑病变存在，即使停止服药，在进入病情平稳期的前数年，黄斑病变也将持续存在。

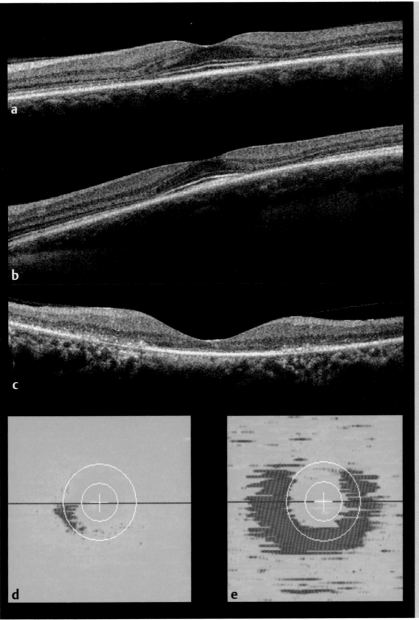

图 86.2　OCT 检测羟氯喹黄斑毒性病变进展。（a）OCT 示中心凹旁光感受器内节/外节连接处（椭圆体带）丢失。（b）中心凹旁外核层变薄，致近视网膜色素上皮层一面的外层结构取代内层结构，形成"飞碟"征。（c）病变进展显示中心凹旁 RPE 异常，伴视网膜外层结构缺失/萎缩。（d）en face 显示中心凹旁早期萎缩、椭圆体带缺失。（e）牛眼征伴椭圆体带–RPE 变薄（图片由 Justis P. Ehlers 惠赠）

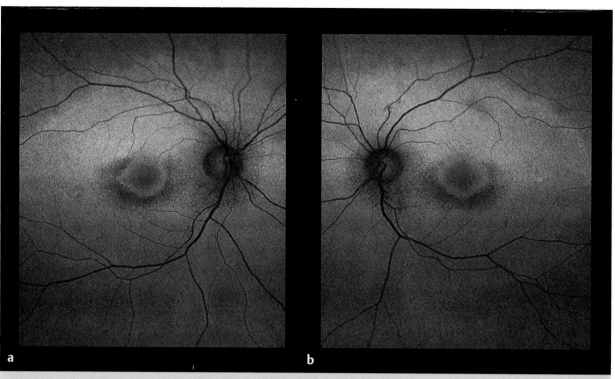

图 86.3　眼底自发荧光图显示双侧黄斑中心凹旁环形高荧光灶伴低荧光灶环绕

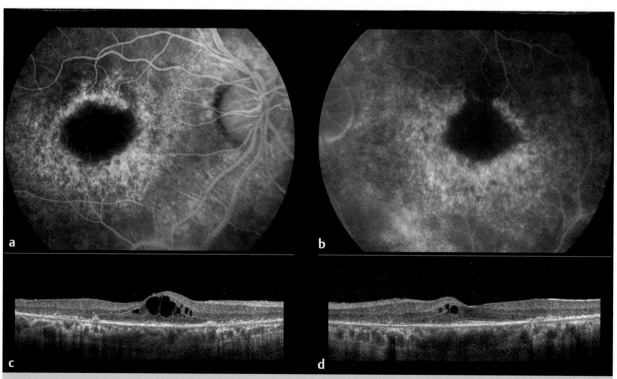

图 86.4　荧光造影示双侧晚期黄斑中心低荧光灶，伴旁中心高荧光，无渗漏，对应窗样缺损，相应 OCT 处双侧中心凹旁外层萎缩，视网膜色素上皮层结构紊乱。此外还有不伴渗漏的囊样黄斑水肿存在

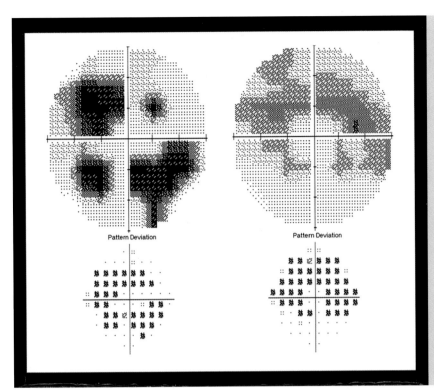

图 86.5　自动视野计 10-2 白光刺激程序灰度图示双侧旁中心暗点

推荐阅读

[1] Ding HJ, Denniston AK, Rao VK, Gordon C. Hydroxychloroquine-related retinal toxicity. Rheumatology (Oxford). 2016; 55(6):957–967

[2] Yusuf IH, Sharma S, Luqmani R, Downes SM. Hydroxychloroquine retinopathy. Eye (Lond). 2017; 31(6):828–845

[3] Marmor MF, Kellner U, Lai TY, Melles RB, Mieler WF, American Academy of Ophthalmology. Recommendations on screening for chloroquine and hydroxychloroquine retinopathy (2016 revision). Ophthalmology. 2016; 123(6):1386–1394

[4] Parikh VS, Modi YS, Au A, et al. Nonleaking cystoid macular edema as a presentation of hydroxychloroquine retinal toxicity. Ophthalmology. 2016; 123(3):664–666

87　奥克纤溶酶所致视网膜病变

Merina Thomas, Mark W. Johnson

摘　要

奥克纤溶酶是经 FDA 批准的一种用于治疗已出现症状的玻璃体黄斑粘连的药物，它属于纤溶酶的截短型重组体。玻璃体溶解剂（如奥克纤溶酶）的潜在优点包括减少后玻璃体脱离时产生的玻璃体劈裂，避免手术风险，便于临床使用。然而，在注射奥克纤溶酶后也会出现一些急性症状，如急性视力下降、不典型幻视、夜盲、色觉障碍和视野缺损。一般来讲，这些症状都是短暂且自限的，但在一小部分病例中却会导致永久后遗症。查体可发现瞳孔不等大、RAPD 阳性、视网膜血管变细、黄斑裂孔增大、黄斑脱离，在严重病例甚至可出现弥漫性视网膜色素改变。关键的检查包括 SD-OCT 和 ERG。SD-OCT 可发现外层视网膜结构紊乱及变薄，最常波及椭圆体带及嵌合体带，并有不同程度的视网膜下积液。ERG 可见全视网膜功能障碍、各参数的反应值下降，以及视杆细胞受损多于视锥细胞。在一些少见的严重病例，眼底自发荧光可见散在的病灶。目前，对于奥克纤溶酶所致视网膜病变无有效治疗手段。虽然对于大部分病例来讲这些症状和体征都可以自然缓解，在小部分病例中长久的视网膜功能障碍仍可存在，所以我们还需要进一步的研究以评估奥克纤溶酶所致慢性视网膜病变的发病率及严重程度。

关键词：黄斑裂孔；奥克纤溶酶；玻璃体粘连；玻璃体牵拉；玻璃体切开

87.1　特征

奥克纤溶酶是 2012 年经 FDA 批准的一种用于治疗玻璃体黄斑粘连的药物，它属于纤溶酶的截断重组体。这种酶对多种蛋白有非特异性的蛋白水解活性，包括纤维连接蛋白和层粘蛋白，这两种蛋白都属于玻璃体成分。3 期随机临床试验显示奥克纤溶酶对于缓解 26.5% 玻璃体黄斑粘连病例有效，而安慰剂组的缓解比例是 10.1%。和玻璃体切割手术相比，奥克纤溶酶的潜在优势包括程序简易、避免手术风险、视力恢复快。随着其广泛应用，已认识到在一部分病例中奥克纤溶酶和急性短暂性全视网膜功能障碍有关。虽然对于大部分病例而言，视网膜的病变是可逆的，但在小部分病例中，视网膜功能障碍和视力受损可永久存在。

虽然奥克纤溶酶靶目标是眼内玻璃体视网膜表面的纤维连接蛋白和层粘连蛋白，但层粘连蛋白也存在于其他眼内组织中，比如晶体悬韧带和视网膜多层结构。由于奥克纤溶酶的不良效应与眼内层粘蛋白分布广泛这一要点密切相关，层粘蛋白的酶促降解是奥克纤溶酶所致原发性视网膜病变病理机制的合理假设。然而，奥克纤溶酶是一种非特异性蛋白酶，可裂解多种蛋白，这可能是其产生眼内多种潜在不良反应的原因。

87.1.1　常见症状

急性奥克纤溶酶所致视网膜病变表现各异，可表现为与玻璃体后脱离形成无关联的非典型闪光感（比如视觉闪光、变化的线条状、白色漂浮物）、色觉异常（黑白视觉或色觉异常、黄视）、夜盲、急性视力下降（很少至光感）、片段性或精神性视觉错裂、和（或）视野缺损。

87.1.2　体征

急性奥克纤溶酶所致视网膜病变的体征包括RAPD阳性、斜视、晶体半脱位、视网膜血管变细、黄斑裂孔扩大、黄斑区视网膜脱离，罕见眼底弥散性色素改变（图 87.1，87.2）。

87.2　关键的检查

87.2.1　OCT

SD-OCT 上表现为典型的视网膜外层的破坏，最常见于椭圆体带和嵌合体带（图 87.1）。奥克纤溶酶所致的外层视网膜病变见于 40%~50% 的治疗病例，合并急性视力下降和其他视觉症状。常可见不同程度的视网膜下积液（图 87.2）。这些病变在最初注射后迅速发生，并在注射后 4~12周缓解。

87.2.2　眼底自发荧光

在少见的严重病例中，眼底自发荧光检查可见散在的眼底改变。

87.2.3　ERG

在受影响的病例中可见不同程度的全视网膜功能障碍，有时甚至出现 ERG 波形低平。在33%~69% 的受试眼中可见 ERG 异常。b 波振幅下降比 a 波明显，提示光感受器和双极细胞活力均受损，视杆细胞功能受损多见于视锥细胞。

87.3　处理

87.3.1　治疗选择

目前对于奥克纤溶酶所致视网膜病变无有效的治疗方法。大多数病例为一过性病变，至少部分病例在注射后 2~3 个月视功能有不同程度的恢复。甚至有些视力下降和视野缺损严重的病例在4~36 个月后完全恢复。罕见病例报道少数视力下降、夜盲、SD-OCT 和 ERG 改变持续 6 个月至 2 年者，提示可能存在永久性视网膜损伤（图87.3）。对于评估奥克纤溶酶对视功能的长期影响仍需进一步研究。

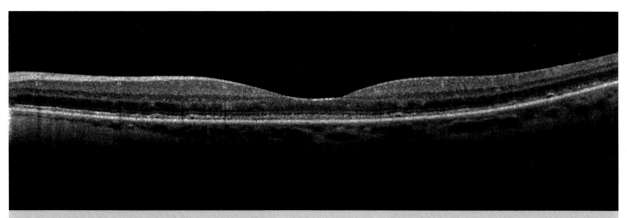

图 87.1　奥克纤溶酶视网膜病变。奥克纤溶酶左眼注射 1 个月后 OCT 水平扫描图像。此患者主诉左眼色觉障碍明显，视力严重降低。外层视网膜信号不规则衰减，包括外界膜，椭圆体带和嵌合体带。还注意到视网膜下积液中的多灶性微泡，表明光感受器和视网膜色素上皮层间黏附力下降

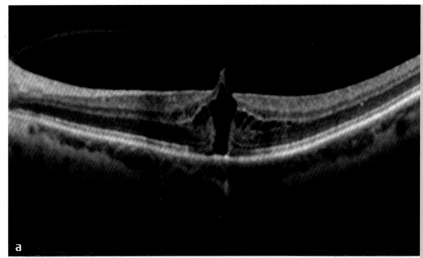

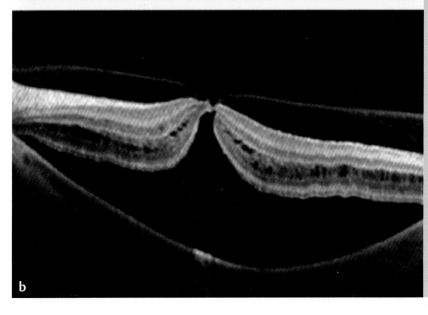

图 87.2 黄斑区视网膜脱离。（a）奥克纤溶酶注射前和（b）注射后的谱域光学相干成像。注射前玻璃体黄斑牵引明显，可能存在小的、全层黄斑裂孔。注射后，玻璃体黄斑牵引持续存在，并有广泛的黄斑区视网膜脱离和椭圆体带变薄（图片由 David Saperstein 提供）

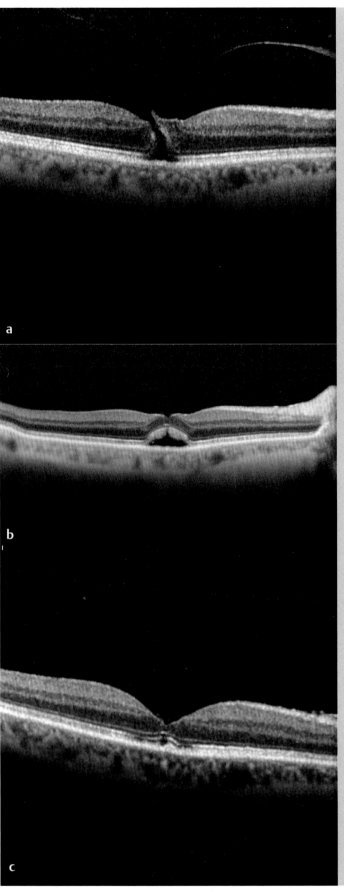

图 87.3　奥克纤溶酶视网膜病变纵向 OCT 影像。（a）奥克纤溶酶注射前谱域 OCT（SD-OCT）图像显示一个玻璃体黄斑牵引内层瓣所致小的、全层黄斑裂孔。（b）奥克纤溶酶注射治疗后 3 个月，SD-OCT 显示玻璃体黄斑牵引解除，裂孔愈合，但同时显示新的、持续存在的黄斑区视网膜下积液伴外层视网膜信号变薄。（c）奥克纤溶酶注射后 10 个月，SD-OCT 示中心凹椭圆体带变薄，伴中心凹少量假性卵黄样物质形成

推荐阅读

[1] Stalmans P, Benz MS, Gandorfer A, et al. MIVI-TRUST Study Group. Enzymatic vitreolysis with ocriplasmin for vitreomacular traction and macular holes. N Engl J Med. 2012; 367(7):606–615

[2] Hahn P, Chung MM, Flynn HW, Jr, et al. Safety profile of ocriplasmin for symptomatic vitreomacular adhesion: a comprehensive analysis of premarketing and postmarketing experiences. Retina. 2015; 35(6):1128–1134

[3] Fahim AT, Khan NW, Johnson MW. Acute panretinal structural and functional abnormalities after intravitreous ocriplasmin injection. JAMA Ophthalmol. 2014; 132(4):484–486

[4] Itoh Y, Kaiser PK, Singh RP, Srivastava SK, Ehlers JP. Assessment of retinal alterations after intravitreal ocriplasmin with spectral-domain optical coherence tomography. Ophthalmology. 2014; 121(12):2506–2507.e2

[5] Johnson MW, Fahim AT, Rao RC. Acute ocriplasmin retinopathy. Retina. 2015; 35(6):1055–1058

88　继发于药物的出血闭塞性视网膜血管炎

Michael N. Cohen, Andre J. Witkin

摘　要

自从 2014 年起，已有许多出血性闭塞性视网膜血管炎（HORV）的病例报道，皆因在常规白内障手术中，于前房内应用万古霉素而导致。令人沮丧的是，这种疾病常常延迟发作，美国 FDA 建议避免在白内障手术中于前房使用万古霉素来预防眼内炎。OCT 和 FFA 对该病的诊断有帮助。应进行仔细的查体及检查以鉴别其他造成视力威胁的疾病，如急性术后眼内炎、毒性眼前节综合征、病毒性视网膜炎、CRVO。

关键词：眼内炎；出血闭塞性视网膜血管炎；万古霉素

88.1　特征

欧洲白内障和屈光外科协会（ESCRS）发布了一个大型随机多中心前瞻性试验的结果，白内障术中前房内注射头孢呋辛，术后眼内炎发生率降低到原来的 1/5，因此现在越来越多的眼科医生在做白内障手术时，常规前房内应用头孢呋辛。直至目前，在美国行白内障手术前房内应用最多的抗生素是万古霉素，选择该药者多达 52%。因其低价、广谱、易获取，以及前期报道的安全性，都使其变得广受欢迎。然而，自从 2014 年，一系列的病例报道均描述了一种罕见且严重的视网膜并发症，被命名为"出血闭塞性视网膜血管炎（HORV）"，而导致该病的原因均为在常规白内障手术中应用了万古霉素。令人沮丧的是，该病经常表现为延迟发作。因此，在一些严重病例中，患者在单眼白内障手术后未曾出现症状，而

又进行了另一只眼的白内障手术，最后导致其中部分病人双眼失明。因为这种疾病的严重后果，现美国 FDA 建议医师在行白内障手术时应避免前房内应用万古霉素来预防眼内炎。

由于 HORV 延迟发作的特点，其病理机制可能为免疫介导，而不是万古霉素的直接毒性反应。该病的病程表现符合Ⅲ型超敏反应，其发作高峰为接触抗原 1~2 周后，且作用对象为毛细血管后小静脉。Ⅲ型超敏反应的发生有赖于血管壁内的抗原 - 抗体复合物沉积介导，进而导致巨噬细胞、补体及其他炎症介质的活化。HORV 与一种已知的由于万古霉素导致的皮肤病相似，该病是一种罕见的Ⅲ型超敏反应介导的疾病：白细胞增生性血管炎。然而，一个近期的临床病理研究表明，该病是由 T 细胞介导的原发于脉络膜的炎症反应，而非抗体介导的原发于视网膜的炎症反应，因此，需要更深入地研究以阐明其病理机制。

88.1.1　常见症状

症状常于术后 1~21 天（平均 8 天）发生，以无痛性周边暗点或视物模糊常见，轻者常无自觉症状。

88.1.2　检查

常见的体征包括轻中度的前房反应，无前房积脓，轻中度玻璃体炎，眼底后极部视野相对清晰（此体征有助于区别术后眼内炎）。值得注意的是，患者视网膜上可见大量节段性视网膜血管闭塞，伴相应区域视网膜内出血。积血通常呈大

片融合状，偶见小点状出血（图 88.1，88.2）。周边视网膜血管阻塞不伴视网膜内出血者少见。小静脉可呈鞘状，被致密块状积血所包绕覆盖。周边视网膜常被波及，严重者合并黄斑缺血发白。

88.2 重要临床信息

88.2.1 OCT

若黄斑被波及，OCT 可见视网膜内层增厚及高反射改变，与视网膜内层缺血改变相一致（图 88.1，88.2）。虽然囊样黄斑水肿也可存在，但少见。仅周边网膜受累者 OCT 可表现为正常。

88.2.2 FA 和超广角 FA

FA 可突出显示视网膜血管阻闭的程度及范围，常与视网膜出血区域一致。视乳头及血管荧光着染可呈高荧光，视网膜小静脉更加明显。

88.3 关键的检查

目前，已知的 HORV 病例发病前均接受过眼内万古霉素注射（通常为 1 mg/0.1 mL），因此怀疑该病者，均应询问万古霉素应用史。对该病而言，鉴别诊断至关重要，需鉴别者有急性术后眼内炎、眼前节毒性综合征（TASS）、病毒性视网膜炎、CRVO。TASS 具有急性发作、眼前节炎症反应重、角膜水肿以及通常不累及眼后段等特点，较容易鉴别。感染性眼内炎的鉴别要点包括无疼痛、无前节及玻璃体炎症、且有特征性的节段性视网膜血管闭塞区出血，以及倾向于沿微静脉聚集。鉴别 HORV 和术后眼内炎很重要，因为疑诊眼内炎者，需要反复行玻璃体内万古霉素注射，而重复注射万古霉素造成的 HORV 预后更差。更为常见的是，病毒性视网膜炎通常表现为急性视网膜坏死（ARN），此病原多来源于疱疹病毒科。区分 ARN 的要点在于其发展迅速、进展性节段

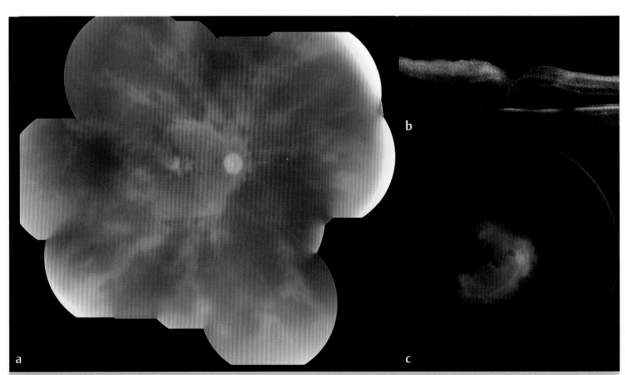

图 88.1 继发于药物应用的 HORV。（a）HORV 患者右眼眼底彩照。此疾病在单纯性白内障术后 1 周开始，术中应用前房预防性注射万古霉素 1 mg/0.1 mL。在右眼术后 1 周，左眼也接受了白内障手术。眼底图示视网膜无灌注区广泛出血，伴黄斑区变白。（b）OCT 示黄斑区内层视网膜增厚伴高反射（黄斑缺血）及中心凹视网膜下少量积液。（c）广角 FA 示视网膜周边广泛无灌注伴视网膜出血

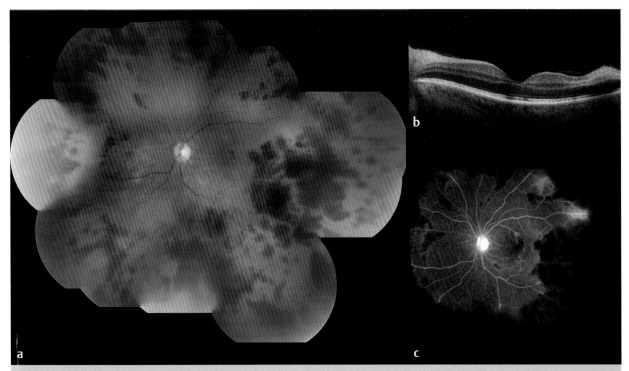

图 88.2　继发于药物的出血性闭塞性视网膜血管炎。（a）与图 88.1 同一患者左眼眼底彩照。单纯性白内障手术后 1 周发生，术中运用万古霉素 1 mg/0.1 mL 前房注射。右眼术后 1 周，左眼也接受了白内障手术。眼底图示视网膜无灌注区伴广泛融合性视网膜出血。（b）黄斑 OCT 示局域性内层视网膜变薄（黄斑缺血所致）。（c）广角 FA 示视网膜出血区域与视网膜周边广泛无灌注并存。同时可见视盘及部分视网膜小静脉血管壁高荧光

性视网膜变白并有明显的玻璃体炎症反应。和 ARN 相比，虽然巨细胞病毒视网膜炎表现为明显的视网膜内出血，但其特征为发展缓慢，且一般见于免疫功能不全患者。病毒性视网膜炎和眼内手术无明显关联。然而，一旦发现病毒性视网膜炎的特征性表现，均应进行全面的病原学检查。

88.4　处理

该病重在预防。若术者要行前房内抗生素注射，最好考虑应用其他抗生素来取代万古霉素，如莫西沙星和头孢呋辛。若已应用万古霉素，则另一眼的手术最好等到 2~3 周以后，同时对术眼进行散瞳眼底检查，以确保没有 HORV 病变。

88.4.1　治疗

若已发生 HORV，其病程则会有 2 个阶段。

第一个阶段会出现明显的炎症反应，此时会出现一个快速发展的新生血管增殖反应，有报道 50% 以上的患眼会在 HORV 发生 1~2 个月后，发展为新生血管性青光眼。

在炎症反应发生的起始阶段，应局部和全身大量应用糖皮质激素，可以辅以球内和球周激素注射。为预防新生血管性青光眼，亚急性期应谨慎考虑使用抗 VEGF 药物及全视网膜激光光凝（缺血区域应用）治疗。

88.4.2　随访

在发病初期应密切随访，以确定炎症减轻及防止新生血管性青光眼产生。患者视力预后差，20% 的患者无光感，超过 60% 的患者视力仅为 20/200 甚至更差。

推荐阅读

［1］Braga-Mele R, Chang DF, Henderson BA, Mamalis N, Talley-Rostov A, Vasavada A, ASCRS Clinical Cataract Committee. Intracameral antibiotics: safety, efficacy, and preparation. J Cataract Refract Surg. 2014; 40(12):2134–2142

［2］Witkin AJ, Shah AR, Engstrom RE, et al. Postoperative hemorrhagic occlusive retinal vasculitis: expanding the clinical spectrum and possible association with vancomycin. Ophthalmology. 2015; 122(7):1438–1451

［3］Witkin AJ, Chang DF, Jumper JM, et al. Vancomycin-associated hemorrhagic occlusive retinal vasculitis: clinical characteristics of 36 eyes. Ophthalmology. 2017; 124(5):583–595

［4］A case of hemorrhagic occlusive retinal vasculitis (HORV) following intraocular injections of a compounded triamcinolone, moxifloxacin, and vancomycin formulation. October 3, 2017. Available at: https://www.fda.gov/Drugs/GuidanceComplianceRegulatoryInformation/PharmacyCompounding/ucm578514.htm. Accessed April 12, 2019

［5］Todorich B. New insights in vancomycin-associated hemorrhagic occlusive retinal vasculopathy (HORV). Retina Society Annual Meeting. Boston MA. October 5, 2017

89　滑石粉视网膜病变

Sai Chavala

摘　要

滑石粉（硅酸镁）可作为多种静脉吸毒的媒介体，如海洛因、可待因、哌替啶、喷他佐辛、美沙酮、盐酸哌甲酯（利他林）等。静脉注射滑石粉可导致肺栓塞，进一步导致肺动脉高压。最终，滑石粉导致侧支血管形成，由此使其进入全身血液循环。OCT 及 FA 有助于诊断。全视网膜激光光凝及抗 VEGF 药物加上停止静脉药物注射（戒毒）是治疗该病所致视网膜新生血管的方法。

关键词：新生血管化；缺血；滑石粉栓子

89.1　特征

滑石粉（硅酸镁）可作为多种静脉吸毒的媒介体，如海洛因、可待因、哌替啶、喷他佐辛、美沙酮、盐酸哌甲酯等（利他林）。静脉注射滑石粉可导致肺栓塞，进一步导致肺动脉高压。最终导致侧支血管形成，由此使滑石粉进入全身血液循环。

89.1.1　症状

视物模糊、眼球漂浮物，或无自觉症状。

89.1.2　查体

后极部小动脉可见亮黄色结晶样物质，在神经纤维层的毛细血管或者脉络膜毛细血管处见滑石粉栓子，点状微动脉瘤和静脉环样改变曾见诸报道。

89.2　关键的检查

89.2.1　OCT

OCT 可见大量高反射的点状物质及内层视网膜变薄（图 89.1）。

89.2.2　FA 和超广角 FA

可见黄斑缺血，不规则的中心凹无血管区（FAZ），血管渗漏。视网膜新生血管可见于无灌注区及灌注区的交界处。

89.2.3　OCTA

这是一种新兴技术可显示病灶血流空隙、视网膜缺血区域，以及 FAZ 的扩大。

89.3　关键的检查

问诊应重视静脉吸毒史。鉴别诊断应包括 Bietti 水晶样角膜营养不良、草酸盐沉积症、胱氨酸贮积症、玻璃膜疣等。

89.4　处理

89.4.1　治疗

全视网膜激光光凝及抗 VEGF 药物加上戒毒是治疗该病视网膜新生血管的方法。

89.4.2　随访

患者应规律随访以观察视网膜缺血及视网膜新生血管化的进展。

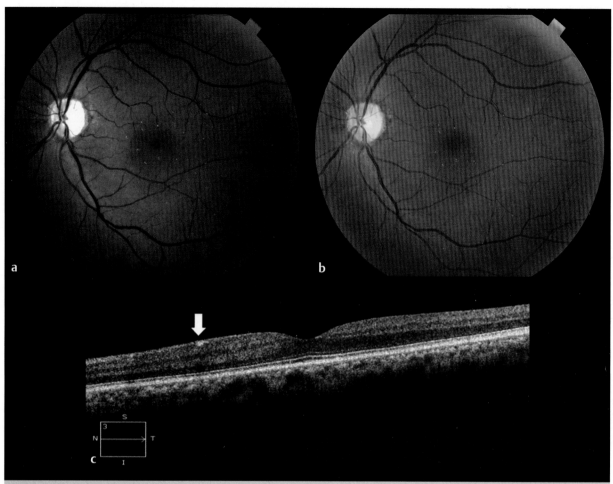

图 89.1 滑石粉视网膜病变。一位有可卡因吸毒史和盐酸哌醋甲酯（利他林）静脉用药史患者的（a）无赤光和（b）眼底彩照示黄斑区点状结晶。（c）OCT 证实点状物位于内层视网膜（图片由 Pouya Dayani 惠赠）

推荐阅读

[1] McLane NJ, Carroll DM. Ocular manifestations of drug abuse. Surv Ophthalmol. 1986; 30(5):298–313

[2] Shah VA, Cassell M, Poulose A, Sabates NR. Talc retinopathy. Ophthalmology. 2008; 115(4):755–755.e2

90　他莫昔芬视网膜病变

Daniel G. Cherfan, Justis P. Ehlers

摘　要

他莫昔芬是一种口服抗雌激素药物，1970年起应用于治疗乳腺癌。该药作为晚期雌激素受体阳性乳腺癌术后的辅助治疗，效果很好。虽然人体对该药耐受性尚好，但人们罕知长期服用后仍会导致眼毒性，表现为结晶样视网膜病变。最初他莫昔芬眼毒性被认为是高剂量所致，剂量为60~100 mg/d，且12个月内累计剂量超过100 g。最近有报道称低剂量（20~40 mg/d）且累计剂量达8 g也可引起眼毒性。他莫昔芬眼毒性可影响眼部多种组织，可引起结晶样角膜病变、结晶样晶体混浊甚至白内障、内层视网膜沉积物和（或）视网膜水肿，并罕见视神经病变。

关键词：结晶样角膜病变；结晶样视网膜病变

90.1　特征

他莫昔芬是一种口服抗雌激素药物，1970年起应用于治疗乳腺癌。该药作为晚期雌激素受体阳性乳腺癌术后的辅助治疗，效果很好。虽然人体对该药耐受性尚好，但长期服用后仍会导致眼毒性，表现为晶体性视网膜病变。最初他莫昔芬眼毒性被认为是高剂量所致，剂量为60~100 mg/d，且12个月内累计剂量超过100 g。最近有报道称低剂量（20~40 mg/d）且累计剂量达8 g也可引起眼毒性。他莫昔芬眼毒性可影响眼部多种组织，可引起结晶性角膜病变、结晶性晶体混浊甚至白内障、内层视网膜沉积物和（或）视网膜水肿，并罕见视神经病变。

90.1.1　症状

可无症状。进展期可出现视力下降和（或）视物变形。可有色觉减退。

90.1.2　体征

他莫昔芬眼毒性见于眼部多种组织，可引起结晶样角膜病变、白内障形成、结晶样视网膜病变、视神经病变。他莫昔芬视网膜病变或黄斑病变在眼底表现为黄斑旁区域内小块黄色或白色沉积物，随着中毒加重，沉积物增多（图90.1）。结晶样沉积物可能和潜在的视网膜色素改变有关，表现为黄斑水肿，黄斑中心凹反光弥散。

90.2　关键的检查

90.2.1　OCT

可见旁中心凹假性囊样改变、内层视网膜高反射沉积物，以及外层视网膜/椭圆体带空泡样变或萎缩（图90.2）。

90.2.2　FA和超声广域FA

可见黄斑区高荧光而无渗漏。外层视网膜萎缩可见窗样缺损。

90.2.3　OCTA

该新兴技术可显示正常视网膜血管（图90.3）。根据病变严重程度或可见轻微的血流空隙，这有助于区别其他在OCTA上有类似表现的病变。

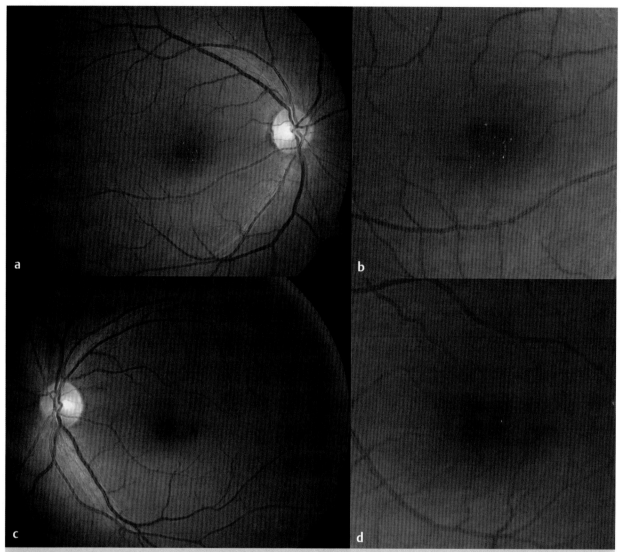

图90.1　眼底彩图（a，b）右眼和（c，d）左眼示双侧黄斑中心区域结晶样改变（左图），在高倍放大图片上更明显（右图）

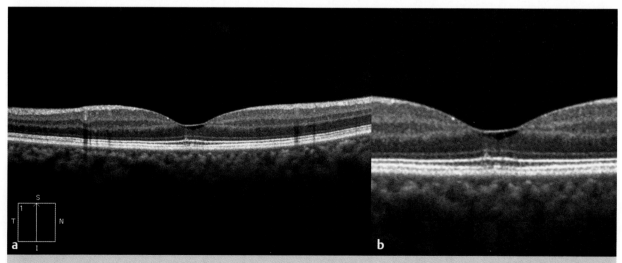

图90.2　（a）OCT示视网膜内层空洞样改变伴完整外层视网膜光带。（b）高倍放大图片可见中心凹低反射区域

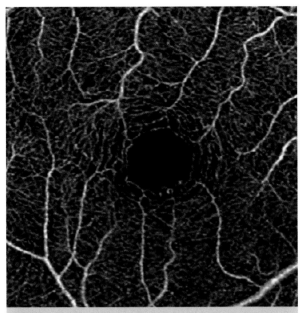

图 90.3 OCTA 示视网膜血流未受影响。无显著的血管扩张

90.2.4 眼底自发荧光

在结晶样沉积物区域可见中度的高自发荧光。

90.2.5 ERG

可出现明、暗两种情况下 a 波和 b 波的振幅下降。

90.3 处理

90.3.1 治疗

患者轻度视网膜病变停服他莫昔芬可以恢复，但严重病例不可逆。停药后囊样黄斑水肿可恢复。有报道用抗 VEGF 药物治疗顽固性黄斑水肿。关于是否停服他莫昔芬，需要和患者的肿瘤科医师相互协商探讨。

90.3.2 随访

他莫昔芬视网膜病变目前暂无成熟的随访标准。凡服用该药已出现视觉症状者应接受眼科医师检查。已出现眼毒性的患者应规律随访。

推荐阅读

［1］ Mittra RA, Mieler WF. Drug toxicity of the posterior segment. In: Ryan SJ, Schachat AP, SriniVas SR, eds. Retina. Elsevier; 2013:1532–1554

［2］ Nayfield SG, Gorin MB. Tamoxifen-associated eye disease. A review. J Clin Oncol. 1996; 14(3):1018–1026

［3］ Kaiser-Kupfer MI, Kupfer C, Rodrigues MM. Tamoxifen retinopathy. A clinicopathologic report. Ophthalmology. 1981; 88(1):89–93

［4］ Doshi RR, Fortun JA, Kim BT, Dubovy SR, Rosenfeld PJ. Pseudocystic foveal cavitation in tamoxifen retinopathy. Am J Ophthalmol. 2014; 157(6):1291–1298.e3

［5］ Todorich B, Yonekawa Y, Thanos A, Randawa S. OCT angiography findings in tamoxifen maculopathy. Ophthalmol Retina. 2017; 1(5):450–452

91 继发于癌症靶向治疗的视网膜病变

Priya Patel, Edmund Tsui, Yasha S. Modi

摘 要

近年来，用于治疗转移性黑色素瘤的抗癌药物取得良好疗效，尽管其引起的眼部副作用很少见，但却肯定有临床意义。虽然不同的免疫调节剂拥有不同的作用机制，但其眼部的副作用却大致相同，均以多灶性渗出性视网膜脱离且FA上无渗漏为特征性表现。治疗方案应个性化，应和肿瘤科医师协商后制订，包括临床观察、停药、甚至一些患者的激素治疗方案。随着越来越多有可靠安全数据支持的抗癌药物面世，临床医师也应了解这些药物的毒性和处理方法。

关键词：检查点抑制；转移性黑色素瘤；视网膜病变；浆液性视网膜脱离；葡萄膜炎

91.1 特征

尽管全世界的黑色素瘤患者越来越多，由于治疗水平提高及其靶向化，该病死亡率逐渐下降。在治疗转移性肿瘤方面，应用新型的免疫调节剂治疗已展现出确切的疗效，并显著提高了患者的生存率。

免疫检查点抑制剂，其作用为"松开免疫系统和酶抑制剂的刹车"，而此种酶抑制剂具有分子靶向性。据报道免疫检查点抑制剂可导致明显的全身副作用。虽较少见眼部免疫相关的副作用，也曾见诸报道。

免疫检查点抑制剂包括：

- Anti-CTLA-4单克隆抗体：伊匹单抗。
- Anti-PD-1抗体：纳武单抗和派姆单抗。
- Anti-PDL-1抗体：阿妥珠单抗、奥伐单抗、

杜鲁伐单抗。

酶抑制剂包括：

- BRaf酶抑制剂：维罗非尼和达拉菲尼。
- MEK通路抑制剂：比尼替尼，曲美替尼、cobimetinib。

这些免疫调节剂所致的视网膜病变的影像学特征均相似，均反映了视网膜下积液和（或）炎性反应的特征。然而，其病理学机制却不尽相同。免疫检查点抑制剂抗体药物可能通过提升炎症反应来实现T细胞活化和促炎分子的分泌，此因子可导致脉络膜循环的血管渗漏。相反地，BRAF和MEK调节剂扰乱了FGFR-MAPK通路，而该通路负责维持视网膜色素上皮细胞的完整性。BRAF和MEK调节剂正是影响了其保持液体平衡及处理氧化应激的能力，进而导致液体积存及可能的视网膜静脉阻塞。

91.1.1 常见症状

常见视物模糊（双侧居多）、畏光、眼痛或异物感。

91.1.2 体征

炎症反应程度由无至轻度前房炎症和（或）玻璃体细胞。中心凹反射弥散提示存在视网膜层间积液或视网膜下积液。可能存在多灶性渗出性视网膜脱离。少数使用伊匹单抗和纳武单抗病例中，可见并存的脉络膜脱离及继发性房角关闭。RVO见于使用MEK通路调节剂及BRAF调节剂的患者。

91.2　重要临床信息

91.2.1　OCT

OCT可显示神经感觉层视网膜脱离和（或）视网膜内水肿，若有脉络膜脱离可存在RPE隆起（图91.1）。

91.2.2　FA和超广角FA

可显示正常血管组织而无早期或晚期高荧光（图91.2）。特征表现为无渗漏性神经感觉层脱离。另外，视盘及血管处均无渗漏。部分病例中，在渗出性视网膜脱离区可见轻度池样荧光积存。

91.2.3　眼底自发荧光

在渗出性视网膜脱离区可存在高自发荧光。在RPE萎缩区可见低自发荧光。在晚期可显示出葡萄膜黑色素细胞增殖影像，可提示转移性黑色素瘤。

91.3　关键性诊断检查

应详细询问用药史，包括使用免疫调节剂的准确时间。详细的全身体检以评估是否存在其他系统的毒性反应，进行实验室检查以排除其他疾患[如狼疮全套、FTA-ABS、c-ANCA、p-ANCA、γ-干扰素、弓形虫抗体、抗蛋白酶3、ACE、溶菌酶、血清蛋白电泳（SPEP）]。

91.4　处理

91.4.1　治疗

虽然，免疫调节剂治疗所致视网膜病变有渗出性视网膜脱离的特征性表现，确诊仍需依靠询问病史及其他阴性研究（荧光血管造影无渗漏，实验室检查可能为阴性），以排除其他疾病。处理上仍需要多学科的方法，以及和病人及肿瘤科医师的协商探讨后以确定最大收益方案。临床观察及定期随访很有必要，以评估病情平稳或进展

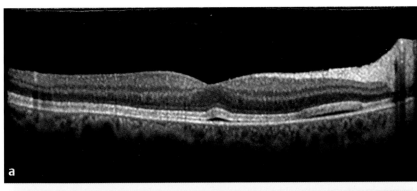

图91.1　接受MEK抑制剂治疗患者（a）右眼和（b）左眼伴少量局灶性视网膜下积液（图片由Jasmine Francis医生和Irina Belinsky提供）

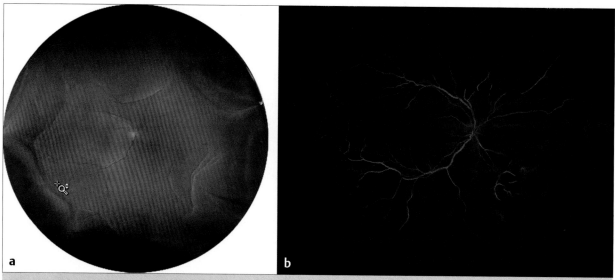

图 91.2 抗 CTLA-4 抗体和抗 PD-1 抗体联合治疗患者（a）超广角眼底照相和（b）超广角 FFA。眼底图示多发性浆液性视网膜脱离和脉络膜渗出，不伴有 FA 显著高荧光或渗漏

情况，是否需药物减量或停药，或对已有葡萄膜炎者是否需全身和局部使用糖皮质激素。

推荐阅读

[1] Larkin J, Chiarion-Sileni V, Gonzalez R, et al. Combined nivolumab and ipilimumab or monotherapy in untreated melanoma. N Engl J Med. 2015; 373(1):23-34

[2] Stjepanovic N, Velazquez-Martin JP, Bedard PL. Ocular toxicities of MEK inhibitors and other targeted therapies. Ann Oncol. 2016; 27(6):998-1005

[3] van der Noll R, Leijen S, Neuteboom GH, Beijnen JH, Schellens JH. Effect of inhibition of the FGFR-MAPK signaling pathway on the development of ocular toxicities. Cancer Treat Rev. 2013; 39(6):664-672

[4] Wong RK, Lee JK, Huang JJ. Bilateral drug (ipilimumab)-induced vitritis, choroiditis, and serous retinal detachments suggestive of Vogt-Koyanagi-Harada syndrome. Retin Cases Brief Rep. 2012; 6(4):423-426

[5] Niro A, Strippoli S, Alessio G, Sborgia L, Recchimurzo N, Guida M. Ocular toxicity in metastatic melanoma patients treated with mitogen-activated protein kinase inhibitors: a case series. Am J Ophthalmol. 2015; 160(5):959-967.e1

第九部分 眼后段肿瘤

92 脉络膜痣

Carol L. Shields, Jerry A. Shields

摘 要

脉络膜痣是一种良性、稳定、无症状的眼内肿瘤，表现为慢性色素性病变。在美国成年人中的患病率预估约5%。可由一些临床特征鉴别脉络膜痣和黑色素瘤。脉络膜痣有损伤视力（尤其是位于黄斑中心凹下）以及转化为黑色素瘤的风险（尤其当表现出三个或三个以上危险因素时）。"To Find Small Ocular Melanoma–Using Helpful Hints Daily" 这句话可以帮助记忆这些危险因素：厚度（Thickness，T）>2 mm、视网膜下积液（subretinal Fluid，F）、闪光或漂浮物感和视物模糊症状（Symptoms of flashes/floaters and blurred vision；S）、橘红色眼底（Orange pigment，O）、边缘距离视盘 ≤ 3 mm（Margin less ≤ 3 mm from optic disc，M）、超声出现空洞样显像（Ultrasonographic Hollowness，UH）、无晕环（Halo absent，H）和无玻璃膜疣（Drusen absent，D）。脉络膜痣患者应每年进行一次或两次散瞳眼底检查，有条件的还需进行眼底照相。

关键词：脉络膜；痣；黑色素瘤；危险因素；肿瘤

92.1 特征

脉络膜痣是最常见的良性眼内肿瘤，多见于白种人。在美国成人中患病率约5%。

多种临床特征可有助于鉴别脉络膜痣和黑色素瘤。这种肿瘤有导致视力丧失的风险，尤其是当肿瘤位于中心凹附近时。此外，它还有转化为恶性黑色素瘤的风险。

92.1.1 常见症状

通常无症状；出现液体渗漏和新生血管时可以导致闪光感和（或）视力丧失。

92.1.2 检查结果

眼底可见扁平或轻微隆起的肿块，可为褐色（黑色素性；色素性）或无色（无黑色素性；无色素性）。病变通常位于赤道部后的眼底（91%），77% 有色素沉着，在所有象限中的均等分布。病变绝大部分位于黄斑中心凹外（94%），小部分位于中心凹下（6%）。病变上方常有玻璃膜疣覆盖，随着患者年龄增长越来越明显（图 92.1）。不同研究中提到的肿瘤大小不一，但是一家眼科肿瘤临床中心发现这种肿瘤的基底部平均直径为 5 mm，厚度为 1.5 mm，而一项基于人群的研究发现脉络膜痣的平均基底直径为 1.25 mm。脉络膜痣根据转化为脉络膜黑色素瘤风险高低可分为两类：低危脉络膜痣和高危脉络膜痣。

低危脉络膜痣

低危的特征包括：厚度 ≤ 2 mm，无视网膜下积液、橘色色素和症状。这些病变在超声检查中的典型表现为致密高回声，并显示其上方视网

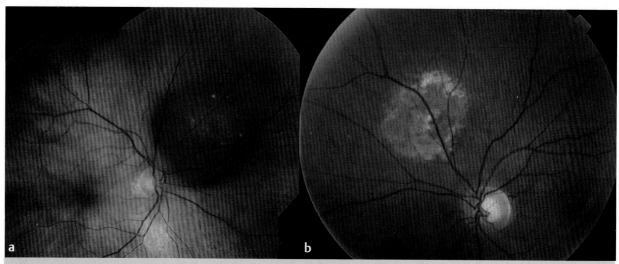

图 92.1 眼底照相示脉络膜痣上覆（a）少量和（b）广泛的玻璃膜疣

膜色素上皮（RPE）有改变，如出现玻璃膜疣、RPE 萎缩、既往视网膜下积液形成的 RPE 槽、RPE 增生、RPE 脱离、RPE 纤维化生和 RPE 骨化生（图 92.2）。脉络膜痣极少因引起慢性 RPE 损伤而导致脉络膜新生血管膜（CNVM）生成。

高危脉络膜痣

高危脉络膜痣极可能转化为黑色素瘤，其特征包括厚度 >2 mm、存在视网膜下积液、橙色和（或）有症状、超声检查可见空洞样声影，缺乏慢性病变特征，如玻璃膜疣或周围晕轮（图 92.3）。高危脉络膜痣患者应接受眼肿瘤专家的评估。这些危险因素可以通过"To Find Small Ocular Melanoma – Using Helpful Hints Daily"这句话来帮助记忆：厚度（Thickness >2 mm，T）、视网膜下积液（subretinal Fluid，F）、闪光或漂浮物感和视物模糊症状（Symptoms of flashes/floaters and blurred vision，S）、橘红色眼底（Orange pigment，O）、边缘距离视盘 ≤ 3 mm（Margin less ≤ 3 mm from optic disc，M）、超声出现空洞样显像（Ultrasonographic Hollowness，UH）、无晕环（Halo absent，H）和无玻璃膜疣（Drusen absent，D）（表 92.1）。

晕轮痣

痣的中央为色素沉着，周围脱色素像光晕一样围绕，最常见于年轻患者，而且被认为是免疫应答的表现（图 92.4）。这种脉络膜痣占所有脉络膜痣的 5%，是一种低危脉络膜痣。晕轮痣的发生与皮肤黑色素瘤的病史相关（$P<0.001$），与自身免疫功能障碍或白癜风无关。

巨大脉络膜痣

巨大脉络膜痣定义为基底直径 ≥ 10 mm 的痣，在某眼科肿瘤所中，巨大脉络膜痣占其所有脉络膜痣的 8%（图 92.5）。由于其基底直径较大，有可能会被误诊为脉络膜黑色素瘤。据报告，这种痣的 10 年恶化率高达 18%。预示可能恶化的特征包括痣的位置靠近黄斑中心凹（$P=0.02$）和超声检查可见空洞样回声（$P=0.05$）。

92.2 关键诊断性检查和结果

92.2.1 光学相干断层扫描

光学相干断层扫描对于脉络膜痣的评估具有非常大的价值，尤其是当视网膜和 RPE 表面被遮盖时。大多数痣顶端的脉络膜毛细血管变稀疏

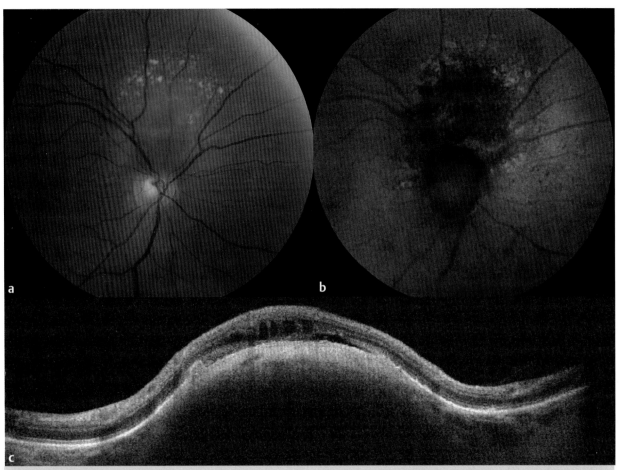

图92.2　脉络膜痣的多模式成像。（a）眼底照相示上覆的玻璃体疣。（b）眼底自发荧光显示痣中央的视网膜色素上皮层（RPE）萎缩，周边围绕玻璃膜疣呈环状稍高自发荧光。（c）光学相干断层扫描可见上覆的玻璃膜疣，RPE层变薄，RPE局灶性脱离，视网膜水肿，外层视网膜结构破坏并消失，以及脉络膜肿块伴脉络膜毛细血管受压和正常脉络膜血管丢失

（94%），脉络膜痣在脉络膜下可形成部分（59%）或全部（35%）阴影，这取决于痣的色素沉着、RPE萎缩（43%）和光感受器丧失（43%）的程度（图92.1，92.2）。脉络膜痣上面的视网膜下积液（16%）通常很少，而且多位于痣的顶点之上。黑色素瘤在光学相干断层扫描（OCT）上的表现包括肿瘤厚度更厚、视网膜下积液更多且距肿块较远，以及更明显保留的"蓬松的毛发"样光感受器。"蓬松的毛发"样光感受器可能提示视网膜下的巨噬细胞在视网膜后表面聚集。一项关于脉络膜黑素瘤OCT表现的大型研究显示"蓬松的毛发"样光感受器存在于49%的小黑色素瘤

中，而在脉络膜痣中不存在。

92.2.2　荧光素血管造影或超广角荧光素血管造影

虽然血管造影通常不是必需检查，但如果存在视网膜下积液、出血或渗出时，则可帮助确定RPE渗漏点或CNVM。

92.2.3　吲哚菁绿血管造影

薄的脉络膜痣和黑色素瘤通常表现为低荧光。有助发现分布于痣上方且与痣相关的CNVM。

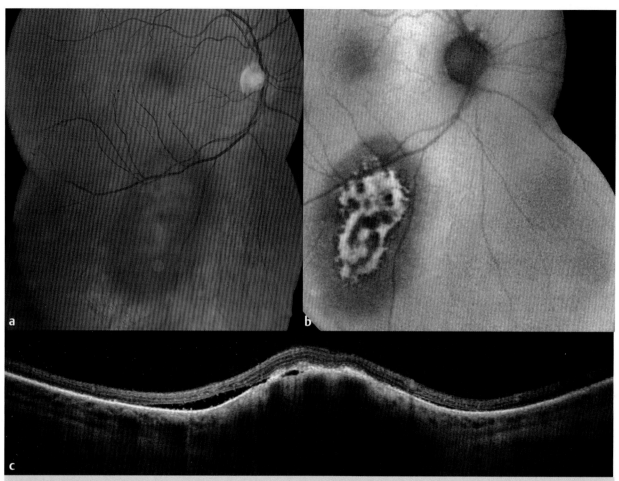

图92.3 高危脉络膜"痣"提示有可能发展为小的脉络膜黑色素瘤。(a)眼底照相显示表面呈橘红色,(b)眼底自发荧光检查证实这是脂褐质的高荧光。(c)光学相干断层扫描可见视网膜下积液、肿瘤顶端少量"蓬松的毛发"样光感受器、脉络膜肿块压迫脉络膜毛细血管以及正常脉络膜血管系统消失

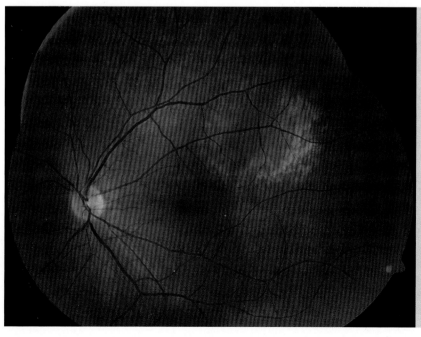

图92.4 晕轮样脉络膜痣:中央部分橘红色,周边围绕着黄色的晕轮

表 92.1　脉络膜痣发展为脉络膜黑色素瘤的危险因素

记忆口诀	起始字母	含义	风险比值	p 值
To	T	厚度 > 2 mm	2	<0.001
Find	F	视网膜下积液	3	0.002
Small	S	视力下降	2	0.02
		闪光感 / 漂浮物感	2	0.002
Ocular	O	橘红色素	3	<0.001
Melanoma	M	边缘距离视盘 ≤ 3 mm	2	0.001
Using Helpful	UH	空洞样超声显像	3	<0.001
Hints	H	无晕环	6	0.009
Daily	D	无玻璃膜疣	na	na

缩写：na，不适用

引自：Shields CL, Furuta M, Berman EL, et al. Choroidal nevus transformation into melanoma: analysis of 2514 consecutive cases. Arch Ophthalmol 2009;127:981–987.

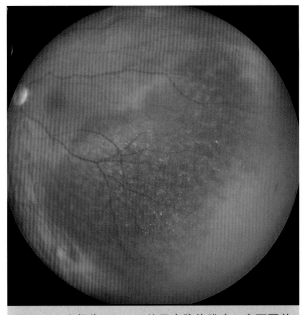

图 92.5　直径为 16 mm 的巨大脉络膜痣，表面覆盖玻璃膜疣，无视网膜下积液或橘红色改变

92.2.4　眼底自发荧光

眼底自发荧光可以作为区分脉络膜痣和黑色素瘤的有效标准：脉络膜痣表面的 RPE 层倾向显示低自发荧光，而小的黑色素瘤表面的 RPE 层显示高自发荧光，代表着脂褐质（橙色改变）（图 92.2，92.3，92.6）。

92.2.5　光学相干断层扫描血管成像（OCTA）

使用 OCTA 对脉络膜痣与小的黑色素瘤进行比较分析后发现，脉络膜痣的黄斑中心厚度、中心凹无血管区面积和毛细血管密度（浅丛和深丛）并未受到影响，而显示有小黑色素瘤的眼睛出现黄斑轻度缺血伴黄斑中心厚度显著增加、黄斑中心凹无血管区扩大和毛细血管密度（浅丛和深丛）降低。这种微缺血环境可能与黑色素瘤眼的眼内血管内皮生长因子（VEGF）水平升高有关。脉络膜痣可能会影响脉络膜毛细血管和脉络膜血流的可视化。

92.2.6　超声检查

超声检查可用于测量肿瘤厚度以及检测肿瘤内部回声。大部分脉络膜痣是近乎平坦的，所以检测只有一个回声，且瘤体的基线厚度测量通常 ≤ 2 mm。在 A 超扫描时，痣往往显示为较高的内反射，而在 B 超扫描时显示为较高的回声。相反，黑色素瘤在 A 超扫描时表现为低至中等内反射，在 B 超扫描时呈无回声。

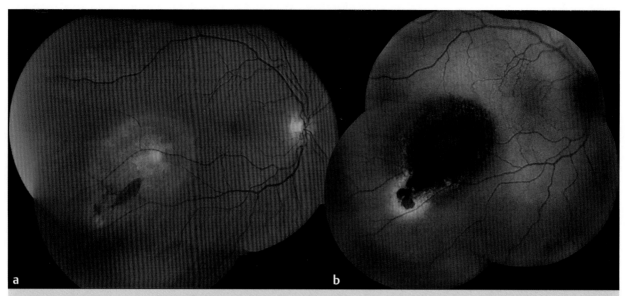

图 92.6　眼底照相（a）可见脉络膜痣伴有视网膜色素上皮（RPE）萎缩、增生和纤维化。眼底自发荧光（b）示中央区域低自发荧光，提示 RPE 丢失

92.3　处理

92.3.1　治疗方案

视网膜下积液

大约 10% 的脉络膜痣患者会出视网膜下积液。如果患者无症状，通常选择观察治疗。有研究证明，接受光动力疗法后约 90% 眼视网膜下积液得到吸收，并且超过 50% 的眼睛视力有所改善，故光动力疗法可以考虑作为有症状的视网膜下积液患者的治疗方法。其他治疗方法包括抗 VEGF 治疗和口服 / 局部使用碳酸酐酶抑制剂。

脉络膜新生血管膜（CNVM）

约 1% 的脉络膜痣患者可能发生 CNVM。继发于痣的 CNVM 的治疗通常包括抗 VEGF 治疗，大多数患者的功能和解剖结构都能得到改善。无症状的外周 CNVM 也需要进行密切观察。

进展成黑色素瘤

脉络膜痣进展为黑色素瘤可以由影像学特征证实，治疗方式有敷贴放疗、质子束放疗、经瞳孔温热疗法、Aura-011 纳米粒子疗法、经巩膜切除术或眼球摘除术。

92.3.2　随访

大多数脉络膜痣需要进行定期观察（每 6~12 个月复查一次）。每次复查时须完成眼底照相、超声检查、OCT 和眼底自发荧光，这些都是有意义的影像检查。黄斑中心凹下有脉络膜痣的眼睛视力丧失的风险最高（图 92.7）。脉络膜痣应定期监测是否恶化为黑色素瘤。有些研究显示在较长时间（10 年）内脉络膜痣以缓慢、极小的生长速度（小于 0.06 mm/ 年）长大，表示脉络膜痣可以缓慢轻微的增大而不发生恶化。脉络膜痣在短期（1~2 年或更短时间内）内快速生长，则要怀疑是否转化成了黑色素瘤。在黑色素瘤较小且全身预后良好的情况下，早期识别脉络膜痣恶化对于及时治疗非常重要。具有三种或三种以上危险因素的肿瘤很可能提示为小的黑色素瘤，5 年恶化率超过 50%，应尽早考虑开始治疗。

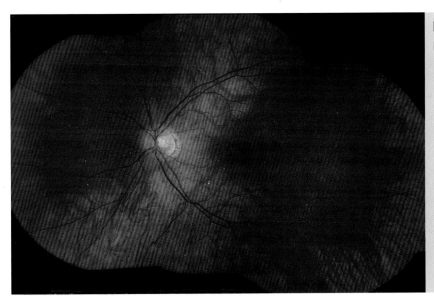

图 92.7　眼底照相示黄斑中心凹下的脉络膜痣，是视力丧失的危险因素

推荐阅读

[1] Qiu M, Shields CL. Choroidal nevus in the United States adult population: racial disparities and associated factors in the National Health and Nutrition Examination Survey. Ophthalmology. 2015; 122(10):2071–2083

[2] Chien JL, Sioufi K, Surakiatchanukul T, Shields JA, Shields CL. Choroidal nevus: a review of prevalence, features, genetics, risks, and outcomes. Curr Opin Ophthalmol. 2017; 28(3):228–237

[3] Shields CL, Furuta M, Mashayekhi A, et al. Clinical spectrum of choroidal nevi based on age at presentation in 3422 consecutive eyes. Ophthalmology. 2008; 115(3):546–552.e2

[4] Shields CL, Furuta M, Berman EL, et al. Choroidal nevus transformation into melanoma: analysis of 2514 consecutive cases. Arch Ophthalmol. 2009; 127(8):981–987

[5] Shields CL, Dalvin LA, Ancona-Lezama D, et al. Choroidal nevus imaging features in 3806 cases and risk factors for transformation into melanoma in 2355 cases. The 2020 Taylor R. Smith and Victor T. Curtin Lecture. Retina. 2018 Dec 31. doi: 10.1097/IAE.0000000000002440. [Epub ahead of print]

[6] Shields JA, Shields CL. Management of posterior uveal melanoma: past, present, and future: the 2014 Charles L. Schepens lecture. Ophthalmology. 2015; 122(2):414–428

93 脉络膜黑色素瘤

Claudine Bellerive, Arun D. Singh

摘 要

脉络膜黑色素瘤是起源于脉络膜黑色素细胞的原发性眼部癌症。小肿瘤通常无症状，但在晚期，可能会有闪光感、漂浮物、不同程度的视力下降或视野缺损，以及继发于新生血管性青光眼的疼痛（罕见）。脉络膜黑色素瘤对化疗耐受，且具有潜在的转移性而威胁生命。它们通常为单灶性和单侧分布，病变表现为起源于脉络膜的棕色圆顶状或蘑菇状肿块，但有时可能无色素。治疗方式包括针对小肿瘤的经瞳孔温热疗法和针对中、大肿瘤的放疗或眼球摘除术。

关键词：脉络膜黑色素瘤；新生血管形成；经瞳孔温热疗法

93.1 特征

脉络膜黑色素瘤是起源于脉络膜色素细胞的原发性眼部癌症。脉络膜黑色素瘤是化疗耐受性肿瘤，且具有潜在转移性而威胁生命。它们通常为单灶性和单侧分布，表现为起源于脉络膜的棕色圆顶状或蘑菇状肿块，但有时可能无色素。

93.1.1 常见症状

小肿瘤通常无症状。在晚期阶段，可能出现闪光感和漂浮物、不同程度的视力丧失或视野缺损，以及继发于新生血管性青光眼的疼痛（罕见）。

93.1.2 检查结果

脉络膜黑色素瘤根据诊断时最大的基底直径

和高度可分为小、中、大三类（表93.1），且通常为单灶性和单侧性分布。病变起源于脉络膜，肿块形如棕色圆顶状或蘑菇状，偶尔可为无色。有些肿块伴有视网膜下积液或橘红色物质（脂褐质蓄积）覆盖在其表面（图93.1）。脉络膜黑色素瘤可能会引起渗出性视网膜脱离、眼前段新生血管和继发性新生血管性青光眼，当肿瘤侵犯睫状体时病变同一象限中的巩膜表面会形成前哨血管。

表93.1 脉络膜黑色素瘤分类：COMS标准

尺寸	LBD	高度
小	5~16 mm	1.5~2.4 mm
中	≤ 16 mm	2.5~10 mm[a]
大	> 16 mm	> 10 mm

缩写：LBD：最大基底直径
[a] 变化范围：3.1~8 mm（1990年11月）

93.2 关键诊断性检查和结果

93.2.1 光学相干断层扫描

光学相干断层扫描（OCT）可以显示病变表面的视网膜下积液。脉络膜抬高伴病变表面的脉络膜血管和脉络膜毛细血管闭塞。还可观察到视网膜色素上皮层结构的改变。使用增强深度成像（EDI-OCT）或扫频源光学相干断层扫描（SS-OCT）对脉络膜病变的观察最佳。

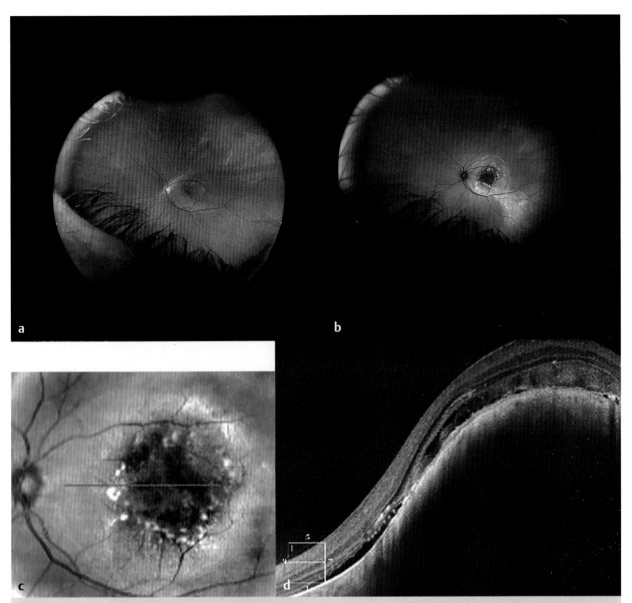

图 93.1 小的脉络膜黑色素瘤。（a）超广角眼底照相可见一个表覆橘色色素的小脉络膜黑色素瘤。（b）超广角眼底自发荧光显示橘色色素区域和既往发生过视网膜下积液的部位呈现高自发荧光，而在脉络膜痣中则呈现低自发荧光。（c，d）光学相干断层扫描可以显示极轻微的视网膜下积液，无杂乱的光感受器、有外层视网膜完整性破坏、脉络膜抬高和脉络膜血管闭塞

93.2.2 荧光素血管造影或超广角荧光素血管造影

静脉期出现"双循环"显像（视网膜和肿瘤血管同时出现荧光）。

93.2.3 吲哚菁绿血管造影

在早期，较小的肿瘤呈现低荧光，较大的肿瘤内部的脉络膜血管呈现高荧光显像（图93.2），晚期肿瘤血管渗漏程度不一。

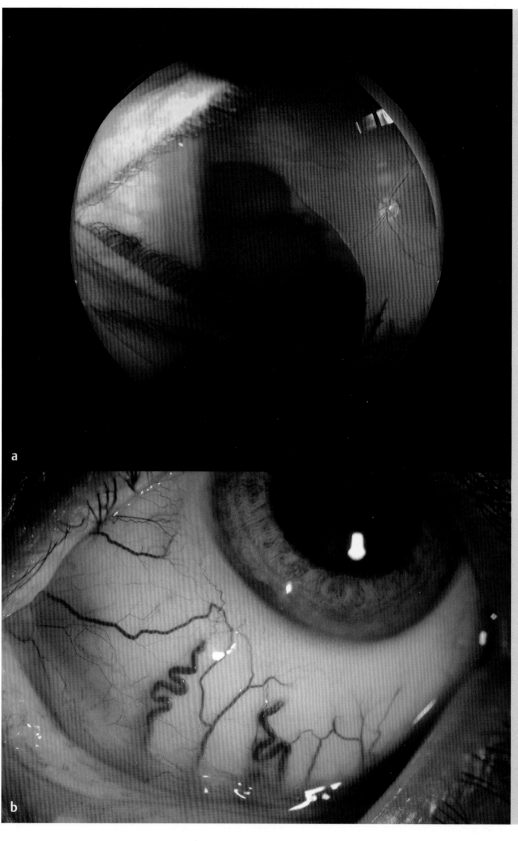

图 93.2　一例大脉络膜黑色素瘤。（a）超广角眼底照相可见一个大的脉络膜黑色素遮挡鼻侧视网膜。肿瘤顶端可见视网膜锯齿缘。（b）外眼照相可见巩膜表面与肿瘤相关的滋养血管

93.2.4 眼底自发荧光

在含有大量橘红色物质的情况下可观察到高自发荧光。如果存在视网膜下积液则常产生高自发荧光。由于慢性视网膜下积液的重力作用，还可观察到"排水槽"样区域。

93.2.5 超声检查

A 超扫描可特征性地显示出中至低等的内反射、正 kappa 角（由于内部结构不规则而导致内部肿瘤峰值降低）以及与内部血管流动一致的快速连续的低振幅闪烁。B 超扫描可以观察肿瘤形状并测量其尺寸。蘑菇状肿瘤是脉络膜黑色素瘤的特征性表现（图 93.3），通常对应 Bruch 膜的断裂。B 超扫描常可发现空洞样回声，脉络膜空腔，眼眶脂肪阴影。

93.2.6 巩膜透照

脉络膜黑色素瘤可在巩膜上形成阴影。

93.2.7 磁共振检查

脉络膜黑色素瘤在 T_1 像呈高信号，在 T_2 像呈低信号。

93.2.8 基因图谱和（或）染色体分析

分析肿瘤的遗传组成可以预测肿瘤的转移风险。不同研究提出了多种评估肿瘤特征的试验，包括分类基因谱分析［例如，Ⅰ类 vs. Ⅱ类（高风险）］和染色体评估［例如，3 号染色体（高风险）］。这是一个活跃的研究领域，未来可能有助于评估预后，在未来临床试验中协助进行风险分层，以及确定活检不明确病变的特征。

93.3 重要临床信息

尽管脉络膜黑色素瘤在大多数情况下是偶发性的，但在眼皮肤黑素细胞增多症患者中患病风险更高。因此，这类患者每年都需要进行散瞳眼底检查。以下情况建议基因检测：既往有皮肤黑色素瘤病史（以排除家族性非典型多痣黑色素瘤综合征 -CDKN2A 突变）、有相关癌症疾病家族史包括皮肤和（或）眼部黑色素瘤、肾细胞癌和间皮瘤（以排除遗传性癌症易感综合征 -BAP1 种系突变）。

93.4 处理

93.4.1 治疗方案

小肿瘤（高度 ≤ 3 mm，最大基底直径 ≤ 10 mm）可采用经瞳孔温热疗法（TTT）。TTT 也可作为辅助疗法与敷贴放射治疗相结合，辅助治疗视盘旁肿瘤。对于中、大型肿瘤，可采用放疗或眼球摘除术，且不影响远期转移风险。脉络膜黑色素瘤常用放射疗法包括：巩膜表面敷贴放射治疗、质子束治疗和立体定向放射外科手术（伽马刀、射波刀或直线加速器）。治疗方案通常以肿瘤为中心。最常见的局部肿瘤控制是使用碘 125 或钌 106（用于厚度 <5 mm 的肿瘤）巩膜表面敷贴放射疗法。脉络膜黑色素瘤对化学药物不敏感。

93.4.2 随访

脉络膜黑色素瘤因具有潜在转移性而威胁生命，建议治疗前进行系统分期。肿瘤转移的长期监测包括在确诊后的 5 年内每 6 个月进行一次肝脏成像（超声，CT 或 MRI），之后每年进行一次。肝功能检查（血清标志物）似乎对肿瘤早期转移的检测无帮助。

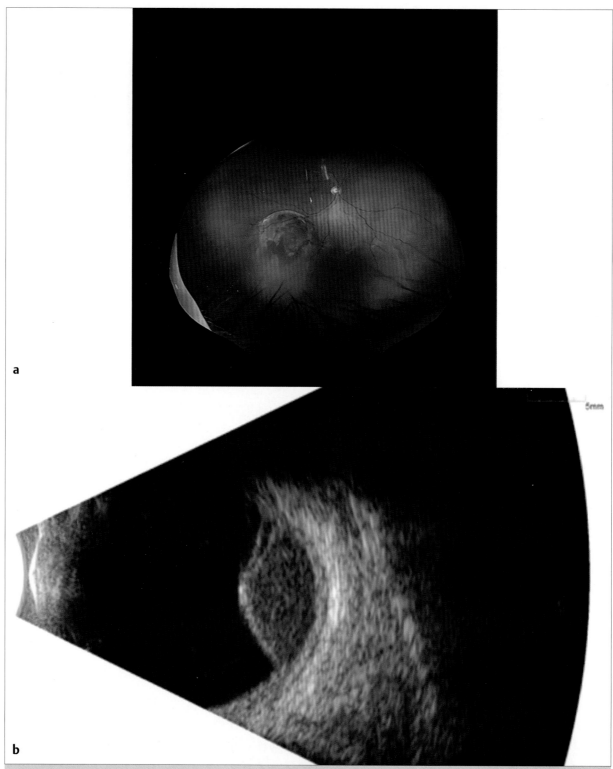

图 93.3 中等大小的脉络膜黑色素瘤。（a）超广角眼底照相显示颞下黑色素瘤（伴渗出性视网膜脱离）向鼻下方延伸。（b）B 超检查可确认存在隆起情况，并测量和评估回声反射性质，同时也可以观察到视网膜浅脱离区域

推荐阅读

[1] Singh AD, De Potter P, Fijal BA, Shields CL, Shields JA, Elston RC. Lifetime prevalence of uveal melanoma in white patients with oculo(dermal) melanocytosis. Ophthalmology. 1998; 105(1):195–198

[2] Abdel-Rahman MH, Pilarski R, Cebulla CM, et al. Germline BAP1 mutation predisposes to uveal melanoma, lung adenocarcinoma, meningioma, and other cancers. J Med Genet. 2011; 48(12):856–859

[3] Cheung M, Talarchek J, Schindeler K, et al. Further evidence for germline BAP1 mutations predisposing to melanoma and malignant mesothelioma. Cancer Genet. 2013; 206(5):206–210

[4] Bataille V, Sasieni P, Cuzick J, Hungerford JL, Swerdlow A, Bishop JA. Risk of ocular melanoma in relation to cutaneous and iris naevi. Int J Cancer. 1995; 60(5):622–626

[5] Choudhary MM, Gupta A, Bena J, Emch T, Singh AD. Hepatic ultrasonography for surveillance in patients with uveal melanoma. JAMA Ophthalmol. 2016; 134(2):174–180

94 脉络膜和视网膜转移肿瘤

Carol L. Shields, Jerry A. Shields

摘 要

眼部转移肿瘤可累积脉络膜（88%）、虹膜（9%）或睫状体（2%），很少发生视网膜转移（<1%）。眼内转移肿瘤常源于乳腺（47%）、肺（21%）、胃肠道（4%）、肾脏（2%）、皮肤（黑色素瘤）（2%）、前列腺（2%）以及其他部位（4%）的原发肿瘤。大多数转移肿瘤是单侧分布（76%），少数是双侧分布（24%）。患者的预后差，尤其是皮肤黑色素瘤或肺癌的转移瘤患者，其生存率最低。

关键词：乳腺癌；脉络膜；肺癌；转移；视网膜；肿瘤

94.1 特征

一份最近关于美国癌症状况的报道中显示所有癌症的总发生率和总死亡率均显著降低。全身性癌症均可转移至眼部，其中最常见的是乳腺癌和肺癌。癌症发生率的降低也会影响眼部转移肿瘤的发生率。眼部转移肿瘤可累及脉络膜（88%）、虹膜（9%）或睫状体（2%），极少累及视网膜（<1%）。眼内转移肿瘤常来源于乳腺（47%）、肺部（21%）、胃肠道（4%）、肾脏（2%）、皮肤（黑色素瘤）（2%）、前列腺（2%）和其他部位（4%）的原发性肿瘤。大多数通常为单侧转移（76%），少数为双侧（24%）。患者的预后差，尤其是皮肤黑色素瘤或肺癌的转移瘤患者，其生存率最低。

有些疾病与脉络膜转移肿瘤表现类似，包括无色素痣、无色素性黑色素瘤、血管瘤、骨瘤、后巩膜炎、视网膜炎和脉络膜炎、孔源性视网膜脱离、原田氏病、葡萄膜渗漏综合征和中心性浆液性脉络膜视网膜病变。详细地询问病史和检眼镜检查通常有助于进行鉴别诊断。

94.1.1 常见症状

可能无明显症状或出现无痛性视力模糊、闪光感、漂浮物、视野缺损或轻度眼痛。患者多有全身性癌症病史，但约25%的病例中患者不知道自己患有潜在的癌症。

94.1.2 检查结果

眼内转移肿瘤有累及脉络膜的明显倾向，很少累及虹膜和睫状体，极少累及视网膜或视盘。转移性肿瘤可发生于眼部多个部位；大多数脉络膜转移显示多灶性和（或）双侧性（图94.1，94.2）。在对520只发生葡萄膜转移眼进行分析后发现，每只眼的平均肿瘤数量为1.6个。在该大样本分析中，肿瘤可分布于1个部位（71%）、2个部位（12%）和3个或以上部位（17%），最多的一只眼达到了13个部位。

脉络膜转移性肿瘤的典型外观为赤道后区域的均匀、乳黄色鳞状病变。大多数转移瘤会引起视网膜的浆液性脱离和视网膜色素上皮层（RPE）的改变。当脱离范围较广泛时，可以通过改变患者头位来显示视网膜下积液的明显移动。RPE的改变表现为覆在肿瘤表面境界清楚的脂褐质团块。

视网膜转移瘤常表现为内层视网膜的炎症，伴有其上方的玻璃体种植（图94.3）。一般来说，

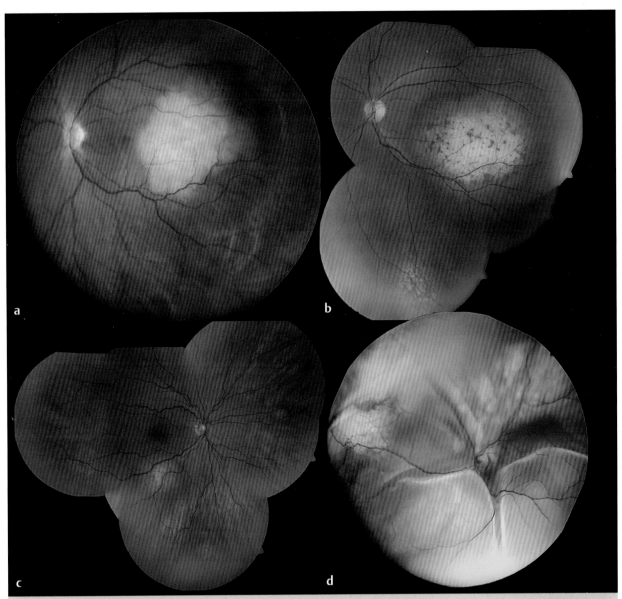

图 94.1　脉络膜转移肿瘤的多灶性。眼底照相记录了单灶分布（a）、双灶分布（b）、三灶分布（c）以及隐匿性的脉络膜转移瘤（d）

根据临床表现多首先考虑诊断为视网膜炎症或感染，常导致转移瘤诊断的延误。

94.2　关键诊断性检查和结果

94.2.1　光学相干断层扫描

光学相干断层扫描（OCT）可以很容易检测到与脉络膜转移相关的视网膜下积液、视网膜水肿和 RPE 的变化。脉络膜转移瘤表面凹凸不平，

与表面光滑的脉络膜黑色素瘤和血管瘤形成鲜明相比（图 94.4，94.5）。使用增强深度成像谱域OCT（SD-OCT）和扫频源 OCT（SS-OCT）可以观察到这些肿瘤更多的脉络膜细节特征。

94.2.2　荧光素血管造影或超广角荧光素血管造影

荧光素血管造影或超广角荧光素血管造影显示肿瘤在动脉期和静脉早期表现为低荧光，在随

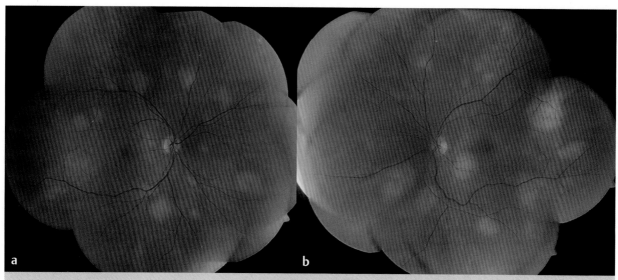

图 94.2　肺癌引起的双侧多灶性脉络膜转移癌。眼底照相拼图显示了（a）右眼和（b）左眼眼底的多灶性病变

后的时相表现为进行性的高荧光。在静脉期，肿瘤的表面呈现针尖样高荧光灶，并持续至造影晚期，这些病灶与浆液性视网膜下积液相关。

94.2.3　吲哚菁绿血管造影

吲哚菁绿血管造影在整个造影过程中显示出轻微低荧光；很少有转移瘤显示为高荧光。相比之下，脉络膜黑色素瘤在 5~10 min 内逐渐呈现为高荧光，而脉络膜血管瘤在 1 min 内即表现为明亮的高荧光。

94.2.4　眼底自发荧光

对于发现肿瘤表面的 RPE 异常很重要，尤其是脂褐质的高自发荧光（图 94.4，94.5）。

94.2.5　眼底照相

帮助记录肿瘤的生长、消退和新肿瘤的出现。

94.2.6　超声检查

A 超上肿瘤显示出高尖的初始峰值和中度内反射率。B 超可以显示脉络膜肿块的外形，肿块呈中度至高度实性回声，还可显示其表面的视网膜下积液，无脉络膜凹陷征（图 94.4，94.5）。

与之相比，恶性黑色素瘤通常显示相对较低的内反射和挖空声像。

94.2.7　计算机断层扫描（CT）

CT 可确定脉络膜转移瘤的解剖位置和结构，以及眼球后的相关疾病。研究发现乳腺癌伴脉络膜转移的患者中有 30% 的病例出现了脑部转移，所以对所有眼部转移瘤患者进行脑部检查评估非常重要。

94.2.8　磁共振成像（MRI）

MRI 可以帮助确定脉络膜转移瘤解剖位置、内部结构和内部组织性质，且其软组织分辨力远优于计算机断层扫描。通常，葡萄膜转移瘤的信号在 T_1 加权像上略高于玻璃体，在 T_2 加权像上略低于玻璃体，钆增强时信号对比更加明显。转移瘤相关的视网膜脱离在 T_1 加权像上信号强度高于玻璃体，而在 T_2 加权像上与玻璃体信号相等。

94.2.9　细针穿刺活检

当眼部病变难以确诊时，可采用细针穿刺活检（FNAB）帮助诊断。这种技术指在间接检眼镜检查的引导下用细针穿过睫状体平坦部进入肿

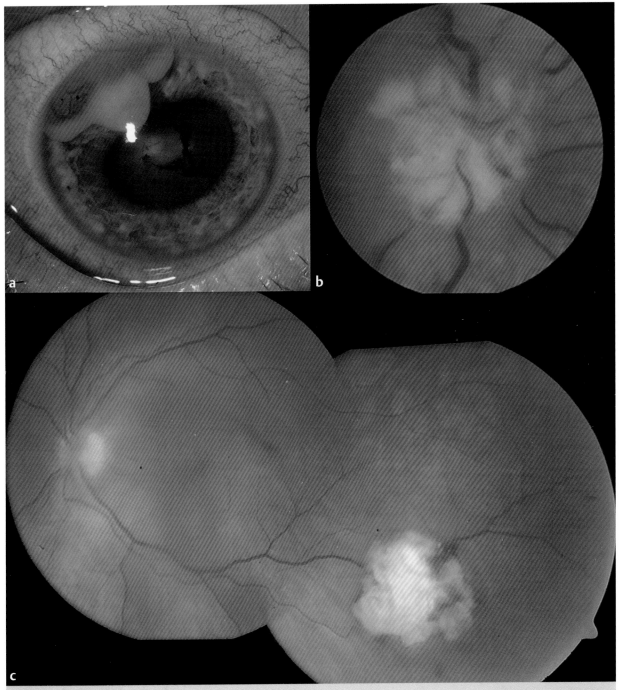

图 94.3　眼内转移肿瘤的部位。眼底照相显示了 3 位患者转移性肿瘤的分别位于（a）虹膜、（b）视盘和（c）视网膜

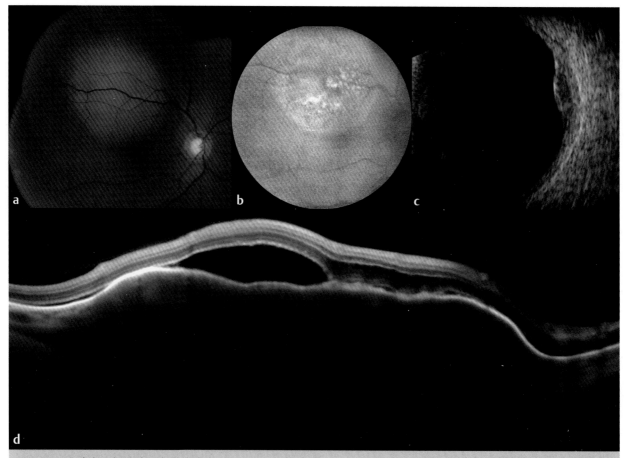

图 94.4 乳腺癌眼部转移的多模式成像。（a）眼底照相显示了一处乳黄色的深部病变。（b）眼底自发荧光图显示了视网膜色素上皮内脂褐素的高自发荧光。（c）B超检查可见隆起病变。（d）光学相干断层扫描显示了块状凹凸不平的表面，伴视网膜下积液和脉络膜血管结构的丢失

块实体内，再从眼内取出细胞，需要极高的技巧。这对既往没有患过癌症且全身检查未发现癌症的患者特别有用。

94.2.10 手术活检

眼内转移瘤很少采用开放性手术活检。如果采取了这种方式，需要对肿瘤侵犯的组织进行完全性切除，未明确性质的肿瘤还需进行切缘活检。活检取材通常是在显微镜下切下一片巩膜瓣。

94.3 重要临床信息

这类转移瘤患者病史中可能存在潜在的恶性肿瘤，但许多患者无癌症病史。对脉络膜转移患者进行详细的全身评估非常重要，尤其需要关注乳腺、肺和结直肠部位的癌症。还要关注其他部位包括肾脏、甲状腺、胰腺、前列腺和其他器官的癌症。

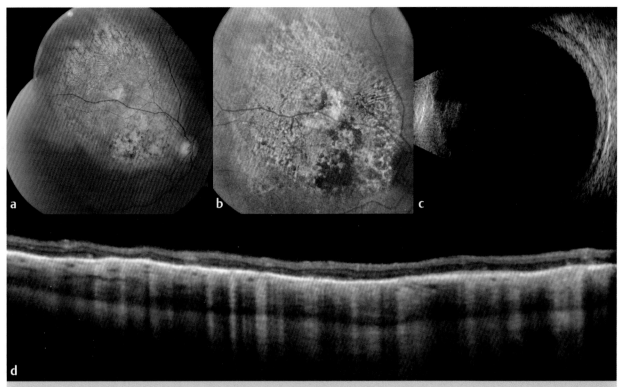

图 94.5　转移性肿瘤行敷贴放疗后的多模式成像。（a）眼底照相显示肿瘤消退。（b）在眼底自发荧光图像中视网膜色素上皮呈现持续的高自发荧光。（c）超声检查证实肿瘤变平。（d）光学相干断层扫描上也显示瘤体表面基本平坦，并伴视网膜下积液吸收

94.4　处理

94.4.1　治疗方案

一般而言，肿瘤患者发生眼部转移后生存预后是较差的。与肺癌或皮肤黑色素瘤患者相比，乳腺癌患者发生葡萄膜转移后的生存率更高。乳腺癌葡萄膜转移患者的 1 年生存率为 65%，3 年生存率为 34%，5 年生存率为 24%。脉络膜或视网膜转移肿瘤的治疗方式取决于肿瘤的位置、范围、活跃度和症状，以及患者的全身状态。

保守观察

部分眼部转移性肿瘤为非活动性而无需治疗，它们可能会自发消退，也可能在对几个月或几年前出现的原发性癌症进行全身系统治疗后消退。非活动性转移肿瘤通常为扁平状，肿瘤表面有 RPE 聚集（豹纹状），且无视网膜脱离。

化疗、激素疗法、抗 VEGF 治疗

对治疗全身性疾病的化疗或激素治疗方案有反应的眼部活动性肿瘤，可不需要额外干预。但应每隔 2~4 个月对患者进行一次随访，以记录肿瘤和视觉状况（图 94.6）。在某些病例中，玻璃体内注射抗 VEGF 药物可以促进脉络膜肿瘤和（或）视网膜下积液吸收。

光动力疗法

小到中等大小的脉络膜转移肿瘤可以采用光动力疗法进行治疗。在治疗时先静脉注射维替泊芬，随后使用 689 激光机对肿瘤进行照射治疗。大多数肿瘤在 1~2 个月内出现消退，伴视网膜脱离的好转（图 94.7，94.8）。

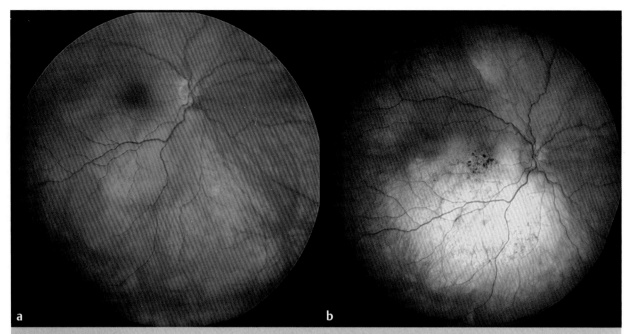

图94.6 脉络膜转移性乳腺癌进行化疗。眼底照相显示了（a）化疗前黄色脉络膜病变和（b）在治疗后出现萎缩和视网膜色素上皮改变

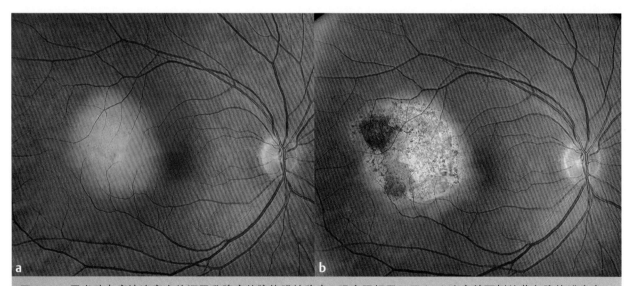

图94.7 用光动力疗法治疗小的源于乳腺癌的脉络膜转移瘤。眼底照相显示了（a）治疗前颞侧的黄色脉络膜病变，（b）在治疗后出现相应的萎缩和视网膜色素上皮改变

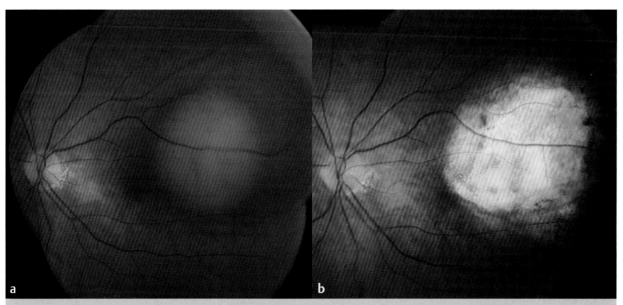

图 94.8　中等大小的脉络膜黑色素瘤。(a)超广角眼底照相显示颞下黑色素瘤(伴渗出性视网膜脱离)向鼻下方延伸。(b)B超检查可确认存在隆起情况，并测量和评估回声反射性质，同时也可以观察到视网膜浅脱离区域

放疗

中、大型的脉络膜转移肿瘤可采用敷贴放疗，使用的峰值剂量为 35 Gy（图 94.4，94.5）。敷贴放射治疗需要 4 d 才能完成治疗，远快于治疗周期为 4 周的外照射放疗（EBRT）。大面积、多灶性和双侧转移肿瘤常用 EBRT 法治疗。

手术

在某些情况下，眼球内转移肿瘤的摘除或局部手术切除可能是合理的。伴有顽固性疼痛的大型肿瘤通常需要手术摘除。但是，对于减轻疼痛和控制肿瘤，还是应首先考虑化疗或放疗。

推荐阅读

［1］Shields CL, Welch RJ, Malik K, et al. Uveal metastasis: clinical features and survival outcome of 2214 tumors in 1111 patients based on primary tumor origin. Middle East Afr J Ophthalmol. 2018; 25(2):81–90

［2］Shields CL, Shields JA, Gross NE, Schwartz GP, Lally SE. Survey of 520 eyes with uveal metastases. Ophthalmology. 1997; 104(8):1265–1276

［3］Shields CL, Kaliki S, Crabtree GS, et al. Iris metastasis from systemic cancer in 104 patients: the 2014 Jerry A. Shields Lecture. Cornea. 2015; 34(1):42–48

［4］Shields JA, Shields CL, Singh AD. Metastatic neoplasms in the optic disc: the 1999 Bjerrum Lecture: part 2. Arch Ophthalmol. 2000; 118(2):217–224

［5］Demirci H, Shields CL, Chao AN, Shields JA. Uveal metastasis from breast cancer in 264 patients. Am J Ophthalmol. 2003; 136(2):264–271

95 眼内淋巴瘤

Manuel Alejandro Paez-Escamilla, Michael T. Andreoli, James William Harbour

摘 要

眼内淋巴瘤有多种类型，包括原发性玻璃体视网膜淋巴瘤（PVRL）、原发性葡萄膜淋巴瘤和继发性葡萄膜淋巴瘤。本章将重点介绍 PVRL，它是最常见的眼内淋巴瘤。PVRL 是一种大 B 细胞非霍奇金淋巴瘤，经常累及中枢神经系统和眼睛。PVRL 最常见于 50~70 岁免疫功能正常的患者，免疫功能受损的患者发病提前。PVRL 通常伪装为葡萄膜炎或其他良性疾病，经常导致诊断延误。本章综述了该种疾病患者的特征、临床特点、诊断方法和治疗方式选择。

关键词：癌症；眼内淋巴瘤；恶性肿瘤；眼肿瘤；玻璃体视网膜淋巴瘤

95.1 特征

眼内淋巴瘤有多种类型，包括原发性玻璃体视网膜淋巴瘤（PVRL）、原发性葡萄膜淋巴瘤和继发性葡萄膜淋巴瘤。本章重点介绍 PVRL，它是最常见的眼内淋巴瘤。PVRL 是原发性中枢神经系统大 B 细胞非霍奇金淋巴瘤（PCNSL）的一种亚型。PVRL 通常在 50~70 岁时发病，但也可能出现得更早，特别是在免疫功能受损的患者中。在美国，每年约有 300 人诊断为 PVRL，2/3 的 PVRL 患者出现双侧受累，并且绝大多数最终都会出现双侧发病。约 80% 的 PVRL 患者在病程中的某个时间点会出现 PCNSL。相比之下，只有 5%~15% 的 PCSNL 患者会发生眼内受累。

95.1.1 常见症状

可能会出现眼前漂浮物、视力模糊或无症状。

95.1.2 检查结果

最有特征性的临床特征包括玻璃体内白细胞浸润和视网膜色素上皮层下（sub-RPE）的乳黄色沉积物（图 95.1）。裂隙灯生物显微镜下可见玻璃体细胞通常比良性玻璃体炎的典型细胞更大。不常见的临床特征包括前房细胞、角膜后沉积着物、假性前房积脓、虹膜结节、视网膜内或视网膜下浸润以及脉络膜浸润。极少数情况下，PVRL 可能伪装为感染性视网膜炎。

95.2 关键诊断性检查和结果

95.2.1 光学相干断层扫描

光学相干断层扫描（OCT）有助于显示视网膜下病变和进行解剖学定位。大多数 OCT 显示的异常位于视网膜下或 RPE 水平。在某些患者中，可见 RPE 水平上特征性小的高反射性结节，可随着治疗而消失。

95.2.2 荧光素血管造影或超广角荧光素血管造影

荧光素血管造影（FA）或超广角荧光素血管造影检查结果很少具有诊断意义，但可帮助确立 PVRL 的诊断。最常见的表现是弥漫性颗粒性 RPE 改变，伴特征性斑片状低荧光和散在点状高荧光（图95.2，95.3）。这些通常与检眼镜检查和彩色眼底照相中证实的 RPE 异常程度不成比例。FA 还可提供有用的诊断信息，常可检测到临床上不太明显的弥漫性 RPE 变化。典型的"豹斑"样低荧光可能是其最具特征性的表现。

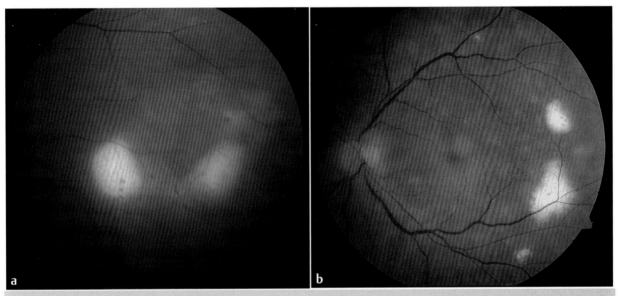

图 95.1　（a，b）眼底照相显示了典型玻璃体炎（A>B）和视网膜色素上皮层下淋巴瘤细胞形成的乳黄色沉积物，这是原发性玻璃体视网膜淋巴瘤的特征性表现

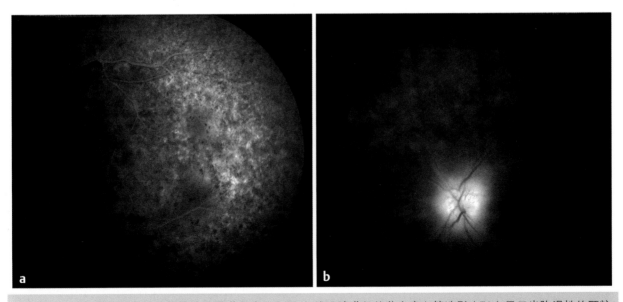

图 95.2　（a）患有原发性玻璃体视网膜淋巴瘤（PVRL）的眼睛进行的荧光素血管造影（FA）显示出弥漫性的颗粒性视网膜色素上皮改变，其特征性表现为片状低荧光内夹杂针尖样高荧光。（b）PVRL 眼的 FA 显示出视盘高荧光和渗漏

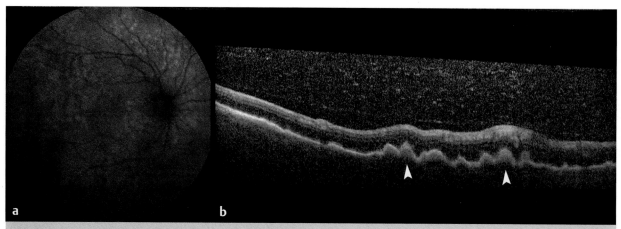

图 95.3　（a）右眼的眼底自发荧光图像显示视网膜色素上皮（RPE）损伤部位呈片状多点状的高自发荧光区域。（b）随后光学相干断层扫描对黄斑下方进行扫描，显示 RPE 下方淋巴瘤沉积物（三角箭头），上方玻璃体混浊符合玻璃体炎的表现

95.2.3　眼底自发荧光

眼底自发荧光可显示弥漫性颗粒状针尖样高自发荧光，反映 RPE 层弥漫性的细微异常。

95.2.4　磁共振成像

在疑似 PVRL 的情况下，MRI 在评估 PCNSL 是否存在中发挥了重要作用。

95.3　重要临床信息

尽管对 PVRL 的认识已有所提高，但因其临床表现与葡萄膜炎和其他良性疾病有重叠，以及实验室诊断的技术不完善，PVRL 还是经常被延误诊断。

95.3.1　细胞病理学诊断实验

诊断的金标准是对玻璃体样本或局部沉积的眼内淋巴瘤细胞进行的细胞病理学分析。PVRL 的细胞病理学检查可以发现散在增大的淋巴瘤细胞，核/胞浆比高，核仁明显，细胞核边界不规则，染色质由细变粗，这些瘤细胞散在分布于周围的良性反应性淋巴细胞中。免疫组织化学染色检测

CD45、CD20、CD45 RO、CD68、λ 轻链和 κ 轻链可能有所帮助。由于样本量较小，流式细胞检测不如在诊断许多其他类型的淋巴瘤中的作用大，但可以辅助评估淋巴瘤的克隆性。最近发现，约 75% 的 PVRL 病例发生 MYD 88 基因突变，因此，这有可能成为一种新的强大的诊断工具。大多数 PVRL 会发生免疫球蛋白重链（IgH）基因重排，但这也可见于慢性炎症性疾病。房水或玻璃体液中 IL-10 与 IL-6 的比值增加提示有可能是 PVRL，而非炎症。

95.3.2　标本采集

细胞病理学诊断率不足的常见原因包括玻璃体切割速率过高，获得的玻璃体标本被稀释。通过手动抽吸初始未稀释的玻璃体标本到小注射器中（切割速率较低，每分钟 300 转）就可以解决这个问题。将样品置于冰上保存并立即送至细胞病理学实验室准备检测也非常重要。随后，可提高玻璃体切割速率并完成完整的玻璃体切除术。玻璃体切割盒的收集液可用于检测 MYD 88 基因突变、IgH 重排和 IL-10/IL-6。

95.3.3　全身检查

当怀疑 PVRL 时，需要对患者进行全身检查以排除中枢神经系统淋巴瘤，该检查至少应包括脑部 MRI。腰椎穿刺获取脑脊液进行细胞病理学分析和 *MYD 88* 基因突变检测，结果为阳性时可以帮助诊断中枢神经系统淋巴瘤，但阴性时也不能排除。

95.4　处理

95.4.1　治疗方案

尽管有证据表明积极的治疗和中枢神经系统辅助治疗可能延长 PVRL 患者的生存期，但整体的预后较为慎重。

单纯全身性化疗很少对 PVRL 有效，但通常用于治疗并发的 PCNSL 或作为辅助治疗方式。因此，通常建议对患眼进行局部治疗。PVRL 的局部治疗方式包括外照射放疗（EBRT）和玻璃体内化疗。EBRT 使用相对较低剂量（35~40 Gy）就可达高度有效性，并且放射性视网膜病变发生率也相对较低。玻璃体内注射氨甲蝶呤进行局部化疗也非常有效，尤其是在完成玻璃体切除术以后使用，可以控制病情，减轻负担。玻璃体内注射利妥昔单抗在治疗 PVRL 中也显示出应用前景。晚期中枢神经系统淋巴瘤，尤其是累及脑膜的患者可能需要进行鞘内化疗。

推荐阅读

［1］Chan CC, Rubenstein JL, Coupland SE, et al. Primary vitreoretinal lymphoma: a report from an International Primary Central Nervous System Lymphoma Collaborative Group symposium. Oncologist. 2011; 16(11):1589–1599

［2］Farkas T, Harbour JW, Dávila RM. Cytologic diagnosis of intraocular lymphoma in vitreous aspirates. Acta Cytol. 2004; 48(4):487–491

［3］Berenbom A, Davila RM, Lin HS, Harbour JW. Treatment outcomes for primary intraocular lymphoma: implications for external beam radiotherapy. Eye (Lond). 2007; 21(9):1198–1201

［4］Smith JR, Rosenbaum JT, Wilson DJ, et al. Role of intravitreal methotrexate in the management of primary central nervous system lymphoma with ocular involvement. Ophthalmology. 2002; 109(9):1709–1716

96 视网膜血管肿瘤

Jerry A. Shields, Carol L. Shields

摘 要

发生于视网膜上的血管瘤有若干种，包括视网膜血管网状细胞瘤、海绵状血管瘤、蔓状血管瘤、血管增生性肿瘤。每种血管瘤都有独特的检眼镜和影像学特征，以及全身系统表现，其中有些存在潜在的基因突变，并与眼神经皮肤综合征（母斑病）有关。

关键词：毛细血管瘤；海绵状血管瘤；血管网状细胞瘤；蔓状血管瘤

96.1 特征

可发生于视网膜上的血管瘤包括视网膜血管网状细胞瘤、海绵状血管瘤、蔓状血管瘤及血管增生性血管瘤（VPT）。每种血管瘤都有独特的检眼镜和影像学特征，以及全身系统表现，其中有些存在基因突变并与眼神经皮肤综合征（母斑病）有关。在人类孟德尔遗传数据库（OMIM.com）及眼部基因检测网（www.genetests.org）上收录了以上疾病，可以指导临床医生去相关实验室进行基因检测。

96.1.1 视网膜血管母细胞瘤

视网膜血管网状细胞瘤是一种良性血管错构瘤，通常于20岁之前发病。该疾病曾被称作视网膜毛细血管瘤或视网膜血管瘤。双侧发病或多发的视网膜血管瘤与希佩尔-林道（VHL）综合征有关，故患有该病的患者应行脑部、肾脏、肾上腺相关检查以及基因检测（表96.1）。VHL 基因

表 96.1 von Hippel-Lindau 病诊断标准	
家庭成员病史	**特征**
阳性	以下任何一项： · 视网膜血管网状细胞瘤 · 脑血管网状细胞瘤 · 内脏病变
阴性	以下任何一项： · 2例或2例以上视网膜血管网状细胞瘤 · 2个或更多脑血管网状细胞瘤 · 单个视网膜或脑血管网状细胞瘤伴内脏病变

注：视网膜或脑血管瘤或内脏病变的家族史中内脏病变包括肾囊肿、肾癌、嗜铬细胞瘤、胰腺囊肿、胰岛细胞瘤、附睾囊腺瘤和内淋巴囊肿瘤

突变有3型，1型为缺失突变或无义突变，症状仅为血管网状细胞瘤；2型为错义突变，该型有3种亚型，2A表现为血管网状细胞瘤与嗜铬细胞瘤，2B表现为血管网状细胞瘤与嗜铬细胞瘤再加上肾细胞癌，2C仅表现嗜铬细胞瘤；3型患者多伴发红细胞增多症。

96.1.2 视网膜海绵状血管瘤

该肿瘤为血流变缓的静脉血管肿块，偶尔与皮肤及中枢神经系统血管瘤相关。常与脑海绵状血管畸形一起出现，可散发，也可为家族性常染色体显性遗传疾病。目前发现的脑海绵状血管畸形基因有3个：*CCM/KRIT1*，*CCM2/MGC4607*，与 *CCM3/PDCD10*。

96.1.3　视网膜蔓状血管瘤

该病变并不是实体肿瘤，而是动静脉交通所致，它可以单发，也可以是 Wyburn-Mason 综合征（也称为 Bonnet-Dechaue-Blanc 综合征）表现之一，解剖学上称作视网膜-脑-颜面血管瘤。这种综合征为非遗传性动静脉畸形，可以累及视网膜、视路、中脑、包括上下颌骨在内的颅面骨骼。一些证据表明妊娠早期的遗传或发育因素可能导致胚胎血管丛发育障碍，受到干扰的时间将决定病变位置与范围。

96.1.4　血管增生性肿瘤

眼底的血管增生性肿瘤（VPT）是一种原发或继发的血管畸形。继发性 VPT 可继发于中间葡萄膜炎、视网膜色素变性、Coats 病或慢性视网膜脱离（表 96.2）。继发性 VPT 并非基因异常所致，但发现继发性 VPT 时需要考虑可能的相关眼底病变，该病变与希佩尔-林道（VHL）综合征无关，不过偶尔可发生于 1 型神经纤维瘤病。

96.1.5　一般症状

视网膜血管网状细胞瘤

大多无临床症状，通常在偶然情况下被发现；不论肿瘤位置在哪，其所致视网膜下积液及渗出液均可导致严重视力下降。

视网膜海绵状血管瘤

可能无症状，视力是否会下降取决于肿瘤位置，以及有无黄斑纤维化与玻璃体积血。

蔓状血管瘤

绝大多数无症状，视力是否下降取决于视网膜动静脉畸形的大小与位置。

血管增生性肿瘤

可能出现的症状有视物模糊、漂浮物、闪光感或视力下降。

表 96.2　von Hippel-Lindau 综合征中的肿瘤

肿瘤	诊断时（最常见）年龄（岁）	肿瘤发生率
头颈部		
视网膜血管网状细胞瘤	12~25	25%~60%
小脑血管网状细胞瘤	18~25	44%~72%
脑干血管网状细胞瘤	24~35	10%~25%
脊髓血管网状细胞瘤	24~35	13%~50%
内淋巴囊肿瘤	16~28	11%~16%
躯干		
肾细胞癌/囊肿	25~50	25%~60%
嗜铬细胞瘤	12~25	10%~20%
胰腺肿瘤/囊肿	24~35	35%~70%
附睾囊腺瘤	14~40	25%~60% 男性
阔韧带囊腺瘤	16~46	10% 女性

来源：数据汇编自 1976~2004 年的一项论文调查，包括 VHL 家族联盟（VHLFA）的数据，改编自 VHLFA 手册（http://www.vhl.org/；http://www.cho.edu/services/genically-Cancer-preposity-plan/Cancer-Risk/von-hippel-lindau-syndrome.html）

96.1.6　一般检查结果

视网膜血管网状细胞瘤

临床表现为橘红色结节状病变，可随机出现在眼底各部位，可见肿瘤的视网膜供血动脉与引流静脉明显扩张扭曲（图 96.1）。有时肿瘤不可见，而仅能见到供血动脉（图 96.2）。当病变位于视盘，表现可类似视乳头炎，肿瘤供血血管通常不可见。肿瘤可导致视网膜下积液、视网膜下或视网膜内渗出、玻璃体视网膜纤维化、视网膜前膜，甚至牵拉性视网膜脱离（图 96.3）。渗出聚集于黄斑部可形成星芒状褶皱。

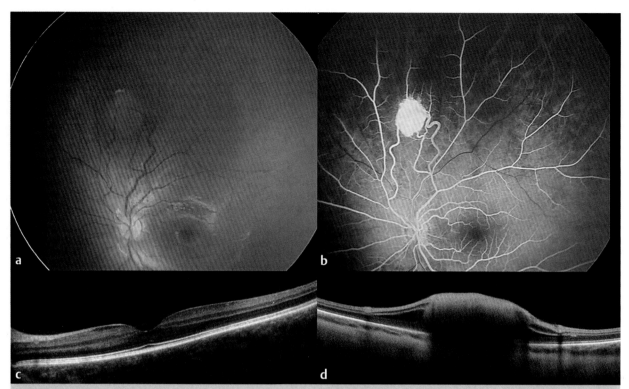

图 96.1 （a）von Hippel-Lindau 综合征儿童的小视网膜血管网状细胞瘤，显示血管扩张，导致视网膜内橙色肿块。（b）血管造影显示高荧光。（c）光学相干断层扫描（OCT）显示完整黄斑，以及（d）肿瘤部位 OCT 扫描显示视网膜内实性肿瘤伴周围视网膜水肿

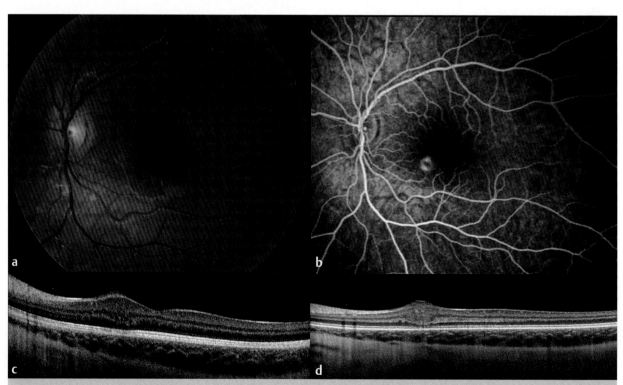

图 96.2 （a）已知该儿童患有 von Hippel-Lindau 综合征，但临床未发现其视网膜血管网状细胞瘤。（b）血管造影的高荧光显示黄斑区小肿瘤。（c）光学相干断层扫描（OCT）显示完整黄斑，以及（d）肿瘤部位 OCT 显示视网膜内实性肿块

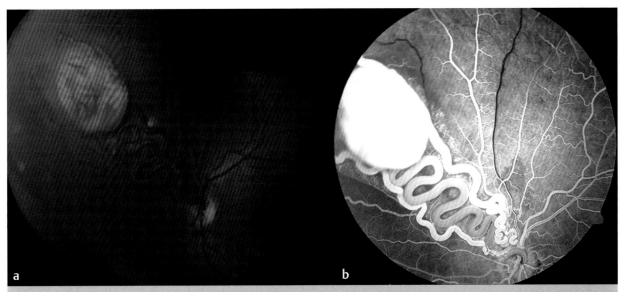

图 96.3　（a）von Hippel-Lindau 综合征患儿大的视网膜血管母细胞瘤，伴有明显扩张的视网膜血管，（b）荧光造影显示强荧光

视网膜海绵状血管瘤

视网膜海绵状血管瘤为非进行性肿瘤，表现为簇状深色视网膜内静脉血管瘤，被称为"葡萄串"样病变，随时间推移可略微增大（图96.4）。该血管瘤没有供应血管，但视网膜静脉可能会表现出轻度扩张，病变偶尔会位于视盘。最常见的并发症为玻璃体积血，以及肿瘤表面随后形成的白色纤维疤痕。

蔓状血管瘤

临床上，该病变表现为一条迂曲扩张的视网膜动脉，从视盘进入视网膜再回环，其间没有毛细血管形成（图96.5）。病变血管的形状不一，可以简单也可以复杂，通常不伴有渗出或出血。Archer 分类法根据血管畸形的大小与位置将该病变进行分组（表96.3）。

血管增生性肿瘤

在检眼镜下，VPT 表现为边界不清的无柄状或橘黄色圆顶状视网膜肿块，通常位于颞下方周边视网膜区域。肿瘤的供血动脉与引流静脉仅有轻度扩张，而不像视网膜血管网状细胞瘤那样

表 96.3　Wyburn-Mason 综合征的 Archer 分类

分组	特点	备注
I	异常毛细血管丛位于畸形动静脉的大血管之间很少侵犯颅内	此类病变往往较小，患者无症状
II	动静脉畸形，动脉与静脉之间没有交通的毛细血管网	视网膜失代偿导致视网膜水肿出血，视力丧失，颅内动静脉畸形出现风险小
III	广泛动静脉畸形，血管迂曲扩张，不能区分动静脉	视网膜神经纤维层、视神经或血管受压致视网膜失代偿风险高，颅内动静脉畸形风险高

来源：Adapted from Archer DM, Deutman A, Ernest JT, Krill AE. Arteriovenous communications of the retina. Am J Ophthalmol 1973;75:224-241.

明显扭曲扩张（图96.6）。此肿瘤可导致视网膜下及视网膜内渗出、视网膜下积液、视网膜前膜、囊样黄斑水肿、视网膜出血、玻璃体积血。其中视网膜渗出通常从肿瘤边缘开始逐渐向后蔓延至黄斑。

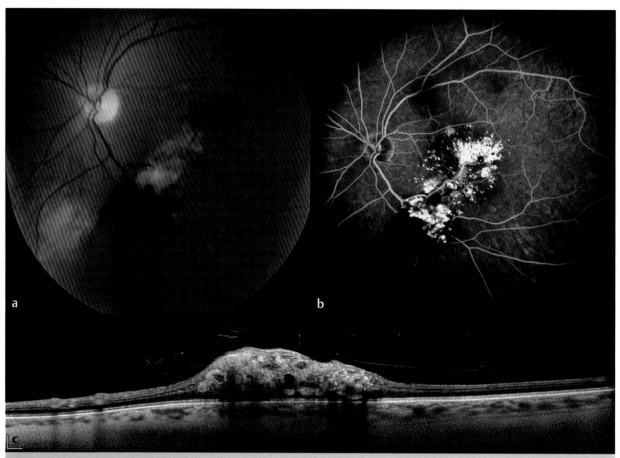

图 96.4　（a）黄斑区视网膜海绵状血管瘤，伴有视网膜前纤维化。（b）荧光造影显示晚期高荧光。（c）光学相干断层扫描提示视网膜内囊性肿物

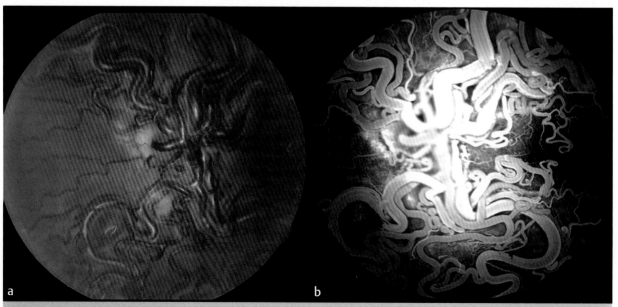

图 96.5　（a）视网膜蔓状血管瘤，视网膜血管显著扩大，无毛细血管系统介入。（b）早期血管造影显示高荧光，无毛细血管

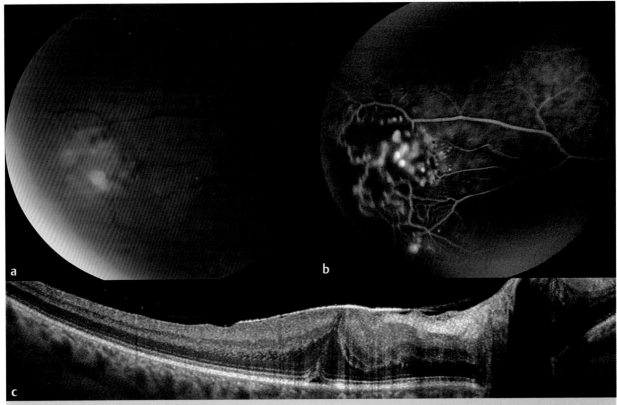

图 96.6　（a）视网膜血管增生性肿瘤边界不清，伴有小的视网膜出血。（b）血管造影显示多灶性针尖样高荧光。（c）OCT 显示视网膜前膜和视网膜牵拉

96.2　关键诊断性检查和结果

96.2.1　光学相干断层扫描

视网膜血管网状细胞瘤

光学相干断层扫描（OCT）有助于判断治疗效果，全层视网膜内的致密瘤体及相关的视网膜下积液、渗出、水肿、视网膜前膜都可通过 OCT 观察到。

视网膜海绵状血管瘤

视网膜表面极度不平整，可见大量海绵状空隙。

血管增生性肿瘤

疾病后期可见黄斑水肿以及视网膜前膜，大多数情况下，肿瘤处于视网膜周边位置，OCT 不能很好观察到。

96.2.2　荧光素血管造影或超广角荧光素血管造影

视网膜血管网状细胞瘤

荧光素血管造影是发现与确诊视网膜血管网状细胞瘤的最好方法之一，可表现为瘤体早期血管荧光显影，晚期着染，有时荧光会渗漏至玻璃体腔（图 96.1）。荧光素血管造影（FA）显示出肿瘤供血动脉快速充盈显影，接着是肿瘤，然后快速通过静脉排出。通过这个检查，肿瘤在其出现临床症状前就可以被发现。较大的肿瘤会表现出病变区荧光渗漏至相邻视网膜及玻璃体腔，后期这种渗漏可引起黄斑水肿及视网膜前膜。

视网膜海绵状血管瘤

特征性表现为动脉期低荧光而晚期静脉血管瘤内缓慢荧光积存。在血管瘤囊腔内，红细胞沉积

于下方，血浆位于上方，没有荧光渗漏，从而形成该肿瘤特征性表现——"荧光素-红细胞界面"。

蔓状血管瘤

表现为扩张的动静脉快速充盈，没有渗漏及毛细血管网显影。

血管增生性肿瘤

病变显影表现为轻度扩张扭曲的视网膜动脉与引流静脉。肿瘤常有荧光渗漏至邻近视网膜与玻璃体腔。疾病后期 FA 与 OCT 均可发现黄斑水肿及视网膜前膜。

96.2.3　超声检查

视网膜血管母细胞瘤

超声检查上眼内病变表现为周围有视网膜下积液的实性回声。

视网膜海绵状血管瘤

较大的肿瘤可引起玻璃体积血。A 超显示病变为高初始波峰及高内部反射，B 超显示为不规则致密肿块。

96.2.4　磁共振成像和（或）计算机断层扫描

视网膜血管网状细胞瘤

在广泛视网膜脱离的眼，可显示视网膜肿瘤信号增强。脑部及全身的成像检查对 VHL 病的中枢神经系统与全身肿瘤监测至关重要（表96.4）。

视网膜海绵状血管瘤

建议行脑部 MRI 以评估相关脑部海绵状血管瘤，并检测 CCM 基因，如果有该病家族史则更应行以上检查。

视网膜蔓状血管瘤

应行头部影像学检查以判断脑部是否有类似血管异常。

表96.4　56 例继发性血管增生性肿瘤患者的眼部情况

相关眼病	继发性 VPT（n=56）例（%）
色素性视网膜炎	10（18）
扁平部炎	11（20）
大衣病	11（20）
既往视网膜脱离修复	8（14）
特发性周边视网膜血管炎	3（5）
家族性渗出液玻璃体视网膜病	3（5）
弓形虫病	3（5）
无虹膜	1（2）
先天性视网膜肥大色素上皮	2（4）
特发性脉络膜炎	1（2）
早产儿视网膜病变	2（4）
组织胞浆菌病	1（2）
总计	56

缩略语：VPT，血管增生性视网膜肿瘤。
来源：Shield CL、Kaliki S、Al-Daamash S 等人的数据。Retinal vasoproliferative tumors. Comparative clinical features of primary versus secondary tumors in 334 cases. JAMA Ophthalmol 2013;131(3):328–334.

96.3　重要临床信息

96.3.1　视网膜血管网状细胞瘤

散瞳眼底检查、FA、OCT 对亚临床型视网膜肿瘤的发现与诊断十分重要，因为这些肿瘤可能仅通过 FA 或 OCT 才能看到。有相关致病基因的患者及其有患病风险的亲属，需要常规检测是否有系统性肿瘤存在。视网膜血管网状细胞瘤经常是 VHL 病的首发症状，发病年龄在 12~15 岁，然后其他 VHL 相关肿瘤如脑血管母细胞瘤及肾细胞瘤等再慢慢出现。单独出现的视网膜血管网状细胞瘤与 VHL 综合征可能相关也可能无关。

96.3.2　蔓状血管网状细胞瘤

眼底镜检查可发现视网膜蔓状血管瘤，FA 可确诊。

96.4　处理

96.4.1　治疗选择

视网膜血管母细胞瘤

处理包括全身与眼科评估。VHL专家必须监测小脑血管网状细胞瘤、嗜铬细胞瘤、肾细胞癌、和其他相关肿瘤及囊肿并进行全身系统评估（表96.2）。必须按指南规定定期检查头部与腹部MRI。治疗方案取决于肿瘤大小、位置及其他特征。VHL相关肿瘤更具侵袭性，即便肿瘤很小也需积极治疗。黄斑、黄斑旁或视盘周围的肿瘤需密切观察，视力受到直接影响时进行治疗。较小肿瘤（<3 mm）可进行视网膜激光光凝或光动力学治疗；中等大小肿瘤（3~6 mm）可行光动力学治疗或冷冻治疗；较大肿瘤（>6 mm）需行光动力学治疗、敷贴放疗或经平坦部玻璃体切除路径行内切除。与VHL无关的视网膜血管网状细胞瘤，无临床症状也无视网膜下积液的肿瘤，尤其是位于黄斑或视乳头旁的肿瘤可以先进行观察。一些病例报道提到口服普拉洛芬、氨甲蝶呤、泼尼松对控制肿瘤有效果，但目前没有大型研究证实。玻璃体内注射抗血管内皮生长因子（抗VEGF）可有助于缓解视网膜水肿，但对肿瘤无效。

视网膜海绵状血管瘤

大多数视网膜海绵状血管瘤无需治疗，因其进展极慢且很少带来视觉症状。可能出现玻璃体积血，可通过观察或玻璃体切除以治疗。反复出血可通过低剂量敷贴放疗以控制。建议对脑海绵状血管瘤患者，尤其是有家族史的患者，行头部MRI与CCM基因检测以系统评估。

蔓状血管瘤

处理包括全身系统与眼科的监测。患者需行头部MRI看是否有类似的血管异常，以评估是否患有Wyburn-Mason综合征。视网膜病变通常非常稳定，几乎不需要治疗。

血管增生性肿瘤

如果没有渗漏，视网膜周边小的肿瘤可谨慎观察，然而这些病变可能缓慢进展并导致严重视力下降，因此即使这些周边病变没有渗漏，也建议行激光光凝或冷冻治疗。活动性的渗漏必须治疗，治疗方法包括视网膜激光光凝、温热疗法、吲哚菁绿增强热消融、光动力学疗法、冷冻治疗或敷贴放疗。冷冻疗法可控制肿瘤，63%病例治疗后视网膜前膜缓解。对于厚度大于3 mm或4 mm的肿瘤可采用敷贴放疗。玻璃体内注射抗VEGF药物可帮助减少远期黄斑水肿，Tenon囊下注射曲安奈德可最大限度减小治疗的炎症反应。

推荐阅读

［1］Shields JA, Shields CL. Intraocular Tumors. An Atlas and Textbook. 3rd ed. Philadelphia, PA: Lippincott Williams & Wilkins; 2016;389–426

［2］Shields CL, Douglass A, Higgins T, et al. Retinal hemangiomas: understanding clinical features, imaging, and therapies. Retina Today. 2015; 10:61–67

［3］Singh AD, Shields CL, Shields JA. von Hippel-Lindau disease. Surv Ophthalmol. 2001; 46(2):117–142

［4］Wong WT, Chew EY. Ocular von Hippel-Lindau disease: clinical update and emerging treatments. Curr Opin Ophthalmol. 2008; 19(3):213–217

［5］Maher ER, Neumann HP, Richard S. von Hippel-Lindau disease: a clinical and scientific review. Eur J Hum Genet. 2011; 19(6):617–623

97 视网膜母细胞瘤

Victor M. Villegas, Timothy G. Murray

摘 要

历史上，视网膜母细胞瘤（RB）与低视力预后及低生存率相关。如今在发达国家，该病生存率接近 100%。发展中国家报道该病的死亡率较高主要原因是诊断延迟。常见症状有白瞳症、斜视、视力下降。早期诊断与治疗是降低发病率与死亡率最重要因素。转诊至三级诊疗中心能显著减少死亡率的差异。在对这种罕见病的处理中，保留眼球的治疗替代了原来的眼球摘除，因为在三级诊疗中心有新的诊疗选择，在疾病最晚期也能改善眼部解剖结构与视觉。在化学减容法之前曾使用外放射治疗法治疗该病。目前有数种先进的化疗方法可选择，包括选择性动脉内、眼周及玻璃体内联合局部消融。目前在早期治疗中，绝大多数大型眼科中心采用联合化学减容法。在某些病例中采用敷贴放疗可作为辅助治疗。当前的临床研究与最先进的诊疗技术可以彻底扭转该病的预后。

关键词：白瞳症；视网膜母细胞瘤；斜视

97.1 特征

视网膜母细胞瘤（RB）是眼内最常见原发性恶性肿瘤，发病率约为 1：15 000。已知抑癌基因 *RB1* 是疾病发展的关键。大多数病例（60%）是体细胞非遗传突变所致，但种系遗传突变有 40% 为散发病例。该病没有性别或种族差异。大多数 RB 诊断于 5 岁之前，由于没有早期症状，多数儿童在疾病晚期才被诊断。双侧 RB 的平均诊断时间为 11 个月，孤立性 RB 通常于 2 岁后被

诊断，成人 RB 也曾被报道过。该病初次就诊时应特别注意既往家族史。既往，视网膜母细胞瘤（RB）与低视力预后及低生存率相关。如今在发达国家，该病生存率接近 100%。发展中国家报道有关该病的较高死亡率实际上主要由于诊断延迟造成。常见症状有白瞳症、斜视、视力下降。早期诊断与治疗是降低发病率与死亡率最重要的因素。转诊至三级诊疗中心能显著减少死亡率差异。

鉴别诊断包括 Coats 病、永存原始胚胎血管（PFV）、家族渗出性玻璃体视网膜病变、视网膜星形细胞瘤、骨瘤、先天性白内障、早产儿视网膜病变、脉络膜缺损、葡萄膜炎、玻璃体积血、视网膜发育不良、视网膜脱离、角膜混浊、有髓神经纤维与寄生虫感染。完整 RB 鉴别诊断的专业知识在诊断时非常重要。

97.1.1 常见症状

大多数无症状；晚期病例可能出现疼痛。

97.1.2 检查结果

RB 的特征为双侧或单侧乳白色视网膜肿块（图 97.1）。在单侧病例中，确定是否为多发肿瘤非常重要。在多发肿瘤中，肿瘤可能存在不同的生长方式。内生肿瘤向着玻璃体生长，并发展为玻璃体种植。外生性肿瘤向着视网膜下、脉络膜以及巩膜间隙生长，可能导致渗出性视网膜脱离。弥漫性肿瘤可能会使视网膜增厚，并可能与其他病变混淆。

最常见的查体结果是白瞳症，在较大肿瘤或黄斑肿瘤中尤其明显（图 97.2）。不过在疾病早期或肿瘤发生在眼后节的周边部，白瞳症可能不会出现。继发于中心视力丧失的斜视是 RB 早期的第二大体征。其他不常见症状包括葡萄膜炎、眶蜂窝织炎、前房积血、白内障、青光眼、假性前房积脓和突眼。年龄小于 5 岁并在眼后节发现白色或黄色病变的儿童都应在麻醉下排查 RB。

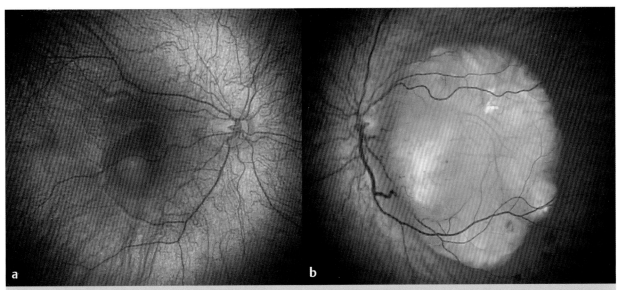

图 97.1　双侧视网膜母细胞瘤。（a）眼底照相显示较小的黄斑视网膜母细胞瘤。（b）眼底照相示较大的黄斑处视网膜母细胞瘤伴视网膜前出血

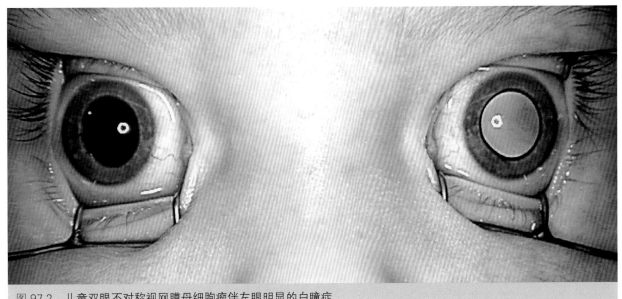

图 97.2　儿童双眼不对称视网膜母细胞瘤伴左眼明显的白瞳症

97.2 关键诊断性检查和结果

97.2.1 光学相干断层扫描

最近频域光学相干断层扫描（SD-OCT）开始在手术室中普及，该技术可以帮助检测如视网膜下与视网膜内积液等直接检眼镜下看不到的显微变化。它可以用于指导治疗，但麻醉下检查过程中注视不足可能会限制图像的前后对比。根据对中心凹解剖结构的评估，OCT 可以帮助预测预后，并可能识别表现为视网膜层改变（如视网膜中间层增厚）的亚临床肿瘤。

97.2.2 荧光素血管造影或超广角荧光素血管造影

近十年间，荧光素血管造影（FA）与超广角荧光素血管造影（UWFA）在大型眼科中心普及。UWFA 可定位与肿瘤活动相关的血管扩张、毛细血管减少和（或）血管通透性受损区域。它也有助于鉴别该病与其他视网膜血管疾病。

97.2.3 眼底自发荧光

眼底自发荧光可有助于检测眼内钙化。RB 的眼底自发荧光通常表现钙化区域的高自发荧光与非钙化区域的各种自发荧光。眼内钙化的存在、位置与进展有助于 RB 的诊断与治疗。

97.2.4 眼底照相

广角眼底成像系统在 RB 的评估与随访中至关重要。由于它能发现其他设备不能检测到的微小变化（图 97.3），尽管它不能诊断 RB，但依然是随访的重要工具。这些图像可以纵向跟踪 RB 以评估其进展或静止。新的超广角眼底成像系统可以记录周边视网膜以更好地评估病情。

97.2.5 超声检查

A/B 超依然是鉴别 RB 与其他疾病的首选影像学检查方法。大多数确诊的 RB 肿瘤有钙化，但与 RB 相鉴别的其他疾病也可能有钙化。超声检查能让临床医生客观地随访 RB 的退化。这种

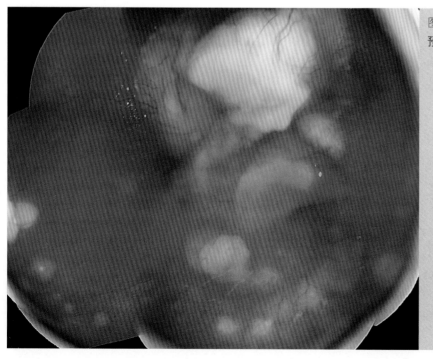

图97.3 眼底照相显示玻璃体种植，预示疾病进展

技术在随访肿瘤玻璃体种植情况中也很重要（图97.4）。

97.3　重要临床信息

RB 依然是一个临床诊断疾病。针吸活检方法有较高致肿瘤播散风险，应避免执行。所有 RB 患儿需在镇静后行脑部与眼眶 MRI 以评估是否存在视神经侵犯、眶外及颅内播散。由于遗传系 RB 的患儿有患三侧 RB（如，双侧 RB 及松果体细胞瘤）的风险，对早期诊断来说，脑部影像学随访非常重要。MRI 是判断颅内是否受累的金标准。所有怀疑患有 RB 的患儿要避免行 CT 检查，因其可能增加基因突变患者出现继发恶性肿瘤的风险（表97.1）。

除非怀疑眼外受累或发现其他神经功能缺陷，否则不建议行腰穿或骨穿。不过如果怀疑巩膜外受累，则需要行其他检查，因为根据报道，大剂量烷化剂及骨髓移植可提高生存率。

97.4　处理

RB 的管理需要多学科合作，其中可能包括了眼科肿瘤医生、儿科肿瘤医生、儿科眼病医生、儿科医生、介入放射科医生与眼科病理学家。RB 治疗的首要目标是儿童存活，保留眼球与视力是第二目标。早期诊断依然是降低发病率与死亡率的关键步骤。

97.4.1　治疗选择

小肿瘤

距离中心凹 3 mm 以上，距视盘 1PD 以上且垂直与水平直径 ≤ 3 mm 的肿瘤可以进行局部消融治疗。肿瘤消融有多种方式，其中激光治疗可以每月进行一次直到肿瘤完全消退。间接检眼镜和其他诊断工具可确定肿瘤活动性。

大肿瘤

需要静脉注射多种药物和（或）选择性动脉内化疗或局部硬化治疗（图97.5）。目前，有多种化疗方案可供选择，而眼科肿瘤医生尚未在药物品种、给药方法、给药周期或药物剂量上达成一致。

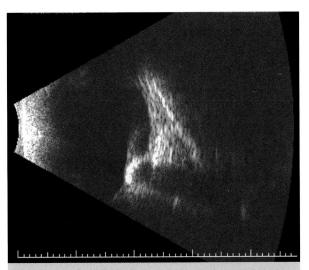

图 97.4　超声检查显示视网膜母细胞瘤大多伴有眼内钙化

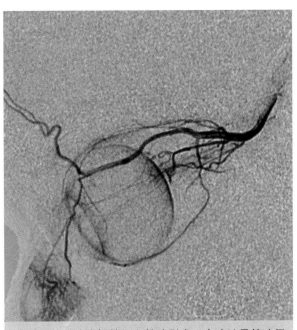

图 97.5　眼动脉插管和血管造影术。在确认导管选择性插入眼动脉并进行对比后进行动脉化疗

表 97.1 视网膜母细胞瘤国际分类

分组	亚组	临床特点	特殊表现
A	A	小肿瘤	视网膜母细胞瘤 ≤ 3mm
B	B	大肿瘤	视网膜母细胞瘤 > 3mm
		黄斑	距中心凹 ≤ 3 mm
		视乳头旁	距视盘 ≤ 1.5 mm
		视网膜下积液	视网膜下积液清亮且距瘤体边界 ≤ 3 mm
C		局部播散	视网膜母细胞瘤伴
	C1		距肿瘤 ≤ 3 mm 的视网膜下播散
	C2		距肿瘤 ≤ 3 mm 的玻璃体播散
	C3		距肿瘤 ≤ 3 mm 的视网膜下与玻璃体播散
D		弥漫播散	视网膜母细胞瘤伴
	D1		距肿瘤 >3 mm 的视网膜下播散
	D2		距肿瘤 >3 mm 的视网膜下播散
	D3		距肿瘤 >3 mm 的视网膜下及玻璃体播散
E	E	广泛视网膜母细胞瘤	肿瘤占据 >50% 眼球或
			新生血管性青光眼
			前房、玻璃体、视网膜下出血所致屈光介质不透明
			累及筛板后视神经,脉络膜(＞2 mm),巩膜、眼眶、前房

播散

曾有报道表明玻璃体内注射化疗药物可对已经存在的玻璃体内播散有一定疗效(图 97.6)。玻璃体内注射使用的药物品种、药物剂量及长期预后仍在研究中。

97.4.2 随访

RB 患者需要密切随访,目前尚无相关标准指南。活动性 RB 患者考虑每月随访一次。非活动性 RB 的儿童可安排每年 3~4 次的麻醉下随访检查,直到其能配合间接检眼镜行周边视网膜检查。

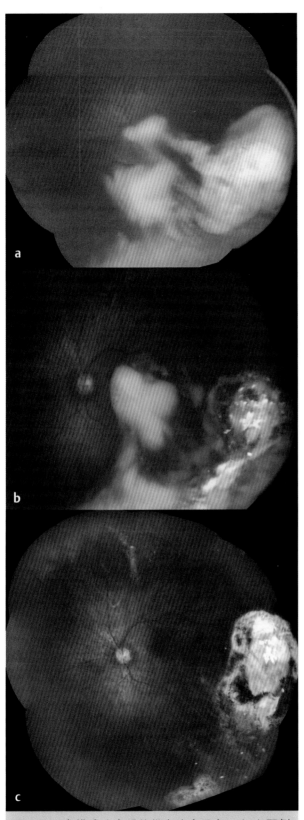

图97.6 多模式治疗后的纵向治疗反应。（a）颞侧D2组视网膜母细胞瘤的眼底照相提示眼球内播散。（b）眼底照相显示2次动脉内化疗以及眼底激光与玻璃体腔内化疗后眼底情况明显改善。（c）眼底照相显示经过4个疗程的动脉内化疗、眼底激光与玻璃体腔化疗后情况显著改善，同时视网膜出现相应萎缩病变

推荐阅读

［1］Villegas VM, Hess DJ, Wildner A, Gold AS, Murray TG. Retinoblastoma. Curr Opin Ophthalmol. 2013; 24(6):581–588

［2］Schefler AC, Cicciarelli N, Feuer W, Toledano S, Murray TG. Macular retinoblastoma: evaluation of tumor control, local complications, and visual outcomes for eyes treated with chemotherapy and repetitive foveal laser ablation. Ophthalmology. 2007; 114(1):162–169

［3］Francis JH, Brodie SE, Marr B, Zabor EC, Mondesire-Crump I, Abramson DH. Efficacy and toxicity of intravitreous chemotherapy for retinoblastoma: fouryear experience. Ophthalmology. 2017; 124(4):488–495

98　视网膜错构瘤：星形胶质细胞错构瘤和视网膜/视网膜色素上皮错构瘤

Mary E. Aronow, Arun D. Singh

摘　要

错构瘤是一种良性局灶性畸形病变，一般与其来源组织结构类似。可以发生于全身多个器官，如皮肤、大脑、眼、肾、心。症状多样，因病变生长部位与大小而异。在视网膜中，错构瘤也有多种形式：星形胶质细胞错构瘤、孤立性先天性视网膜色素上皮肥大（CHRPE）、多灶或成组的CHRPE、视网膜及视网膜色素上皮（RPE）联合错构瘤。

关键词： 错构瘤；视网膜色素上皮；局灶性畸形

98.1　特征

错构瘤是一种良性局灶性畸形病变，其组织结构类似于其起源组织。可发生在皮肤、脑、眼、肾和心脏等全身多个器官。症状因生长部位和大小而异。在视网膜中，可以有多种形式：星形细胞错构瘤、孤立性先天性视网膜色素上皮肥大（CHRPE）、多灶性或成组CHRPE，以及视网膜和视网膜色素上皮（RPE）联合错构瘤。

98.1.1　常见症状

星形胶质细胞错构瘤

通常无症状。

孤立性先天性视网膜色素上皮肥大（CHRPE）

通常无症状。

多灶性/成组性CHRPE

通常无症状。

先天性视网膜与视网膜色素上皮联合错构瘤

根据病变而异的不同程度的视力下降、视物变形、斜视。

98.1.2　检查结果

星形胶质细胞错构瘤

病变来源于视网膜神经纤维层，形态平坦或轻微隆起，颜色半透明或白色（图98.1a）。病变通常细微，可能单发也可能多发。有些病变表现为黄色闪光结节状钙化（"桑椹"样表现）。

孤立性先天性视网膜色素上皮增生（CHRPE）

位于RPE层，平坦，圆形，边界清楚，边缘平滑或呈扇形，色素沉积为黑色（或脱色素）（图98.2）。有些病变周围有色素或色素脱失环，其上方视网膜及视网膜血管正常。CHRPE常表现出中央"穿凿样"状空隙。

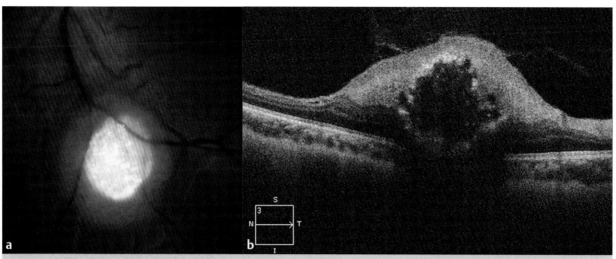

图 98.1 典型的视网膜星形细胞错构瘤，与结节性硬化症相关。（a）眼底照相显示白色视网膜病变。（b）光学相干断层扫描（OCT）显示内部"虫蚀"样病变，这种改变主要来自视网膜内层空腔

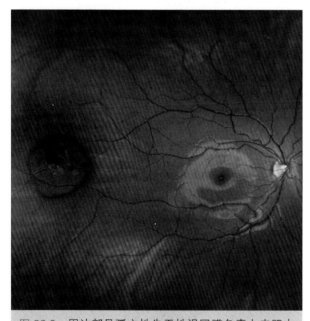

图 98.2 周边部见孤立性先天性视网膜色素上皮肥大（CHRPE）。超广角眼底照相显示颞侧的 CHRPE，伴有扇形边界及空腔

多灶性 / 成组性 CHRPE

这些病变表现为视网膜深层成簇排列的多发、局限性、平坦的色素沉着。典型的病变位于眼底某处（通常单侧），较小病变围绕着较大的病变，呈现"熊掌印"样外观（图 98.3a）。偶尔病变无色素，表现"北极熊掌印"样外观。相较单发性 CHRPE，多灶性 CHRPE 一般不会出现空隙。

先天性视网膜与视网膜色素上皮错构瘤

病变通常单侧发病，大多靠近视乳头且常累及黄斑，易形成视网膜前膜。

这些错构瘤边界不清，有灰黑色色素沉着，视神经周围的视网膜大血管扭曲变形；随着纤维胶质组织的收缩，以上表现可能会进一步加重（图 98.4a，98.5a）。当病变位于视网膜周边时经常牵拉视网膜血管。严重的毛细血管网形成与脉络膜新生血管形成会引起渗出。

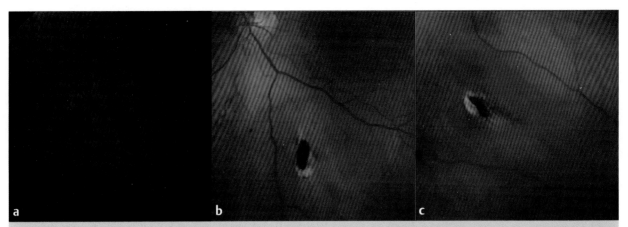

图 98.3　（a）成组性先天性视网膜色素上皮增生形成"熊掌"样病变，呈圆形，无晕轮。（b，c）相比之下，家族性腺瘤性息肉家族史患者的色素性眼底病变，在眼底照相上病灶较少，呈卵圆形，周围有晕轮

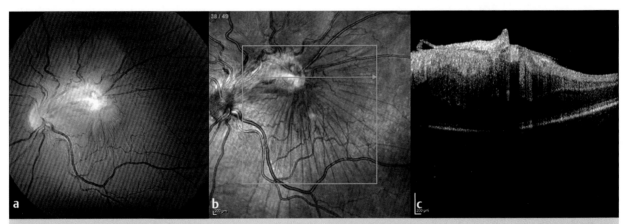

图 98.4　（a）一例视网膜和 RPE 联合错构瘤的眼底照。（b，c）经错构瘤中央的 OCT 扫描证实累及视网膜深层的视网膜前膜和明显的褶皱

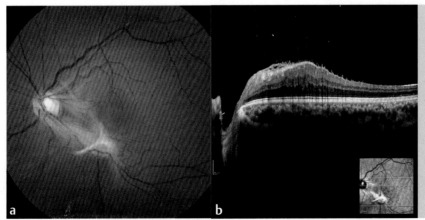

图 98.5　（a）视网膜和视网膜色素上皮联合错构瘤。（b）OCT 证实增厚的视网膜结构紊乱，视网膜前膜，以及其上纤细的视网膜牵拉突起，即使在远离错构瘤主体中心处也很明显

98.2　重点诊断性检查和结果

98.2.1　光学相干断层扫描

星形胶质细胞错构瘤

检查可确定病变位于视网膜神经纤维层，可能呈现出"虫蚀样"光学空腔（图98.1b）。

CHRPE

RPE层增厚或不规则，由于光感受器的缺失，RPE上方外层视网膜变薄，空隙的存在使OCT信号透过增强。

多灶性/成组性CHRPE

光感受器破坏，视网膜变薄。

先天性视网膜与视网膜色素上皮错构瘤

可见视网膜前膜伴视网膜皱缩，视网膜牵拉通常为水平方向（图98.4b，98.5b）。增殖膜通常为视网膜前膜，可能连接部分视网膜，很少会与深层的错构瘤（RPE）产生联系。

98.2.2　荧光素血管造影或超广角荧光素血管造影

星形胶质细胞错构瘤

通常表现出错构瘤充盈，以及造影晚期的多种渗漏。

孤立性先天性视网膜色素上皮增生（CHRPE）

表现视网膜血管的变化，如视网膜毛细血管退化，微动脉瘤产生。

多灶性/成组性CHRPE

病变早期出现持久性高荧光，无荧光渗漏。

先天性视网膜与视网膜色素上皮错构瘤

错构瘤色素沉着部位早期呈遮蔽性低荧光。早期可见微动脉瘤与毛细血管网。晚期可见着染与荧光渗漏，有时会出现无灌注区。

98.2.3　眼底自发荧光

星形胶质细胞错构瘤

如果病变有钙沉积，将会表现为自发荧光。

孤立性先天性视网膜色素上皮增生（CHRPE）

通常为低自发荧光。

多灶性/成组性CHRPE

通常为低自发荧光。

98.2.4　超声检查

星形胶质细胞错构瘤

如果有钙化，B超可以探查到。

98.2.5　重要临床信息

星形胶质细胞错构瘤

可偶发，或与结节性硬化症或神经纤维瘤病相关。对于具有其他全身特征的个体，应考虑转诊进行进一步检查和基因检测（表98.1）。

孤立性先天性视网膜色素上皮增生（CHRPE）

先天性疾病，无已知遗传易感性或全身系统关联。

多灶性/成组性CHRPE

应与家族性结肠癌综合征［家族性腺瘤性息肉病（FAP）/Gardner综合征与Turcot综合征］相关的色素性眼底病变（POFLs）相鉴别。POFLs病变较小（<0.1视盘直径，卵圆形，色素沉着样病变位于眼底中周部及周边部（图98.3b，c）。POFLs可能被脱色素晕环包围着，并表现出"彗星"样尾巴。临床上与成组性CHRPE鉴别的特点有：POFLs病变较小，数量较少，形状较椭圆。POFLs倾向于双眼发病，而CHRPE一般单眼发病。

表 98.1　结节性硬化症和神经纤维瘤病的全身性表现

TSC	NF1	NF2
主要标准	牛奶咖啡斑	前庭神经鞘瘤
脱色斑	腋窝 / 腹股沟雀斑	脑膜瘤
血管纤维瘤	神经纤维瘤	神经鞘瘤
指（趾）甲纤维瘤	视神经胶质瘤	胶质瘤
鲨革斑	Lisch 结节	神经纤维瘤
星形细胞错构瘤	蝶骨发育不良	PSC 白内障
皮质发育不良		
室管膜下结节		
室管膜下巨细胞星形细胞瘤		
心脏横纹肌瘤		
淋巴管平滑肌瘤病		
血管肌脂瘤		
次要标准		
"彩屑"样皮肤病变		
牙釉质凹坑		
口内纤维瘤		
视网膜无色斑		
多发性肾囊肿		
非肾错构瘤		

缩略语：TSC，结节性硬化症；NF，神经纤维瘤病；PSC，后囊下
来源：改编自 2012 年国际 TSC 共识会议

先天性视网膜与视网膜色素上皮错构瘤

大多情况下，该错构瘤为散发，有时会与 2 型神经纤维瘤相关（极个别情况下与 1 型神经纤维瘤相关）。可能与鳃眼面畸形综合征、鳃耳肾综合征、青少年鼻咽纤维血管瘤、Gorlin Goltz 综合征以及单侧 Poland 综合征相关。

98.3　处理

98.3.1　治疗

星形胶质细胞错构瘤

无症状病变需要进行观察。光动力学疗法对于大一些的肿瘤（伴有明显积液或渗出）可能有效。对于更具侵袭性的肿瘤而言，哺乳动物雷帕霉素靶向抑制剂可能有潜在作用，但这个领域需要进一步研究。

孤立性先天性视网膜色素上皮增生（CHRPE）

需要进行观察。

多灶性 / 成组性 CHRPE

需要进行观察。

先天性视网膜与视网膜色素上皮错构瘤

视网膜增殖膜形成、进行性视网膜牵拉、视网膜劈裂、脂质 / 液体积存、视网膜出血、玻璃体积血、较少见的脉络膜新生血管等并发症都可引起视觉症状。是否对该病采取玻璃体切除和剥膜手术存在争议，但手术对于玻璃体积血或视网膜前胶质增生的病例可能有效。在某些病例中，对年轻患者的斜视进行治疗可能有好处。

98.3.2　随访

星形胶质细胞错构瘤

对于无症状的较小病变结构，可每年进行一次散瞳眼底检查。星形胶质细胞错构瘤生长比较缓慢。

孤立性先天性视网膜色素上皮增生（CHRPE）

每年进行一次散瞳眼底检查，CHRPE 病变生长缓慢。极个别病例报道了 CHRPE 引起 RPE 腺瘤（或腺癌）。

多灶性 / 成组性 CHRPE

每年一次散瞳眼底检查。当 POFLs 出现时，应转诊进行结肠镜 / 胃肠病学检查。四个以上 POFLs 是 FAP 的高度特异与敏感性标志。

先天性视网膜与视网膜色素上皮错构瘤

根据病变位置与症状严重程度来采取相应措施。

推荐阅读

[1] Shields CL, Say EAT, Fuller T, Arora S, Samara WA, Shields JA. Retinal astrocytic hamartoma arises in nerve fiber layer and shows "moth-eaten" optically empty spaces on optical coherence tomography. Ophthalmology. 2016; 123(8):1809–1816

[2] Aronow ME, Nakagawa JA, Gupta A, Traboulsi EI, Singh AD. Tuberous sclerosis complex: genotype/phenotype correlation of retinal findings. Ophthalmology. 2012; 119(9):1917–1923

[3] Turell ME, Leonardy NJ, Singh AD. A unique presentation of grouped congenital hypertrophy of the retinal pigment epithelium. Ophthalmic Genet. 2011; 32(3):162–164

[4] Shields JA, Shields CL. Tumors and related lesions of the pigmented epithelium. Asia Pac J Ophthalmol (Phila). 2017; 6(2):215–223

第十部分 小儿玻璃体视网膜疾病

99 Coats 病

Audina M. Berrocal, Linda A. Cernichiaro-Espinosa

摘 要

Coats 病是儿童期出现渗出性视网膜脱离时需鉴别诊断的一类疾病。此类疾病发生病理性改变的血管存在微动脉瘤样扩张和毛细血管扩张，继而引起的血管渗漏导致视网膜脱离。该疾病的分类是基于渗出的严重程度，分为仅有血管扩张（1 期）至眼球痨（5 期）。Coats 病诊断是需要辅助检查确诊的，如眼底荧光素血管造影检查、光学相干断层扫描（OCT）、OCT 血管成像和超声检查，这些辅助检查是避免误诊的关键。该病的治疗方法包括消融治疗、抗血管内皮生长因子（VEGF）玻璃体腔内注药和（或）手术治疗。以减少眼内 VEGF 和炎症介质的产生为治疗的最终目标。

关键词：Coats 病；毛细血管扩张症；血管异常；儿童；渗出性视网膜脱离；外引流；玻璃体切除手术；血管内皮生长因子；抗血管内皮生长因子

99.1 特征

Coats 疾病，首次报道于 1908 年，是一种散发的视网膜血管病变。平均发病年龄为 5 岁，男性、单眼多发。特发性 Coats 病无直接遗传性或种族相关性。病理性血管中存在血-视网膜屏障破坏。炎症因子释放，其中包括 VEGF，血管渗透性增加导致渗出性视网膜脱离。随着疾病进展，低灌注、缺血、玻璃体视网膜病理改变［视网膜前纤维增殖和（或）视网膜下纤维增殖］、视网膜劈裂或视网膜囊肿都可能随之出现。2001 年根据疾病严重程度将 Coats 病分为以下几期。

- 1 期：视网膜毛细血管扩张。
- 2 期：视网膜毛细血管扩张并渗出（2A 期黄斑中心凹旁，2B 期黄斑中心凹）。
- 3 期：渗出性视网膜脱离（3A 部分脱离位于黄斑中心凹旁或黄斑中心凹，3B 期为全视网膜脱离）。
- 4 期：全视网膜脱离和新生血管性青光眼。
- 5 期：疾病终末期，伴或不伴眼球痨。

99.1.1 常见症状

常见闪光感、漂浮物；视力下降；病情进展可导致严重视力丧失。

99.1.2 体征

常见视网膜血管扩张，中度到重度渗出，"灯泡"样微动脉瘤（图 99.1，99.2）。在更为严重的病例中，可见到渗出性视网膜脱离（图 99.3）。早期可出现剥夺性斜视。全视网膜脱离、白内障和（或）前房内胆固醇结晶均可导致白瞳症。此外，偶见视网膜劈裂（视网膜"囊肿"），或血管增生性肿瘤（视网膜血管瘤或假性血管瘤性视网膜母细胞瘤）。

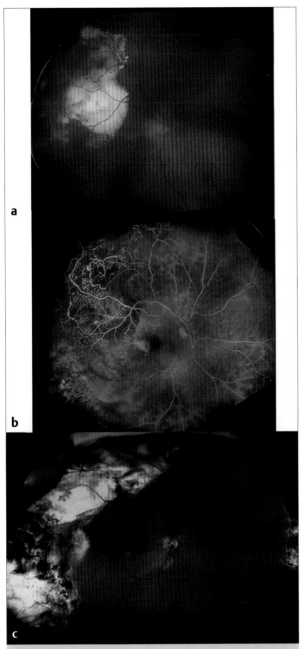

图 99.1 （a）超广角眼底照相显示团块状黄色渗出病灶表面伴有异常扩张的血管。（b）超广角眼底荧光素血管造影显示血管灌注异常和荧光积存。（c）两年期治疗后，广角眼底照相显示激光光斑后和黄斑颞侧可见黄色病灶，提示病变处于复发活跃状态

99.2 关键诊断性检查和结果

99.2.1 光学相干断层扫描（OCT）

黄斑水肿或劈裂样变可表现为黄斑区高反射囊性改变。可能存在视网膜下积液。高反射病变为渗出、视网膜下纤维化、视网膜色素上皮层下纤维化和视网膜前膜。OCT 有助于指导囊样黄斑水肿、视网膜脱离的治疗，以及手术计划的制定。

99.2.2 荧光素血管造影或超广角荧光血管造影

超广角荧光素血管造影是指导诊断和治疗的常用手段。Coats 病患者荧光造影结果中通常有毛细血管扩张 / 动脉瘤等高荧光病灶的存在。血管渗漏、视网膜下荧光积存、纤维或瘢痕组织荧光着染、新生血管组织渗漏，这些高荧光病灶可能同时存在。低荧光表示毛细血管无灌注和视网膜出血灶的存在。患者对侧眼可能也存在血管的异常（如动脉瘤，视网膜周边无血管区；图 99.1~99.3）。

99.2.3 光学相干断层扫描血管成像（OCTA）

OCTA 是一种新技术，早期可检测到无灌注区、毛细血管扩张、纤维血管膜和脉络膜视网膜血管吻合。

99.2.4 超声检查

当眼后部影像被遮挡时，超声检查有助于眼后部病灶（包括视网膜脱离）的检查。在超声检查中，结晶体呈多个视网膜下点状高回声。超声检查通过探测眼内肿块或钙化灶形态，从而与视网膜母细胞瘤相鉴别。

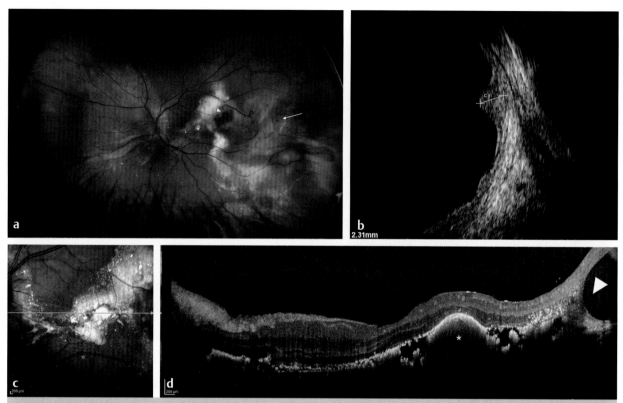

图 99.2　伴有广泛黄斑浸润的 Coats 病。(a) 超广角眼底照相显示黄斑下结节 (*)，视网膜劈裂 (三角箭头)。(b) B 超显示赤道部一个无血管化、无钙化灶的高反射病灶，对应颞侧黄斑外纤维化病灶。(c，d) OCT 显示视网膜下及视网膜内广泛高反射灶，与渗出相对应，同时发现一处黄斑下高反射结节 (星号)；此外，颞侧存在低反射囊肿 (三角箭头)

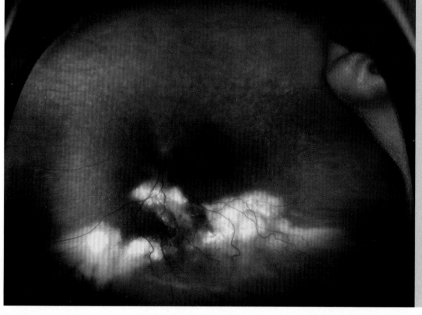

图 99.3　一例视网膜色素变性患者超广角眼底照相示下方视网膜呈 Coats 样病变

99.3 重要临床信息

由于年龄和配合程度的限制，Coats 病的检查需在全麻下进行，这样更有利于全面评估病情。对病情严重的患者，排除视网膜母细胞瘤至关重要。在弥散型视网膜母细胞瘤中，FA 可显示血管迂曲形成的重影。其他需考虑的异常包括早产儿视网膜病变、家族性渗出性玻璃体视网膜病变、Norrie 病、先天性白内障、永存玻璃体胚胎血管。可引起 Coats 样反应的其他疾病有：视网膜色素变性、视网膜血管炎、Eales 病、感染性疾病、先天性角化不良。

99.4 处理

99.4.1 治疗选择

消融治疗

对异常的血管和 FA 显示的低灌注区域，可考虑消融治疗。冷冻治疗和激光光凝治疗被证明有效。常联合玻璃体腔内药物治疗。

玻璃体腔内药物治疗

抗 VEGF 药和激素都能降低眼内 VEGF 水平和减轻炎症，可降低进展性渗出的风险。目前的治疗周期为 4~6 周。

球周和全身激素治疗

球筋膜下曲安奈德注射治疗是减少炎症反应的另一个方法。口服激素可成为难治性或术后患者的治疗方式。

手术

手术适应证包括前述治疗无效的视网膜完全性脱离（3B 期）或部分性视网膜脱离（3A 期），和（或）玻璃体混浊阻碍玻璃体腔注射者。

- 外引流：通过前房灌注，行巩膜切口外引流，是对于大泡性视网膜脱离的治疗方式。视网膜下积液需检测排除恶性细胞的存在。消融治疗通常是用于降低复发风险。

- 平坦部玻璃体切割手术：在选择手术的病例中，玻璃体切除术用以去除牵拉增殖膜，修复视网膜脱离，以及进行眼内光凝。硅油常被用作长效填充。在这些病例中，治疗目的仅仅只是保住眼球，而不是寻求视力的改善。

- 巩膜外加压：对于 Coats 病采用外加压术仍然存在争议。对于全眼周广泛牵引的患者可考虑该方法。应避免前部缺血的发生。

- 眼球摘除术：对于无光感而又疼痛的眼球，或者少数病例眼球无光感，而不能排除视网膜母细胞瘤的患者，可考虑使用眼球摘除术。

99.4.2 随诊

在进行治疗的同时，需进行规范随诊（如每 4~8 周复查一次）。一旦病情稳定，随诊间隔可延长。根据患者年龄和视力恢复情况，小儿眼科医师需同时进行患儿弱视的治疗。

推荐阅读

[1] Daruich AL, Moulin AP, Tran HV, Matet A, Munier FL. Subfoveal nodule in Coats' disease: toward an updated classification predicting visual prognosis. Retina. 2017; 37(8):1591–1598

[2] Suzani M, Moore AT. Intraoperative fluorescein angiography-guided treatment in children with early Coats' disease. Ophthalmology. 2015; 122(6): 1195–1202

[3] Sein J, Tzu JH, Murray TG, Berrocal AM. Treatment of Coats' disease with combination therapy of intravitreal bevacizumab, laser, photocoagulation, and Sub-Tenon corticosteroids. Ophthalmic Surg Lasers Imaging Retina. 2016; 47(5):443–449

[4] Ong SS, Buckley EG, McCuen BW, II, et al. Comparison of visual outcomes in Coats' disease. A 20-year experience. Ophthalmology. 2017; 124(9):1368–1376

100 早产儿视网膜病变（ROP）

Avery E. Sears, Jonathan E. Sears

摘　要

早产儿视网膜病变（ROP）是发生在早产儿的血管增生性疾病。虽然 ROP 的发病机制是严重早产儿所特有，但 ROP 是了解血管生成和视网膜发育的枢纽，推动了适用于其他眼部新生血管性疾病的新生血管形成的两步学说。眼球通常有 40 周的妊娠期以完成视网膜血管的发育，而早产使胎儿与母体分离，出生后的氧气供应旨在防止婴儿死亡。但不幸的是，虽然死亡数下降，氧诱导的毒性反应随之而来。在此章节中，我们将阐述相关临床病史、流行病学资料、氧化机制性疾病和 ROP 目前的诊断和治疗方式。

关键词：ROP 冷冻疗法；ROP 的早期治疗；高氧；新生血管

100.1 特征

ROP 是发生于早产胎儿的一种血管增生性疾病。正常视网膜组织在胚胎 16 周的时候开始发育，孕期 36~40 周时视网膜发育通常由视神经开始，分别至鼻侧和颞侧锯齿缘。每年全球新增一千三百万早产儿，导致每年 15 万新生儿失明。发达和发展中国家的早产儿生存率仍在不断提高。

1942 年首次报道体质量小于 3 磅的早产儿晶体后纤维组织增生，ROP 和其相关的新生血管被认为是发生在缺血损害后的反应性血管增生。第一阶段证实了氧和视网膜病变的因果关系：此阶段的特点为高氧状态（高氧和缺血）下视网膜血管生长减弱，血管化受阻，导致第二阶段，即缺血与缺氧状态下相同缺血区域血管增生。血管内皮生长因子（VEGF）为诱发血管增生的关键性因子，由低氧诱导因子（HIF）触发，在高氧状态第一阶段受到抑制。相比成人动脉血中氧含量高于 50% 的状态而言，胎儿通常处于"氧含量正常型缺氧（normoxic hypoxia）"状态，相比于成年人小动脉氧含量大于 50%，这些胎儿的氧浓度很少达到 20 mmHg。比如，胎儿体内氧饱和浓度约为 80%~85%，而出生后这些吸氧高危新生儿的氧饱和度为 91%~95%。此外，与出生后状态不同的是，胎儿血红蛋白更适应在低氧环境下运载氧。

100.1.1 常见症状

婴儿无任何症状，必须进行筛查；那些被忽略的 ROP 患儿，发展为近视、斜视和弱视的概率将大大升高。

100.1.2 辅助检查

ROP 活跃状态的关键临床体征为 PLUS 病变，首次定义为视盘静脉怒张，但可见嵴后、视网膜中周部血管扭曲，也可见扭曲扩大的动脉。早产儿侵袭性后部视网膜病变（AP-ROP）是新近提出的概念，指婴儿在疾病早期即有非常活跃的病灶（出生时通常为矫正胎龄 ≤ 34 周）。主要为 1 区病变伴大量 PLUS 病变，并且通常是扁平新生血管。AP-ROP 患者伴有扩张的环形虹膜血管并不少见，常出现虹膜红变。

ROP 是用区和期来划分病变。1 区是指视网膜血管化区域在以视盘至黄斑中心凹连线的 2 倍为半径的区域内；2 区指 1 区以外，以视盘为中心，视盘至鼻侧锯齿缘的距离为半径的环形区域；

3 区指除 2 区外颞侧剩余区域（图 100.1 ）。实际上，1 区是 28D 检眼镜能看到的视盘和可视视网膜区域单个图像范围。如果病变范围在 1 区外鼻侧无血管区，则病变为 2 区。类似的，如果病变在颞侧出现无血管区，而在鼻侧血管化，则病变在 3 区。病变的分期，0 期为视网膜正常发育；1 期为血管化与无血管化区域间一明显锐化的嵴，有或无一条白色扁平分界线；2 期为分界线增高；3 期在嵴上有新生血管，伴或不伴纤维血管膜；4a 期为除黄斑区以外的视网膜脱离，4b 期为包括黄斑区的视网膜脱离；5 期为视网膜全脱离（图 100.2 ）。

100.2　关键性辅助检查

100.2.1　OCT

可有助于鉴别 4a 期脱离与牵拉性视网膜劈裂。OCT 可以观察到中心凹的发育异常，包括视网膜层间积液。

100.2.2　荧光素血管造影（FA）或超广角荧光素血管造影（UWFA）

血管造影术

血管造影术仍然是诊断 ROP 严重程度最准确的检查方法，但由于其侵入性，可能会带给婴儿不必要的风险。然而，诊断性造影会减少过度治疗和（或）需治疗而漏诊的患儿数量。FA/UWFA 能清晰显示无灌注区和渗漏区域的位置（图 100.3 ）。

100.2.3　远程医疗

ROP 检查具有选择性，虽然特异性和敏感性不如体格检查，但由于眼底照相能评估哪些患儿需要转诊来做更进一步检查，因此远程医疗能阻止失明的发生，"转诊 - 保证" ROP 的敏感性和特异性分别为 100%、99%。专家可将电子图像传给非眼科人员，远程图像解决了没有专家的新生儿加护病房（NICU）诊断 ROP 的困难。由于眼底照

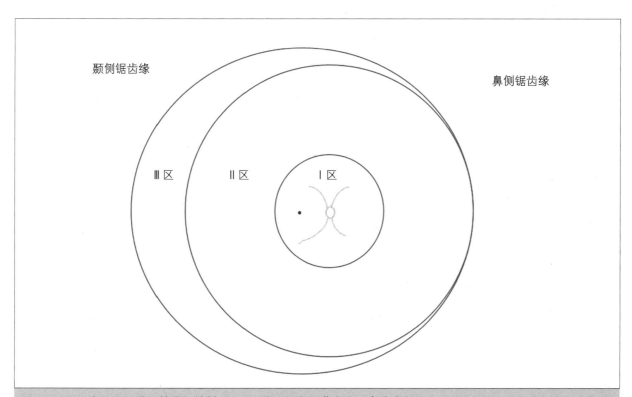

图 100.1　早产儿视网膜血管化区域划分。1 区为以视盘至黄斑区距离为半径画圆，2 区包括 1 区及后极部至鼻侧锯齿缘区域，3 区为鼻侧血管化但颞侧未血管化区域

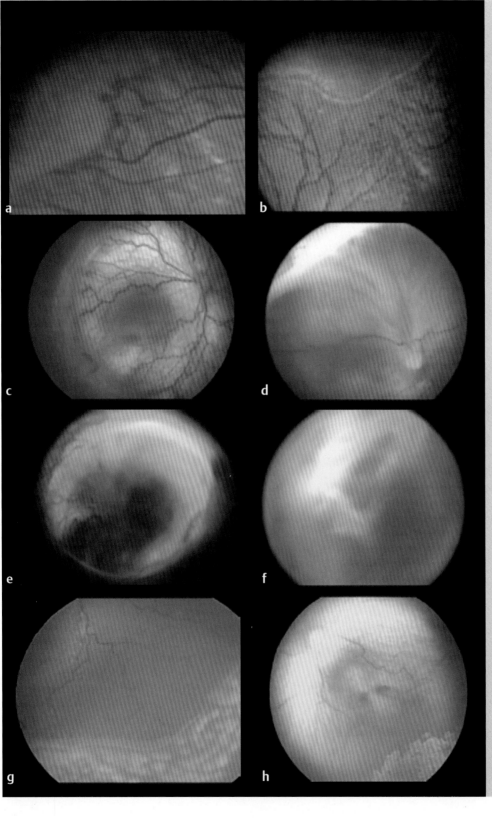

图 100.2 早产儿视网膜病变分期：（a）1期，（b）2期，（c）3期，（d）4a期，（e，f）5期。（g）1型病变视网膜光凝治疗后不久，（h）视网膜光凝治疗2周后，提示3期病变进展，存在纤维增殖膜和PLUS病变

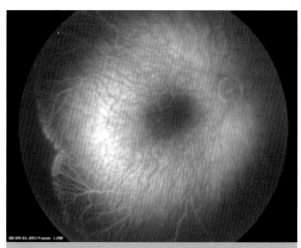

图100.3　1型1区病变使用贝伐单抗治疗后2个月时血管情况

相机价格较低，采集者更加专业化，远程医疗也可为ROP提供更为准确的信息，如PLUS病变。

100.3　重要临床信息

西方国家取得的共识是出生后体质量低于1500 g、胎龄小于32周、或NICU考虑到存在相关风险的患儿，均需要进行出生后筛查。首次检查应在生后4~6周完成。一般情况下，氧气机和氧饱和度监测仪是早产儿在出生后正常使用的设备。而在一些发展中国家，存在胎龄非常大的婴儿还出现了ROP的现象，推测是由于NICU使用了浓度非常高的氧供系统，不能稀释纯氧所致。ROP检查通常需散瞳剂（1%肾上腺素与0.5%盐酸环戊醇胺酯合剂）、盐酸丁卡因表面麻醉药、28D镜头、巩膜压迫器和开睑器。这一系列的检查不能被省略，虽然可能没有确切的发现，但可以提示疾病是否需要治疗。例如，无论孕期多少，大多数患儿常在出生后30周发展为ROP，然后35~37周左右会发展为需要治疗的ROP。氧含量和败血症会影响ROP的临床进程。

100.4　处理

100.4.1　治疗措施

冷冻

ROP的冷冻治疗研究首次证实了低出生体质量和低胎龄与ROP之间的关系。ROP冷冻治疗研究发现冷冻能双倍减少视网膜周边无血管区进展，使发生概率从43%降至21.8%，同时阻止无血管区这一基础病灶的视网膜脱离。目前，冷冻治疗已经没有激光应用频繁了。

激光

ROP早期治疗研究（ETROP）应用激光而不是冷冻治疗。ETROP区别于冷冻治疗最重要之处是，激光治疗的是位于1区后极部病变，而冷冻可治疗2区病变。

这一随机分组前瞻性实验研究测试了在严重程度低于标准阈值的眼睛中，使用激光是否会增加预防视网膜脱离和褶皱的机会，并提供关于ROP激光治疗的最清晰、最新的治疗指南（表100.1）。早期激光将不良结局的风险从15%降至9.6%。与Ⅰ型病变（24 h内治疗）相比，Ⅱ型病变（观望与等待，1周后再评价）的概念尤其有价值（表100.1）。激光可在患儿镇静状态下实施。通常来说，一个2区中周部病变，需要能量140~180 mW的二极管激光器、1 200个激光斑覆盖，激光斑几乎重叠（图100.2）。需要注意勿损伤睫状后长动脉（可引起低眼压），或损伤虹膜（可通过虹膜传导能量至晶状体，导致晶体溶解性青光眼和眼球痨）。激光治疗后局部使用醋酸泼尼松龙眼液一天4次和0.5%~1%睫状肌麻痹剂一天2次，连用7天。

抗VEGF

在一项检测贝伐单抗治疗ROP（BEAT-ROP）的随机前瞻性实验研究中，抗VEGF药物治疗首

表 100.1

ETROP 治疗与等待标准（如 1 周随诊）。需重视 1 区病变，因为低胎龄早产儿 1 区病变患儿数量增多。
- 1 型（治疗型）
  - 任何阶段的 ROP1 区合并 PLUS 病灶
  - 1 区 3 期伴或不伴 PLUS 病灶
  - 2 区 2 期或 3 期伴 PLUS 病灶
- 2 型（观察型）
  - 1 区 1 期或 2 期无 PLUS 病灶
  - 2 区 2 期或 3 期无 PLUS 病灶

次得以检测。虽然最初关注的只是剂量的选择和主要结果的检测，缺少长期眼部和全身情况随访，且忽略了这些人群抗 VEGF 治疗所致的任何有害的发育特征，但这一实验首次确定了指南，证实了与激光相比，抗 VEGF 治疗更能改善 1 区病变的解剖学结果。使用抗 VEGF 药物的最小剂量是至关重要的环节，对于贝伐单抗而言单次剂量不应超过 0.5 mg（2.5 mg/mL 贝伐单抗 0.02 mL）。最近的临床实验研究表明，0.03 mg 贝伐单抗为有效剂量。

氧气

氧气本身是一种药品，对于大胎龄患儿正确使用氧疗（胎龄大于 34 周患儿增加氧疗）可减少新生血管牵拉和视网膜渗漏。运用氧疗治疗 ROP（STOP-ROP）表明，3 期病变增加氧疗能减少 PLUS 病变，减少新生血管形成。对于出生时大于 34 周胎龄的患儿，增加氧饱和度常能减少对治疗的需求。虽然，对氧饱和度使用双向管理方法可阻止 ROP 发展（对于出生时胎龄小于 34 周的患儿氧饱和度为 85%~91%，大于 34 周胎龄的患儿使氧饱和度大于 95%），但并未经过随机前瞻性临床实验，因此氧饱和度标准仍然为 91%~95%。

ROP 手术治疗

保留晶状体的玻切术的出现彻底改变了 ROP

的外科治疗。通过角巩膜后 1.5 mm 平坦部穿刺进入眼内进行玻璃体切除手术，可挽救大多数 4a 期和 4b 期的眼睛，不会立即形成白内障或医源性撕裂。4 期手术治疗原则为不引起视网膜撕裂，有条件可制造玻璃体后脱离，解除嵴与晶状体后的前后部玻璃体视网膜牵引。此时止血很关键。5 期病变需行晶体切除术，术后解剖复位及功能恢复成功率低。目前仍在辩论的是，为了防止失明而进行一场徒劳而无畏的尝试治疗究竟有何益处。5 期视力预后与 4 期比较相差甚远。前者视力多数为手动 / 光感，而后者多数为 0.1~0.5。

100.4.2　随诊观察

对于高度风险患儿密切随访，并进行一系列辅助检查至关重要。一旦病变稳定，随诊观察对于控制后期弱视并发症的发生发展非常重要。

推荐阅读

［1］Hartnett ME, Lane RH. Effects of oxygen on the development and severity of retinopathy of prematurity. J AAPOS. 2013; 17(3):229–234

［2］Sears JE, Hoppe G, Ebrahem Q, Anand-Apte B. Prolyl hydroxylase inhibition during hyperoxia prevents oxygen-induced retinopathy. Proc Natl Acad Sci U S A. 2008; 105(50):19898–19903

［3］Palmer EA, Hardy RJ, Dobson V, et al. Cryotherapy for Retinopathy of Prematurity Cooperative Group. 15-year outcomes following threshold retinopathy of prematurity: final results from the multicenter trial of cryotherapy for retinopathy of prematurity. Arch Ophthalmol. 2005; 123(3):311–318

［4］Good WV, Early Treatment for Retinopathy of Prematurity Cooperative Group. Final results of the Early Treatment for Retinopathy of Prematurity (ETROP) randomized trial. Trans Am Ophthalmol Soc. 2004; 102:233–248, discussion 248–250

［5］Mintz-Hittner HA, Kennedy KA, Chuang AZ, BEAT-ROP Cooperative Group. Efficacy of intravitreal bevacizumab for stage 3 + retinopathy of prematurity. N Engl J Med. 2011; 364(7):603–615

101 家族性渗出性玻璃体视网膜病变

Edward H. Wood, Prethy Rao, Kimberly A. Drenser

摘 要

家族性渗出性玻璃体视网膜病变（FEVR）是一种以视网膜血管异常发育为特征的遗传性玻璃体视网膜疾病。病变潜在特征包括进展性视网膜毛细血管萎缩、血管牵引、视网膜褶皱、渗出、积血、新生血管生成、玻璃体视网膜界面改变和视网膜脱离。眼底图像最为显著的特征是视网膜周边无血管区，超广角眼底荧光造影能够更为突出地显示这一特征。FEVR 需要长期随访，并根据需要进行密切检查和干预。

关键词：LAPPEL（晚期后部和周边血管造影渗漏）；早产儿视网膜病变；玻璃体视网膜病变

101.1 特征

FEVR 是一种以异常性视网膜血管形成为特征的遗传性玻璃体视网膜病变。FEVR 是伴随一生的疾病，发展通常有静止期和活动期，此病变与 Wnt 通路相关。Wnt 信号是一种进化保守的信号传导通路，在生物体发育期间控制细胞的命运，在成人体组织的维持、修复和自我更新过程中发挥功能。FEVR 相关基因已经确定，大约有 50% 为与四种 Wnt 信号通路相关的致病基因（FZD4、LRP5、TSPAN12 和 NDP）。其表达与遗传模式表现多样（常染色体显性，常染色体隐性和性连锁隐性遗传）。基因检测对于指导预后、计划生育和潜在的未来治疗干预是有意义的。

101.1.1 常见症状

FEVR 通常没有症状，可能会伴有视力下降、斜视（常见内斜）和斜视性弱视、潜在性眼球震颤（双眼功能破坏后所致）和（或）白细胞增多。

101.1.2 检查结果

双侧发病（85%），但不对称，检查结果与临床分期相对应（表 101.1）。周边视网膜无血管区为该疾病最显著的特征。临床特征包括进行性视网膜血管萎缩，血管牵拉、渗出、出血和新生血管生成。视网膜动脉扭曲和牵拉感，视乳头边缘视网膜血管数量增多亦可能出现，以及伴有环状和（或）分流式异常环形视网膜血管。辐射状和（或）环形视网膜褶皱形似刀嵴样褶皱从视乳头延伸至前部（图 101.1）。视网膜前玻璃体组织、视网膜下渗出，浆液性、牵拉性和（或）混合性视网膜脱离均有可能出现。

101.2 关键的诊断性检查和结果

101.2.1 光学相干断层扫描（OCT）

OCT 可显示玻璃体与后部组织结构，包括玻璃体黄斑牵引、玻璃体视网膜褶皱和玻璃体激光瘢痕粘连。其他可能体征包括黄斑中心凹变钝、永存性胚胎血管结构、囊样黄斑水肿、视网膜内层渗出、视网膜下脂质沉积、干性或水肿性视网膜褶皱和椭圆体带（EZ）结构破坏。

表 101.1　FEVR 临床表现及分期

FEVR 临床阶段	临床特点
亚临床	轻度血管僵直 轻度周边视网膜无灌注
1 期	视网膜周边无血管区不伴视网膜增生血管
2 期	视网膜周边无血管区伴增生血管 2a. 无渗出 2b. 有渗出
3 期	部分视网膜脱离—不累及黄斑 2a. 无渗出 2b. 有渗出
4 期	部分视网膜脱离—不累及黄斑 2a. 无渗出 2b. 有渗出
5 期	全视网膜脱离 2a. 无渗出 2b. 有渗出

101.2.2　荧光血管造影或超广角荧光血管造影

荧光血管造影和（或）超广角荧光血管造影（UWFA）可用于 FEVR 疑似病例，也可用于筛查无症状的患者亲属。UWFA 对于评估临床表现正常而伴有明显影像学改变的患者非常有用，这些影像学改变包括视网膜无灌注，动静脉灌注延迟，静脉－静脉分流（早产儿视网膜病变中缺乏动静脉分流），黄斑旁毛细血管变钝，以及在血管化和无血管区视网膜交界处可见细小膨大的血管末梢呈蕨状分枝状形态（图 101.2）。LAPPEL（晚期后部和周边血管造影渗漏）以视网膜血管边缘模糊伴荧光渗漏，大约 3 min 时渗漏达高峰，预示该区域将可能发生视网膜毛细血管萎缩及视网膜新生血管形成（图 101.3）。

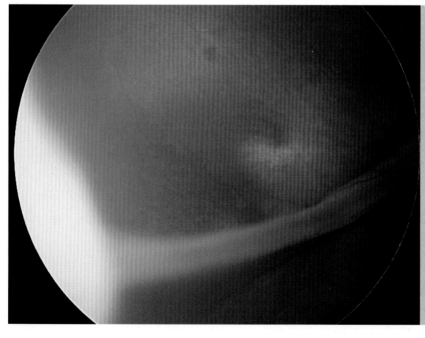

图 101.1　FEVR 患者眼底照相显示刀嵴样干性视网膜褶皱

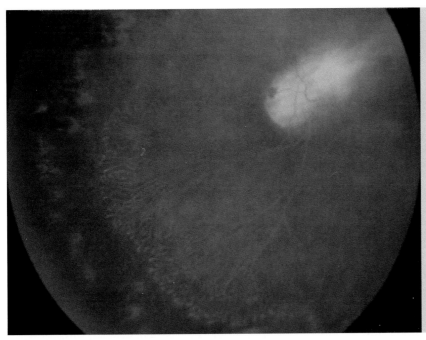

图 101.2　眼底荧光造影显示 FEVR 患者球状膨大的血管末梢

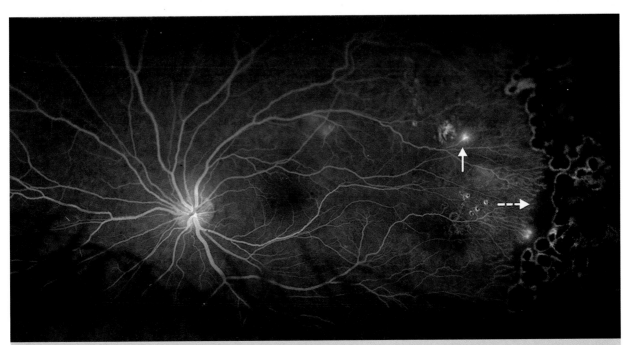

图 101.3　超广角荧光素血管造影显示家族性渗出性玻璃体视网膜病变伴新生血管形成（箭头）和 LAPPEL（晚期后部和周边血管造影渗漏），血管末端细小球形膨大（虚线箭头）

101.2.3 眼底照相

眼底照相，尤其是广角照相系统，用于观察疾病病理和病情进展情况。

101.3 重要临床信息

ROP 须与 FEVR 相鉴别。除了常规 ROP 检查手段，早产儿患者当中一部分伴有 Wnt 信号通路异常及 FEVR 特征性改变的被命名为 fROP。伴有下述特征的急进性视网膜病变的患儿应考虑该病：不伴明显的嵴样组织，有更多明显的血管分支形成；缺乏动脉－静脉分流，存在静脉－静脉分流；相对于单独的 ROP 而言，相对的渗出和血管中断更多；胎龄大于 26 周，出生体质量低于预期。根据临床特征，需要考虑的其他疾病包括 Norrie 疾病（X 连锁，感觉神经性听力丧失和 NDP 阳性）、色素失禁症、持续性胎儿血管系统、Coats 病和视网膜母细胞瘤。

101.4 处理

101.4.1 治疗方案

LAPPEL

局部治疗（例如醋酸泼尼松龙）和局部非甾体消炎药可能会改善 LAPPEL，并可能延缓毛细血管萎缩的进程。

2 期 FEVR 或更高分期

对于伴有新生血管形成的视网膜无血管区，可采用对视网膜无血管区和（或）毛细血管萎缩区行局限性激光光凝。UWFA 可有助于识别有血管和无血管视网膜之间的边界。在无法使用激光的情况下（例如，严重渗出或渗出性视网膜脱离），使用抗 VEGF 药物治疗更有优势。一种潜在的治疗制剂是 Norrin 蛋白，该蛋白可激活对人视网膜内皮细胞具有保护作用的 Wnt 信号通路。

3 期 FEVR 或更高分期

FEVR 中有关手术管理的决策是非常复杂的。各种病变的解剖特征可以预测手术修复的可行性。"湿性"视网膜褶皱适合手术治疗，而"干性"刀嵴状褶皱（即光感受器至光感受器的并列位置）则不然。当选择手术处理时，通常进行平坦部／全玻璃体切除术。一些患者选择利用纤溶酶来促进手术复位。

101.4.2 随访

必须告知患者这是终生性疾病，需要定期监测疾病的活动和进展，以及评估对治疗的反应。患者通常每 6~12 个月需进行眼底照相和超广角血管造影术随访，并终生随访。

推荐阅读

[1] Clevers H. Eyeing up new Wnt pathway players. Cell. 2009; 139(2):227–229

[2] Wu W-C, Drenser K, Trese M, Capone A, Jr, Dailey W. Retinal phenotype-genotype correlation of pediatric patients expressing mutations in the Norrie disease gene. Arch Ophthalmol. 2007; 125(2):225–230

[3] Yonekawa Y, Thomas BJ, Drenser KA, Trese MT, Capone A, Jr. Familial exudative vitreoretinopathy: spectral-domain optical coherence tomography of the vitreoretinal interface, retina, and choroid. Ophthalmology. 2015; 122(11):2270–2277

[4] Drenser KA, Dailey W, Vinekar A, Dalal K, Capone A, Jr, Trese MT. Clinical presentation and genetic correlation of patients with mutations affecting the FZD4 gene. Arch Ophthalmol. 2009; 127(12):1649–1654

102　永存胎儿血管

Suruchi Bhardwaj Bhui, Vaidehi S. Dedania, Yasha S. Modi

摘　要

当眼睛的胎儿脉管系统未经历正常的退化过程时，就会发生永存胎儿血管（PFV）。尽管PFV可能有前部或后部的主要表现，但大多数病例会同时具有前部和后部病变。这会导致一些眼后遗症，包括小眼球、白内障、继发性闭角型青光眼、牵拉性视网膜脱离和玻璃体积血。大部分PFV病例是特发性、单侧性的，没有系统性关联。然而，当双侧出现PFV时，通常与全身综合征相关。前部为主的PFV通常与以下发现有关：睫状突延长，白内障或存在晶状体后部浑浊。后部为主的PFV患者可能存在从视神经延伸的玻璃体膜性物、视网膜褶皱和（或）发育异常、牵拉性视网膜脱离或视神经发育不良。对于轻型病变，通常采取适当观察。治疗的目的是清理视轴区（去除白内障和晶状体后间隙）并减轻因永存玻璃体柄引起的视网膜牵引。患者预后绝大部分取决于初诊时眼部受累程度。相对于合并后部PFV患者，前部PFV患者的预后更好。此外，积极的弱视治疗对取得较好的视觉效果至关重要。

关键词：玻璃体动脉；白斑；永存胎儿血管；永存原始玻璃体增生症；管

102.1　特征

当眼睛的胎儿脉管系统未经历正常的退化过程时，就会发生永存胎儿血管（PFV）。胎儿血管系统不完全消退的原因仍然未知。PFV以前称为永存原始玻璃体增生症（PHPV），之所以更

名是因为PFV包含胎儿眼内血管系统的所有组件，因此已成为首选的命名法。在胎儿发育期间，玻璃体动脉和其他血管从眼的后极往前极增生。它们形成血管网络，延伸覆盖晶状体的前表面和后表面（即前后晶体血管膜）和虹膜（即瞳孔膜），在前房发育未成熟没有房水的情况下为眼内结构提供营养。这些组织结构的持久存在可能导致数种眼后遗症，包括小眼球、白内障、继发性闭角型青光眼、牵拉性视网膜脱离和玻璃体积血。PFV多为特发性、单侧性，没有其他系统性关联。然而，在双侧发生时，通常与系统综合征有关，例如13三体综合征、Walker-Warburg综合征、无脑儿、Norrie病、眼-牙本质骨病和眼-腭-大脑-侏儒症。

102.1.1　常见症状

可能表现为视力下降。

102.1.2　检查结果

与PFV相关的眼部检查结果包括牵牛花综合征、Peter综合征、黄斑发育不全、先天性小角膜和小眼球。在就诊时，患者可能有前部或后部为主的受累。然而，大多数患儿同时具有前部和后部的特征。虽然前PFV和后PFV的术语可能会有一些特征的重叠，每个PFV的特征罗列如下。

前部PFV

- 永存瞳孔膜：前部晶状体血管膜丝状残留。本身很少引起并发症，若附着在内皮上可

能引起自发性前房积血或角膜混浊。

- 晶状体后部混浊：由于持续性后部晶状体血管膜残留所致；可能位于中心并且很小，或者可能延伸至睫状突。
- 白内障：与晶体后浑浊相关的常见特征。
- 睫状突延长：偶尔见于晶状体后部，可发展为晶状体后混浊。
- 虹膜玻璃体血管的存在：虹膜基质中的放射状血管连接晶状体后部和前部血管膜。持续存在时可导致瞳孔括约肌凹陷或色素

膜内翻或外翻。

- 浅前房：可继发于膨大、混浊的晶状体，或由睫状体和晶状体旋转所致。

后部 PFV

- 永存玻璃体动脉：最常见的残余玻璃体动脉位于 Cloquet 管内，表现为从视神经延伸至晶状体后表面的模糊血管（图 102.1，102.2）；通常被称为 PFV 中的"柄"，可以在超声上看到。玻璃体动脉

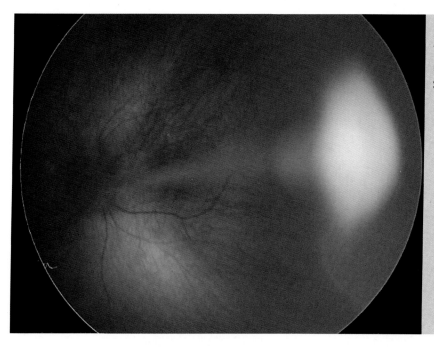

图 102.1　眼底照相显示永存玻璃体动脉或"柄"，从视神经延伸至晶状体后表面（图片由 Maxwell Stem 和 Michael T. Trese 提供）

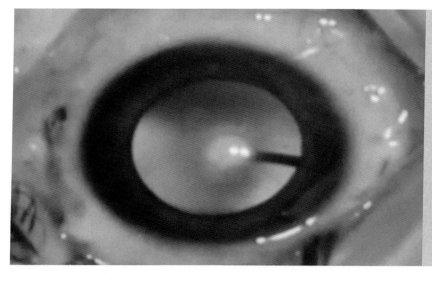

图 102.2　前段术中影像显示一条永存玻璃体动脉，附着在晶状体后表面偏鼻侧处

可能还保存有持续的血流灌注，这一现象可以在荧光血管造影中观察到。

- 先天性视网膜未附着：胎儿脉管系统对视网膜的强黏附可能会引起牵拉性视网膜脱离。可能会有起自视神经的抬高的玻璃体膜；在更严重的情况下，视网膜可能会被裹入柄内成为一体。

- 视网膜褶皱：可能是由于柄状物持续牵引所致。

- 视网膜发育不良：可能表现为视网膜层次破坏或黄斑解剖结构正常的"微观"发育异常；尽管进行了充分的手术和弱视治疗，但这两种发育不良类型均可能限制视力预后。

- 黄斑异常：通常是由血管柄的牵拉引起的，可能包括黄斑劈裂、囊状间隙和黄斑中心凹结构缺失。在严重的情况下，可能会出现黄斑皱襞。

- 视乳头发育不全或发育不良：两者都不可避免地会限制长期的视觉预后。

合并 PFV

前后部 PFV 联合发生，常同时出现。

正常眼中胎儿血管系统不完全退化

- Mittendorf 点：玻璃体动脉在晶状体后部插入；常见的良性先天性异常，见于在晶体鼻下方至中央，患病率为 0.7%~2.0%；在例行检查中经常发现，但很少影响视力。

- Bergmeister 乳头：为视乳头上覆盖一种纤维血管组织，但并不明显。

102.2　关键诊断性检查和结果

102.2.1　荧光素血管造影或超广角荧光素血管造影

荧光素血管造影（FA）眼前段可显示血管系统异常，包括虹膜内直行放射状血管或睫状突突出或晶体后的血管膜。在白内障摘除后或晶状体透明的情况下，后段的 FA 可能显示中心凹无血管区的丢失或因原始玻璃体柄引起的视网膜牵引而导致的视网膜血管拖拽。

102.2.2　超声检查

B 超可以可靠地识别从后极延伸到后间隙的高回声带、高回声晶状体和牵拉性视网膜脱离（图 102.3）。

A 超可能发现 PFV 并发小眼球的患眼眼轴长度可能短于对侧眼。

102.2.3　磁共振成像

如果对诊断中存在分歧且 B 超不能确定，则可以对大脑和眼眶进行磁共振成像。这可能需要对婴儿和幼儿使用镇静剂，但可能会显示出较短的眼轴长度和玻璃体柄（图 102.4）。磁共振成像在鉴别诊断方面也有帮助，可在白斑病中区分 PFV 和 Coats 病或视网膜母细胞瘤。

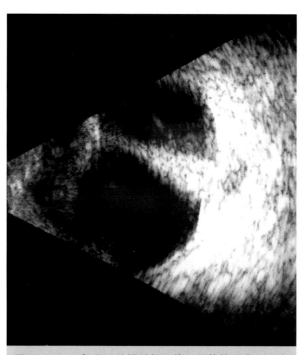

图 102.3　B 超显示从视神经延伸到晶状体后表面的高回声带（柄）。这个表现与 Cloquet 管内永存胚胎血管一致。晶状体后表面也轻度高回声

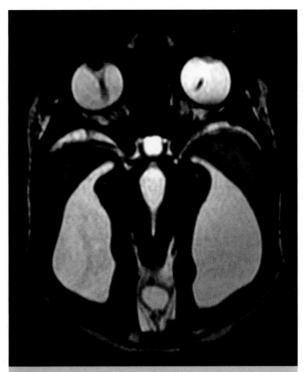

图 102.4 双眼永存胚胎血管患者的眼眶和脑部 MRI 的 T2WI 显示双侧低信号柄。双眼前房浅（右眼的轴位像更明显）

102.3 重要临床信息

鉴别诊断包括视网膜母细胞瘤（通常与小眼球无关，超声检查可能显示肿块伴高回声灶，提示钙化）、严重的 Coats 病（晶状体后可能存在严重渗出性视网膜脱离，通常晶体是透明的，没有柄）、早产儿视网膜病变（依据双侧发病和无真柄来区别）、家族性渗出性玻璃体视网膜病变（依据双侧和无柄来区别）和全身性综合征（双侧发病应考虑遗传性综合征，尤其是 Norrie 病，必须进行全面检查）。

102.4 处理

102.4.1 治疗方案

评估手术干预的风险和益处并考虑任何相关的先天性黄斑或视神经异常的影响至关重要。此外，如对侧眼未受影响且视力正常，即使患眼得到成功治疗，患者仍可能因继发弱视或视网膜发育不良而导致低视力。尽管视网膜发育不良可能是视力限制因素，但视力预后很大程度上取决于初诊时的疾病严重程度和术后积极的弱视治疗。好的预后因素主要包括前 PFV 和较早的诊断年龄（较早的治疗，可以使剥夺性弱视的持续时间减至最短）。不良的预后因素包括小眼球、术前牵拉性视网膜脱离、视网膜褶皱或视神经发育不全。在某些情况下，黄斑解剖可能看起来正常，尽管进行了适当的治疗（包括弱视治疗），但继发于视网膜发育不良的视力预后也可能会受到限制。至关重要的是术前需告知患者家属或监护人，术后患者视力可能仍无法得到改善。

前部 PFV

手术决策包括去除白内障和晶体后膜，从而消除视轴上的混浊。可以联合切除前部的玻璃体柄以减轻后牵引。另外，可以考虑摘除晶状体，以防止因膨胀的晶状体或向前旋转的睫状突引起的继发性房角关闭。

后部 PFV

对于严重的玻璃体积血，进行性视网膜脱离，玻璃体带引起的牵拉或向中央牵拉的睫状突导致的前房变浅，玻璃体切除术可能是必要的。可能需要切断玻璃体柄。在切断之前，必须注意确保没有视网膜被拖入柄中。

102.4.2 随访

随访频率由疾病发展的严重程度和当时的治疗策略决定。配合小儿眼科治疗弱视是随访的一个重要方面。

推荐阅读

［1］Goldberg MF. Persistent fetal vasculature (PFV): an integrated interpretation of signs and symptoms associated with persistent hyperplastic primary vitreous (PHPV). LIV Edward Jackson Memorial Lecture. Am J Ophthalmol. 1997;124(5):587–626

［2］Alexandrakis G, Scott IU, Flynn HW, Jr, Murray TG, Feuer WJ. Visual acuity outcomes with and without surgery in patients with persistent fetal vasculature. Ophthalmology. 2000; 107(6):1068–1072

［3］Dass AB, Trese MT. Surgical results of persistent hyperplastic primary vitreous. Ophthalmology. 1999; 106(2):280–284

索 引